国家卫生和计划生育委员会"十二五"规划教材

全国高等医药教材建设研究会"十二五"规划教材
全国高等学校教材

供卫生管理及相关专业用

卫生经济学
Health Economics

主　编　孟庆跃

副主编　江启成　刘国祥　周绿林

编　者　(按姓氏笔画排序)

于贞杰　(潍坊医学院)	陈　菲　(重庆医科大学)
方　海　(北京大学)	孟庆跃　(北京大学)
孙　强　(山东大学)	陈迎春　(华中科技大学)
叶　露　(复旦大学)	周绿林　(江苏大学)
李卫平　(卫生部卫生发展研究中心)	胡正路　(中山大学)
江启成　(安徽医科大学)	高丽敏　(大连医科大学)
李国红　(上海交通大学)	黄晓光　(南京医科大学)
刘国祥　(哈尔滨医科大学)	谢慧玲　(新疆医科大学)
杨　练　(成都中医药大学)	韩优莉　(首都医科大学)

编写秘书　方　海　(北京大学)

人民卫生出版社

图书在版编目（CIP）数据

卫生经济学 / 孟庆跃主编. —北京：人民卫生出版社，
2013.9

ISBN 978-7-117-17712-2

Ⅰ. ①卫… Ⅱ. ①孟… Ⅲ. ①卫生经济学 – 医学院
校 – 教材 Ⅳ. ①R1

中国版本图书馆 CIP 数据核字（2013）第 150828 号

人卫社官网	www.pmph.com	出版物查询，在线购书
人卫医学网	www.ipmph.com	医学考试辅导，医学数据库服务，医学教育资源，大众健康资讯

卫生经济学

主　　编：孟庆跃

出版发行：人民卫生出版社（中继线 010-59780011）

地　　址：北京市朝阳区潘家园南里 19 号

邮　　编：100021

E - mail：pmph @ pmph.com

购书热线：010-59787592　010-59787584　010-65264830

印　　刷：北京盛通商印快线网络科技有限公司

经　　销：新华书店

开　　本：787×1092　1/16　印张：24　插页：8

字　　数：509 千字

版　　次：2013 年 9 月第 1 版　2023 年 1 月第 1 版第 10 次印刷

标准书号：ISBN 978-7-117-17712-2/R·17713

定价（含光盘）：52.00 元

打击盗版举报电话：010-59787491　E-mail：WQ @ pmph.com
（凡属印装质量问题请与本社市场营销中心联系退换）

全国高等学校卫生管理专业
第二轮规划教材修订说明

　　我国卫生管理专业创办于1985年,第一本卫生管理专业教材出版于1987年,时至今日已有26年的时间。随着我国卫生事业的快速发展,卫生管理专业人才队伍逐步壮大,卫生管理专业教材从无到有,从少到多。为适应我国卫生管理专业的发展和教学需要,人民卫生出版社于2005年2月出版了第1轮全国高等学校卫生管理专业规划教材,其中单独编写教材10种,与其他专业共用教材5种,共计15种。这套教材出版八年来,为我国卫生管理人才的培养,以及医疗卫生管理事业科学化、规范化管理做出了重要的贡献。

　　当前,随着我国医疗卫生体制改革的不断深入,国家对卫生管理专业人才的需求量增加,卫生管理专业有了日新月异的发展,知识更新越来越快速,专业设置越来越细化,使得第1轮的教材已不能适应目前国内卫生管理专业发展和人才培养的需要。2012年在原卫生部领导的支持和关心下,全国高等医药教材建设研究会、人民卫生出版社开始组织第二轮规划教材的编写工作。全国高等医药教材建设研究会在2011年9月成立了“第二届全国高等学校卫生管理专业教材评审委员会”,经过会上及会后的反复论证最终确定本次修订工作出版31种教材,并计划作为2013年秋季教材和2014年春季教材在全国出版发行。此次教材的修订工作是在贯彻党的十八大关于“深化教育领域综合改革”精神的背景下,在落实教育部、原卫生部联合下发的《关于实施临床医学教育综合改革的若干意见》的前提下,根据《国家医药卫生中长期人才发展规划(2011—2020年)》的任务要求,并结合国家卫生和计划生育委员会的总体要求,坚持“三基、五性、三特定”的原则,组织全国各大院校卫生管理专业的专家一起编写。

　　第二轮教材的修订工作从2012年7月开始,其修订和编写特点如下:

　　1. 教材编写修订工作是在教育部、国家卫生和计划生育委员会的领导和支持下,由全国高等医药教材建设研究会规划,卫生管理专业教材评审委员会审定,院士专家把关,全国各医学院校知名专家教授编写,人民卫生出版社高质量出版。

2. 教材编写修订工作是根据教育部培养目标、卫生管理部门行业要求、社会用人需求，在全国进行科学调研的基础上，借鉴国内外医学人才培养模式和教材建设经验，充分研究论证本专业人才素质要求、学科体系构成、课程体系设计和教材体系规划后，科学进行的。

3. 在全国广泛、深入调研基础上，总结和汲取了第一轮教材的编写经验和成果，尤其是对一些不足之处进行了大量的修改和完善，并在充分体现科学性、权威性的基础上，更考虑其全国范围的代表性和适用性。

4. 教材编写修订工作着力进行课程体系的优化改革和教材体系的建设创新——科学整合课程、淡化学科意识、实现整体优化、注重系统科学、保证点面结合。继续坚持"三基、五性、三特定"和"多级论证"的教材编写原则，以确保教材质量。

5. 教材内部各环节合理设置，含有丰富的内容和活跃的版式设计。包含章前案例、知识拓展、知识链接、本章小结、关键术语、习题、教学建议等，从多方面、多角度给予知识的讲授，促进知识的理解，深化内容的记忆。

6. 为适应教学资源的多样化，实现教材系列化、立体化建设，每种教材都配有配套光盘，方便老师教学和学生自主学习。

本轮卫生管理专业规划教材共计31种，全部为核心课程，单独编写教材，不再与其他专业共用。其中"管理基础课程部分"7种，"专业课程部分"20种，"选择性课程部分"4种。

本套教材所有31种书均为国家卫生和计划生育委员会"十二五"规划教材，计划于2013年秋季和2014年春季全部出版发行。

说明：2013年2月本套教材基本完稿，2013年3月"中华人民共和国卫生部"（简称"卫生部"）更名为"中华人民共和国国家卫生和计划生育委员会"（简称"国家卫生和计生委"）。本套教材的编委会已经考虑到此类问题，并把教材中相关名称作了修改，但是许多法规和文件还在沿用以前的名称，为了保持学术的严谨性，此类地方出现的名称不做修改。由于时间紧张，如有修改不到位的地方还请广大师生批评指正！

全国高等学校卫生管理专业
第二轮规划教材目录

书　名	版　次	主　编	
1. 管理学基础	第2版	冯占春	吕　军
2. 经济学原理		刘国恩	李　玲
3. 组织行为学	第2版	刘　毅	
4. 公共事业管理概论		殷　俊	
5. 公共关系学		王　悦	
6. 人际沟通及礼仪		隋树杰	
7. 公文写作与处理	第2版	邱心镜	
8. 管理流行病学		毛宗福	姜　潮
9. 卫生管理统计及软件应用		贺　佳	
10. 卫生管理运筹学	第2版	秦　侠	
11. 卫生管理科研方法		王　健	
12. 社会医学		卢祖洵	姜润生
13. 卫生事业管理学		张　亮	胡　志
14. 卫生服务营销管理	第2版	梁万年	
15. 卫生经济学		孟庆跃	
16. 卫生法学		黎东生	
17. 医疗保障学	第2版	姚　岚	熊先军
18. 卫生政策学	第2版	郝　模	
19. 药品管理学		张新平	刘兰茹
20. 卫生监督学	第2版	樊立华	
21. 医院管理学	第2版	张鹭鹭	王　羽
22. 卫生保健伦理学		佟子林	
23. 卫生财务管理		程　薇	
24. 卫生人力资源管理		毛静馥	
25. 卫生信息管理学	第2版	胡西厚	
26. 卫生项目管理		王亚东	
27. 卫生技术评估		陈　洁	于德志
28. 卫生应急管理		吴群红	杨维中
29. 国际卫生保健		马　进	
30. 健康管理学		郭　清	
31. 公共卫生概论		姜庆五	

全国高等学校卫生管理专业
第二届教材评审委员会名单

6

主编简介

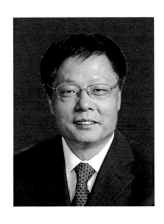

孟庆跃

男，1959年10月出生，教授、博士生导师，北京大学公共卫生学院院长，北京大学中国卫生发展研究中心执行主任，卫生部卫生经济与政策研究重点实验室主任。兼职包括国际卫生体系研究会常务理事，国际卫生政策研究网络咨询委员会委员，卫生部政策与管理研究专家委员会委员，中华预防医学会社会医学分会副主任委员，中华预防医学会卫生事业管理分会副主任委员，中华医学会公共卫生分会常务理事，中国社区卫生协会常务理事，中国卫生经济学会理事。

孟庆跃教授长期从事卫生经济学的教学和研究工作。主要研究方向为卫生经济与政策，先后承担国家"十五"攻关计划项目、"十一五"科技支撑计划项目、国家自然科学基金、教育部哲学社会科学重大攻关项目、世界银行、世界卫生组织、欧洲联盟、英国国际发展部等资助的科研项目30余项；发表论文350余篇，其中在国际杂志发表论文20余篇；主编和出版《改善卫生服务绩效》《中国城市医疗救助理论与实践》《中国城市卫生服务公平和效率研究》等著作；已经培养硕士研究生40余名、博士研究生25名。

副主编简介

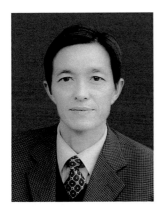

江启成

男，1961年10月出生，博士，教授，长期从事公共卫生、社会医学与卫生事业管理专业工作。主要研究方向为卫生经济学、公共卫生政策与管理、农村健康保障制度。现任安徽医科大学卫生管理学院院长，中华预防医学会初级卫生保健学会副主任委员，卫生事业管理学会常务委员，《中国农村卫生事业管理》杂志副主编，中国卫生经济学会理事，安徽省卫生经济学会、预防医学会常务理事，安徽省高等学校中青年学科带头人，安徽省新型农村合作医疗专家。先后主持和完成2项国家自然基金（卫生管理与政策）、1项国际合作项目以及20余项省部厅各级各类科研课题研究。担任3部专业教材的主编和副主编，出版专著1部。发表学术论文90余篇。

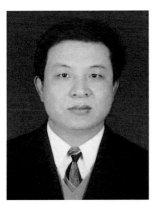

刘国祥

男，1963年1月出生，博士，教授，哈尔滨医科大学卫生经济学教研室主任。刘国祥教授长期从事卫生经济管理与卫生经济政策研究。涉猎的领域包括：卫生筹资、医疗保障、经济学评价、卫生经济政策分析等。目前兼职"卫生部癌症预防与控制项目专家委员会委员"、"中国医院协会医院经济管理委员会委员"、"中国卫生费用核算项目专家组成员"、"黑龙江省卫生经济学会副会长"等；发表科研论文60余篇，主持国家自然科学基金课题2项，主持国家科技部"十一五科技支撑课题"子课题1项，主持国家重大公共卫生项目子课题1项，主持国际合作课题6项；主持省（部）级科研课题多项；出版专著3部，主编和副主编卫生经济学教材3部。

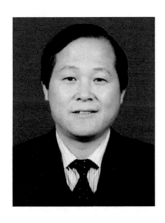

周绿林

男，1964年7月出生，博士，教授、博士生导师。江苏大学管理学院党委书记兼医疗保险研究所所长，公共管理学科带头人，1995年在全国率先创办医疗保险专业。目前主要从事卫生经济与政策、医疗保障等方面的教研工作。主编《卫生经济学》等教材3部，其中主编的《医疗保险学》教材被评为教育部国家级"十一五"规划教材。负责的公共事业管理（医疗保险）专业被评为江苏省特色专业，主讲的《医疗保险学》课程被评为江苏省精品课程。

近年来主持国家社会科学项目、教育部人文社科项目等省、部级项目及政府委托项目多项。出版《我国医疗保险费用控制研究》等专著2部，在《中国卫生经济》等刊物上发表论文80余篇。"医疗保险模式研究"获江苏省哲学社会科学成果二等奖，获江苏省优秀教学成果二等奖1项。

前　言

　　卫生经济学是一门发展中的学科,其教材编写内容和安排尚无固定模式。美国大多数卫生经济学教科书一般从微观经济学分析出发,与其卫生服务市场结构有很大关系。目前国际上使用的卫生经济学教科书主要由美国学者编著。而欧洲有些国家卫生经济学的编写,在内容上弱化市场分析,更加强调政府干预。

　　这本教材力求结合中国实际,尽量平衡微观和宏观经济学内容、平衡市场和政府作用的内容。教材第2章通过介绍卫生资源总量、结构及其变化趋势,从整体上阐明卫生资源的稀缺性和合理配置资源的重要性;第3章则通过市场分析,阐述市场机制和市场结构,以及市场失灵。这两章力图从宏观上阐明资源及其资源配置的机制问题,给出卫生经济学分析的基本出发点。第4~7章是利用微观经济学需求和供给分析方法,分析健康需求(第4章)、卫生服务需求(第5章)、卫生服务供给(第6章)和卫生服务生产(第7章)。这部分内容是微观经济学理论和分析方法在卫生领域应用的核心内容。接下来三章是关于卫生筹资和人力资源,阐述了卫生筹资(第8章)、健康保险(第9章)和人力资源(第10章)等经济学分析的主要内容。政府干预(第11章)和支付制度(第12章)集中介绍规制和干预的理论基础、主要方式及其效果,涵盖了政府干预的作用机制和方式以及医疗卫生服务供方支付制度等内容。第13章和第14章是疾病经济负担分析和卫生经济学评价,分析疾病经济负担对社会和家庭的影响,介绍如何测量和解释疾病经济负担,系统介绍卫生经济学评价的主要内容。药物经济学、医院经济学和健康有害行为经济学是卫生经济学相关内容(第15~17章),这三章综合了卫生经济学许多关键内容,也有较高的政策应用价值。最后一章(第18章)通过介绍全民健康覆盖以及为了实现这一目标实施的卫生改革,体现卫生经济学在卫生改革研究中的作用。

　　本教材主要供卫生管理专业本科生使用,也可供高等院校其他专业学习和卫生管理人员培训使用。本教材配有教案材料,供教师教学参考使用。为了提高教学效果,建议教师根据授课对象情况和教学实际安排,自行准备教案。

　　在编写本书的过程中,编委们为教材的编写付出了艰辛劳动,也得到了各自单位的大力支持,在此表示衷心的感谢。由于编写时间紧张,加之编写水平有限,可供借鉴的资料较少,书中仍然难免存在不足,请教材使用者和读者批评指正,帮助我们在修订时完善。

编　者

2013 年 5 月

内容提要

　　本教材为全国卫生管理专业规划教材，定位于基础性、实用性和适度性。本教材编写紧扣卫生经济学核心内容，平衡微观经济学与宏观经济学内容，注重理论分析与实践结合，力求内容和形式等方面的创新。

　　本书文字简练，图文并茂，重点突出，实用性强，注重知识与实践联系，设计有"案例"、"知识拓展"和"知识链接"，适用于全日制卫生管理相关专业教学使用，亦可供卫生管理成人教育和培训教育使用。

目　录

第四章 健 康 需 求

第五章　卫生服务需求

第六章　卫生服务供给

第七章 卫生服务生产

第八章 卫 生 筹 资

第九章　健 康 保 险

第十章　卫生人力资源市场

第十一章　卫生服务市场政府干预

第十二章　卫生服务供方支付制度

第十三章　疾病经济负担

第十四章　卫生经济学评价

第十五章　药物经济学

第十六章　医院经济学

第十七章　健康有害行为的卫生经济学

第十八章　全民健康覆盖和卫生改革

第一章

绪 论

学习目标

通过本章学习,你应该能够:

掌握 卫生经济学基本概念;

熟悉 卫生经济学研究的基本内容;

了解 卫生经济学研究的基本方法。

章前案例

老张是西部某贫困地区的农村居民,现在60多岁了,10多年前在县医院诊断出了糖尿病。在此之前,老张已经消瘦乏力很长时间了,在村卫生室和乡卫生院拿了点药也不管用。因为离县医院比较远,又怕花钱,一直拖着。县医院诊断出糖尿病后,需要长期用药,药费成了老张一家很大的负担。新型农村合作医疗(新农合)建立后,药费个人出小头,政府出大头,加上老张身体不好,一家人加入了新农合。新农合开始前几年,老张并没有从中得到多大实惠,因为像他这样的长期慢病患者并没有特殊的报销政策。后来,新农合对部分慢性病包括糖尿病有了照顾,除了享受门诊报销外,还可以每年再报销最多200元药费,老张享受到了新农合的好处。但是,随着病情进展,老张需要的药费越来越多,即使有新农合报销,对他这样收入不高的家庭来说,经济负担仍然很重。乡卫生院告诉他,如果办个入院,可以报销更多一点。为了报销多一点的钱,老张每年都到乡卫生院办个入院手续,挂挂盐水,虽然挂盐水与他的病也没有多大关系。

老张最近从县医院得知,他已经是糖尿病肾病Ⅲ期,如果再严重了,就需要做肾透析。老张和家人非常忧虑,虽然有新农合报销,但如果费用太高了,自己负担的部分仍然承受不了。老张和家人早就听说省医院看这病更好,但是到省级医院看病新农合报销比例低,他们更负担不了。老张村子里去年就有个肿瘤病人,因为费用太高放弃了治疗。老张想,以后的治疗如果费用太高了,也可能要走同样的路。前两天老张听说新农合又要搞大病保险,政府对新农合的支持也会继续下去,这给了他不少期待。

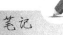
笔记

第一节　概　述

一、基本概念

卫生服务可及性、质量和可负担性是卫生体系三个关键问题，也是卫生改革与发展的着力点和实现全民健康覆盖（universal health coverage）目标的基础。

如果缺乏必要的健康保障，低收入等弱势人群卫生服务可及性将会受到较大的影响。从全球看，不同收入国家卫生服务可及性差别很大。根据世界卫生组织报告，在部分低收入国家，新生婴儿由专业卫生人员接生的比例不到 10%，高收入国家则接近 100%。一个国家内部，卫生服务可及性在人群间、区域间和城乡间因各种因素的影响也存在较大差异。中国 2008 年卫生服务调查表明，最低收入家庭应该住院而没有住院的比例与最高收入家庭相比高出一倍左右，经济困难是其中重要原因。健康状况不仅仅决定于卫生服务的可及性，全体居民对基本公共卫生和医疗服务充分有效的利用既是健康的基石，也是公共服务的重要体现。过去五十年间，世界范围内婴儿死亡率从 116‰ 下降到 47‰。但与此同时，低收入国家婴儿死亡率仍然处于较高水平，如非洲撒哈拉以南地区，2010 年婴儿死亡率高达 112.5‰。经济发展和卫生服务可及性等方面存在的差异是导致健康不平等的主要原因。

卫生服务可及性需要强调服务质量。没有质量作保证的服务可及性对健康来讲没有实质意义。保证基本服务质量需要条件，比如卫生人员的数量和质量、卫生机构设置和仪器设备、经济补偿政策、服务标准、质量监控机制等。在不同经济发展水平下，卫生服务条件特别是卫生人员和基本设施设备存在着很大差异，也决定了卫生服务质量的差别。在中国，绝大多数村级卫生人员没有接受过正规的医学教育，基层卫生机构和高等级医院之间卫生技术力量存在很大差异。所以在发展中国家，提升卫生服务质量是一个长期的任务。

高收入国家在基本解决了卫生服务可及性和质量问题的同时，最大的挑战是卫生费用的持续攀升。1990～2009 年，美国卫生总费用占国内生产总值（gross domestic product，GDP）的比例从 12.4% 增加到 17.4%；英国从 5.9% 增加到 9.8%；德国从 8.3% 增加到 11.6%。2009 年，美国人均卫生总费用接近 8000 美元。发展中国家为了改善卫生服务的可及性和提高服务质量，增加卫生投入，建立或者扩大健康保障制度，培养更多合格的卫生技术人员。而这些政策和行动必然从整体上推升卫生费用，给公共财政带来压力。因此，发展中国家卫生发展面临着费用控制和质量提升的双重挑战。

发展中国家除了公共财政卫生负担问题外，更重要的是如何解决家庭疾病经济风险，使得全体居民不但实现卫生服务可及，并且不因使用卫生服务而陷入经济困难。对于低收入人群，贫困容易导致比较差的健康状况，健康状况不好又会影响收入，形成贫困和疾病的恶性循环，即健康贫困陷阱（health poverty trap）。全球范围内看，每年大约 1.5 亿人因使用卫生服务发生灾难性卫生支出，1 亿人

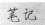

2

因病致贫。2008年，中国城市和农村分别有5.9%和10.2%的家庭发生了灾难性卫生支出。2010年，中国农村居民个人医疗保健支出占家庭消费性支出的比例为7.4%，大部分经济合作发展组织国家(OECD)该比例低于3%。

影响卫生服务可及性、质量和可负担性的因素很多，需要从不同的维度和层面利用多学科的方法对其加深理解，以帮助政策和策略的制定和实施。经济学、管理学、法学、社会学、伦理学等学科提供了不同的分析视角，有助于理清和解释卫生体系存在的问题，提出解决问题的政策方向和思路。

经济学的主要任务是在资源稀缺的前提下，研究资源如何分配、生产什么、如何生产和为谁生产的问题。卫生体系中的可及性、质量和可负担性等问题，无不与资源有关。比如，在社会总资源中，多少资源用于卫生比较合适，就是我们经常需要回答的问题。经济学分析为回答这类问题提供了思路和方法。再比如，如何解释社会医疗保险制度下医疗费用攀升的问题，经济学从需求行为理论出发，分析医疗保险制度覆盖下可能出现的道德损害(moral hazard)现象，进而解释需求释放包括过度需求对医疗费用增长的作用，并提出了医疗保险体制下如何控制卫生服务过度需求和使用的政策选择。

一个社会，无论有多少资源分配给卫生领域，相对于人们的健康和卫生服务需要(want)，资源总是稀缺的。所以，经济学对于卫生资源如何配置等问题的分析非常重要。卫生经济学(health economics)作为经济学的分支学科，是利用经济学的理论和方法，研究卫生领域经济现象和规律的一门学科。卫生经济学分析卫生服务供求关系和行为，揭示卫生服务市场规律，研究资源配置方式等。卫生经济学有两个部分的内容，即健康经济学(economics of health)和卫生服务经济学(economics of health care)。健康经济学以健康需求为出发点，研究个体在资源配置中的行为，包括购买卫生服务以及时间分配等。卫生服务经济学主要研究卫生服务需求和供给、卫生要素市场、政府干预等内容。我们所称的卫生经济学，包含了这两个部分的内容。

二、卫生经济学研究的基本问题

经济学是卫生经济学的基础，但经济学是个复杂学科，理论和方法非常丰富。为了理解卫生经济学研究的基本问题，我们需要明确卫生经济学与哪些经济学内容有关。

与经济学研究的基本问题一致，卫生经济学主要研究四个方面的基本问题：①从宏观经济角度，研究在资源一定的条件下，应当生产多少医疗卫生产品和服务、生产多少非医疗卫生产品和服务；②在卫生资源确定的条件下，研究各类医疗卫生产品和服务的生产和提供的数量；③研究如何生产和提供上述医疗卫生服务产品和服务；④研究谁应当接受这些产品和服务。如何回答这些问题，对于卫生体系的运行和绩效将产生深远的影响。这四个基本问题中，前两个问题属于配置效率(allocative efficiency)，第三个问题属于生产效率(production efficiency)，第四个问题属于分配公平(distributive justice)。

假设资源只能用来生产两类产品和服务，即医疗卫生产品和服务以及非医

笔记

疗卫生产品和服务。因为资源是有限的,需要做出选择的是,资源在两类产品和服务生产和提供上如何分配。如果更多的资源用来建设医院和疾病预防控制中心,就必须减少资源在其他建设上的投入,比如道路和交通设施;如果更多的资源用来培养卫生技术人员,就必须减少对其他人员培养的投入。反之亦然,增加对非医疗卫生产品和服务的投入,就必须减少对医疗卫生的投入。在总体经济中,如果社会资源生产的各类产品和服务是最佳组合,比如社会生产了最佳比例的医疗卫生和非医疗卫生产品和服务,则资源分配实现了配置效率。

知识拓展

经济学十个关键概念

稀缺和选择。资源的有限性需要或者迫使人们做出选择。资源配置过程就是选择的过程。

机会成本。这个概念让人们明白做任何选择都是有代价的。资源被选择用来满足某种愿望,就不能再被用来满足其他愿望。机会成本就是放弃的所有选择中能够带来最大收益的价值。

边际分析。是资源优化配置的经济学分析方法。资源配置往往不是基于"有"或"无"的选择,而是边际分析,比较边际投入和边际产出。

利己主义。利己主义是经济决策的原动力。在利己主义的驱动下,生产者追求利润最大化,消费者追求效用最大化,通过相互作用,实现社会资源最优配置。

市场和价格机制。是"看不见的手",供需双方通过价格机制实现均衡,是资源配置最有效率的方式。

供给和需求。是所有经济学分析的基础,是以价格为基础,实现需方支付意愿(Willingness to Pay)和供方提供意愿(Willingness to Provide)的平衡。

竞争机制。竞争机制促使资源拥有者最大程度的为社会提供满足。市场将奖励表现优秀的竞争者,淘汰落后的竞争者。

效率。用来测量资源被用来改善社会福利的程度。市场竞争是有效率的,因为它使得消费者和生产者最大限度的利用了有限的资源。

市场失灵。如果市场机制不能发挥资源有效配置的作用,称之为市场失灵。市场失灵是因为完全竞争的市场条件得不到满足,比如信息不对称、垄断和公共产品生产等。

比较优势。个体或者组织如果具有生产的最低机会成本,则其具有比较优势。

资料来源:James Henderson. Health Economics and Policy(4th edition), South-Western Cengage Learning 2009

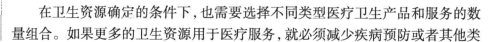

在卫生资源确定的条件下,也需要选择不同类型医疗卫生产品和服务的数量组合。如果更多的卫生资源用于医疗服务,就必须减少疾病预防或者其他类

型的服务；如果更多的医疗资源用于三级医院建设，就必须减少其他类型医疗卫生机构的建设投入。如果在一定的资源水平上，各类医疗卫生服务提供是最佳比例，则卫生资源实现了配置效率。相反，如果在一定的资源条件下，所提供的医疗卫生服务没有达到最佳组合，比如提供了过多的三级医院的服务和过少的基层医疗服务，则认为医疗资源分配没有实现配置效率。

生产或提供一定数量的医疗卫生产品和服务可以有多种方式，可以是资本密集型的，也可以是劳动密集型的。如果医疗服务提供主要依靠高技术，需要较高的资本投入，患者人均资本投入值比较高，则是资本密集型的服务提供方式；如果医疗服务主要依靠医生和护士的技术劳动，医生和护士与患者的比例比较高，则是劳动密集型的服务提供方式。如果有限的卫生资源通过生产要素最佳组合实现了产品和服务的最大产出，则社会实现了资源配置的生产效率。

关于产品和服务分配机制，有两个完全不同的理论体系，即市场机制和平等主义。市场机制理论认为，产品和服务分配应当完全基于人们的支付意愿和支付能力。支付意愿和支付能力高的人应当消费更多的产品和服务。人们为了得到更多的产品和服务，就会更加努力工作，赚取更多的收入，也会合理的储蓄。在这种激励机制下，生产性资源的分配将更加有效率。市场分配机制认为，社会中之所以出现支付能力的差异，是因为有些人比其他人工作更加努力、储蓄比别人多。但是，在现实社会中，支付能力的差异可能来自其他原因，比如患有精神和躯体方面疾病的人，因劳动能力下降或丧失，即使工作再努力，也无法实现正常收入和具有正常的支付能力。在完全市场分配机制下，这些人由于支付能力不足，将无法获得所需要的商品和服务。因此，市场分配机制对于重要商品和服务比如医疗卫生服务的分配，具有先天的不公正性。平等主义则强调，每一个人，无论其收入和支付意愿如何，对重要商品和服务都有平等的可及性。因为商品和服务的分配与个人收入脱钩，平等主义可能激励人们少工作和储蓄，社会所生产的商品和服务会减少，资源配置会出现低效率。

资源的有限性促使人们考虑如何合理分配和使用资源，用最小投入实现社会最大产出。增加某种商品和服务的生产，就意味着必须减少其他商品和服务的生产，这是一种交换，是人们在资源配置中不得不做出的选择。是增加医疗服务的提供还是增加疾病预防服务的提供，是增加城市医疗服务提供还是增加农村医疗服务提供，是常见的卫生资源配置决策问题。此外，在商品和服务分配问题上，市场机制将导致分配不公，平等主义则会引起效率低下，如何进行政策平衡，也是一种选择。每个国家的卫生体系及其所做的改革，反映了对效率和公平的取舍和平衡。

第二节　卫生经济学发展历史

卫生经济学作为术语最早出现在二十世纪四十年代西方有关书籍中，比农业经济学和国际经济学晚了约四十年。在其前二十年发展中，卫生经济学作为术语使用率很低，直到二十世纪六十年代中期，卫生经济学使用频率开始显著增加，其热度一直持续到现在。Kenneth Arrow 于 1963 年发表的"不确定性和医

笔记

疗服务福利经济学"(Uncertainty and the Welfare Economics of Medical Care),被认为是卫生经济学奠基性论著。在这篇论文中,Arrow 论述了健康与其他发展目标之间的差异,分析了卫生保健服务市场的特殊性,阐述了不确定性、信息不对称和外部性等条件下对卫生服务市场干预的必要性。Mark Pauly 于 1968 年发表的"道德损害经济学:评论"(Economics of Moral Hazard:Comment)被认为是另外一篇影响卫生经济学发展的论文。这篇文章论述了健康保险对卫生服务使用和费用的影响,对 Arrow 论文的思想进行了扩展和深化。1972 年,Michael Grossman 发表"健康需求:理论和实证研究"(The Demand for Health:a Theoretical and Empirical Investigation),提出了健康需求理论,成为卫生经济学理论的又一个重要进展。1987 年,Willard Manning 和 Joseph Newhouse 等学者发表了"健康保险和医疗服务需求:来自随机实验研究的证据"(Health Insurance and the Demand for Medical Care:Evidence from a Randomized Experiment),报告了兰德公司开展的大型医疗保险实验研究的结果,提供了不同付费制度下医疗服务需求弹性的信息,为医疗保险制度设计提供了科学依据。

> **知识链接**
>
> ### 经济学家 Kenneth Arrow
>
> Kenneth Arrow,生于 1921 年,美国著名经济学家,1972 年获得诺贝尔经济学奖,是迄今为止获得该奖最年轻的经济学家。Kenneth Arrow 被认为是第二次世界大战以后最具影响力的新古典经济学派代表人物之一,在经济学界具有举足轻重的地位。Kenneth Arrow 的学术贡献主要体现在对社会选择理论的创建和一般均衡分析,其中,最著名的是"Arrow(阿罗)不可能定理"。他还在其他经济学领域做出了重要贡献,包括内生增长理论和信息经济学。
>
> 美国著名经济学家 Mark Pauly 认为,Kenneth Arrow 于 1963 年发表的"Uncertainty and the Welfare Economics of Medical Care",之所以在卫生经济学界一直发挥着重要的学术影响,有两个原因。第一,这篇论文首次使用竞争和最大化等标准的经济学模型,对医疗市场行为进行了分析。第二,医疗市场非传统的制度安排,是对该市场特殊性的反应。医疗市场最大的问题是供需双方信息不对称,并由此提出非市场干预的必要性。

除了上述卫生经济学经典论文和研究工作外,美国在二十世纪六十年代,两次召开卫生经济学研讨会,推动卫生经济学发展。1968 年,世界卫生组织在莫斯科召开了第一次世界范围内的卫生经济研讨会,推进卫生经济学学科发展和应用。1996 年,国际卫生经济学会(International Health Economics Association,iHEA)在加拿大温哥华成立,并举行了学会第一届大会,成为卫生经济学发展新的里程碑。每两年一届的国际卫生经济学大会,规模日益扩大,大会交流和产出对卫生经济学学科发展、国际卫生改革产生了重要影响。随着卫生经济学学科的发展,从事卫生经济学研究、教学和政策咨询的人员日益增多。世界上许多大

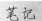

笔记

学的管理学院、经济学院、公共卫生学院和医学院，设置了卫生经济学专业，开设了卫生经济学课程，培养卫生经济学专门人才。

卫生经济学在中国作为一门学科得以发展开始于二十世纪八十年代初，以1983年成立中国卫生经济研究会（后改名为中国卫生经济学会）为标志。在此之前，部分高校研究人员和卫生行政管理人员开始关注卫生领域经济问题，并根据当时改革开放的宏观背景，针对卫生发展的政策问题，比如医疗服务价格等，进行了研究和讨论。此后，卫生经济学学科建设逐步发展，更多其他相关学科的研究人员加入到卫生经济学队伍中，部分医学院校成立了卫生经济学教研室或者教研组，成为与社会医学和卫生管理学等新兴学科同步发展的学科。

1991年由中国卫生部和世界银行学院共同成立的"中国卫生经济培训与研究网络"（简称"网络"），将中国卫生经济学发展推向了一个新的阶段。"网络"初期以医学院校卫生管理干部培训中心和卫生经济教研室为依托，通过对卫生行政管理人员和学校师资培训以及卫生经济专题研究等形式，培育和壮大了卫生经济学研究和教学力量，促进了卫生经济学学科发展。在建设和发展"网络"的过程中，政府也发挥了重要作用，卫生部和财政部为"网络"提供了支撑条件。世界银行学院等国际组织从资金、技术和国际交流等方面支持"网络"发展，使得"网络"成为国际上卫生经济学能力建设的典范。2009年第七届国际卫生经济学会大会在中国北京举办，与中国卫生经济网络在国际上的影响有很大关系。中国卫生经济学研究和教学人员的结构已经发生了很大改变，早期主要从流行病、卫生统计、社会医学等公共卫生学科转化而来，目前人员队伍中，具有经济学、管理学、数学等相关学科背景的人员越来越多。此外，卫生经济学研究机构和人员分布也出现多元化，从以前主要分布在各大学公共卫生学院或预防医学系，到目前分布在更广的院系中，比如经济学院。

知识链接

中国卫生经济培训与研究网络

1989年，世界银行学院（World Bank Institute，WBI）与中国卫生部达成协议，支持中国院校卫生经济学师资培训，支持对政府官员卫生经济知识的培训。为了更好地开展活动，卫生部在WBI支持下建立了中国卫生经济培训与研究网络（The China Network for Training and Research in Health Economics and Financing），网络活动经费由卫生部和WBI共同支持，主要领域包括政府官员培训、卫生经济学师资培训、政策研究和政策传播。网络培养了一批卫生经济学教学研究人员，引进了大量卫生经济学材料，开展了大量有影响的卫生经济和筹资研究，促进了中国卫生经济学界与国际组织和学术机构的合作与交流。2006年6月，中国卫生经济培训与研究网络成立十五周年暨中国卫生改革与发展蓝图研讨会的召开，标志着网络走向成熟和新的发展阶段。

笔记

第三节 卫生经济学研究内容和方法

卫生经济学研究的范畴非常广泛。随着经济学学科发展、健康转型和卫生体系的变革，卫生经济学需要研究的问题也会发生变化，研究方法也会更新。

一、卫生经济学研究内容

1. 卫生经济分析工具研究 卫生经济分析工具主要有两个方面，经济学分析工具和统计学分析工具。除经济学基本分析方法，包括需求分析、供给分析等，经济学评价方法和计量经济学方法被广泛应用于卫生经济领域。结合健康和卫生领域的特点，将经济学分析工具和统计学分析工具开发为卫生经济应用工具，是卫生经济学研究的重要内容之一，为卫生经济学实证和评价研究创造了技术条件。在卫生项目经济学评价中，成本－效果分析、成本－效益分析和成本－效用分析是比较常用的方法；在卫生机构效率评价研究中，生产函数分析和数据包络分析技术等得到开发和广泛应用；在研究健康决定因素中，主要工具有时间序列分析、多元回归分析等。

2. 卫生总费用研究 卫生经济学首先从资源分析开始，因此，卫生总费用研究既是卫生经济学研究的重要内容，也为其他卫生经济学问题的研究提供了基础信息。卫生总费用是一个国家或者地区全社会用于医疗卫生服务所消耗的资金总额，主要分析和评价卫生资金的筹集、分配和使用。卫生总费用可以体现一个国家总体卫生投入的水平，反映卫生在经济社会发展中的地位。卫生总费用来源结构分析，可以用来评价卫生筹资的公平性以及政府在卫生发展中所承担的经济责任。卫生总费用分配及其流向的信息，可以从宏观层面评估卫生资源配置的效率和公平性。卫生总费用研究包括测算方法研究、来源结构分析、分配结构分析、趋势分析和国家间比较等。

知识拓展

卫生经济学研究主题

2011 年卫生经济学家 Adam Wagstaff 和 Anthony Culyer 发表了"Four Decades of Health Economics through a Bibliometric Lens"（卫生经济学四十年发展文献学分析），其中，对卫生经济学研究进行了总结，归纳出 12 个方面的研究内容。

1. 健康及其价值（Health and Its Value）
2. 效率和公平（Efficiency and Equity）
3. 健康和疾病决定因素（Determinants of Health and Ill-health）
4. 公共卫生（Public Health）
5. 健康与经济（Health and the Economy）

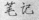

笔记

6. 卫生统计学和计量经济学（Health Statistics and Econometrics）

7. 健康和卫生服务需求（Demand for Health and Health Care）

8. 医疗保险（Medical Insurance）

9. 卫生服务供给（Supply of Health Services）

10. 人力资源（Human Resources）

11. 卫生保健市场（Markets in Health Care）

12. 经济评价（Economic Evaluation）

资料来源：Adam Wagstaff and Anthony Culyer. Four Decades of Health Economics through a Bibliometric Lens. World Bank Policy Research Working Paper 5829, 2011

3. 健康和医疗服务需求研究　　健康生产理论以健康需求和人力资本之间的关系为重点进行分析研究，提出健康是人力资本的重要组成部分，对健康的投资是对人力资本的投资。健康测量、健康影响因素和健康效用是研究的主要内容。医疗服务需求研究是以消费者理论为基础，研究价格和质量等因素对医疗服务需求的影响。价格弹性分析和消费者选择是研究的主要内容。随着医疗保险覆盖面的扩大，对医疗服务需求行为影响研究也越来越重要。此类研究可以帮助人们理解卫生服务选择行为，包括行为习惯的形成、各种针对医疗服务消费者激励机制的效果评价、社会力量包括媒体对医疗服务消费者行为的影响等。

4. 医疗卫生服务提供者行为研究　　生产者理论是研究医疗卫生服务提供者行为的基础。由此延伸的诱导需求理论和非营利性医疗机构行为理论对分析医疗机构和人员行为也很重要。供给分析和生产函数分析，研究价格与供给之间的关系以及医疗卫生服务生产中的技术效率和配置效率等问题，是医疗卫生服务机构投入产出分析的重要内容。在供给分析中，研究内容包括生产要素的替代可能性、医疗技术变革和成本变化、医疗卫生新技术的推广。非营利医院行为模型和不同所有制类型的医院效率比较也是这一部分的重要内容。

5. 卫生筹资与医疗保险研究　　卫生经济学基本问题之一是卫生筹资（Health Financing）研究。在宏观层面需要研究的问题是，一个国家或地区，在一定的经济社会发展水平下，如果满足基本的医疗卫生服务需求，应当筹集到多少卫生费用才是合理和可持续的。在卫生经济层面，需要研究卫生资源配置效率和公平问题。世界上有几种不同的卫生筹资方式，包括税收筹资、社会医疗保险筹资、社区医疗保险筹资和直接付费，不同筹资方式各有优缺点。作为许多发展中国家实现全民健康覆盖的筹资策略，社会医疗保险已经成为卫生经济学最重要的研究领域之一。社会医疗保险研究集中在筹资机制、保险资金统筹和管理、保险经费支付、保险对卫生服务和医疗费用影响等方面，为保险制度设计和实施提供依据。

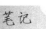
笔记

知识拓展

发展中国家卫生体系筹资研究重点

1. 关注的焦点问题
- 筹集更多的卫生资金
- 扩大社会医疗保险的覆盖面
- 改善卫生资金使用的效率
- 改善卫生筹资的公平性
- 改善筹资的管理水平

2. 研究重点
- 针对不同卫生项目或者活动卫生资金需求,如何合理的分配资金?
- 如何筹集更多的卫生资金,各种筹资方式的优势和劣势有哪些?
- 如何确定外部/捐赠资金水平?如何提高外部资金对受援国帮助的程度?
- 如何设计和实施社会医疗保险?
- 如何提高社会医疗保险人群覆盖率?
- 如何评价社会医疗保险的公平性,如何改善?
- 社会医疗保险制度中服务包的设计,哪些服务应当纳入,哪些服务应当排除?
- 如何保证商业医疗保险为实现卫生体系的目标服务?
- 各种卫生服务购买机制(支付方式)的优缺点是什么?

资料来源:Alliance for Health Policy and Systems Research,WHO,2008

6. 医疗服务市场规制研究 许多经济学家对医疗服务市场的特性进行了研究,医疗服务市场理论逐步丰富和完善,医疗服务市场中存在的信息不对称问题、疾病的不确定性问题、市场准入和退出问题、公共卫生服务的外部效益等问题,得到了比较明确的阐述和分析,为医疗服务市场规制提供了理论依据。非市场机制手段,特别是政府干预,在资源配置中的作用和方式,以及干预的效果,成为卫生经济学研究的重要内容。具体研究内容包括医疗服务市场规制的目标和手段、支付制度的作用、医疗市场反垄断等。

7. 卫生技术经济学评价 利用经济学方法分析卫生技术的经济特性,即卫生技术投入产出,为合理应用卫生技术提供了重要参考依据。卫生技术包括药品以及诊断、治疗和康复技术等。投入产出分析的主要内容包括成本效益分析、成本效果分析和成本效用分析。成本效益分析将产出货币化,可以直接表达投入的经济收益情况。成本效果分析以实现健康产出所耗费的成本为指标,可以说明单位成本健康改善的程度,用于比较不同卫生项目所产生的健康效益。成本效用分析则将产出更加合理的测量,引进了医疗卫生服务消费者生存质量和满意度等维度,用于综合反应卫生项目所产生的收益。在中国,卫生经济评价技术还没有在资源分配中得到广泛使用,需要研究的内容很多。

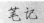
笔记

8. 卫生改革经济学研究　卫生改革也为卫生经济学提供了很多可以研究的问题。比如中国 2009 年开始的新一轮卫生改革，从改革设计到改革评价，都有大量需要研究的卫生经济学问题。从宏观角度，可以研究的问题包括如何公平有效的分配和使用政府卫生新增经费，如何设计合理的医疗保障制度以及筹资水平，如何确定基本公共卫生服务筹资水平，如何支付卫生服务提供者，如何进行卫生适宜技术的筛选和评价，等等。从微观的角度，评价医疗保障对居民卫生服务利用和经济负担的影响，评价绩效考核对卫生机构和卫生人员行为的影响，评价卫生机构效率变化等，都是卫生经济学研究的内容。

9. 其他研究　卫生经济学研究还包括其他一些内容，比如药物经济学研究，从药品定价、研发与创新、费用控制等方面，分析药品生产和使用的经济现象和规律；比如对危害健康行为的经济学分析，以成瘾模型为基础，分析控烟、限酒等公共政策的选择。

案例

如何优化卫生资源配置

中国城乡卫生资源配置不平衡由来已久。虽然政府在过去多年努力改变资源配置的结构，但是从数据来看，成效不大。2005 年，农村每千人口卫生技术人员数为 2.69，城市为 5.82；2009 年，农村每千人口卫生技术人员数为 2.94，城市为 7.15；2011 年，农村每千人口卫生技术人员数为 3.18，城市为 7.97。2005～2011 年，农村每千人口卫生技术人员数增加了 0.49 人，城市增加了 2.15 人，城市每千人口新增卫生技术人员是农村的 4 倍。资源配置除了城乡差异，综合性医院与基层卫生机构资源分布也差别较大。从床位数看，基层卫生机构占比不到 25%。2000～2011 年，县及县以上医疗机构床位数占总床位数的比例提高了 3.8%，而同期社区和乡镇卫生院床位数占总床位数的比例仅提高了 0.6%（卫生部卫生统计提要资料）。

某省卫生资源配置情况与全国平均情况非常相似，为了改变资源配置的模式，省医改办计划利用医改的机会，通过资源调整，使得卫生人员流向和其他资源分布能够向农村和基层倾斜。但在制订计划时，发现很多问题并不清楚，比如怎样的激励机制才能吸引卫生人员到基层工作。省医改办决定委托某大学卫生经济研究机构开展调研，帮助政策决策。从卫生经济的角度，哪些问题需要研究呢？

二、卫生经济学研究方法

微观和宏观经济学、计量经济学、公共财政等经济学科是卫生经济学理论和方法的基础。下面是比较常用的卫生经济学研究方法。

1. 微观经济学方法　许多卫生经济学分析工具是基于微观经济学。资源稀缺性与生产可能性边界的概念和分析思路，是分析卫生资源如何分配和生产的重要出发点。需求和供给分析理论，阐明了需求和供给的主要影响因素特别是价格因素，为分析卫生服务需求供给奠定了基础。消费者行为理论，让我们可以揭示人们为什么投资于健康、为什么在医疗保险体制下出现道德损害和逆向选择。厂商理论，让我们可以理解医疗服务提供者如何提高产出效率、为什么会出现诱导需求。而垄断市场等市场结构分析，奠定了卫生服务市场特殊性分析，以及为什么和如何对市场失灵进行干预。

2. 卫生计量经济学（health econometrics） 计量经济学是以数理经济学和数理统计学为方法论基础，对经济问题进行实证研究的经济学分支。计量经济学开始主要用于微观经济分析，宏观经济理论出现后，在宏观经济方面的应用发展很快。计算机技术的发展，促进了计量经济学的发展。计量经济学利用横截面数据（cross-sectional data）、时间序列数据（time-series Data）和面板数据（panel data），归纳和分析研究对象的经济行为。计量经济学在卫生领域得到了越来越多的利用。比如医疗服务需求行为分析、家庭卫生支出影响因素分析、卫生福利分布的公平性分析等，都经常采用计量经济学分析的方法。

3. 卫生经济评价（health economic evaluation） 是利用经济分析工具对卫生项目、卫生技术、卫生活动的投入产出进行评价，阐明资源配置的经济特性。主要的分析工具包括成本 - 效果分析、成本 - 效益分析和成本效用分析。卫生技术评价（health technology assessment, HTA）是卫生领域利用经济分析工具评价投入产出的典型。许多国家在决定卫生新技术包括新药品的投入和使用时，都需要卫生经济评价信息，以保证资源配置的经济合理性和有效性。

4. 效果评价（impact evaluation） 任何公共干预活动或者项目都是为了达到一定的目标。干预或者项目实现目标的程度可以用效果评价来测量。效果是指干预或者项目实施带来的结果（outcome）的不同，而效果评价是一个分析过程，是把结果不同归因于干预或者项目的作用。在现实社会中，有很多公共干预项目，包括卫生经济干预项目，比如对医院改变支付方式、对低收入人群进行医疗救助、扩大医疗保险参保人群等，都需要效果评价，以明确这些改革或者政策干预对结果（控费、提高低收入人群卫生服务利用等）的效果。效果评价方法需要严格的研究设计，以消除混杂因素对干预作用的影响。干预 - 对照实验方法是常用的方法，包括随机对照实验方法（randomized control trial, RCT）、配比方法（matching）、倍差法（difference-in-difference, DD）等。中国卫生改革有许多卫生经济干预活动，哪些活动有效、哪些活动无效或者效果低于预期，需要效果评价，而评价信息可以帮助完善卫生改革工作。

本 章 小 结

1. 经济学理论和分析框架为回答卫生资源配置问题提供了基础，有助于分析和解决卫生体系中的可及性、质量和可负担性等问题。

2. 卫生经济学如果从 Kenneth Arrow 于 1963 年发表"不确定性和医疗服务福利经济学"经典文献算起，至今已经整整半个世纪。但是，卫生经济学仍然是一门发展中的学科。对卫生经济学的诠释和应用也与各国财政和卫生体制密切关联。卫生经济学发展的空间很大。

笔记

3. 卫生经济学在中国的发展历史较短，但发展速度比较快，这与社会需求、政府鼓励、国际社会推动和院校支持有关。中国卫生改革提出了很多与卫生经济有关的研究问题，为卫生经济研究人员创造了很好条件。

4. 经济学基本理论和方法、计量经济学方法、经济评价方法等，都在卫生经济中得到广泛应用。

关键术语

卫生经济学　（Health Economics）

健康经济学　（Economics of Health）

卫生保健经济学　（Economics of Health Care）

健康贫困陷阱　（Health Poverty Trap）

全民健康覆盖　（Universal Health Coverage）

卫生计量经济学　（Health Econometrics）

卫生经济评价　（Health Economic Evaluation）

效果评价　（Impact Evaluation）

思考题

1. 如何理解卫生经济学的基本内涵？

2. 卫生经济学主要研究什么内容？

3. 如何理解卫生经济学的研究方法？

（北京大学中国卫生发展研究中心　孟庆跃）

笔记

第二章

卫生总费用

通过本章的学习,你应该能够:

掌握 卫生总费用的基本概念及意义。

熟悉 卫生总费用分析的指标与方法。

了解 卫生总费用在政策分析中的作用以及卫生总费用的核算方法。

章前案例

新年伊始,某市政府召开了2012年度市级部门财政预算编制工作会议。会上,市财政局周局长根据上一年的财政收支状况,汇报了2012年年度财政预算计划,"2011年,我市财政的卫生投入总计达到1.58亿元,比2010年增长了6.7%,占我市财政支出的比例达到了5.6%。2012年,政府要求我们要统筹考虑上级补助资金并结合本级财力情况,合理编制医疗卫生支出预算,确保医改方案提出的'政府卫生投入增长幅度高于经常性财政支出增长幅度'的实现"。

主持会议的市政府秘书长与市长沟通了一下,对大家说:"针对周局长的汇报,看看大家还有什么意见和建议,希望大家畅所欲言。"

"我想谈谈自己的看法。"主管卫生的王副市长说道,"从全国的情况来看,2010年政府卫生支出占财政支出的比例已经达到6.35%,这说明我们市的卫生投入离全国平均水平还有一定的差距。目前正是医改关键时期,希望能够对卫生加大投入"。

"据我所知,目前我市人均医疗费用已经从1990年的63元增长到现在的1505元,这可增长了二十多倍呢! 同时,医院的收入也从2000年的2.3亿元增长到2011年的15个亿,十年间翻了多少翻大家可以算一下!"周局长说道。

王副市长沉思了片刻,说道"这些年随着卫生事业的发展,卫生机构自身也得到了快速发展,卫生技术人员数、床位数都明显增加,但是财政对卫生的投入比重仍很低。以市医院为例,2011年财政补助仅占医院总收入的13.8%,这显然无法满足医院的正常运转和发展建设,就2011年来说,老百姓自付的费用就占到医疗费用的51.7%! 对老百姓而言,就医负担仍然较重"。

周局长点了点头,说"实际上,这几年我们也在不断增加城乡医疗保障的补助力度,与此同时也不断加大对基层医疗机构和公共卫生领域的投入"。

……

两个小时过去了,会议还在继续。

笔记

第一节 概　　述

一、卫生总费用与卫生资源

卫生资源(health resource)是指社会在提供卫生服务过程中占用或消耗的各种生产要素的总称,它包括卫生人力资源、物力资源、财力资源、技术和信息资源等。卫生总费用(total expenditure on health, TEH)是以货币形式作为综合计量手段,全面反映一个国家或地区在一定时期内(通常指一年)全社会用于医疗卫生服务所消耗的资金总额。卫生资源是重要的国民健康资源,卫生资金是卫生资源的货币表现,卫生服务提供离不开卫生资源投入,卫生资源以货币形式流入卫生领域,通过各种形式的卫生服务实现其消耗和补偿,又使货币资金流出卫生领域。因此,从某种意义上理解,社会在一定时期内提供卫生服务过程中所消耗的卫生资源总和的货币表现可以用卫生总费用来表示,或者说,卫生总费用实际上是一定时期内社会消耗卫生资源总和的货币表现形式。正是基于此种情况,我们常常用卫生总费用来描述卫生资源。同时,为了便于大家理解,我们有时也将卫生总费用简称为卫生费用。

健康是人类的基本需求,健康的国民是社会全面发展的基础,国民健康是社会进步、经济发展和民族兴旺的重要保障,而卫生资源则是人类健康的重要决定因素之一。研究表明,世界上很多国家的人均期望寿命均随着卫生资源投入的增长而明显增加。在社会稳定发展的前提下,寿命的延长主要来自于有利于促进健康水平提高的医疗、食品、教育等方面的加大投入。降低疾病发生率(或者"降低死亡概率")和改善健康状况,从而延长寿命,既是人们珍惜宝贵生命的美好愿望,同时客观上也是人类社会通过卫生资源投入可以在一定程度上实现的愿望。

卫生资源是一种稀缺资源。人类社会出于对健康的渴望,总是希望更多地占有和使用卫生资源,而社会可提供的卫生资源总量却是有限的,因此,相对于人们的健康需要来讲,卫生资源投入与人民群众卫生保健需要之间总是存在一定的差距。2009 年美国卫生总费用高达 2.5 万亿美元,占 GDP 比例高达 17.6%(人均 8160 美元),居世界之首。卫生总费用居高不下使美国政府、企业和居民个人均面临严峻的财务挑战,2009 年联邦政府财政赤字为 1.4 万亿美元,其中因卫生总费用超支所造成的赤字就达到 1.15 万亿美元(占总赤字的 82.1%),因此不得不减少教育、治安、消防、科研等其他公共事务的支出。即便如此,美国人民对自己的健康水平仍不满意。

卫生资源投入对健康发展的影响程度既取决于卫生资源投入总量,也受卫生资源投入结构的影响。虽然卫生资源总量的多少与卫生服务产出之间存在密切关系,但是人们健康水平的改善不仅仅取决于卫生资源总量的增加,卫生资源配置的公平性也是其决定因素之一。卫生资源作为一种稀缺资源,需要根据社

笔记

会发展和人类的健康需求进行合理分配,而如何分配卫生资源正是卫生经济学研究和解决的主要问题之一。

世界卫生组织(World Health Organization,WHO)2008 年发布的年度报告中指出:尽管较高的卫生资源投入往往伴随着较好的健康效果,但各国之间在健康效果方面却存在着明显的差异。在人均卫生费用较低的国家中,即使是很小的人均卫生费用差距,往往也会造成较大的健康调整期望寿命差异。而这些差距表明卫生资金如何使用、用在哪些方面和用于哪些人群对于健康效果有着相当大的影响。尤其对于卫生资金非常有限的国家来说,小到一美元的非最佳分配,都可能引起不均衡的差别。而通过卫生费用研究,我们可以了解卫生资源配置状况,为合理分配卫生资源提供依据。以 2010 年中国城乡居民的卫生总费用为例:2010 年中国城镇居民的人均卫生费用为 2013.81 元,农村居民人均卫生费用为 967.37 元。卫生资源配置不合理和不公平现象显而易见。卫生资源配置的不公平性研究使我们再次追溯到了卫生经济学要解决的基本问题之一:为谁提供卫生服务(即为谁生产)的问题,而卫生总费用研究则有助于拓宽我们的研究视角。

卫生总费用研究还可以使我们更清晰地认识到卫生资源优化配置效率需要进一步提高的重要性。尽管卫生资源是有限的,但如何使有限的卫生资源更好地发挥作用并使其最大程度地满足人们合理的健康需求是世界各国都在探讨的问题。卫生资源总量不足与严重浪费并存的现象在中国更是尤为突出。研究表明,2010 年中国医疗机构费用为 14 736.74 亿元(占卫生总费用的 70.85%),公共卫生机构费用为 1687.22 亿元(占卫生总费用的 8.19%),其中城市医院的费用占医疗机构费用的构成比例为 65.46%、县医院的费用占医疗机构费用的构成比例为 20.24%、社区卫生服务中心的费用占医疗机构费用的构成比例为 3.78%、乡镇卫生院的费用占医疗机构费用的构成比例为 10.23%。由此可见,中国的卫生资源主要流向了城市大医院,基层医疗卫生机构的卫生资源拥有量还是很小的,而国际研究结果则表明,居民 80% 以上的卫生问题可以在基层卫生机构得到解决。上述资料表明,中国医疗卫生资源配置效率不高和利用不合理的状况亟需改善。卫生资源配置效率问题的研究正是卫生经济学研究的基本问题之一:提供什么卫生服务和提供多少卫生服务的问题,而卫生费用研究则可以为我们更好地分析此类问题。

知识拓展

卫生资源

卫生资源从广义上讲,是人类开展卫生保健活动所使用的社会资源;狭义来讲,是指社会在提供卫生服务的过程中占用或消耗的各种生产要素的总称。卫生资源的表现形式主要包括:卫生人力资源、卫生物力资源、卫生财力资源、卫生技术资源和卫生信息资源等。

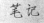

笔记

　　卫生资源的特点包括：1)卫生资源的有限性。社会可提供的卫生资源与人民群众卫生保健实际需要之间总有一定的差距，特别在中国，卫生资源短缺状况十分突出，现有卫生服务实施条件同发达国家和一些发展中国家相比均存在明显的差距。2)卫生资源的选择性。卫生资源有各种不同的用途，如医务人员可以开展各种各样的卫生保健服务活动，卫生经费也可以有不同的投向。因此，任何卫生资源使用时都应该考虑机会成本的问题。3)卫生资源的多样性。提高广大人民群众的健康水平是卫生工作的总目标。但实现这一总目标又有许多具体的目标，如医疗、预防、保健、康复、计划生育、环境保护、医学教育与科研等。由于人们的医疗保健需求具有多样性、随机性和差异性，因此，合理配置与有效利用卫生资源，有利于促进卫生部门内部各个系统之间的协调发展，满足不同层次人民群众的多种多样的卫生保健需要。

二、卫生总费用与宏观经济

（一）经济发展是卫生资源投入的基础

　　卫生事业的发展需要一定的经济资源投入，社会经济发展是卫生工作得以开展的前提和基础，是人民健康水平提高的根本保证。经济发展有利于消除贫困和改善环境，从而促进健康水平的提高，同时也会给卫生投入提供更大的经济基础。因此，社会经济发展是卫生工作得以开展的前提和基础，是人民健康水平提高的根本保证，社会经济发展水平最终决定着一个国家和政府对卫生投入的规模和力度。

　　尽管各国的卫生服务体制和健康保障制度各不相同，但总体看来，国家经济发展状况对卫生费用有着如下的重要影响：经济实力越强其卫生资源投入的水平也就越高，经济发展速度越快其卫生费用的增长速度也较快（图2-1）。20世纪70年代经济合作与发展组织（OECD）国家卫生费用的高速增长（人均卫生费用

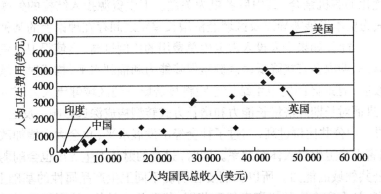

图2-1　2008年部分国家人均国民收入与人均卫生费用情况
引自：中华人民共和国卫生部.《中国卫生统计年鉴》.北京：中国协和医科大学出版社，2011。世界银行WDI数据库。

年增长率 6.0%）就是伴随着经济的快速增长（人均 GDP 年增长率 2.94%）而发生的。美国作为世界上经济总量最大的国家，其卫生费用水平也是世界上最高的国家。根据 OECD 2010 年卫生报告，2008 年美国卫生费用占 GDP 比例是有史以来所有 OECD 国家中最高的，比 OECD 国家平均水平高 7%。按照国际购买力评价计算，2008 年美国人均卫生费用是 OECD 国家平均水平的 2.5 倍。

（二）卫生资源投入对经济发展有重要影响

古典经济学奠基者亚当·斯密认为，社会财富增长的重要原因之一就是劳动力数量和质量的增加。经济增长离不开人的主体作用，人力资本（human capital）连同物质资本、劳动和资源、技术被认为是经济增长的真正源泉。健康既是人的生存之本，也是一种基础而又极其重要的人力资本形态，它是劳动者从事一切社会实践活动的基础，是其他类型人力资本投资与发挥作用的基石。良好的健康状况可以通过提高人们的生产能力、劳动生产率等来促进经济发展和社会进步。

据世界银行测算，过去 40 年中，世界经济增长的 8% 至 10% 归因于健康人群。哈佛大学研究指出，亚洲经济发展的奇迹约 30%～40% 来源于本地区人群身体素质的改善。健康人群的增加过程，就是创造财富、推动经济增长的过程，并且还将有力地带动健康产业的发展。因此，世界卫生组织宏观经济与卫生委员会针对发展中国家和贫困地区提出了"投资卫生领域，促进经济发展"的新战略。投资于健康就是投资于未来经济发展，社会拥有了健康就是拥有了财富。对个人或家庭来说，健康就是未来生存与发展的能力；对社会来说，健康是生产力的基础，是学习与增长知识的基本条件，是体力与智力的载体；对经济发展来说，投资于健康，就是投资于生产力和投资于未来。疾病、伤残和死亡会给个人、家庭和社会带来巨大的经济负担，疾病所导致的健康缺失将会缩短民众的健康期望寿命，消耗掉大量的经济成果，也会使经济发展遭受重创。没有人类的健康，就不可能有社会的进步与经济发展的可持续性。

基于人力资本战略视角下的卫生资源投入与发展，应是有效规模增长和投入结构优化的有机结合，其中后者更为关键。卫生资源投入结构的失衡与区域间健康人力资本发展差异以及区域经济增长差距之间存在理论上的某种影响传导机制。一方面，如果个人投入占卫生总费用的比例过高，会使得卫生资源投入效率下降，短期内会直接降低民众健康保障能力和福利水平，构成对区域经济增长的负效应，且地区间的卫生结构差距将显著影响到区域健康人力资本长期发展能力，进而对长期经济增长能力和增长方式转型构成深远影响。反之，假如卫生资源投入中公共比例过高，超过了社会经济发展水平，也会大大增加政府财政负担，损害整个卫生投入体系效率。同时，过高的财政卫生支出也会削弱政府投入其他公共领域的能力。所以我们要在明确不同卫生产品属性的基础上，合理界定政府、社会和个人的投资责任和范围，优化投入结构，特别要重视通过逐步提高政府和社会投入比重，扭转不合理的卫生资源投入结构，降低过重的个人经济负担。

笔记

18

三、卫生总费用与卫生筹资

卫生总费用研究是从全社会的角度反映卫生资金运动的全部过程,分析与评价卫生资金的筹集、分配和使用效果,卫生费用的测算与分析结果,不仅可以为卫生筹资决策提供客观依据,同时也是评价社会对人群健康的重视程度,分析卫生保健体制公平与效率的重要依据。

1978 年 WHO 和联合国儿童基金会在《阿拉木图宣言》中提出初级卫生保健(primary health care,PHC)策略,要求各国向居民提供最基本的、人人都能得到的、体现社会平等权利的、人民群众和政府都能负担得起的卫生保健服务。而要真正做到卫生服务利用的公平性,就意味着不同经济收入水平的人群都能够根据其卫生服务需要,获得公平的卫生服务,这体现为卫生服务筹资在不同经济收入人群之间应该是公平的。

全球经验表明,当个人现金卫生支出(out of pocket payment,OOP)在卫生筹资中占主导地位时,贫困和脆弱人群不可能被卫生保健制度所覆盖,即使能够获得卫生服务,也将面临巨大的经济障碍和致贫风险。如果政府不增加社会性投入和改善社会保障体系,因病致贫现象可能更加严峻。而从维护医疗卫生公益性和体现公平性效应角度出发,对卫生费用的发展要求,不仅是扩大卫生总费用的总量和提高卫生总费用占 GDP 比重,更重要的是卫生总费用的构成要合理,即扩大政府预算卫生支出的比重,缩小居民个人卫生支出的比重。从而加快基本卫生服务的全民健康覆盖(universal health coverage,UHC)制度建设,致力于人人能够公平享有基本卫生服务,以实现更好健康效果的医疗卫生体制改革。

目前,中国正在进行基本卫生服务的全民健康覆盖制度建设,致力于人人能够公平享有基本卫生服务,以实现更好健康效果的医疗卫生体制改革。与此相适应的卫生筹资战略应该是投资于卫生事业,降低个人现金卫生支出比例,避免因为卫生支出而使家庭面临过度的经济负担或发生灾难性卫生支出(catastrophic health expenditure,CHE),这是实现全民健康覆盖政策目标的必要条件。随着卫生费用核算体系的建立和发展,卫生费用研究正被国际社会视为一种卫生政策分析工具,借助此工具分析卫生服务可及性、公平性、卫生服务质量和效率等,并用于监测和评价"全民健康覆盖"政策目标的实现程度——2009 年世界卫生组织(WHO)在《亚太地区卫生筹资战略(2010~2015)》中,提出用以下核心指标来监测和评价亚太地区和某个国家实施"全民覆盖"政策目标的实现程度:卫生总费用相对于 GDP 比值至少在 4%~5%;个人现金卫生支出占卫生总费用比重不超过 30%~40%;90% 以上人口被预付制及风险统筹制度所覆盖;接近 100%的弱势人群被社会救助和社会安全网所覆盖。

四、卫生总费用研究历程

卫生总费用测算结果以全社会卫生保健资金总额及其在国内生产总值(GDP)中所占比重作为重要评价指标,向决策者展示一个国家或地区在一定时期内全社会卫生保健筹资水平。从宏观角度反映一定社会经济条件下,全社会卫生保健资金的投入规模和力度,以及全社会对人类健康的重视程度,并分析与评价卫生总费用发展变化趋势及其重要影响因素。因此,卫生总费用测算结果和基础数据可以为各级政府制定卫生筹资(Health Financing)政策和发展规划提供重要的宏观信息。

卫生总费用研究最早始于20世纪50年代,世界上许多国家采用《卫生资金筹集与支出》的调查方法,全面和系统地研究卫生领域的经济活动。OECD长期关注成员国卫生保健筹资问题,为进行卫生总费用国际对比,OECD在20世纪80年代初期开发和建立了一套卫生费用核算系统,以及比较稳定的数据收集统计制度和数据库,系统地收集和整理卫生总费用数据,定期发表卫生总费用测算结果,并进行国际间比较。2001年OECD秘书处为了支持卫生政策的经济分析,开展卫生总费用数据的国际比较,在历经15年研究和实践的基础上,通过国际组织的许多专家多次讨论,由OECD卫生政策部完成出版了《国际卫生核算账户的数据收集制度第一版》(A System of Health Accounts for International Data Collection Version 1.0, SHA 1.0)。SHA 1.0从筹资来源(A Classification of Financing Schemes, ICHA-HF)、服务提供机构(A Classification of Health Care Providers, ICHA-HP)和服务功能(A Classification of Health Care Functions, ICHA-HC)三个维度提出核算卫生费用的方法,强调卫生费用核算的最终结果要用矩阵式平衡表格(Matrix)体现,为各国建立卫生总费用核算统计报告制度奠定了理论基础。为了能够迅速地被其他国家尤其是发展中国家所接受,并增加卫生支出和财务数据的可比性,OECD于2011年正式推出《国际卫生核算账户的数据收集制度(2011)》(A System of Health Accounts 2011SHA2011)。世界各国根据SHA 2011的内容对本国的卫生费用核算口径等进行了调整,使其卫生费用核算结果能更好地进行国际间的比较。

中国卫生总费用测算与研究工作始于20世纪80年代初,1981年,世界银行(World Bank, WB)派专家对中国卫生部门进行考察,引入卫生总费用的概念,并介绍了国际卫生总费用核算方法。中国政府开始与世界银行合作,首次运用筹资来源法估算中国卫生总费用,由此拉开了中国卫生总费用研究的序幕。1993年,受卫生部规划财务司委托,卫生部卫生经济研究所(现卫生部卫生发展研究中心前身)开始承担国家级卫生总费用测算工作,对外公布测算结果,为政府制定和分析卫生政策提供宏观经济信息。在此基础上,中国卫生总费用研究与测算进一步发展,注意学习与借鉴国际先进经验,结合中国卫生改革实践,在多部门的支持和配合下,经过大量的现场调查与实际测算,使卫生总费用筹资来源法与分配流向法的测算方法不断完善,日趋成熟,基本形成了中国卫生总费用筹资来源和分配流向的指标体系和测算方法,其测算结果已成为中国政府制定卫生决策的主要参考依据之一。

2002年《中国统计年鉴》公开发布卫生总费用测算结果与主要评价指标,标志着卫生总费用已经正式纳入国家信息发布系统。2008年4月,为了进一步推动中国省级卫生费用核算研究向纵深发展,为卫生改革与卫生发展服务,由卫生部卫生发展研究中心牵头建立了全国性和跨地区的卫生费用核算研究协作组,

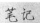
笔记

福建、浙江、天津、上海、甘肃、黑龙江等十一个地区成为协作组首批成员单位，目前，其成员单位已经扩大到中国全部地区。全国卫生费用核算研究协作组的建立，标志着中国亚级卫生费用核算研究适应现阶段卫生事业发展需要，使地区级卫生费用核算研究提高到一个新的水平。目前，中国的卫生费用核算已经与世界接轨并处于世界先进水平。

第二节 卫生总费用分析

卫生总费用分析是从全社会的角度反映卫生资金运动的全过程，分析与评价卫生资金的筹集、分配和使用效果。从卫生资金的筹集角度，可以分析卫生资金的筹资水平和卫生资金的筹资结构；从卫生资金的分配角度，可以从不同部门、不同地区、不同领域和不同层次对其进行分析；从卫生资金的使用效果角度，可以分析卫生资金利用的公平性、效率、效益和效果情况。

卫生总费用分析的常用指标包括：卫生总费用、人均卫生总费用、卫生总费用占国内生产总值的比重、政府卫生支出占卫生总费用比重、社会卫生支出占卫生总费用比重、居民个人卫生支出占卫生总费用比重、公共卫生机构费用、医疗机构卫生费用等。

常用的卫生总费用分析方式包括：卫生总费用筹资分析和卫生总费用流向分析。

一、卫生总费用筹资分析

卫生筹资（health financing）狭义上是指卫生资金的筹集，包括卫生资金的来源渠道、各渠道具体内容、数量、比例等；广义上不仅包括卫生资金的筹集，还包括卫生资金的分配和使用，即不仅要研究卫生资金从何而来，资金来源渠道和各渠道的数量，还要研究资金的去向和数量，即分配流向以及资金的使用效率、公平性等问题。

卫生服务筹资系统的先进性，可以从宏观和微观两个角度进行评价。从宏观角度，主要利用卫生费用核算方法和卫生总费用信息工具，分析一个国家或地区的卫生费用总体水平、筹资结构和卫生总费用发展变化趋势，评价政府和社会对居民健康的重视程度，以及卫生事业是否与社会经济协调发展。从微观角度，利用居民家庭健康询问调查资料，测算卫生筹资在居民中的分布，通过定量分布，评价不同人群的卫生筹资负担状况，以及对不同筹资来源的贡献程度。

（一）卫生筹资水平分析

一般来说，经济发展水平在很大程度上影响着卫生筹资水平，当然这也与各国的卫生体制和制度有关。除此之外，卫生总费用的绝对数量与增长速度还由卫生服务价格、服务数量、服务内容等决定。由于世界经济发展以及人口老龄化、疾病谱改变等因素，客观上居民卫生服务需求水平呈现上升之势，卫生费用也呈不断上升的趋势。根据 OECD2010 年卫生数据报告，美国作为世界上经济总量最大的国家，其 2008 年的卫生费用水平也是世界上最高的国家。挪威人均

笔记

卫生费用仅次于美国,居于世界第二位,但仅为美国的 66%,加拿大人均卫生费用则仅是美国的 54%。20 世纪 70 年代 OECD 国家经济的快速增长带动了卫生费用的高速增长。进入 20 世纪 80 年代后,西方发达国家采取了一系列控制措施,取得了一定成效,使卫生费用的上升势头得到了一定的控制并逐渐趋于稳定状态。

根据世界卫生组织统计资料,按照购买力平价计算,2008 年中国人均卫生总费用为 265 美元,在世界卫生组织 193 个成员国中排名第 115 位,低于部分中、低收入国家,如巴西(875 美元)、古巴(495 美元)和泰国(328 美元);卫生总费用占国内生产总值的比重位居世界卫生组织成员国的第 150 位,与同时期的美国(15.2%)、法国(11.2%)、德国(10.5%)、加拿大(9.8%)、日本(8.3%)、韩国(6.5%)等国家相比还有一定差距,也低于部分中、低收入国家,如巴西(8.4%)、古巴(12.0%)、越南(7.2%)。

世界银行在《1999/2000 年世界发展报告——迈进 21 世纪》中指出,1997 年中国人均国民生产总值为 750 美元,位居 210 个国家或地区中的第 149 位,而平均期望寿命却位居第 81 位。世界卫生组织在《2000 年世界卫生报告——卫生系统绩效评价》中指出,中国卫生系统的特点是利用较少的费用,基本解决了世界人口最多国家的卫生问题。

纵观中国卫生费用的变化,1990~2010 年,中国卫生总费用由 747.39 亿元增长到 19 980.39 亿元,按当年价格计算,增长了 25.65 倍;扣除价格因素影响,按可比价格计算,增长了 9.16 倍。人均卫生费用由 65.37 元增长为 1486.98 元,按照当年官方汇率折算由 13.67 美元增长为 219.66 美元。卫生总费用相对于国内生产总值比重由 4.00% 上升为 4.98%(图 2-2)。

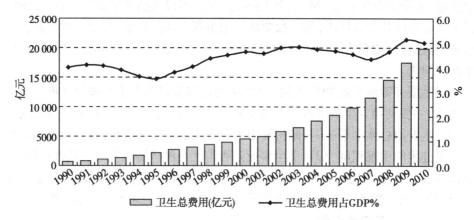

图 2-2　中国卫生总费用及其相对于国内生产总值比重
引自:中华人民共和国卫生部.《中国卫生统计年鉴》.北京:中国协和医科大学出版社,2011。

2009 年世界卫生组织(WHO)在"亚太地区卫生筹资战略(2010~2015)"中,提出卫生总费用相对于 GDP 的比值至少在 4%~5%,这是监测和评价亚太地区和某个国家实施"全民健康覆盖"政策目标实现程度的重要指标之一。

中国政府早在 1997 年《中共中央国务院关于卫生改革与发展的决定》中就

笔记

已提出,到 20 世纪末卫生总费用占国内生产总值比重将要达到 5% 左右,这意味着全社会要有 5% 的经济资源投入到医疗卫生领域,也就是说社会医疗卫生保健总支出将要占国民经济总量的 5%。

考察卫生投入与国民经济增长是否协调,一般采用卫生服务弹性系数作为评价指标。1970～2001 年 OECD 国家中的大多数国家卫生服务弹性系数大于 1,有的国家甚至很高,比如 1990～2001 年间瑞士为 8.08,土耳其 3.65,日本 3.51,英国 2.02,这表明世界上许多国家的卫生总费用增长速度都快于国民经济的增长速度。美国卫生费用长期保持较快的增长速度。自 1970 年以来,美国卫生总费用增长速度均比 GDP 增速高 2.5%～3%。1945～1998 年间,人均卫生费用平均增速为 4.1%,而 GDP 平均增速仅为 1.5%。

> **知识链接**
>
> ### 卫生消费弹性系数
>
> 卫生消费弹性系数是世界各国用来衡量卫生发展与国民经济增长是否协调的又一个评价指标。卫生消费弹性系数是指卫生总费用增长率同 GDP 增长率之间的比值,据有关资料介绍,加拿大和瑞士的卫生服务弹性为 1.36、日本 1.45、法国 1.68、英国 1.80、意大利 1.85、德国 1.91、美国 1.95、荷兰 1.99、瑞典 2.07、西班牙 2.32。这表明世界发达国家卫生保健费用增长均快于国民经济增长。美国卫生经济学家 Joseph Newhouse 研究结果表明:无论 OECD 国家的 GDP 处于什么水平,卫生总费用与 GDP 之间的弹性系数都大于 1。

1978～2010 年,中国卫生总费用年平均增长速度 11.21%,国内生产总值年平均增长速度 9.91%,弹性系数为 1.13,即 GDP 每增长 1%,卫生总费用增加 1.13%。从总体趋势上看,卫生总费用增长略快于国民经济增长。如果将国内生产总值增长速度设定为零,可以更直观地观察卫生总费用相对 GDP 的增长变化趋势(图 2-3)。

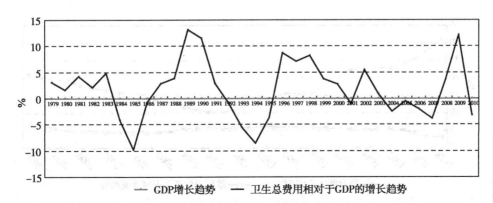

图 2-3　中国卫生总费用相对于国内生产总值的增长趋势

引自:中华人民共和国卫生部.《中国卫生统计年鉴》. 北京:中国协和医科大学出版社,2011。

（二）卫生筹资结构分析

根据中国目前建立的卫生总费用指标体系,卫生资金主要来源于政府卫生支出、社会卫生支出和居民个人现金卫生支出。政府、社会和居民个人卫生支出在卫生总费用中所占比重的变化趋势,是考察卫生事业是否健康、可持续发展的重要指标。

1. 政府卫生支出分析 政府卫生支出是卫生总费用的重要组成部分,是政府为了履行在卫生领域的职责,通过财政预算安排投入医疗卫生机构和居民医疗保障的资金,其目的是改善卫生服务条件,保证卫生机构向居民提供良好的卫生服务,提高居民医疗保障水平,最终提高居民的健康水平。

广义政府卫生支出(general government expenditure on health)也称为一般政府卫生支出,是目前卫生总费用国际分类指标,反映政府组织和机构作为筹资主体在卫生筹资中所发挥的作用,主要包括狭义政府卫生支出和社会保障卫生支出。狭义政府卫生支出(territorial government expenditure on health)是指中央政府、省级政府以及其他地方政府对卫生的支出,也称"税收为基础的卫生支出",具体到中国,包括医疗服务、社区卫生服务、疾病预防控制、卫生监督、妇幼保健、农村卫生、中医药、食品和药品监督、卫生行政与医疗保险管理费等。狭义政府卫生支出不包括对其他筹资部门的转移支付,如对各类医疗保险项目的补助等。

政府卫生支出与中国财政体制密切相关,20世纪80年代之前,卫生投入主要是政府采用计划手段配置,卫生系统中的固定资产投资、卫生机构经常性经费和医疗保障经费都由政府发挥主要筹资作用。20世纪80年代后,伴随着经济体制改革,中国以"分权让利"为主要特点的财政体制改革开始了,在之后的一段时间出现了政府财政收入占GDP比例严重下降的局面(图2-4)。受到财政能力的制约,政府在卫生领域的投入职责不断缩小,机构基础设施建设投入力度下降,很多全额预算单位变为差额预算单位,差额单位则转为自收自支单位,对机构的经常性经费补助范围也逐渐缩小,政府卫生支出占财政支出比例呈下降趋势。

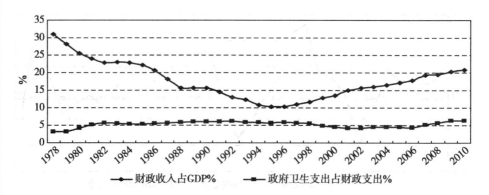

图2-4　1978～2010年中国财政收入占GDP比例和政府卫生支出占财政支出比例
引自:中华人民共和国卫生部.《中国卫生统计年鉴》.北京:中国协和医科大学出版社,2011。

1994年的"分税制"体制改革后,财政收入占GDP比例过低的局面得到了有效的扭转。但由于尚未建立制度化的卫生筹资保障机制,对于政府在卫生领域的投入水平缺少制度约束,政府卫生支出占财政支出比例仍不断下降,到2002年该比例已经降为4.12%。2003年之后,特别是随着科学发展观的提出和公共财政体制建设的推进,政府对卫生事业的重视程度显著提高,各级政府对卫生投入力度增强。《中共中央国务院关于深化医药卫生体制改革的意见》中要求,逐步提高政府卫生投入占卫生总费用的比重,使居民个人基本医疗卫生费用负担明显减轻;政府卫生投入增长幅度要高于经常性财政支出的增长幅度,使得政府卫生投入占经常性财政支出的比重逐步提高。2010年政府卫生支出占财政支出的比例达到6.35%,是改革开放以来的最高水平。

卫生总费用筹资结构反映了相同的变化趋势。20世纪80年代中国卫生总费用中政府卫生支出比例曾一度接近40%,此后该比重不断下降,2000年下降到15.47%,达到历史最低点。随着政府加大对卫生的投入力度,政府卫生支出占卫生总费用比例下降的趋势得以扭转,特别是2006年之后,政府投入迅速增长,2010年政府卫生支出占卫生总费用比重已经上升到28.69%(图2-5)。

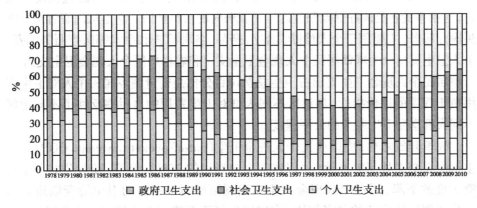

图2-5 中国卫生总费用筹资构成

引自:中华人民共和国卫生部.《中国卫生统计年鉴》.北京:中国协和医科大学出版社,2011。

2. 社会卫生支出分析 社会卫生支出(social expenditure on health)是指政府支出外的社会各界对卫生事业的资金投入。包括社会医疗保障支出、商业健康保险费、社会办医支出、社会捐赠援助、行政事业性收费收入等。其中,社会医疗保障支出是指各类社会医疗保障项目当年筹集的资金,但不包括政府对其投入。社会医疗保障支出包括城镇职工基本医疗保险基金、城镇居民基本医疗保险基金、新型农村合作医疗经费、补充医疗保险基金、企业职工医疗卫生费用、其他社会保险医疗补助和其他社会医疗保险费用。

中国自1978年开始由计划经济体制向市场经济体制转变,这使得原有的公费医疗和劳保医疗制度面临越来越大的问题和压力;而伴随着农村家庭联产承包责任制的推行，集体经济逐步解体，合作医疗也丧失了原有的生存基础。导致了在经济体制转轨的历史时期，出现了公共筹资作用下降，对个人筹资过度依赖，卫生筹资公平性较差等问题。社会卫生支出占卫生总费用的比重由1978年的47.4%直降为1997年的30.8%。为解决上述问题并配合国有企业改革的实施，中国政府于1998年开始城镇职工基本医疗保险制度改革，此后又主导建立了新型农村合作医疗和城镇居民基本医疗保险。截止到2009年底，城镇职工基本医疗保险、城镇居民基本医疗保险和新型农村合作医疗三项基本医疗保障制度已经覆盖全国92.49%的人口。

近年来，随着社会医疗保障体系建设的不断完善和保障水平的不断提高，中国的社会卫生支出水平也在不断增加。2010年，中国社会卫生支出7196.61亿元，占卫生总费用比重由1998年的29.1%增加到2010年的36.02%，其中城镇职工基本医疗保险基金收入（含补充医疗保险）占卫生总费用比重从2001年的7.63%上升为2010年的21.61%；2010年城镇居民基本医疗保险基金收入占卫生总费用比重为1.26%；新农合基金收入占6.62%；商业性健康保险保费收入占3.40%。可见各类医疗保险制度在卫生筹资中的作用日益显著，但不同保障制度筹资和受益水平仍存在较大差距。

3. 个人卫生支出分析

个人卫生支出指城乡居民个人在接受各类医疗卫生服务时的直接现金支付，包括享受各类医疗保险制度的居民就医时的自负费用。它是从消费者角度购买医疗服务，主要用于个人诊断、治疗、药品、各种检查和手术等医疗服务消费。个人卫生支出分为城镇居民个人现金卫生支出和农村居民个人现金卫生支出。

居民个人现金卫生支出占卫生总费用百分比是衡量城乡居民个人对卫生费用负担程度的评价指标，各地区不同人群对卫生费用的自付率反映了不同地区不同人群享受卫生服务的公平程度。

改革开放之初，中国居民个人现金卫生（out-of-pocket payment, OOP）在卫生筹资系统中处于补充地位，仅占卫生总费用的20%。但是，随着公共卫生筹资力度的下降，居民个人现金卫生支出逐渐成为最主要的卫生筹资渠道。与卫生体制比较完善的国家相比，中国卫生筹资系统中个人筹资的比重较高，按国内口径，个人现金卫生支出占卫生总费用比重从1978年的20.43%增长到2001年的59.97%，达到历史最高水平。由于医疗保障制度不够完善，政府补助不足，医疗机构主要依靠业务收入特别是药品加成收入维持机构运转，导致医药费用上涨过快，个人经济负担过重，人民群众对此反映强烈。近年来，随着卫生筹资政策的进一步调整，2001年以后，个人现金卫生支出占卫生总费用比重逐年下降，2010年已经降至35.29%，其下降速度之快、幅度之大已经在国际上产生重大影响，初步达到世界卫生组织所提出的实现全民覆盖的卫生筹资监测指标（居民个人现金卫生支出占卫生总费用比重不超过30%～40%）。2012年，中国卫生事业"十二五"发展规划中进一步提出，"十二五"期间，政府卫生支出占卫生总费用比重超过30%，个人现金卫生支出占卫生总费用比重降到30%以下。

笔记

需要指出的是,国际口径的私人卫生支出与国内的个人卫生支出口径是不同的。按照国际口径,2008年英国、法国、德国等欧洲国家私人卫生支出占卫生总费用的比例均在30%以内,英国最低为17.4%。中国的私人现金卫生支出占卫生总费用的比例自2001年开始逐年下降,2008年为50.05%,高于泰国、日本、韩国等亚洲国家,略低于俄罗斯和美国(图2-6),至2010年中国的私人现金卫生支出占卫生总费用的比例降至45.69%。

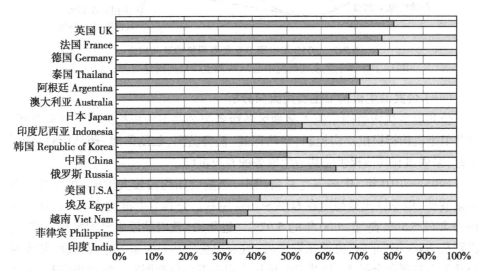

□ 广义政府卫生支出占卫生总费用% General government expenditure on health as % of TEH
□ 私人卫生支出占卫生总费用% Private expenditure on health as % of TEH

图 2-6　2008 年部分国家卫生总费用筹资构成
引自:卫生部卫生发展研究中心.《中国卫生费用研究报告》,2010。

二、卫生总费用流向分析

卫生总费用流向分析是卫生资金从进入卫生系统到流出卫生系统过程中的资金分配和使用方向的分析。它反映从全社会筹集到的卫生资金投入在不同部门、不同地区、不同领域和不同层次的配置效果和使用效果,并用来评价卫生资源配置的公平性和合理性,为调整和制定卫生资源配置规划提供相应的政策建议。

按照 OECD 分类标准,卫生服务提供机构包括医院、护理机构、门、急诊机构、药品及其他医疗用品零售机构、公共卫生机构、卫生管理机构及其他机构。因此,从机构角度划分,卫生总费用具体表现为不同级别的医疗机构费用,公共卫生机构费用、药品零售机构费用等,反映从全社会筹集到的卫生资金在各级各类卫生机构的分配使用,为评价和制定卫生筹资相关政策、提高卫生资源配置和使用效率提供依据。

2010 年中国卫生费用中医疗机构所占构成最高,达 62.13%,其中城市医院占卫生总费用的 40.67%,门诊机构、药品零售机构、公共卫生机构、卫生行政和医疗保险管理机构分别占 8.27%、9.85%、8.11% 和 2.27%(图2-7)。

笔记

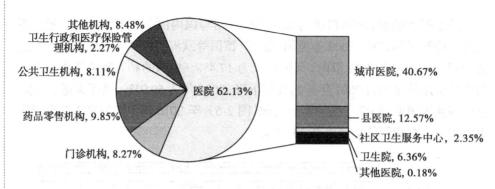

图2-7 2010年中国卫生总费用机构流向构成
引自：卫生部卫生发展研究中心.《中国卫生费用研究报告》,2010。

（一）公共卫生机构卫生费用流向分析

公共卫生机构费用指流入某地区各级各类公共卫生机构的卫生资金总额。公共卫生机构指提供疾病控制、预防保健、监督监测、妇幼保健、药品检验、计划生育、采供血和其他提供公共卫生服务的专业机构。

1995～2010年，中国卫生总费用中，医院费用均占较大构成，虽然各年有小幅波动，但总体比重稳定在60%～70%左右。公共卫生机构费用所占比重从1995年的5.50%降至2000年的5.07%。近年来，政府陆续出台相关政策措施，特别是2003年"非典"疫情暴发之后，政府加快公共卫生服务体系建设，加大对公共卫生专项资金投入，公共卫生机构费用占卫生总费用的比重逐步回升，2010年达到8.11%（图2-8）。

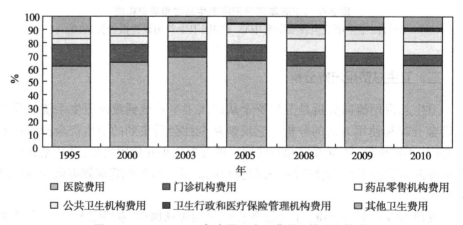

图2-8 1995～2010年中国卫生总费用机构流向构成
引自：卫生部卫生发展研究中心.《中国卫生费用研究报告》,2010。

尽管各类卫生机构提供的服务有交叉，但是机构性质基本决定了该机构的主要功能和提供服务的主要类型。从宏观角度看，公共卫生服务的公共性强、成本低、效果好等特征是当代卫生经济理论所公认的，也是得到国际经验证明的，因此，卫生资源应该向成本效果好的公共卫生服务倾斜。

（二）医疗机构卫生费用流向分析

2001～2010年间，中国城市医院费用占医疗机构费用的比重呈下降趋势，县医院费用占医疗机构费用的比重呈上升趋势,但下降及上升的幅度不是很大,城市社区卫生服务中心费用比重逐年上升(表2-1)。2011年底,全国已设立社区卫生服务中心32 860个,其中:社区卫生服务中心7861个,社区卫生服务站24 999个。随着政府对基本公共卫生服务投入力度的加强,使得社区卫生服务机构占卫生总费用比重得到进一步扩大,从2003年的0.48%增长到2010年的2.35%。

2010年,中国城市医院费用为8459.54亿元,占医疗机构费用的65.46%;县医院费用为2615.01亿元,占医疗机构费用的20.24%;社区卫生服务中心费用为488.65亿元,占医疗机构费用的3.78%;卫生院费用为1322.58亿元,占医疗机构费用的10.23%;其他医院费用为37.24亿元,占医疗机构费用的0.29%。

表2-1　2001～2010年中国医疗机构费用构成　　　　　　　　单位:%

医疗机构	2010	2009	2008	2007	2006	2005	2004	2003	2002	2001
城市医院	65.46	65.55	65.81	66.14	76.17	76.95	76.80	75.52	74.65	76.73
县医院	20.24	20.81	20.44	20.18	11.28	11.31	11.57	12.09	12.86	9.66
社区卫生服务中心	3.78	3.36	3.12	3.24	1.72	1.19	0.91	0.70	0.67	0.00
卫生院	10.23	9.82	10.10	9.84	9.97	9.62	9.70	10.67	10.73	10.57
其他医院	0.29	0.47	0.53	0.60	0.86	0.93	1.03	1.02	1.10	3.03
合计	100.00	100.00	100.00	100.00	100.00	100.00	100.00	100.00	100.00	100.00

引自:卫生部卫生发展研究中心.《中国卫生费用研究报告》,2010。

表2-1反映了中国医疗卫生资源配置在城乡及各级医疗机构之间的"倒三角"现象,卫生费用主要流向城市医疗机构,农村及基层医疗机构分配较少。国际研究结果表明,居民80%的健康问题可以在基层卫生机构得到解决。但是中国卫生资源配置"倒三角"的问题依然没有得到较好的改善,卫生资源向三级大医院集中,医疗服务提供相对上移,基层卫生机构进一步萎缩,大部分基层卫生机构举步维艰,造成不同级别医疗机构之间在人力、设备等方面的差距越来越大,严重影响了基层卫生机构卫生服务能力的提高。

案例

卫生总费用流向之城乡分析

从中国城乡卫生费用筹资总额来看,2001～2009年城市卫生总费用筹资总额从2001年的2792.95亿元增加到2009年的13 535.61亿元,而农村卫生费用筹资总额从2232.98亿元增加到4006.31亿元,城乡卫生费用筹资总额差距在9年间增长了17倍之多。

从人均卫生费用的城乡差距来看,2001～2009年城市人均卫生费用筹资水平增长迅速,9年间增长了1335.4元,而农村仅增长了317.2元,城乡人均卫生费用筹资总额的差距也从596.4元增长到1614.6元。2010年全国城镇居民人均卫生费用为2013.81元,农村居民人均卫生费用为967.37元,城镇居民实际利用

笔记

的卫生费用水平大约为全国平均水平的 1.35 倍,是农村居民的 2.08 倍。农村居民人均实际利用的卫生费用相当于全国平均水平的 65.00%。

(三)不同卫生机构间药品费用流向分析

2010 年药品费用占卫生总费用比重为 40.25%,医疗机构药品费用和零售药品费用分别占卫生总费用的 30.40% 和 9.85%。全部药品费用中,医疗机构药品费用占 75.53%,其中门诊和住院分别为 39.06% 和 36.47%;零售药品费用占 24.47%。医疗机构费用中,药品费用占 48.94%(表 2-2)。

随着卫生部门控制药品费用措施的陆续出台,药品费用占卫生总费用比重呈缓慢下降趋势。1990～2010 年,该比重由 48.61% 降至 40.25%,医疗机构药品费用占医疗机构费用比重也从 1990 年的 60.23% 降到 2010 年的 48.94%。说明医疗机构对药品收入的依赖程度有所减弱。

表2-2 1990～2010 年全国药品费用(%)

	2010	2007	2006	2005	2000	1995	1990
药品费用(亿元)	8373.12	4715.46	4486.07	4142.10	2211.17	1169.11	418.32
其中:门诊药品比重	39.06	40.95	46.22	46.11	54.77	59.95	69.67
住院药品比重	36.47	35.41	32.22	32.54	31.21	30.77	25.74
零售药品比重	24.47	23.64	21.56	21.35	14.02	9.28	4.59
药品费用/卫生总费用	40.25	39.30	43.51	45.00	45.40	48.81	48.61
医疗机构药品费用/医疗机构费用	48.94	40.06	43.73	45.18	49.72	56.34	60.23

引自:卫生部卫生发展研究中心.《中国卫生费用研究报告》,2010。

药品费用内部结构也发生变化,住院药品费用占药品费用比重从 1990 年的 25.74% 上升到 2010 年的 36.47%,门诊药品费用比重明显下降,从 69.67% 降至 39.06%,零售药品费用却从 4.59% 快速增长到 24.47%。药品零售机构费用的快速增长对医疗机构门诊药品费用产生了一定的影响。

三、卫生总费用相关政策问题分析

(一)卫生总费用的合理增长与有效控制

近 40 年来,OECD 国家卫生总费用增长平均比 GDP 快 2%,卫生总费用占 GDP 比重大约在 8% 左右。卫生费用的持续高速增长并没有获得同比例的健康效果,反而增加了这些国家和政府的财政负担。也在很大程度上抵消了经济发展的成果和个人收入增长可能带来的收益。"控制卫生费用"已成为 OECD 国家医疗卫生改革的主要目标之一。由此可见,卫生费用总量并非是越多越好,它应该与一个国家的经济增长速度息息相关,而且受技术、人口、居民预期和价格等多方面因素的影响。

从中国卫生费用的增长情况来看,近年来,随着疾病谱的改变、医疗技术的改进以及人口老龄化的加剧,中国的卫生服务需求快速上升。同时,政府卫生投入不断增加,社会医疗保障覆盖面和保障水平不断提高,卫生服务需求得到进

笔记

一步释放,1978~2010年卫生总费用的平均增长速度达到了11.21%。如果不采取有效的费用控制措施,到2020年左右中国卫生费用占GDP的比重也将达到OECD国家的水平,卫生筹资的可持续性将受到较大影响。如何将卫生费用的增长控制在合理、可负担的范围之内,使之与国民经济发展水平相适应,是卫生费用研究必须面对的问题。

(二)卫生总费用筹资结构政策分析

公共卫生支出及个人卫生支出占卫生总费用的比重是进行卫生费用筹资结构分析的重要指标之一,用来衡量政府、社会和个人对卫生费用的负担程度,反映卫生资金的筹集来源和公平性状况。卫生筹资结构直接影响卫生筹资系统的风险分担和筹资再分配作用。如果个人卫生支出所占比重过高,就会增加个体的卫生筹资风险,降低卫生服务利用的公平性。反之,公共卫生支出所占比重过高,超过了社会经济发展水平,也会成为国家和政府的沉重负担。尽管如此,研究者和政策制定者们却很容易达成如下共识:随着国家经济日益发达和社会保障制度日趋健全,政府卫生投入和社会卫生投入构成应该逐渐增大,个人卫生支出比例应该逐渐下降。

2008年中国广义政府卫生支出占卫生总费用的比重为49.95%,低于全球60.5%的平均水平。2010年广义政府卫生支出占卫生总费用比重增加到53.31%,私人卫生支出比重为45.69%,其中居民个人现金卫生支出下降到35.29%,反映了中国的卫生筹资结构逐步转向以公共筹资为主,但与发达国家相比还存在较大差距(表2-3)。

表2-3　2008年部分发达国家卫生总费用筹资结构(%)

国家	政府卫生支出占卫生总费用比重	个人卫生支出占卫生总费用比重
法国	75.9	21.4
德国	74.6	22
意大利	76.3	23.7
日本	80.5	18
英国	82.6	17.4

引自:中华人民共和国卫生部.《中国卫生统计年鉴》.北京:中国协和医科大学出版社,2011。

(三)卫生总费用分析方法有待不断深化和完善

卫生费用数据库中内容丰富,蕴含着大量的信息,如何深入地挖掘这些信息并将其运用到卫生政策分析中使其为卫生政策制定提供科学依据,需要不断地深化和完善卫生费用分析方法。

国际上开展卫生总费用研究的国家大多能够完成卫生总费用核算中的筹资来源法和机构流向法。卫生总费用核算研究处于领先地位的国家都在努力尝试研究和完善实际使用法(功能法)。从卫生资金的使用角度,可以分析卫生资金利用的公平性;分析卫生资金利用的效率,即投入与产出比;分析卫生资金利用的效益,即以货币价值形式对一定卫生资金投入使得人群健康得到改善所产生的效益和社会影响情况的综合分析;分析卫生资金利用的效果,即卫生资源

笔记

31

利用后对人群健康水平的影响分析等。此外,亚国家级卫生费用核算(如省级、城乡、特殊病种、公共卫生服务、慢性非传染性疾病等)、卫生总费用矩阵平衡分析、卫生费用预测和卫生费用预警监测方法等也在探索和研究中。

第三节 卫生费用核算

一、卫生费用核算体系

(一)卫生费用核算概念

卫生费用核算(national health accounts,NHA),也称国民卫生账户,是采用国民经济核算方法,以整个卫生系统为核算对象,建立卫生费用核算指标和核算框架,专门研究卫生系统的资金运动过程。即把卫生领域作为一个整体(包括卫生部门和卫生部门以外的政府其他部门及非政府部门的卫生服务活动),以全社会作为一个费用核算账户,按照国民经济核算体系进行核算,通过卫生资金的筹集、分配和使用反映卫生领域经济活动规律。

卫生费用核算是国民经济核算体系(system of national accounts,SNA)的重要组成部分,是国民经济核算在卫生领域的进一步延伸。国民经济核算是以整个国民经济为核算对象的宏观经济核算,反映的是全国各个部门和不同领域的资金运动过程、资金来源和产品与劳务的使用情况。卫生费用核算属于部门经济核算,它以整个卫生领域为核算对象,专门研究卫生系统的资金运动状况、资金来源和卫生产品与劳务的提供,反映卫生部门和卫生领域特定的经济活动内容和客观规律。

(二)卫生费用核算口径

OECD卫生费用核算系统(system of health accounts,SHA)中,卫生费用核算口径被限定为以卫生技术为基础的活动。主要包括机构或个人运用医学、辅助医学和护理学的技术知识实现下列目标的活动:促进健康,预防疾病;治疗疾病,减少过早死亡;对因患慢性疾病而需要护理的人提供关怀服务;对因损伤、失能和残障而需要护理的人提供关怀服务;提供和管理公共卫生;提供和管理卫生规划、健康保险和其他保健基金。

WHO以上述概念为基础,在《2000年世界卫生报告》中提出,卫生系统包括"所有以促进、恢复或维持健康为基本目标的活动"。按此口径,卫生费用核算应包括所有以促进、恢复或维持国民和个人健康为基本目标的活动所发生的费用。

虽然卫生费用核算口径可以通过上述界定标准进行判定,但是,现实生活中对健康产生影响的诸多活动既包括卫生系统内,也包括卫生系统外。例如,饮水问题涉及社会的公共供水设施建设,也涉及卫生部门开展的为预防疾病进行的改水项目。前者不能被界定为卫生费用核算范围,而后者的基本目标是健康促进,应该包括在核算范畴之内。很多国家实施的食品和营养活动项目也要进行这样的区分。如果活动项目的基本目标是健康促进,就应该包含在核算范围内。当项目目标仅是一般的对基本食品的公共补助,则不能纳入卫生费用核算范围内。但是,没有纳入卫生费用核算范围的某些项目可能也会产生一些健康效应,在政策分析需要时,也可将这些费用看作是与卫生相关的费用进行单独核算,如环境卫生、饮用水卫生、公路安全等。

在核算口径判定中,单纯依据服务提供机构性质确定某一类活动是否属于卫生费用核算范围是不可靠的。例如,卫生部门所属机构可能提供并不是以健康促进作为根本目的的非医疗卫生性质的活动,这样的活动则不应该包括在卫生费用核算范围内。同时,对于口径的判断和选择还要服从相关统计部门本身指标体系和口径的特点,不能脱离现有数据来源去派生不符合实际和无法操作的范围口径。

卫生费用核算的时间口径包括两方面:①明确各项特定活动所发生的时期,通常是一个财政年度或一个公历年度。这种选择看起来简单,但是在实际操作中会产生一些问题。例如政府机构可能按照财政年度报告费用情况,而私立部门按公历年度报告费用。这就需要调整不同来源的数据,尽可能统一数据报告时期。中国的财政年度和公历年度可认为基本一致;②区分卫生服务活动和相应费用支付发生的时间。在操作过程中,需要进行权责发生制(accrual accounting)与收付实现制(cash accounting)的选择。卫生费用核算原则上应该使用权责发生制,费用记录在发生经济价值的时期内,而不是使用收付实现制,即现金收支发生后才记录费用。例如,如果住院日发生在上一个核算年度的最后一个月,但支付是在新核算年度的第二个月,那么这项业务应当记入上一个核算年度。在获得的各种数据中,可能会遇到不同的记录方法,要求尽可能将所有的数据统一转换为权责发生制。

卫生费用核算覆盖一个国家的全部卫生资金活动过程,但是,核算范围不应该仅仅局限于在国家境内发生的活动。准确地说,它被定义为全国的公民或居民的卫生活动,即卫生费用核算应该包括那些暂时居住在国外的公民或居民的卫生服务费用,但是不包括外国公民的卫生费用(应该属于卫生服务的"输出")。在实际操作过程中很难做到准确计算,如果其所占比重很小,一般情况下可以忽略,即使卫生费用核算未包括本国公民在国外发生的卫生费用,或者包括了卫生"输出"服务也不会降低卫生费用核算的精确程度。

(三)卫生费用核算基本原则

1. **政策相关性** 卫生费用核算具有较强的应用性,其主要目的是立足于为国内卫生政策服务,为政府制定和调整卫生政策,制定卫生规划和管理决策提供经济信息和科学依据。因此,对卫生费用核算范围的界定和指标分类,首先要从中国的具体国情出发,按照与政策相关的原则进行详细划分,使每一个项目符合国内习惯和政策需要,有其现实政策意义。

2. **数据可比性** 在确定卫生费用核算范围和口径时,除了要考虑满足国内政策需求外,不能过分迁就"国情",还需照顾到数据的国际可比性,尽可能遵循和反映现存的国际标准和惯例。此外,国内各地区之间卫生费用核算也要按照统一的指标体系和资料来源收集和整理数据,确保不同地区和不同时期核算口径和方法的一致性,以实现国内卫生总费用数据的可比性。

3. 可靠性 卫生费用核算的一个重要原则是在设计核算指标和核算数据时尽量做到既不遗漏也不重复，这是保证核算结果可靠的首要前提。卫生费用核算的数据来源应该最大限度的保证其具有权威性，尽可能使用公开发布或常规统计报表提供的数据。对测算中所使用到的数据应进行仔细比对，核实统计口径，避免重复计算。

4. 时效性 政府决策部门进行政策分析和决策时，需要各方面的信息支持系统提供大量最新数据和决策依据。卫生总费用作为宏观经济信息应该具有及时性。特别是目前中国正处于卫生改革的关键时期，医疗保障制度逐步建立和完善，各项医药卫生改革措施陆续出台，对卫生费用核算提出更高要求。因此，在保证数据质量的前提下，应该尽量缩短卫生费用核算和核算结果发布的时间，满足其时效性要求。

5. 操作的可行性 卫生费用核算设计和操作过程中，各项指标和数据来源都应该具有可行性。因此，需要关注常规统计报表口径的变化，随着变化了的口径及时调整数据收集计划和指标体系，以免影响卫生费用核算工作的正常进行。

6. 制度性与连续性 卫生费用核算制度化建设包括核算常规化、数据收集规范化、信息发布制度化等。不论是国家级还是地区级的卫生费用核算，原则上都应建立卫生总费用的年度报告制度，由官方定期发布卫生总费用数据信息，并且使卫生费用核算范围和口径、数据来源、指标分类和测算方法保持相对稳定，必要时进行统一调整和修订，以保证核算结果的一致性。

如果只能获得某一年份的卫生总费用信息，其政策分析作用将受到很大限制，卫生费用核算的重要意义是可以提供统一口径的时间序列信息，并可运用这些数据进行趋势分析，监测各项卫生改革政策对卫生筹资、卫生资源配置和使用效果的影响。

二、卫生费用核算方法

卫生费用核算需要按照卫生资金的流动过程，综合利用基本统计法和平衡推算法对卫生资金来源、卫生资金分配和卫生资金使用分别进行核算，并反映卫生资金筹集和资金在各机构间配置的平衡，卫生资金在不同服务功能之间分布与资金来源的平衡，以及卫生机构内部拨款收入、业务收入和各项活动经费支出之间的平衡。同时，可使用矩阵平衡法对上述三个维度的核算结果进行综合分析。

（一）国际卫生费用核算方法

在国际 NHA 研究与工作中，卫生费用核算体系（SHA）是目前运用最广泛，并具备国际可比性的综合核算体系和基础核算规则。关于 SHA 的《国际卫生核算账户的数据收集制度》于 2000 年由 OECD 正式出版发行。在这一体系中应用了三维的卫生费用核算国际分类体系，即从卫生服务功能、卫生服务提供者和筹资来源（筹资机构）三个维度来描述卫生资金的运动情况。随着政策需求的不断增加和国际研究的陆续发展，从方法学的角度看，OECD 卫生费用核算体系也需要进一步修订和完善。为此，WHO、OECD 和欧盟统计署自 2007 年开始了

笔记

34

SHA2011 的修订工作。修订后的 SHA2011 给出了卫生服务体系分析的基本框架,该框架被认为是界定关键的卫生费用核算维度的基础,它从资金的最终来源、不同年龄、不同性别的受益人群、疾病种类和资源(提供卫生服务和产品)角度进一步扩充卫生费用核算的国际分类。

首先,SHA2011 强调了卫生费用核算与国民经济核算的关系。原则上,卫生费用核算中的各类数据都应该包括在国民经济核算中,但是,由于分析目的不同,两个体系将以不同的方式来汇总、报告数据。希望可以寻找到卫生费用核算与国民经济核算的关系,将卫生费用核算的各个维度融入国民经济核算的一系列账户中,从而对评价卫生费用的筹集和使用效率起到更大的作用。

其次,SHA2011 将卫生费用核算口径分为核心功能卫生费用和相关功能卫生费用。在国际卫生费用核算多年的研究与发展过程中,对有些卫生服务功能是否纳入卫生费用核算范围一直存在争议,如医学科研与教育、环境卫生、营养等。为增强各国数据的可比性,SHA2011 将卫生费用核算口径分为核心功能卫生费用和相关功能卫生费用,其中,核心功能卫生费用是相对稳定的,具备国际可比性,包括经常性费用和资本形成;不同国家或地区可以根据本地区实际情况,决定是否将相关功能卫生费用纳入核算范围。

此外,SHA2011 增加了卫生费用核算维度。根据 SHA2011 修订后的基本框架,卫生费用核算体系将从现有的 3 个维度扩展到 6 个维度,包括筹资来源、筹资机构、卫生服务提供机构、生产要素、功能和人群受益分布。通过 6 个维度体现了卫生服务体系中从筹资到生产、到消费的资金运动全过程,为卫生服务体系绩效评价奠定基础。

(二)中国卫生费用核算方法

1. 卫生费用来源法核算

(1)定义:来源法卫生费用核算是卫生费用核算体系的第一个层次,是按照卫生资金的筹集渠道与筹资形式收集、整理卫生总费用数据,测算卫生总费用的方法。

通过来源法核算的卫生总费用是指某地区在一定时期内(通常指一年),为开展卫生服务活动从全社会筹集的卫生资源的货币总和,它是从卫生筹资角度分析与评价卫生资金运动情况。

来源法卫生总费用核算是以卫生服务活动为主线,根据卫生资金来源进行分类,测算全社会卫生资源投入总量及其内部构成。从宏观上反映一个地区在一定时期内卫生筹资水平和主要筹资渠道,分析与评价在一定经济发展水平条件下,该地区政府、社会和居民个人对健康的重视程度和费用负担情况,以及卫生筹资模式的主要特征及卫生筹资的公平程度。

(2)指标分类:目前,国际上根据资金来源,主要划分为四个卫生筹资渠道:税收、社会健康保险、商业性健康保险、个人现金支付。如果根据筹资机构的性质划分,国际上一般将卫生总费用分为广义政府卫生支出(general government expenditure on health)和私人卫生支出(private expenditure on health)。广义政府卫生支出包括狭义政府卫生支出(territorial government expenditure on health)和

笔记

社会医疗保障支出(世界卫生组织口径中,一般政府卫生支出还包括外援卫生支出)。狭义政府卫生支出也称"税收为基础的卫生支出"(tax funded government expenditure on health),是指中央政府、省级政府以及其他地方政府对卫生的支出,但不包括政府对社会保障的财政投入。私人卫生支出是指商业健康保险和家庭现金付费等非公共性质的卫生支出。

根据中国现行体制和卫生政策分析需要,从出资者角度,在来源法卫生总费用中,将卫生总费用指标体系分为三部分:政府卫生支出、社会卫生支出和居民个人现金卫生支出。

政府卫生支出指各级政府用于医疗卫生服务、医疗保障、行政管理事务、人口与计划生育事务等各项事业的经费。包括上级财政拨款和本地区各级财政拨款。此外,政府卫生支出中还包括其他政府性基金卫生投入。

社会卫生支出指政府外的社会各界对卫生事业的资金投入,包括社会医疗保障支出、商业健康保险费、社会办医支出、社会捐赠援助、行政事业性收费收入等。

个人现金卫生支出指城乡居民在接受各类医疗卫生服务时的直接现金支付,包括享受各类医疗保险制度的居民就医时的自付费用。个人现金卫生支出分为城镇居民个人现金卫生支出和农村居民个人现金卫生支出。

(3)数据来源与测算方法:来源法卫生费用核算的原始数据主要依据现有卫生统计信息系统和社会经济统计资料,包括《卫生财务年报资料》、《卫生统计年报资料》、《社会经济统计年鉴》、《劳动统计年鉴》和《农村统计年鉴》等。有些数据需要到相关部门进行调查或访谈,调查或访谈部门主要包括:财政部门、人力资源和社会保障部门、统计部门、卫生部门、民政部门、红十字会、残联以及慈善总会等。

来源法卫生费用核算本身并不复杂,根据收集获得的原始数据,利用基本数学方法就可以完成主要测算工作,但个别数据需要进行现场典型调查,或利用现有资料及相应的参数进行估算。

2. 卫生费用机构流向法核算

(1)定义:机构法卫生总费用核算是指某地区在一定时期内(一般指一年),从全社会筹集到的卫生资金在各级各类卫生机构分配的总额,它反映了卫生资金在不同部门、不同领域和不同层次的分配。

机构法卫生费用核算范围包括各级各类医疗机构、公共卫生机构、药品及其他医用品零售机构、卫生行政和医疗保险管理等机构的费用。

机构法卫生费用核算卫生服务的最终产品价值,而医疗卫生服务的中间产品价值,如药品生产企业、医疗器械生产企业的产品价值在最终产品的价值中已经体现,因此在核算时应避免重复计算。

(2)指标分类:按照 OECD 卫生费用核算系统(SHA)并结合中国现有卫生服务提供体系,中国机构法卫生费用核算中,根据机构类别的不同,分为以下六类:医院费用、门诊机构费用、药品及其他医用品零售机构费用、公共卫生机构费用、卫生行政和医疗保险管理费用及其他卫生费用。

笔记

（3）数据来源和测算方法：机构法卫生费用核算，主要依据卫生部门《卫生统计年报资料》和《卫生财务年报资料》，个别数据来自有关年鉴资料或现场访问调查。

在进行机构法卫生费用核算时，需要测算卫生部门以外的工业及其他部门卫生机构费用。由于工业及其他部门许多卫生机构不是独立核算单位，没有财务数据积累和常规统计报表，资料来源不规范，工作难度很大，所以，采用卫生部门卫生机构财务数据作为测算参考数据，对全社会卫生机构费用总额及其分布进行推算，估算全社会卫生总费用。

3. 卫生费用服务功能法核算

（1）定义：功能法卫生费用核算是根据卫生服务活动的功能进行划分，测算消费者接受各类卫生服务时所发生的费用。功能法是卫生费用核算的第三个层次，其结果反映卫生费用在不同功能服务中的分布。

功能法卫生费用核算反映卫生服务消费者在一定时期内对不同卫生服务的利用程度及费用水平。它按照卫生服务的基本功能分类测算卫生总费用，是卫生总费用核算体系中的一个重要组成部分，可以用来分析与评价卫生资源利用的受益情况，以及完善资源使用的公平性和合理性。

（2）指标分类：按功能分类，卫生服务主要包括治疗服务、康复服务、长期护理服务、辅助性卫生服务、门诊医疗用品、预防和公共卫生服务、卫生行政和医疗保险管理服务。

（3）数据来源和测算方法：功能法卫生费用核算在中国缺少常规性统计资料，主要依赖现场调查获得相关数据和参数。如公共卫生费用核算主要采用抽样调查方式，了解机构总体收支状况。在样本机构确定从事公共卫生服务的科室、人员，调查其服务类别、卫生服务提供人员职称、人时投入、以及各类服务的收费情况等，将机构的收支分摊到各项服务中。调查中所需数据一般来自机构财务报表和各级政府相关转移支付的文件资料，各科室收支资料等内容需要对相关部门或人员进行现场访谈。

4. 卫生费用核算数据收集

（1）充分利用与开发现有资料：卫生费用核算首先以现有公开发表的各类社会经济统计资料，以及卫生部公布的卫生统计年报资料和卫生财务年报资料等常规信息数据作为主要数据来源，进行测算。这类数据资料具有权威性和连续性，而且数据来源和质量可靠。

（2）现场典型调查：在常规信息数据不充分，难以获取现成数据的情况下，以小规模的现场调查作为补充，抽取有一定代表性的调查点，取得相应指标的数据，作为测算依据。必要的现场调查也是卫生总费用核算方法的重要内容之一。

（3）现场访问调查：卫生总费用核算的部分常规信息数据，还可以通过政府其他相关部门和单位直接获取，例如统计局、财政部、劳动部、残联、民政部、人寿保险公司、扶贫办、中国人民解放军总后勤部、武警总部、公安部、司法部、以及各类医疗保险管理部门等。

（4）建立费用监测点：对卫生总费用核算中的一些"盲点"问题，即只知道费用的发生，但没有资料来源，可以建立稳定的费用监测点和经常性的报告制度，保证数据来源的可行性和连续性。

本 章 小 结

1. 卫生资源是重要的国民健康资源，卫生资金是卫生资源的货币表现，卫生服务提供离不开卫生资源投入，卫生资源以货币形式流入卫生领域，通过各种形式的卫生服务实现其消耗和补偿，又使货币资金流出卫生领域。从某种意义上理解，社会在一定时期内提供卫生服务过程中所消耗的卫生资源总和的货币表现可以用卫生总费用来表示。

2. 卫生总费用分析的常用指标包括：卫生总费用、人均卫生总费用、卫生总费用占国内生产总值的比重、政府卫生支出占卫生总费用比重、社会卫生支出占卫生总费用比重、居民个人卫生支出占卫生总费用比重、公共卫生机构费用、医疗机构卫生费用等。

3. 尽管各国的卫生服务体制和健康保障制度各不相同，但总体看来，国家经济发展状况对卫生费用有着重要影响。经济实力越强其卫生资源投入的水平也就越高，经济发展速度越快则卫生费用增长速度也越快。

关键术语

卫生总费用 （Total Expenditure on Health，TEH）

筹资来源 （A Classification of Financing Schemes，ICHA-HF）

服务提供机构 （A Classification of Health Care Providers，ICHA-HP）

服务功能 （A Classification of Health Care Functions，ICHA-HC）

卫生筹资 （Health Financing）

卫生费用核算 （National Health Accounts，NHA）

健康投资 （Health Investment）

健康调整期望寿命 （Healthy Adjust Life Expectancy，HALE）

全民健康覆盖 （Universal Health Coverage，UHC）

个人现金卫生支出 （Out of Pocket Payment，OOP）

灾难性卫生支出 （Catastrophic Health Expenditure，CHE）

广义政府卫生支出 （General Government Expenditure on Health）

狭义政府卫生支出 （Territorial Government Expenditure on Health）

社会卫生支出 （Social Expenditure on Health）

国民经济核算体系 （System of National Accounts，SNA）

权责发生制 （Accrual Accounting）

收付实现制 （Cash Accounting）

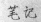
笔记

卫生费用核算体系 （System of Health Accounts，SHA）

私人卫生支出 （Private Expenditure on Health）

思考题

1. 分析卫生投入与健康和经济之间的关系？

2. 从卫生总费用筹资和流向的角度，分析中国卫生筹资的现状。

3. 卫生总费用研究如何对制定卫生政策产生影响？

（哈尔滨医科大学公共卫生学院　刘国祥　张　歆）

笔记

第三章

卫生服务市场

学习目标

通过本章的学习,你应该能够:

掌握 卫生服务市场特点和市场失灵的原因;

熟悉 市场机制及其发挥作用的条件;

了解 市场结构及其特点。

章前案例

"300万元,我们买到了医院"!这是2000年A县某公立医院拍卖的现场,3个医生一起凑份子拍下了一家目前难以生存的县级公立医院,成为A县第一家民营医院。

A县是一个经济落后的地区,随着财政体制改革,卫生投入的责任划归地方政府,而属于"吃饭财政"的地方财政难以投入更多的资金,导致卫生资源不足。为了改变现状,当地政府决定盘活存量、扩张卫生筹资的渠道,将大部分公立的机构出让和转制,所以出现了上述一幕。

为了医院的生存和发展,该医院从其他县级医疗机构用高薪挖走了一批中青年业务骨干,并且在医疗服务价格和服务上面做文章,提出免挂号费、免费接送病人等;医院对床位、人员进行重新规划布局,裁剪不必要的床位和闲散人员。该医院的举措也使得当地其他医院开始在人才、设备、服务等方面进行改进,以提高竞争力。

该项改革吸引了社会各界的关注,也出现了两种不同的看法。一种意见认为,改革减轻了政府财政负担,提高了医疗资源数量,丰富了医院竞争手段,提高了医务人员的积极性。另外一种意见则认为,虽然竞争使单个服务项目的价格水平有所下降,但也会带来竞争专家和高精尖设备等问题,会推升医疗成本。当地出现只要有钱就可以办医,对医院级别审批主要看重机构资产,医疗机构出现过度检查和手术等行为。此外,改革模糊了贫困地区政府对卫生的责任。对于上述改革至今还没有定论。

笔记

第一节 市 场 分 析

一、市场与市场机制

资源配置机制包括市场机制(market mechanism)和非市场机制(non-market Mmechanism)。卫生资源配置机制的选择与卫生服务市场的特征直接相关。本章从市场分析入手,探讨卫生服务市场的特征及市场机制在卫生服务领域的作用和市场失灵问题。

(一)市场

1. **市场的概念** 市场(market)是与商品经济联系在一起的概念,哪里有商品生产和商品交换,哪里就有市场。狭义的市场概念是指商品交换的场所,广义的市场概念是指商品交换关系的总和。社会分工的存在决定了各生产经营者之间相互交换产品的必要性,而生产资料及产品分属于不同的所有者,则决定了必须采取在市场上进行商品买卖的交换形式。所以只要有上述条件存在,商品经济关系必须通过市场,借助于市场机制的调节才能得到实现。因此,市场是商品经济关系得以实现的必然途径和基本形式,是商品经济的必然产物。

2. **市场的基本要素** 市场的基本要素有五种:商品交换的场所;商品交换的媒介货币;市场需求和供给;以价格为核心的各种市场信号;以及作为市场活动主体的商品提供者和消费者。商品交换的场所指商品交换的地点和区域;商品交换的媒介货币指买卖双方得以实现交易的媒介手段;市场需求是指商品或劳务的消费者在一定价格水平上对商品及劳务有支付意愿和支付能力的需求量;市场供给是指在一定时间内商品的生产者在一定价格水平上,愿意向市场上提供的商品的数量;以价格为核心的各种市场信号是指市场自身运转的信息系统。内容上包括商品的价格,以及各种生产要素商品(资本、劳动力、技术等)的价格信号;市场活动主体的商品提供者和消费者指他们从自身利益出发,依据市场各种信号在经营、投资和消费上采取供求行为的当事人。

(二)市场机制

1. **市场机制的概念** 市场上的各种要素相互作用、相互制约所构成的经济运行的内在机理即市场机制。市场机制是商品经济条件下,社会经济运行和资源配置的基础性调节机制,是商品经济的普遍规律即价值规律的具体表现和作用形式。市场机制的供求价格机制、利益驱动机制及竞争机制的作用,决定了经济运行中生产什么、如何生产、为谁生产的问题,也影响资源的配置效率及生产者的生产效率。

在一般商品市场的经济运行中,消费者和生产者是基本参与者。消费者和生产者通过产品市场和要素市场相互作用,而价格和利润是要素市场中调节货币和资源流动、产品市场中调节货币和产品流动的信号。如图3-1所示,消费者为了满足对商品的消费需要而产生需求,并通过向产品市场支付费用,使生产者了解市场的需求和市场价格信息;生产者为了获得利润而对市场信息做出反应,生产消费者需求的产品,并通过向产品市场提供产品进而使消费者消费商品,以此获得收入和利润。在交换过程中,生产者的生产技术、生产要素价格和拥有的资本决定了供给的条件,而消费者的偏好、选择和收入决定了需求的条件。供给和需求的相互作用决定商品的价格和数量。产品市场中,供需方在利益驱动和价格的调节下,也解决了经济运行中需解决的基本问题之一,即"生产什么"。而生产者为了生产产品需要生产要素,通过向要素市场支付要素费用,购买生产所需的各种生产要素,要素的价格在要素市场通过供给和需求而确定,要素市场供需双方在利益驱动、价格的作用下,解决了经济运行中需解决的另一基本问题,生产者能否以最低的成本进行生产,即"如何生产"。同时,产品市场的供求也决定了如何生产,要素市场的供求也决定了生产什么,也决定了为谁生产的问题。

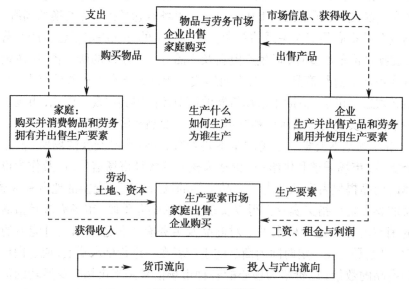

图 3-1 循环流量图

供求价格机制(price mechanism),即供求状况的变化会引起价格水平变动,而变动了的价格水平通过对市场主体行为的影响,反过来又会使供求状况发生变化。在供求价格机制的作用过程中,各市场主体之间围绕着一定的价格水平展开竞争,使供求趋于平衡。在完全竞争的市场中,市场价格由市场的供求决定,每个微观个体只是价格的接受者。

竞争机制是市场机制的重要组成部分。竞争有两种类型,即生产同种商品的各生产者的部门内竞争,以及生产不同商品的各生产者部门之间的竞争。除此之外,还存在着供给者和需求者之间的竞争。若市场状态是供大于求,需方在竞争中居于主动地位,即所谓买方市场;若市场状态是求大于供,供方在竞争中居于主动地位,消费者选择余地小,即所谓卖方市场。总之,竞争机制是市场实现社会资源优化功能的重要杠杆。

2. 市场机制的功能 市场机制最主要的功能是利用价格这只"看不见的手"对资源的分配和要素组合起调节作用,使社会资源的配置趋于合理和优

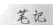

化。如果在一定资源配置状态下,任何一方当事人的经济福利的再增进必然使其他当事人的经济福利减少,这种状态的资源配置就实现了帕累托最优(Pareto optimal),或经济效率。而如果经济上可以在不减少某个人效用的情况下,通过改变资源的配置可以提高其他人的效用,则这种资源配置状态称为"帕累托无效率"(Pareto inefficiency),这种改变称为帕累托改进(Pareto improvement)。从理论上而言,市场机制是实现帕累托最优的最好办法。

(1)市场机制在配置资源中,以价格为信号,引导社会资源在国民经济的各部门、各产业中得到有效配置。在一个自由的社会中,作为生产者,是否投资于某种产业或劳务部门(如提供医疗卫生服务或其他产品和劳务),受该部门产品和劳务销售价格及自身提供的能力、意愿的影响,而决定是否参与某种经济体,从而引导资源在国民经济的不同部门间分配。这种机制也决定了卫生系统所能从整个国民经济体系中分配到的资源量。如在一些地区,政府没有能力利用手中掌握的财政资源保障卫生服务供给的情况下,为了筹集到足够的卫生资源,政府通常采取减免税收、适当补贴、放开价格管制等方式,鼓励和引导社会资源进入卫生系统。在中国,社会资本在卫生领域的投资所占份额越来越大,如图 3-2 所示,中国公立医院所占比例从 2005 年的 82.78% 降至 2010 年 66.21%,而政府举办的医院所占比重从 2005 年 52.83% 降至 2010 年的 46.03%。民营医疗机构发展以及社会、个人举办的医疗机构增加,一方面增加了卫生资源投入量,另一方面增强了卫生机构间的竞争性。

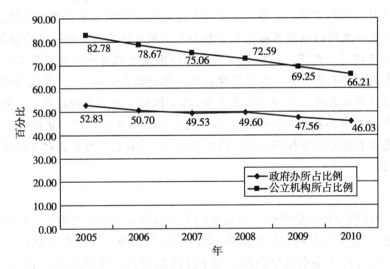

图 3-2 中国医疗机构的构成
注:数据来源于 2011 年中国卫生统计年鉴。

(2)在完全竞争市场中,以价格为信号,引导社会资源在各市场主体间得到合理配置与使用,优胜劣汰,实现在生产层次上的资源优化配置。作为理性"经济人",任何一个生产者生产和提供产品与劳务是为了获得最大的生产者剩余。而市场的价格是由供给和需求决定的,任何一个买者与卖者均无法改变市场价格,在市场价格的引导下,低效率的生产者将无法实现最大化的生产者剩余、也无法生存,从而引导资源流向优势的、高效率的生产者,使有限资源得到优化配置。从卫生系统内部而言,以价格为信号,公立机构与私立机构之间、营利性与非营利性机构间及同类机构间的竞争,将有利于卫生资源从低效率的地区和机构向高效率的地区和机构流动。

(3)以价格为信号,引导资源及服务、产品在人群中分配。作为理性"经济人",消费者或者需求者的消费目的是要获得最大的消费者剩余。在一定价格水平下,消费者根据自身的支付能力来获得所需要的物品和劳务,有能力支付的消费者将更多的获得资源、产品和劳务。使用者付费是卫生体系筹资的一种方式,使用者付费使卫生服务的利用者在价格的引导、经济的约束下,会尽量减少不必要服务的利用,而更有效的利用卫生资源。使用者付费一方面能为卫生系统筹集更多资源,同时也能对需方的服务利用行为产生约束,但是价格和支付能力的约束,将影响低收入人群基本卫生服务需要的满足。而且,完全依赖市场机制调节资源的流行时,贫困地区会出现卫生资源可得性差等问题。

知识拓展

内部市场

内部市场(internal market)是指组织体的内部机构、成员之间通过经济活动而形成的市场。它是在"内部人"之间照一定的"内部规则"从事交易活动而构成的市场。英国政府20世纪九十年代卫生改革的重要举措就是在卫生系统引入内部市场。其特点是促进卫生服务供方间竞争购买服务的经费。首先卫生行政部门根据其辖区人口数和人口构成特点而得到一定的预算,这些预算可以用来购买卫生服务。其次全科医生也拥有一定的预算资金来为其服务的人群购买服务。而且医院作为独立的联合体而存在,并鼓励建立营利性医疗机构与公立机构间形成竞争,各自根据当地卫生行政部门或全科医生资金持有者的要求而提供服务并由这些机构来支付费用。医院联合体在服务定价和投资必须根据一定的规范来进行,并且也不能将其剩下的经费留作己用。

3. 市场机制作用的条件 市场机制充分发挥作用的条件假设:①经济信息完全对称。买卖双方对交易的内容、商品的质量和衡量标准有完全充分的了解和对称的知识;②完全竞争市场。每个经济当事人只能被动地接受市场价格,按价格信号决定自己的生产与消费,而不能以任何手段操纵价格。③规模报酬不变或递减。随着生产规模的增加,单位产品成本只会不变或减少,不会增加。④企业与个人经济活动没有任何外部经济效应。就是说,经济当事人的生产与消费行为不会对其他人的福利造成任何有利或不利的影响。⑤交易成本可以忽略不计。即人们可能相互达成自愿交易协议,增进彼此的福利。⑥经济当事人完全理性。即个人在做出经济决策时,总是能符合最大限度增进自己福利的目的。

二、市场结构分析

市场结构是指市场在组织和构成方面的一些特点影响企业的行为和活动。商品市场的价格是由供给和需求共同决定的，但是，在不同类型的市场中，供给和需求的变化规律是不同的，产品价格的决定也各不相同。根据市场中买卖双方的数量和类型以及规模分布、产品类型、进入市场的障碍、买卖双方信息的完整性和对称性等市场结构特征，可以将市场分为完全竞争市场、垄断市场、垄断竞争市场和寡头垄断市场。

（一）完全竞争市场

1. 市场结构特征　完全竞争市场（completely competitive market）是一种竞争不受任何阻碍、干扰和控制的市场结构。完全竞争市场必须同时具备四个方面的条件：有大量的买者和卖者、企业生产的产品同质、行业可以自由进出、信息充分。

2. 市场均衡分析　在完全竞争市场中，市场的价格由市场的供给和需求共同决定，每一个供给者和需求者都是价格的接受者。价格引导供给者和需求者行为改变，而使市场供给与需求趋于平衡，资源的配置达到最有效率的状态。假设阿司匹林的市场是一个比较接近于完全竞争市场结构的市场，我们可以分析该市场的价格及产出量的确定方式。假定图3-1中的供求曲线代表阿司匹林的市场供求情况，在市场内有大量的阿司匹林生产企业，许多生产者只占有很小的市场份额，所有生产者生产的阿司匹林的品质相同，每一个生产者都是市场价格的接受者。图3-3显示完全竞争市场结果中价格和产出量的形成。

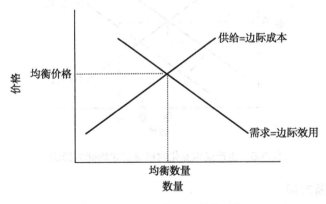

图 3-3　完全竞争市场供求均衡

市场的供求变化也会影响市场价格和产量。随着人们收入水平的提高，人们对阿司匹林的需求增加，导致需求曲线向右侧移动，如果市场的价格依然不变，则市场会出现供不应求的状况。图3-4所示，随着收入水平的提高，阿司匹林买方的需求发生变化，需求曲线从 D 移至 D_1，如果价格不变，需求量将增加至 Q_2，而供给量依然保持在 Q_0 的水平，出现 Q_2-Q_0 的短缺，在完全竞争的市场结构中，市场价格首先做出反应，增加至 P_1，此时供给量和需求量均增加至 Q_1 的水平，实现市场的均衡，达到资源的最有效配置。

笔记

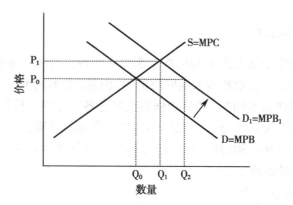

图3-4 收入变化对市场供求均衡的影响

　　假设生产者加强生产过程的管理,合理配置各种生产要素,使生产的成本得到控制,则生产者可以生产更多产量的产品。生产量的提高意味着市场供给的增加,导致供给曲线向右侧移动,如果市场的价格依然不变,则市场会出现供过于求的状况。图3-5所示,随着生产者成本的控制,阿司匹林的供给发生变化,供给曲线从S移至S_1,如果价格不变,供给量将增加至Q_2,而需求量依然保持在Q_0的水平,出现Q_2-Q_0的产能过剩,在完全竞争的结构下,市场价格做出反应,降低至P_1,此时供给量和需求量均达到Q_1的水平,实现市场的均衡,达到资源的最有效配置。

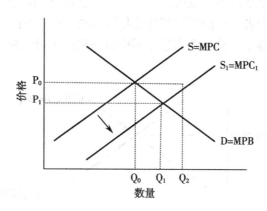

图3-5 生产成本变化对市场供求均衡的影响

(二)垄断市场

　　1. 市场结构特征　垄断市场(monopoly market)是指整个行业的市场完全处于一家企业的控制状态。垄断形成的主要原因包括:关键资源的独家拥有所产生的垄断、政府管制所创造的垄断、生产过程中能以低于多数企业生产成本的方式进行产品供给所形成的自然垄断等。

　　2. 市场均衡分析　在垄断状态下,企业就是行业、产品不能替代、价格由企业独自决定、企业可能为了获得超额利润而实现差别定价。企业为了获得利润最大化,会使产品产出量控制在边际成本与边际收益相等处,此产出量低于效率产量,价格是垄断产量上的高于生产者成本的价格。因此,垄断一方面带来生产的低效率,同时造成对消费者福利的掠夺。专利保护法案在保护生产者产品开发积极性的同时,也使新开发的产品在一定时期具有市场垄断的特征。案例 3-1 反映法律垄断所带来的影响。

案例 3-1

发改委对两家药企开出首张反垄断罚单

据中央电视台《新闻 30 分》报道,国家发改委价格监督检查与反垄断局依据反垄断法规定,对两家控制复方利血平原料、强迫下游生产企业抬高复方利血平投标价格的医药公司开出罚单。

复方利血平是列入国家基本药物目录的抗高血压药,也是中国 1000 多万高血压患者尤其是中低收入患者长期依赖的药品。复方利血平的主要原料为盐酸异丙嗪。2011 年 6 月,两家医药公司获得了在国内的盐酸异丙嗪垄断销售权。获得垄断销售权后,两家医药公司多次与占复方利血平市场份额 75% 的、国内生产复方利血平的最大四家企业协商,可以提供盐酸异丙嗪,但要求生产企业先将复方利血平的价格从 1.3 元/瓶提升到 5~6 元/瓶,然后再分利润。四家企业没有接受两家公司的要求,两家公司将原材料价格从每公斤 178 元提高到每公斤 2600 元,四家企业相继被迫停产,仅靠库存向医疗机构供货。

发改委经审查认为:两家医药公司强迫下游生产企业抬高投标价格,严重破坏了国家药品价格招投标制度。依据反垄断法规定,没收违法所得并处罚款总计 687.7 万元和 15.26 万元。

资料来源:2011 年 11 月 14 日中新网

我们用图形来显示垄断市场中价格与产量的决定。假设图 3-6 中的供求曲线反应动脉支架在垄断下的价格与产量决定。在完全竞争市场中,市场的价格和产量由市场的供求共同决定,此时市场均衡的价格为 P_0,产量为 Q_0,在垄断情况下,生产者根据利润最大化原则提供产量,当边际收益等于边际成本时可以达到利润最大化,即 MR = MC 时,此时厂商决定的产出量为 Q_1,Q_1 的消费量下,需方愿意支付的价格可以在 P_1 水平。在垄断下,产品的产量从 Q_0 下降至 Q_1,价格从 P_0 上升至 P_1,消费者的利益被垄断者所掠夺,而且造成社会整体资源配置效率的下降,如图 3-6 中所示无谓损失部分。

(三)垄断竞争市场

1. **市场结构特征** 垄断竞争市场(monopolistic competitive market)是指一种既有垄断又有竞争的市场结构。在垄断竞争市场中,产品之间存在差别、市场上存在较多的彼此之间激烈竞争的企业、企业进入市场比较容易。

2. **市场均衡分析** 垄断竞争

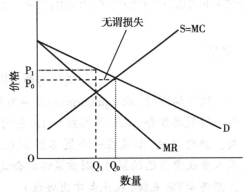

图 3-6 垄断市场的产品供给

者与完全垄断者一样,短期内因为厂商能够提供产品的差异性,厂商利用生产边际成本等于边际收益的产量、利用高于平均总成本的价格来获得垄断的利润,如图 3-7b 所示价格 P_0 高于此时生产的平均总成本。但是,在长期来看,有大量的竞争者因为该市场的获利而进入市场,使原有市场内厂商的需求减少,也导致其经济利润逐渐减少,直至经济利润为零,此时,需求曲线与平均成本曲线相切,市场价格与厂商平均总成本相等,如图 3-7a 所示。在药品市场中,一些药品生产上利用广告效应、厂商原有的声誉,在短期内通过高价格来获得超额利润。

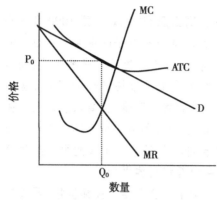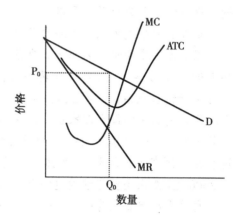

图 3-7a　垄断竞争厂商的长期均衡　　　　图 3-7b　垄断竞争厂商的短期均衡

(四)寡头垄断市场

1. 市场结构特征　寡头垄断市场(oligopoly market)是同时包含垄断和竞争的因素,但更接近于完全垄断的市场结构。市场上企业很少,且相互依存,市场的进出存在一定的困难。

2. 市场均衡分析　对于寡头垄断的企业,有的采取联合的方式、而有些采取相互竞争的方式共存,因此,经济学家利用多种模型来解释寡头间的关系。其中寡头合作型和竞争型是两个自由模型。

合作型寡头垄断。寡头垄断的寡头的情形类似于"囚徒困境",如果合作将可以使寡头们得到类似于完全垄断下的超额利润,因此,寡头们可能采取合作的态度共同确定双方的产量、市场的价格,来获得超额的利润。

知识拓展

纳什均衡与囚徒困境

纳什均衡(Nash equilibrium)又称为非合作博弈均衡,指的是参与人的这样一种策略组合,在该策略组合上,任何参与人单独改变策略都不会得到好处。换句话说,如果在一个策略组合上,当所有其他人都不改变策略时,没有人会改变自己的策略,则该策略组合就是一个纳什均衡。(摘自高鸿业《西方经济学》第五版,人民大学出版社)

笔记

囚徒困境(prisoner's dilemma)是博弈论的非零和博弈中最具代表性的例子,反映个人最佳选择并非团体最佳选择。说明为什么甚至在合作对双方都有利时,保持合作也是困难的。经典的囚徒困境的案例:两名小偷被警察逮捕,警察分别告诉两位囚犯,如果一方认罪并检举对方,则此人即时获释,而对方被监10年;若双方均保持沉默,双方都会被监2年;若双方均能认罪并检举对方,则双方都被监8年。对于两位囚犯而言,保持合作即均保持沉默,可以使双方受到最小的刑罚,但是,二人从符合自己利益的角度考虑即理性思考都会得出相同的结论——选择背叛对方而导致共同被监8年。

单次囚徒困境与多次重复的囚徒困境的博弈结果不同。在单次囚徒困境中,博弈双方不受到后期合作中的处罚,因此,博弈双方的行为更易出现背叛而导致合作的解散。但在重复的囚徒困境中,博弈双方都可能因前次合作中的背叛行为而受到惩罚,因而更倾向于采取合作的方式,从而可能导向一个较好的、合作的结果、均衡的结果出现。作为反复接近无限的数量,纳什均衡趋向于帕累托最优。

(摘自曼昆《经济学原理》第六版,北京大学出版社)

寡头合作往往难以持续,他们也会类似"囚徒困境"一样,从理性的角度考虑自己的利益最大化而选择背叛联盟,单个做出产量和价格的决定。此时,将带来寡头间的竞争,将会使产品的产量大于完全垄断者、产品的价格低于完全垄断者。而且,同样带来社会资源使用效率的下降和需求者福利的损失。

第二节　卫生服务市场特征

一、卫生服务市场结构

(一)概述

1. 卫生服务市场的概念　卫生服务领域具备市场的四大基本要素:存在商品交换的场所、有供需双方、有可供交换的商品、以货币作为商品交换的媒介——价格。所以,卫生服务市场客观存在。

卫生服务市场(health service market)是指卫生服务产品按照商品交换的原则,由卫生服务的生产者提供给卫生服务消费者的一种商品交换关系的总和。首先,卫生服务市场是卫生服务商品生产和商品交换的场所,即发生卫生服务的地点和区域;其次,卫生服务市场是卫生服务提供者把卫生服务作为特定的商品并以货币为媒介,提供给消费者的商品买卖交易活动;第三,卫生服务市场是全社会经济体系的一部分,同整个市场体系的运行有着密不可分的联系。

2. 卫生服务市场的结构　卫生服务市场与其他市场不同,在市场中除了市场的直接产品或服务的提供者和利用者外,市场内还有一个第三方付费人、卫生服务筹资机构的存在。如图3-8所示。

笔记

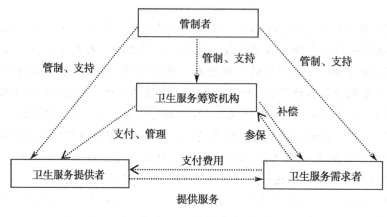

图 3-8　卫生服务市场

（二）卫生服务市场的经济运行

1. **相关市场的影响**　相关市场与卫生服务市场相互影响、相互作用，影响卫生服务的资源配置及服务提供。

在卫生服务提供市场中，随着医疗保险体系的发展，在医疗服务的市场中增加了另一经济主体——医疗保险机构。医疗保险机构代替消费者向医疗服务提供者购买服务，而这种第三方付费人的参与，改变了需方对医疗服务的敏感性，医疗服务市场的价格不再完全依赖医疗服务供需方决定。由于健康保险的中介作用，价格对需方发挥间接的调节作用，使需方对价格的变动反应不灵敏，需方对价格的认识变"模糊"，促进需方对卫生服务的利用，如新型农村合作医疗制度的实施，参合农民的住院服务利用率有了大幅度的提高，根据国家卫生服务调查的结果显示，2008 年农民的住院服务利用率比 2003 年提高了近 3 个百分点。同时，保险的措施和方案不同对供方的影响产生不同的结果，一种结果是对供方具有监督、管理作用，使供方改善服务，提高效率，而另一种结果是对供方缺乏约束力，导致供方在医疗质量和价格上更加处于主动地位。

生产要素市场与卫生服务提供市场相互作用和影响，卫生服务的供给取决于其他各个要素市场供给的可得性和成本。随着我国经济体制的改革，卫生服务要素市场正在发生着变化。就卫生人力市场而言，在计划经济体制下，卫生人力的供给和卫生人力的需求都服从于政府的计划，工资是作为一种计划分配的手段而不是用来调节供求关系，更不是人力供求改善的市场信号。随着社会主义市场经济的推进，卫生人力市场发生了变化，一方面由于医学院校招生权的下放，卫生人力的供给不再完全服从于政府计划；另一方面由于卫生机构管理权的下放和私有制卫生部门的发展，卫生人力的需求已逐步脱离政府的控制。在人力市场中，工资已不是计划分配的手段，工资收入水平逐渐成为调节人力供求的手段和人力市场供求状态的信号。从材料市场和设备市场看，政府的计划与价格控制已不复存在，市场机制已成为供需调节的基本手段。

在医疗服务市场中还有一个筹资市场，资金筹集的渠道、方式及各渠道来源资金的投入方向，都将影响医疗服务需求者和供给者的行为，影响卫生服务供给者各种生产要素的可得性。在计划经济体制下，卫生机构的资金依靠政府的预算拨款，但在我国由计划经济向市场经济过渡的过程中，政府的预算同卫生机构的实际资金需求之间的差距拉大，为了获取发展资金，卫生机构已开始利用贷款、发行股票等方式筹集资金，卫生服务的资金市场正在逐步形成。

2. 社会经济对卫生服务市场的影响　卫生体制的变迁和卫生系统的组织形式带有很强的政治色彩，受各国政治、经济、社会环境的直接影响。

政党的变迁、政府意识形态的变化将直接影响卫生服务市场。在英国，工党是政治上的激进派，他们将卫生服务视为"公共物品"，认为社会有责任组织和提供卫生服务，他们反对卫生部门的私有制，在其执政期间建立了以公共筹资和公有制为基础的、中央集权型的国家卫生服务体制，向全部居民提供免费医疗；但英国保守党强调市场机制的优越性，反对政府过多的干预，所以自撒切尔夫人执政以后，英国在卫生服务领域开始了以引入市场机制、卫生部门放权管理和鼓励私立卫生部门发展为导向的卫生改革。美国的共和党和民主党具有不同的意识形态，前者重视市场的作用，而后者强调政府的干预。在民主党交替执政的过程中，不断强化政府的干预措施，其中1965年建立了老年人、残疾人和低收入者的社会健康保险计划，卡特时期建立了医院成本控制法以控制卫生费用，提高经济效率；奥巴马政府进行了以增加健康保险覆盖面和控制费用上涨为目标的卫生改革，不断增加政府干预的力度。

经济体制的改变也直接影响卫生服务市场。20世纪80年代以前，中国为计划经济体制，政府强调集中、计划，反对市场机制，所以包括卫生部门在内的所有经济部门的运行都在国家的集中领导下，几乎不存在市场机制的作用；20世纪80年代开始，以市场为导向的经济改革逐步兴起，社会主义市场经济体制的逐步建立和完善，卫生部门也开始了引入市场机制、放权和多种所有制为特点的卫生改革。而2009年的中国新医改政策，进一步强调了在卫生领域政府干预与市场机制调节的结合。

经济水平的变化，对市场供需双方均产生影响。居民收入的增加，医疗支付能力的增强，导致需方对供方的要求更高，从而促进供方改善医疗服务质量和医疗服务管理，使供需达到新一水平上的平衡。

社会环境的变化，如健康水平、人口年龄结构、疾病谱、饮食结构、生活习惯等方面的改变，将影响社会人群卫生服务需要和需求的变化，从而对卫生服务市场产生影响。

二、卫生服务市场特征

卫生服务市场具有一般市场的特点，但卫生服务在经济上的特殊性决定了其不同于一般的商品，具有一定的特殊性。同时由于卫生服务市场的特殊性及市场机制本身的局限性，市场机制在卫生领域发挥作用时容易出现市场失灵的现象。

（一）卫生服务市场属性

卫生服务市场是一个不完全竞争的市场。市场上存在供需双方信息不对

笔记

称;供需双方的竞争不完全,而卫生服务供方之间的竞争也经常存在垄断性,如在中国农村,绝大多数地区每乡镇仅一所公立的乡镇卫生院;市场上存在具有外部性特征产品及大量公共产品。

(二)卫生服务产品的特性

卫生服务市场与一般商品市场一样,市场里具有可供买卖双方交换的产品。按照卫生服务的内容,可将卫生服务分为四类:预防服务,保健服务,康复服务和医疗服务。按照卫生服务的经济学特征,可将卫生服务产品分为:公共产品与个人产品。其中公共产品可以分为纯公共产品和准公共产品;个人物品可分为必需消费品和特需消费品。

1. 产品的分类

(1)公共产品:公共产品(public goods)的特征包涵以下几个方面:

1)效用的不可分性:公共产品是向整个社会同时提供的,具有共同受益或消费的特点。其效用为整个社会的成员所享有,既不能将其分割成若干部分,分别归属于某些个人或厂商,也不能按照谁付款谁受益的原则,限定为付款的个人或厂商享用。

2)消费的非竞争性:即同一产品可供所有的人同时消费,任何人对这种产品的消费都不会导致其他人消费的减少。即当增加一个人消费该产品时,并不会导致边际成本的增加。

3)受益的非排他性:受益的非排他性是指一个公共产品一旦被提供了,便会有众多的受益者,大家将共同消费这一产品,不可能将其中的任何人排斥在外。

从经济学的角度来看,公共产品大多具有较高的社会效益和经济效率。这类产品在卫生服务领域有许多,如空气污染的治理、水污染的治理、消灭钉螺等。以消灭钉螺为例,钉螺的消灭,将使所有的人都能享受到避免感染血吸虫的益处,一个人获得此效益并不影响其他人获益,而且无论其是否付费都能享受该服务的效益。

由于公共产品存在的非竞争性和非排他性,作为"经济人"的消费者都会试图"免费搭车",因此,在自由市场经济条件下,作为个人对这类公共产品的需求很小,供给者提供这类产品也不会获得理想的利润,因此,就不会生产这类公共产品。结果在自由市场机制下,公共产品的市场会处于极端的萎缩状态,导致公共产品供给的短缺。

(2)准公共产品:在卫生服务的产品中,有许多并不完全具备非竞争性和非排他性,但却存在一定的外部效应,这类产品称为准公共产品。外部性(externality)是指一部分人对某种产品的消费可以对不消费这种产品的人发生间接的影响。如果这种影响是有益的就称作是正外部效应,如果这种影响是不利的就称为负外部效应。具有正外部效应的产品叫做准公共产品。如计划免疫接种,在一个社区范围内一部分人接种了麻疹疫苗,接种者患麻疹的可能性会大大减少,同时由于社区发病率的下降,传染源的减少,非接种者受到传染的机会也会减少,结果接种者受益,不接种者也受益,这类服务就称为准公共产品。具有

笔记

52

外部效应的准公共产品的经济学特点是直接消费者对消费效益的估计要比社会效益小得多,它说明在自由市场机制下,由于个别消费者对消费效益的估计之和总小于总的实际效益,消费者对准公共产品的需求量总小于社会最佳需求量,所以,社会对准公共产品的需求不足,供给也不足。

（3）个人产品:个人产品属于私人产品,具有排他性和竞争性,缺乏外部效应。即一旦产品被个人消费,则其他人将无法再消费该产品。个人产品可分为必需品和特需品。

必需品是指那些被社会认为是人人应该得到的卫生服务。这类服务具有以下特点:①从经济学角度,这类服务的价格弹性比较小,也就是说,提高这类服务的价格,需求不显著减少,降低这类服务的价格,需求不显著增加。②必需性卫生服务一般有显著的疗效,成本——效益好。如急症就诊、接生、阑尾炎手术等。

特需品是指那些被大多数人认为可有可无的卫生服务,根据人们的消费能力和偏好可自由选择的服务。这类服务具有以下特点:①服务的需求价格弹性大。卫生服务的价格变化会导致需求的明显变化;②没有确切的治疗和防病效果,成本——效益差,如美容手术。

2. 卫生服务产品的特性

（1）卫生服务是以服务形态存在的劳动产品,其生产和消费具有时间和空间上的同一性。这使它不能像其他商品那样通过运输、流通等环节异地销售,也不能储藏、保存。因而,其生产和消费受到地理范围的影响和限制,其市场范围受接受服务的方便程度的影响,如就诊的距离或可及性等。随着科学技术的发展,通过移动服务、远程服务等方式可以在一定程度上提高卫生服务优质资源的可及性。

（2）卫生服务的产品中有大量的产品为公共产品和准公共产品,而这类产品虽然具有较显著的社会效益和经济效率,但由于其具有的非排他性、非竞争性,导致在完全依靠市场机制调节时供给短缺。从这个意义上讲,市场机制在卫生领域中不能完全实现卫生资源的有效配置。

（3）卫生服务的最终产品是人们健康水平的改善。卫生服务关系到人的健康,因而在卫生服务领域,不仅要追求效率的提高,而且必须追求获得基本卫生服务的公平性、健康的公平性。而且由于卫生服务关系到人的健康,许多的卫生服务需求具有紧迫性,如危重疾病、急性伤害必须获得及时的处理和治疗,因而消费者的基本卫生服务需求对价格的敏感性较低。

（三）卫生服务成本与效益外部性

许多卫生服务产品生产与消费的成本和效益存在外部性特征。在卫生服务消费和生产过程中,除了对交易双方产生成本和效益外,对未直接参与交易的其他方也产生了负面或正面的影响,交易产生了外部的成本和效益,从全社会的观点看,这类产品通常表现为生产或消费的不足或过度,妨碍市场资源的最优配置。

1. 需方的外部性　当某种产品或服务的边际社会效益偏离边际个人收益时

就产生了需方的外部性。正的需方外部性表现为边际社会收益大于边际个人收益,负的需方外部性表现为边际社会收益小于边际个人收益。

吸烟者导致周围人群被动吸烟。吸烟所带来的成本不仅仅是香烟交易过程中的成本以及消费者自己吸烟对其身体的损害,同时对被动吸烟者的身体健康带来危害,产生外在的成本,社会成本大于吸烟者个人成本。这是一种负的需方外部性的体现。因此,在一些国家通过提取香烟附加费(税),以此影响香烟供需双方生产和消费行为。药物滥用同样也是一种具有负的需方外部性的行为。

免疫接种是一种具有正的需方外部性产品。一个个体接受免疫接种服务,在使其防止疾病感染的同时,也防止疾病从该个体传播给周围人群,其收益出现外溢。图 3-9 显示正的需方外部性对资源配置的影响。根据消费者行为理论(消费者追求效用最大化),在自由市场中,当消费者决定是否要进行免疫接种,会将其边际收益和价格相比较,市场于 Q_0 达到均衡,此时边际个人收益等于边际个人成本。但此时,市场中边际社会效益大于边际社会成本,所以该市场资源的配置处于帕累托无效率状态。当资源配置出现于 Q_1 时,边际社会收益等于边际社会成本,达到资源的有效配置。由此可见,当产品出现正的需方外部性时,$Q_0 < Q_1$,市场出现产品供给不足的现象。

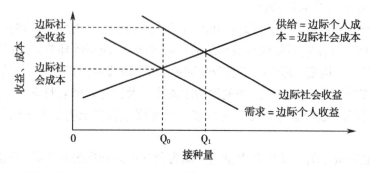

图 3-9　正的需方外部性

2. **供方的外部性**　当某种产品或服务生产的边际社会成本偏离边际个人成本时就产生了供方的外部性。正的供方外部性表现为边际社会成本小于边际个人成本,负的供方外部性表现为边际社会成本大于边际个人成本。

卫生服务领域同样存在供方外部性情况。在卫生保健服务提供的过程中,会产生许多的医疗垃圾。如某些带有致病性微生物的注射器被流失在生活环境中,会带来公众感染疾病的危险。从医院的角度,直接将垃圾丢弃,带来的医院边际成本很小,但从公众的角度,有害医院垃圾的成本使公众感染疾病的危险增加。此时,边际社会成本大于边际个人成本,而社会边际成本大于社会边际收益。市场出现过度生产的现象。如图 3-10 所示。医院在服务提供过程中,主要考虑边际个人成本等于边际个人收益,如医院抗生素的过度提供是一种突出的表现,为了自身的经济利益所愿意提供的服务量为 Q_1,但是过度不合理的抗生素提供所带来的耐药性问题而使其边际社会成本大于边际个人成本,从社会角度,合适的均衡数量应该是 Q_0 的水平。因此,在出现负的供给外部性时,导致供给的过度,妨碍资源的最优配置。而在 2003 年 SARS 期间,医疗机构提供服务边际个人成本大于边际社会成本,出现正的供方外部性,如果完全依赖市场机制调节,会出现资源供给不足,资源配置低效,如图 3-11 所示。

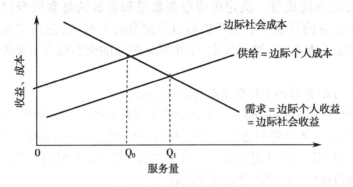

图 3-10 负的供方外部性

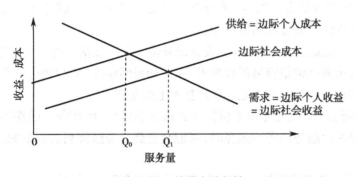

图 3-11 正的供方外部性

(四)医疗服务市场的特点

卫生服务市场按照服务的内容可以分为医疗服务市场、医疗保险市场、公共卫生服务市场等,在本单元介绍医疗服务市场的特征。

1. 医疗需求与供给的不确定性 就个人来说,疾病和事故伤害带有偶然性,很难对个人的疾病进行预测,因而个人的医疗需求具有不确定性。而且,由于个体的差异,即使具有相同病症的人,所应获得的服务及服务的效果也有很大的不同,导致卫生服务供给的效果具有不确定性。阿罗在 1963 年发表的卫生经济学领域的奠基之作,《不确定性与医疗保健的福利经济学》中分析了医疗服务市场的不确定性。按照阿罗及其后学者的分析,医疗服务市场与完全竞争市场的偏离之处首先就是疾病发生的不确定性和治疗效果的不确定性。阿罗证明,既有供给方又有需求方的不确定性使充满各种风险的保险市场不能形成,因此,需要政府介入以克服这些不确定性。例如:在一般医疗领域,基于个人对医疗需求的不确定性,生病面临的生命风险和医疗费用成本巨大,往往超越家庭的承受能力,政府必须承担筹资与分配责任。又如:由于对卫生提供者技术的不确定性,需要政府对其规制及颁发执照等。

2. 供需双方信息不对称 在卫生服务市场里,由于消费者缺少医疗保健等知识,难以完全判断自己是否需要医疗服务,以及医疗服务的数量、质量和价格;由于疾病的不确定性,患者不能根据自己的经验重复使用治疗方法;也不可能像购买其他商品那样可以根据个人的经验,商品的说明和广告信息等来判断医疗服务的质量。决定医疗服务数量和质量的是掌握专门知识的医生——卫生服务的提供者。由于供需双方信息的不对称,使得卫生服务需求者处在一种被支配地位,被动需求,卫生服务产品的交换双方不是处在平等的地位。

3. 在医疗服务市场中存在垄断和诱导需求

(1)法律限制造成的垄断:由于医疗卫生服务关系到人的健康,为了保证服务的质量,医疗服务市场不是任何人都可自由进入的,而必须是受过专业教育并经有关部门审查认可的人才能进入。由此可见,医疗服务供给必然受到医学教育程度的制约和行医许可制度的法律限制。

(2)由于供需双方信息不对称造成的垄断:由于消费者缺少医疗保健等知识,导致供需双方信息不对称,消费者的主权不充分,医疗服务市场被具有行医资格的医生或医疗服务机构所垄断。

(3)技术权威造成垄断:卫生服务领域是一个高技术性的行业,拥有一定技术的医务人员和机构很容易形成技术垄断,如民间秘方、农村地区一个县的县医院所拥有的设备和技术在当地都形成技术上的垄断。

(4)诱导需求的存在:由于供需双方信息不对称,医疗服务的提供者在代表消费者作出医疗服务消费的选择时,可能会受到自身经济利益的影响,而产生诱导需求。

4. 医疗服务需求弹性小 医疗消费虽有许多层次,但是在总体上属于维护生命健康权利的基本消费。价格变动对于医疗需求,特别是对基本医疗需求的调节不灵敏。

5. 医疗服务价格不是经充分竞争形成的 一般商品经济市场上价格是通过市场的经济主体的充分竞争形成的。而由于医疗服务产品的特殊性,消费者又存在个体差异,造成同类医疗服务供给的异质性和比较上的困难。因此,医疗服务价格不可能通过充分竞争来形成,只能由有限竞争形成,即同行议价或协议议价或指导定价。

6. 医疗服务市场的主体特征 在一般商品市场中,生产者和消费者是市场的经济主体,而在医疗服务市场中,随着医疗保险业的引进,市场拥有三个经济主体,即卫生服务的需求者——家庭、卫生服务的提供者及第三方付费人——医疗保险机构。医疗保险机构的介入,打破了医患双边关系,市场的信号——医疗价格的变动在这里对供需双方的调节不灵敏,特别是医疗消费者对价格的变化反应迟钝,价格对消费者的约束变弱。

7. 提供者不是追求利润最大化 按照市场经济理论,商品的提供者是追求利润最大化的,把商品的成本降到最低限度。但是大多数的卫生机构并不以追求利润为目的,而是把社会效益、救死扶伤放在首位。经营亏损部分通过政府补贴、捐赠等来弥补。

笔记

第三节 卫生服务市场失灵

卫生服务市场是一个不完全竞争的市场,存在信息的不对称、效益的外在性、一定程度的垄断等问题,导致市场机制的作用难以有效发挥,而同时,由于市场机制自身的缺陷,导致卫生服务领域存在市场作用的失灵。

一、信息不对称

信息不对称(information asymmetry)是指在社会政治、经济等活动中,一些成员拥有其他成员无法拥有的信息,由此造成信息的不对称。信息不对称是导致卫生领域市场失灵的重要原因。市场经济的有效运行,靠的是价格的调节。然而,价格调节最重要的一个前提就是完全信息,即生产者和消费者均拥有做出正确决策所需要的全部信息。消费者清楚的知道商品的性能、质量、用途和价格,以及自己的偏好,从而能做出最合理的选择;而生产者也知道各种可供选择的生产技术、知道生产要素的生产能力、知道所用要素的价格和生产出来的产品的价格,因而也能做出优化的选择。而在卫生服务领域存在几个方面的信息不对称:患者和供方;患者和筹资机构;供方和筹资机构;患者和管制者;筹资机构和管制者;供方和管制者;不同卫生服务机构间。这些信息的不对称,造成市场作用的失灵。

1. 卫生服务提供者与需求者间的信息不对称 由于卫生服务的需求者对于卫生服务信息的缺乏,导致供需双方在卫生服务利用的过程中信息的不对称。信息的不对称,引起机会主义和道德损害。如“看病贵”的重要原因之一在于卫生服务的提供者有机会利用其在信息上的优势,出于自身经济利益的驱动而提供过度的、不合理的服务。卫生服务供需双方信息不对称导致的市场失灵意味着资源配置没有达到最优的经济效率,因而,政府需对卫生服务提供者的权利和活动实现管制。

知识拓展

委托代理理论

委托代理理论(principal-agent theory)是美国经济学家伯利和米恩斯提出的,它是建立在非对称信息(asymmetric information)基础上委托人与代理人间博弈的理论。一个或多个行为主体根据一种明示或隐含的契约,指定、雇佣另一些行为主体为其服务,同时授予后者一定的决策权利,并根据后者提供的服务数量和质量对其支付相应的报酬,这样便建立起委托人和代理人之间的委托代理关系。在委托代理的关系中,由于委托人与代理人有着各自不同的利益诉求,导致两者的利益发生冲突,同时,委托人与代理人间存在信息不对称,在没有有效的制度约束下,代理人的行为很可能最终损害委托人的利益。

笔记

2. 卫生服务需求者与卫生服务筹资机构之间的信息不对称 卫生服务需求者与卫生服务筹资机构之间存在的信息不对称,一方面带来消费者的道德损害,另一方面带来逆向选择。在卫生服务需求者与筹资者间,需求者比筹资者更了解自己的健康状况。患者对疾病治疗的不确定性,导致保险方具有风险去支付患者的超常费用,如果被保险人——卫生服务需求者面对完全的消费补偿,而消费水平又不受任何限制时,就会发生消费者道德损害。如果消费者可以选择不同的受益计划,健康状况差的消费者(保险机构可能无法判断)可能会选择综合性的保险计划,致使这些保险合同的保险金增加,同样健康状况好的投保人会离开这些保险计划。

3. 卫生服务提供者与管制者之间的信息不对称 由于个体的发病的不确定性、疾病治疗的方案有很大的差异,导致医疗保健需求和供给的不确定性,而且卫生服务供给结果也由于个体的差异存在不确定性,卫生干预的效果也是不确定的,个体因疾病所伴随的疾病负担也同样存在不确定性。同时,由于卫生服务需求与供给在时间和空间上的同一性等特点,导致卫生服务提供者容易提供过度的、不合理的服务。这些导致卫生服务的提供者和管制者间存在信息的不对称,这种不对称影响管制的效率和效果。2005年哈医大二院的天价医药费案例揭示出在信息不对称下,卫生服务提供方所存在的道德损害问题。

案例 3-2

天价医药费案

患者黄某,男,75岁。因患恶性淋巴肿瘤,于2005年5月16日入住某医院,先后在干部病房和心外科重症监护室(简称心外科 ICU)治疗,最终因多脏器功能衰竭,于8月6日病故。住院82天,医院共收取住院费138.9万元。其中,医院通过自立项目、分解项目、超标准收费、重复收费等手段,多收医疗费用20.7万余元,而为了掩盖违规计费和医疗过程中的问题,违反规定大量涂改黄某的医疗文书,使用未经国家审批的进口药品,对自购药品没有与患者家属之间的交接、核对及退药手续。

二、效益外在性

在卫生服务领域,许多的服务为公共产品或准公共产品,这些服务具有效益的外在性。根据科斯定理,如果外部性效应的产生方与被影响方能在无成本的情况下就资源配置进行协商,那么他们可以自己解决外部性问题。但是,在卫生服务领域,很多情况下所产生的外部效应涉及众多的对象,双方的协商需要大量的交易成本,而且交易成本难以解决,因而,单靠私人协商难以解决资源最优配置问题。

在外部不经济的情况下,即存在负的外部效应的情况下,某服务提供者或消费者的一项经济活动给社会上其他成员带来了危害,但他自己却并不为此而支付抵偿这种危害的成本,此时这个人为其活动所付出的私人成本就小于该活动所造成的社会成本。例如,医疗废弃物的不合理处置会影响居民健康、抗生素药

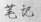

物的不合理提供导致耐药性问题加重。对于医疗机构而言,可以降低成本、获得更高的收益,然而社会由于承受了这种有害的外部影响而受到损失,社会成本大于私人成本,影响卫生资源的有效配置。

在外部经济的情况下,即存在正的外部效应的情况下,某生产者或消费者的一项经济活动给社会上其他成员带来了好处,但他自己却不能由此而得到补偿,这时,这个人从其活动中得到的私人利益就小于该活动所带来的社会利益,在市场经济中,生产者的产量决策只根据私人利益,不根据社会利益,这样生产者往往就会较少地生产对社会有益的产品,使其产量少于社会最优的产量而导致资源配置不能达到最优效率。例如,一个机构对其所雇佣的工人进行培训,而这些工人可能转到其他单位去工作,而该机构并不能从其他单位索回培训费用或其他形式的补偿。在这种情况下,产品的社会利益要大于私人利益。

由于外部影响扭曲了价格机制,使价格体系无法传递正确的信息,结果使整个经济的资源配置不可能达到帕累托最优状态,"看不见的手"在外部影响面前失去了作用。

三、垄断

市场竞争的一个显著特点就是优胜劣汰。劣者在竞争过程中不断被淘汰,而优者在竞争过程中则不断壮大。而一旦有了垄断,竞争将不存在或不完全,垄断者就能影响价格,并从中得到好处。图3-6中显示了垄断对社会资源配置的低效及需方利益的剥夺。

垄断的存在会大大降低市场配置资源的效率,使整个经济处于低效率之中。如前所述,在卫生服务领域由于供需双方信息的不对称、卫生服务关系到人的健康甚至生命,因而卫生服务的需求者总是处于被动的地位,供方处于主导的地位,造成供需双方的不平等竞争,形成垄断;另外,卫生服务领域的法律限制、技术权威都导致卫生服务领域垄断的存在。卫生领域中垄断的存在,影响市场机制在卫生服务领域作用的发挥,出现"市场失灵",导致资源配置及资源使用效率的低下、技术进步受限,也带来卫生资源可得性、卫生服务质量等方面的问题。

四、市场调节

市场运行机制不能解决贫富悬殊、不能兼顾公平和效率,是市场的痼疾。经济学家认为,收入分配有三种标准:第一种是贡献标准,它是按生产要素的价格,即按社会成员的贡献来分配国民收入;这种分配标准能保证经济的效率,但由于社会成员在能力和机遇上的差别,这种分配标准又会引起收入分配上的不平等。第二种是需求标准,它是按社会各成员对生活必需品的需要来分配国民收入。第三种是平等标准,它是按公平的准则来分配国民收入。后两个标准虽然有利于收入分配的平等化,但不利于经济效率的提高。如果我们只强调效率而忽视平等将会影响社会的安定,反之如果只强调平等而忽视效率,就会限制经

笔记

济的增长,导致普遍的贫穷。可以说在资源的配置与收入分配上,平等与效率是一个两难的选择、难解的矛盾。市场竞争是天然有利于强者,不利于弱者,其结果必然是两极分化,带来收入分配的不公平。

在 1979 年阿拉木图宣言中提出"人人享有健康的权利",每个人都有获得基本的卫生服务的权利。然而,没有管制的卫生服务市场,是以支付能力和支付意愿为基础来配置资源。由于人们的收入水平、支付能力的差异,导致卫生服务的利用、健康水平等方面的不公平性,尤其是贫困人口、脆弱人群的基本卫生服务的需要难以得到保障;在医疗保险市场,则会出现医疗保险机构的"风险选择"和"撇奶油"现象,将一些支付能力弱、健康水平差的居民排斥在保险体系外。

五、宏观总量平衡问题

现代市场经济学普遍认为,仅仅通过自由市场机制的自动反应不能实现市场总需求与总供给的均衡。在卫生服务领域,不能指望依靠市场机制就能够实现卫生资源的拥有量与卫生服务总需求之间的总体平衡。这个总体平衡只有依靠政府制订区域卫生规划、由政府业务主管部门实行全行业系统管理来加以实现。

六、卫生可持续发展问题

市场机制的调节是自发性的、事后的调节。而在卫生服务领域,存在各种卫生问题,需要按照一定的计划,逐步解决。所以政府必须继续承担中长期卫生计划的任务,只不过这个计划的实现主要不是靠指令性计划,而是通过信息预报、项目预算、行业管理、立法控制、价格引导、实现指导性的区域卫生规划。

资源的有限性决定了社会必须最优配置资源,同时也必须关注社会的公平和稳定、可持续发展。市场机制最主要的作用是优化资源配置,但是在卫生服务领域,市场机制在调节资源配置时,完全根据市场需求配置资源,会造成资源在经济贫困地区的短缺、公共卫生服务产品供给的短缺,会出现无序竞争,也不能解决规模布局、总量控制和长远发展等问题,而导致不公平和效率低下问题。由于卫生服务市场的失灵,在卫生服务领域不能单纯依靠市场机制的作用,必须加强政府的干预,发挥政府的作用。而政府干预一方面解决市场调节所带来的不公平问题,弥补市场机制不能解决的宏观总量控制与长远发展问题,另一方面规范市场,促进市场机制作用的有效发挥,以促进社会公平稳定和卫生资源配置效率的提升。政府干预可以采取多种手段,主要的手段有:制定规则规范卫生服务市场、实现政府直接管制、提供公共卫生服务、为基本卫生服务的提供筹集资金、通过税收和补贴解决公平问题。但政府干预也会存在失灵的问题,因此,在卫生服务领域需要价位政府干预与市场机制调节作用相结合。同时,非政府组织及社会团体在卫生资源配置尤其是卫生资源筹集中也起到重要的作用。

本章小结

1. 在市场经济中,价格是引导经济决策及资源配置的信号。在不同结构的市场中,价格与产量的决定因素存在差异。完全竞争的市场中,供求决定市场的价格和产量,在完全垄断的市场内,垄断者决定市场的价格和产量,而且带来资源配置的低效。

2. 卫生服务市场具有一般市场的特点,但也有其特殊性,主要体现在:卫生服务市场的主体结构由供方、需方及资金的支付方三方构成,服务产品中有大量的公共产品和具有外部效应的产品,医疗服务市场存在信息不对称、垄断、需求的不确定性、需求弹性小等特征。

3. 卫生服务市场存在市场失灵,需要采取市场机制调节与政府干预相结合的方式来影响卫生领域经济的运行和资源的配置。

关键术语

市场 （Market）

市场机制 （Market Mechanism）

价格机制 （Price Mechanism）

帕累托最优 （Pareto Optimal）

资源配置 （Resource Allocation）

完全竞争市场 （Completely Competitive Market）

垄断市场 （Monopoly Market）

垄断竞争市场 （Monopolistic Competitive Market）

寡头垄断市场 （Oligopoly Market）

卫生服务市场 （Health Service Market）

卫生服务市场特征 （Health Service Market Character）

公共产品 （Public Goods）

外部性 （Externality）

信息不对称 （Information Asymmetry）

市场失灵 （Market Failure）

思考题

1. 卫生服务市场具有哪些特性?

2. 公共卫生服务为什么不能靠市场提供?

3. 外部经济效应如何影响市场机制对资源的配置?

4. 卫生服务市场失灵的原因是什么?

（华中科技大学同济医学院医药卫生管理学院 陈迎春）

笔记

第四章

健康需求

通过本章的学习,你应该能够:

掌握 健康需求的概念和性质、健康需求理论、健康生产模型、以及劳动和闲暇的替代关系在健康需求理论中的应用;

熟悉 影响健康需求的多种因素,如年龄、工资率、教育程度、不确定性和卫生服务价格;

了解 国内外应用健康需求理论的实证研究成果。

章前案例

　　王先生仔细地端详着镜子里的自己,感觉是那样的陌生,几乎认不出来自己了。40岁刚出头的他,脸颊上厚厚的双下巴,腰间腩腩的啤酒肚儿,身材已经完全走样了。这是曾经大学田径队队长的王先生吗?市马拉松比赛还能进三甲吗?由于工作繁忙,王先生已经多年没有进行体育锻炼了,上下班开车,回家后就是看电视。肥胖导致王先生还患有高血脂和脂肪肝,这个星期已经请了4小时的病假到医院看病了。本来指望吃些药就可以了,但医生没有开药,却建议王先生每周进行体育锻炼两次,每次至少40分钟。我哪有时间锻炼身体啊?王先生抱怨道。医生解释说,王先生还很年轻,高血脂和脂肪肝主要是由于身体肥胖引起的,只要减肥就可以缓解。体育锻炼其实就是健康投资。王先生的体育锻炼,可以避免请病假到医院看病的时间花费。良好的身体还可以增加王先生的工作效率。经过半年的体育锻炼,王先生的双下巴和啤酒肚开始消失了。王先生感慨地说,用少量的锻炼时间可以获得更多的健康时间,用现在的时间可以换取未来的健康时间。

第一节 概　述

一、健康需求的概念

　　经济学家通常认为人们可以做出理性的决定,以便在现有的资源约束下达到效用(utility)最大化。效用即人们在消费和闲暇过程中,生理和心理上获得的

笔记

满足程度。在效用最大化过程中，身心健康是生产和生活的必要条件，所以人们都需要健康（health）。世界卫生组织将健康定义为身体上、精神上和社会适应上的完好状态，而不仅仅是没有疾病或者身体不虚弱，所以健康需求（demand for health）可以定义为人们在实现效用最大化过程中对包括身体、精神和社会适应上完好状态的需求。人们在注重健康的同时，也有其他需求，例如衣服、食品、房子、汽车等。为了保持和提高健康水平，人们需要卫生服务，所以衍生出卫生服务需求，而人们的卫生行为也会影响健康。

卫生经济学使用了大部分篇幅来研究卫生服务需求和卫生行为，但是卫生服务和卫生行为在概念上其实可以归类为要素投入，以便生产出健康。某些卫生服务在短期内还有可能会使人不适，降低人们的效用，例如苦药和疼痛，但是从长期来看，会增进健康和提高效用。某些生活行为在短期内可能会使人们获得愉悦的感觉，例如吸烟和酗酒，但是从长期看来，会损害健康和降低效用。健康需求研究主要包括人们为什么有健康需求，如何分配资源进行健康生产，格罗斯曼（Grossman）健康需求理论模型的基本框架，以及影响健康需求的因素等。

> **知识链接**
>
> 迈克尔·格罗斯曼（Michael Grossman）生于 1942 年美国纽约布鲁克林，1970 年获得哥伦比亚大学经济学博士学位，师从诺贝尔经济学奖得主加里·贝克尔（Gary Becker）博士。格罗斯曼博士是国际卫生经济学界公认的卫生经济学奠基人之一，其健康需求理论已成为卫生经济学的研究基础。格罗斯曼博士现执教于美国纽约市立大学研究生中心（City University of New York Graduate Center），是杰出经济学教授，美国国家经济研究局（National Bureau of Economic Research）卫生经济学研究项目负责人（Program Director of Health Economics Research），美国卫生经济学会卸任主席，美国东部经济学会卸任主席，以及众多学术期刊主编和审稿人。由于其在卫生经济学领域卓越的研究贡献，2008 年美国卫生经济学会授予其卫生经济学领域的"维克托终身成就奖"。

二、健康的性质

在经济学理论中，好的物品（good）可以提高人们的效用，而坏的物品（bad）会降低人们的效用。因为健康可以使人们获得欢乐和舒适的感觉、提高人们的工作效率和增强人们的效用，所以健康是好的物品。因为健康可以延续多个时期，所以健康还是耐用物品，人们一辈子都需要健康。除非死亡，一般来讲，健康不会立刻消失。由上所述，健康的性质可以定义为一种耐用的好物品。因为健康的耐用性近似于汽车、房屋和教育程度的特点，所以我们视健康为一种资本。因为初始健康水平因人而异，健康与其他耐用的好物品还是有区别的。一

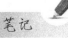
笔记

个健康的新生儿在出生时就先天拥有较多的健康资本,为今后的成长打下了坚实的基础。而一个有先天疾病的新生儿的健康资本就相对较少,这对他以后的成长就会有限制。而且在生命进程中,健康资本不是恒定不变的,在不同人生阶段会有所增减,也会受到若干行为的影响,尤其包括所有的卫生行为。例如,患病期间健康资本就会有所减少、注重体育锻炼后健康资本就会增加、年老以后健康资本也会降低等。

我们可以用效用函数来表示:

$$效用 = U(X, H)$$

X 代表一揽子有别于健康的其他好物品,H 代表健康,U 是效用函数的方程式。给定健康水平,增加其他好物品的消费可以提高效用。反之,给定其他好物品的消费水平,健康的改善也会提高效用。健康和其他好物品要素投入的边际效用均为正值。与其他耐用好物品一样,随着时间的流逝,健康也会有所损耗,就如我们使用的家用电器一样也要更新换代。卫生经济学家将健康损耗这一过程称之为老龄化(aging),即健康的贬值(depreciation)。

三、健康是一种人力资本

人力资本(human capital)是经济学一个非常重要的理论,也是我们研究健康需求和卫生服务需求的基础。人们可以对健康进行投资,这与对教育投资有相近的功效,这就是著名的格罗斯曼健康需求理论模型的基础。在健康需求理论出现以前,人们就已经将健康和教育归为重要的人力资本,并且认为人力资本是多年的连续教育,健康的身体和良好食物的结果。格罗斯曼模型将健康引进到加里·贝克尔的时间分配模型中,提出健康同样可以增加人力资本,最终提高收入水平。此后几乎所有的健康需求研究,包括理论研究和实证研究,均以格罗斯曼模型作为基础。同时,经济学家们也通过研究健康资本来了解年龄、工资率、受教育程度、不确定性、卫生服务价格等因素在健康需求模型中的独特作用。

尽管健康是人力资本,健康需求却有不同于一般人力资本需求的独特方面。首先,对卫生服务的需求是间接的,例如看医生、接种疫苗、住院等,人们最终需求的是健康的身体。卫生服务只是保持和改善健康状况的要素。所以对卫生服务需求是衍生的(derived),最根源的还是对健康本身的需求。人们打针吃药所产生不适的感觉不会增加效用,只是为了获得健康,所以打针吃药只是健康需求的中间产物。

其次,人们不仅被动地消费卫生服务以便改善健康状态,而且可以通过运用自己的时间和其他要素投入来主动地提高健康水平。换句话讲,健康是可以被人们自己生产的。每周运动 2 次,每次 40 分钟有助于保持体型,避免肥胖症。体育锻炼本身其实就是一个健康生产的过程。

再次,健康这种人力资本,可以存在于多个时期,也会贬值。今天一元钱的收益大于明天同样一元钱的收益,两天间的差额即时间价值。当前和未来之间的时间替换体现了人们对于时间的偏好。在研究健康需求时,应该考虑不同时期的健康转换以及年龄对健康需求的影响。例如,预防乳腺癌和结肠癌的筛查

笔记

不仅会有助于了解当前的健康状况,也对提高今后健康水平有益。

最后,健康不仅是一种消费品,而且是一种投资品。作为消费品,健康可以产生直接效用。作为投资品,健康的身体可以增加健康天数,以便用于工作或者闲暇消费。身体健康不仅会使人感到非常舒服,还会提高人们的劳动效率,获得更高的工资,所以健康需求不仅是消费行为,也是投资行为。

综上所述,健康需求来源于对健康资本存量的维持和提高,健康资本存量决定了人们的健康天数,而健康生产可以改变健康资本存量。健康生产的最终产品是健康天数,健康状态应该包括肢体健康、精神健康和社会适应性健康。健康生产不仅需要时间,也需要其他要素投入,如食品、健身、卫生服务、场所等,后者可以从市场上直接购买获得。人们的闲暇时间不仅可以用来生产健康,也可以用于做饭、洗衣、看电影等,当然闲暇时间也需要有其他要素来配合,做饭也需要有食材,看电影也需要用货币买电影票,这些要素投入就需要通过劳动力市场的工资收入来购买获得。因此,市场上的物价水平、人们的工资收入和健康生产的效率等都会影响健康资本存量。健康生产本身能够增加健康资本存量,但是随着年龄的增加,健康资本存量总会有一个加速下降的趋势。尤其是在重大疾病和年老的时候,健康资本存量可能会低于某一量值,这时就会出现死亡。

四、健康测量指标

尽管健康对我们很重要,而且健康绝对是有价值的,但健康的市场价值并不存在。房屋、汽车和家用电器等实物资本可以用货币价值来衡量它们的资本值。与实物资本不同,卫生经济学中并不存在一个通用的健康资本价值测量标准,因此健康资本也就没有一个广泛接受的测量指标。我们这里只是简要介绍三种被广泛使用的健康测量指标:死亡、预期寿命(life expectancy)和质量调整生命年数(quality adjusted life year, QALY)。

死亡是测量健康资本一个非常简单的指标。当健康资本太小时,死亡就会出现。在研究健康资本和死亡时,我们经常用到第二个指标是预期寿命。预期寿命表示在出生或者当前某个年龄组的人群中,预计可以存活生命年数的中值。在研究低预期寿命的国家或者死亡率高的疾病时,死亡这个健康测量指标被经常使用。对于预期寿命高的国家或者慢性病的研究,死亡这个指标就不合适了,因为死亡的机率太小了。这就需要一个能够系统描述健康资本的指标,卫生经济学家经常使用质量调整生命年数。美国哈佛大学经济学家理查德·泽克豪泽(Richard Zeckhauser)和同事们在 1976 年率先提出质量调整生命年数这一概念。生命质量会受到疾病和身体残疾等影响,预期寿命将人们在疾病和残疾等不正常状态下的生存时间与正常功能状态下的生存时间等同对待,所以并不能准确地测量健康资本。我们可以用生命质量来调整期望寿命或生存年数从而得到一个新指标:通过生活质量评价把不正常功能状态下的生存年数换算成正常功能状态下有效用的生存年数,使其与健康人处于等同状态。经过调整的生命年数一般要小于预期寿命。以上三个健康资本测量指标可以相互补充,体现了健康资本的不同方面。

笔记

五、健康生产

健康从何而来呢？在生病之后，人们可以在医生的帮助下部分地或者全部恢复健康，所以人们需要卫生服务，产出健康。使用卫生服务的过程可以被认为是一种"健康生产"过程。卫生服务消费向健康的转化过程可以由生产函数来表示，健康生产函数可以定义为由多种要素投入生产出健康的函数关系。

每个人对医疗服务的需求最终会影响他们的健康和幸福。一般来讲，医疗服务消费自身不会产生效用，对医疗服务的需求主要源自对健康的需求。可以简单地将医疗服务生产健康的过程分成两个阶段。首先组合各种资源，如人力、资金等要素生产不同的医疗服务，然后人们通过消费卫生服务，生产健康。因此，卫生服务是健康生产的中间产出（其他影响健康的因素包括社会经济因素、环境因素、文化、人口因素等）。在健康生产过程中，我们需要注意以下几个问题。首先，健康生产受到疾病种类和疾病程度的影响。有些疾病是无法医治的或者非常严重，即使投入了卫生服务，可能也没有健康产出。其次，并不是所有的健康生产都是有效的，例如，有些感冒药对某些人的感冒症状就没有缓解作用。对此，我们应该从总体上来理解，一般情况下健康生产行为都有助于健康。再次，卫生服务的种类多种多样，在健康生产中，存在对不同卫生服务的选择，这里我们只是笼统地将它们归为一个大类。最后，有些健康生产行为并不能改变最终的健康产出，只是加速了疾病治愈的过程，这一样是有效的健康生产，同样会增加人们的效用。

短期内，我们可以认为人们的健康状况是固定的，主要取决于人们过去的行为和所处的环境。然而，从长期来看，人们可以通过健康投资（包括医疗服务）和其他物品的消费来影响健康存量。健康被认为是一个长期耐用的产品。在每一个时点，人们都会有一个健康存量或者叫健康基础。在一定时期内，人们可以对健康投资或者减资，相应地，他们在下一个时期的健康存量就会有增减。健康存量的改变也可能是因为一些无法控制的原因导致的，如年龄的增长或疾病，但是更有可能是由于一些可以控制的原因造成的，比如与健康有关的卫生行为变化等。健康投资包括许多形式，如医疗服务使用、合理膳食、适宜的锻炼、教育等。同样，人们的一些行为也会损害健康，如吸烟、高脂饮食等。健康生产研究正是分析各种健康投入要素如何转化成健康的过程。在这个模型中，对健康的需求来自于每个人对效用最大化的追求。对效用的追求既反映了人们对各种健康投入要素的利用，也反映了对其他实物商品的利用。对其他实物商品的消费受到价格、资源约束和其他社会经济因素对人们偏好（preference）的影响。一般来讲，更多的要素投入会产生出更多的健康，所以卫生服务的边际产出应该为正值。当要素投入达到一定数量后，每一个单位的边际产出会有所降低。在边际产出还没有变为负值之前，当边际产出等于边际成本，这时健康生产就应该停止了。同时，健康生产也受到不同疾病的影响，相同的卫生服务要素投入到不同的疾病，健康产出的差别可能会很大，例如同样的住院治疗，对阑尾炎和骨折健康生产的效果就不同。

笔记

第二节　健康需求模型

一、健康消费者也是生产者

经济学家通常假设人们拥有的资源是有限的,通过理性和前瞻性的行为,使用这些资源以便使自己的效用最大化。经济学将理性定义为人们利用所有可以获得的信息来比较不同选择的成本与受益,从而做出最佳选择。前瞻性可以定义为人们不仅考虑当前的成本和受益,也会斟酌未来的成本和受益以期在整个生命周期中做出最佳选择。人们在追求效用最大化过程中,可以从市场上购买物品,例如医疗卫生服务、药品、家用电器、粮食和布匹等,结合自己的时间就可以生产健康和其他家庭物品,而所有这些产出的消费均可以增加其效用。生产过程可以用生产函数(production function)来表示,即在一定技术水平下,生产要素投入量的组合与产品的最大产量之间技术函数关系。生产函数可以表述为如下公式:

$$产出 = F(要素投入1,要素投入2,\cdots)$$

F 是生产函数的具体函数技术关系。其他家庭物品产出包括但不局限于做饭、洗衣、上网等,我们将这些可以归类为一揽子产品 B。从而人们获得了以下两个生产函数:

$$I = I(M, T_H)$$
$$B = B(X, T_B)$$

第一个方程是健康生产函数,第二个方程是其他家庭物品(非健康产品)生产函数。I 是健康产出,T_H 是用于健康生产的时间,M 是用于健康生产的其他要素投入。B 是其他家庭物品产出,T_B 是用于家庭物品生产的时间,X 是用于家庭物品生产的其他要素投入。以上两个方程中,增加任何一种投入(时间或其他要素)均可以提高(或者至少不降低)产出。可以举一个例子,为了使体重维持在正常范围内,人们选择低热量的食物(可以归类为要素投入 M),并且每周运动 2 小时(可以归类为时间投入 T_H)以保持健康的体重,健康产出就是正常体重。这里,我们还要区别一下健康存量和健康流量。健康存量就是在某一时间点的健康状况,可以看成是健康资本,而健康流量是在一定时期内的健康变化,例如一个月中血压正常天数。

假设人们的最初资源就是他们拥有的时间,我们以一年为例,也就是 365 天。为了购买用于健康生产和其他家庭物品生产的非时间要素投入,人们必须在劳动力市场上工作以换取收入。有了收入后就可以从市场上购买其他商品作为要素投入进行生产。在劳动力市场上供给的时间为 Tw,其实我们可以将用于健康生产的时间和其他家庭物品生产的时间都归入闲暇时间。在经济学研究中,非劳动力市场上供给时间全部可以看作闲暇时间,人们利用闲暇时间来进行健康生产或者单纯的休闲享受,比如看电影。这里我们假设睡眠(例如 8 小时)时间已经被去除,没有包括在总体时间内。其实在某种意义上来讲睡眠也是健康生产的一种,我们只是尽量简化此模型。人们在一年中还会有生病的时间 T_L,

笔记

所以个人总体时间可以用如下公式体现：

$$总体时间 = T = 365 天 = T_H + T_B + T_L + T_W$$

二、健康天数的生产

格罗斯曼模型也研究了人们在一生中不同时期对健康需求的选择。一个重要的研究基础是：健康不仅是一种消费品，也是一种投资品。健康资本存量与健康天数存在递增的函数关系，高的健康资本存量可以增加健康天数。但是一年只有 365 天，一年中的健康天数不可能超过 365 天。由于边际产出递减（decreasing marginal output）理论，无限地进行健康资本投资也是不理性的。而且资源的稀缺性以及排他性也限制了健康投资的数量，比如，生病会减少健康天数，失去工作时间，降低收入。当收入降低时，对其他物品和服务的消费也由此减少，健康资本存量下降，减少健康天数。如图 4-1 所示，健康天数和健康资本存量的图形是凹形的。当健康资本存量从 A 点增加时，健康天数的增加幅度比较大。当健康资本存量为 B 时，健康天数已经非常接近 365 天了，这时再提高增加健康资本存量也不会增加健康天数。但是

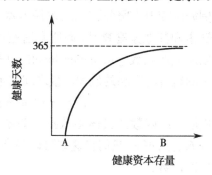

图 4-1　健康天数的生产

将健康资本存量减少到一个最低值 A 点以下也是不明智的，这时死亡就会出现了。

三、健康生产和家庭物品生产

首先，我们研究一个较为简化的模型。假设人们只进行家庭物品生产，并不外出工作，只需要在健康生产和家庭物品生产（例如馒头）上进行时间分配。为了简化这一模型，我们假设这些生产的所有要素投入只需要时间，馒头生产的所有原材料均自己生产，而且馒头和健康资本生产的时间跨度可以很长。图 4-2 是生产可能性边界（production possibility frontier）和无差异曲线（indifference curve）。横轴是健康资本存量，纵轴是馒头。生产可能性曲线表示馒头和健康资本存量的所有最佳组合，在图 4-2 中从 A 点到 Z 点。无差异曲线表示在这条曲线上任何馒头和健康资本存量的组合均带来相同的最大化效用。无差异曲线的形状由人们消费两种产出的效用偏好来决定，具体就是由效用函数来体现。图 4-2 中的两条无差异曲线代表不同的偏好和效用函数。

如图 4-2 所示，人们必须将健康资本存量维持在最低值 H_{min}（即 A 点）之上，但人们也不会将健康资本增加到其最大值 H_{max}，这时所有时间均投入到健康生产，馒头的生产为 0，即使健康资本存量再高没有饭吃也会饿死的。生产可能性曲线从 A 点到 E 点可以在增加健康资本存量的同时也提高馒头生产，两种产品数量可同时增加。健康生产可以增加健康资本存量，增进健康水平，由此可以提高馒头的生产率，所以在相同总时间内可以同时增加两种产品的产量。过了

笔记

E 点，人们过分注重健康投资，忽视了馒头生产，所以家庭生产和健康投资呈现替代关系。健康投资挤出了家庭生产时间，降低了家庭物品的生产数量。

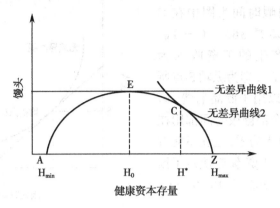

图 4-2　在健康和馒头之间分配资源

以上论述认为健康的效用是间接的，健康身体的作用只能使人们在单位时间内提高馒头的生产率。人们并没有从健康中直接获得效用，健康只是一种人力资本，因此人们的无差异曲线 1 为一条直线。此时，生产可能性边界和无差异曲线 1 的切点 E 为均衡点，人们在拥有一定健康资本存量的基础上，最大化家庭物品馒头的生产数量。然而，健康也是一种消费品，健康的身体意味着没有或者少量的疾病，人们身体舒适度就会有所上升，效用随之增加。当人们可以从健康中直接获得效用，此时的无差异曲线为 2，其均衡点就变为 C 了。当健康既是一种投资品，也是一种消费品时，人们会加大健康的生产，健康存量由 H_0 增加到 H^*，馒头的生产减少了。即使存在健康的直接消费属性，人们也不会将健康资本增加到其最大值 H_{max}，没有馒头健康也不能维持。

四、健康生产对工作和闲暇之间替换关系的影响

我们现在将以上简化的模型进一步复杂化：现在人们的时间不仅可用于家庭生产，还可用于在劳动力市场上的被雇佣工作，以便获取收入。假设人们不进行健康生产，健康生产的时间 T_H 为 0。给定生病时间，其余闲暇时间可以全部用于家庭物品生产和劳动力市场被雇佣工作（图 4-3），这时工作和闲暇的总时间为：

$$工作和闲暇时间总和 = 365 - T_L = T_B + T_W$$

工资率（每天工资收入）为 W，如果全部时间都投入到劳动力市场，收入就为 $W \times (365 - T_L)$。假设市场上一揽子所有商品的价格系数为 1 元，全部时间投入到劳动力市场的收入除以价格系数 1，能够消费的最大商品数量就是收入 $W \times (365 - T_L)$。人们在消费商品的同时也使用闲暇时间，例如看电视。如果不工作，能够使用的所有闲暇时间为 $365 - T_L$。预算约束（budget constraint）表示在现有价格下可以消费的所有商品和闲暇时间的总和，最大商品消费数量和最长闲暇时间的连线即为预算线（budget line）。

图 4-3 是个人的效用无差异曲线和预算线。横轴为剔除生病时间后所有

可用时间,即工作和闲暇的总时间。纵轴为收入,当所有商品的价格系数为1元时,纵轴也表示可以购买的全部消费商品。当闲暇时间为图中在 G 点时,工作时间就是 $365 - G - T_B$,这时工作时间产生的工资收入为 $S = W \times (365 - G - T_B)$,即为纵轴 S 点所示。工作收入可以用于商品消费,诸如食品等。如果全部健康时间都用在闲暇消费,工作收入为零,也就不能有其他商品消费了。工资率 W 决定了预算线的斜率 = $W \times (365 - T_L)/(365 - T_L)$ 的绝对值。

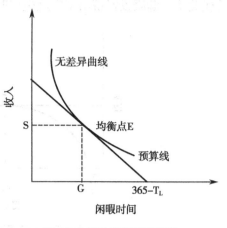

图 4-3　劳动和闲暇的替换

　　这时无差异曲线表示人们享受闲暇时间和获得工资收入购买其他商品带来的总效用。个人偏好决定无差异曲线的形状,假定人们喜欢更多的收入和闲暇消费,无差异曲线就为图 4-3 中所示的一般情况,角点解并不存在。根据效用最大化理论,无差异曲线和预算线的切点为均衡点。

　　如果人们将时间用于健康生产,即 T_{H0} 大于 0,因为可以用于劳动和闲暇的总时间有所减少,这时预算线就会向左平移,如图 4-4。新的无差异曲线和新的预算线的切点为新的均衡点 E_0。新的闲暇时间 G_0 和收入 S_0 都比在均衡点 E 有所减少。既然用于健康生产的时间将会使预算线向左平移,较低的无差异曲线意味着效用的下降,那么为什么人们还要进行健康生产呢?其实图 4-4 是不应该出现的情况,健康生产是不会使预算线向左平移的。健康需求理论指出,健康生产可以减少生病时间,使生病时间由 T_L 减少到 T_{L0}。而增加的健康天数可以用于工作和闲暇消费,也就是说健康生产不仅不会减少用于工作和闲暇的总时间,而且还会增加这一总时间。

$$工作和闲暇时间总和 = 365 - T_{L0} - T_{H0} > 365 - T_L$$

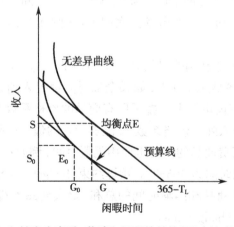

图 4-4　加入健康生产后,劳动和闲暇的替换(不应该出现的情况)

所以健康生产的净效益为正,即用于健康生产的时间(天数)要小于由于少生病而新增加的健康天数 $T_{H0} < T_L - T_{L0}$。如图 4-5 所示,正确的预算线比图 4-3 中的预算线还向右平移,而不是如图 4-4 中预算线向左平移,这时新的无差异曲线与预算线的切点为新的均衡点 E^*。人们通过健康生产获得更多的健康天数,可以用于工作或者闲暇消费。在新的均衡点上,预算线与更高的无差异曲线相切,代表更大的效用。

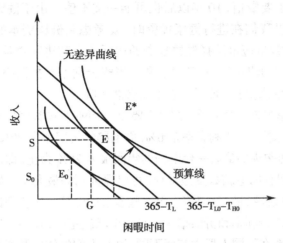

图 4-5　加入健康生产后,劳动和闲暇的替换(应该出现的情况)

此外,健康生产还可以改善健康状况,还有可能提高人们的劳动生产率,所以工资率也会有所上升为 $W^* > W$。这时预算线不仅向右平移,它的斜率即工资率也随之增加。新的最大收入为 $W^* \times (365 - T_{L0} - T_{H0})$,新的预算线与无差异曲线的切点所代表的效用值,也会比切点 E^* 的效用值有所提高。

五、健康资本需求

在健康需求理论中,使用卫生服务就是维持和提高健康资本存量的一种健康投资行为。那么,究竟多少健康资本存量是合适的呢? 投资需要考虑投资边际收益率,经济学中对投资品需求的分析可以回答这个问题。根据边际投资效率递减理论,随着投资的增加,投资的回报率在总体上会有一个下降的趋势。我们可以用核磁共振设备来做为一个例子。在一个医院中,现在只有一台核磁共振设备,只有最为严重的患者才可以使用这台设备。由于患者众多,核磁共振设备只有一台,病情较轻的患者不能使用。但是医院为什么不再购买第二台核磁共振设备呢? 一个可能性是没有足够多的患者使用第二台设备,另一个可能性是使用第二台核磁共振设备患者的平均疾病程度没有使用第一台设备的患者严重,进行核磁共振在医学效果上回报并不高。所以第二台核磁共振设备的投资回报(经济和医学两方面)要小于第一台。如图 4-6 所示,投资边际效率是向下倾斜的。

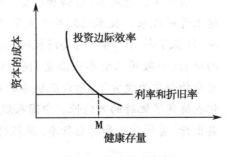

图 4-6　最佳资本存量

此外,投资需求还要考虑投资边际成本。投资受到资金利率和折旧率的影响。资本是有时间价值的,利率决定了资本的时间价值,即机会成本。今年的100元资本放在银行会产生利息收入,到明年其价值大于100元,100元的年投资回报率应该大于或等于利息率,否则就没有投资的必要了。折旧率决定了拥有资本的成本代价。资本会随着时间的推移而贬值,即使一台崭新而且没有用过的电脑,每年也要贬值,10年以后也可能一文不值。由于健康资本会在一个长期内存在,所以我们在进行健康投资时,要考虑到健康资本的利息率和折旧率。合适的投资数量应该选择健康投资的边际成本和边际收益相等的点,即投资的边际收益等于折旧率和利息率的和。当资金利率和折旧率上升时,需要有更高的投资回报率来支持,否则健康投资必然下降。

我们还可以举另外一个例子。假设你要开一个网吧,购买多少电脑才合适呢?

如果要开一家网吧,年利息率是6%,而电脑年折旧率是20%,这样你会不停地购买电脑,直到购买的最后一台电脑的年回报为26%为止,即边际成本等于边际收益,这时你拥有的电脑数量是最佳,可以保证利润最大化。如果你购买电脑的数量多于这一最佳数量,就应该卖出一些多余的电脑。这些理论对健康资本需求也一样适用。资金利率和折旧率一般是由市场决定的,作为外生变量而不受个人的影响。折旧率在不同人群中有所不同,这与人们的体质及资本存量有关。在同一人的不同年龄时期折旧率也有所变化,折旧率一般随着年龄的上升有所增加。投资边际效率向下倾斜,当利率或者折旧率上升时,健康投资减少。图4-6中M点就是对健康资本的最佳存量。不同点在于健康资本是不能出卖的。

知识拓展

肥胖与健康

身体质量指数(body mass index,BMI)是衡量健康的一个重要指标。身体质量指数由体重(公斤)和身高(米)来计算,具体公式为身体质量指数 = 体重 /(身高)^2。国际上的标准为,当身体质量指数大于或者等于25但小于30时,为超重;当大于或等于30时,为肥胖。

近年来,尽管在美国所有成年人中,超重但不肥胖的比率一直稳定在35%,但是肥胖率却攀升到了40%左右。在过去的10年间,中国超重和肥胖的比例也急速上升。2010年,22%中国成年人为超重但不肥胖,10%为肥胖。

经济学理论表明,价格和消费负相关。该经济学规律可以解释肥胖率迅速上升的现象。技术的发展改变了工作的性质并且提高了工人的劳动生产率,降低了每日工作所需要消耗的能量(一般用卡路里来衡量)。而时间价值的增长(一般用工资率来衡量)使运动变得更昂贵了,但是获得更多高卡路里食物却更为便宜了,所以肥胖率的增加就不可避免了。我们出行方式的变化也提高了肥胖的可能性。中国人现在更多地选择汽车、地铁等现代交通工具出行,替代步行和骑自行车,消耗的卡路里急剧减少,哪有不长胖的道理。

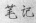

肥胖不仅造成行动不便，而且会诱发多种疾病，例如糖尿病、高血压、心脏病等，由此降低健康资本存量和健康调整生命年数。更严重的是，肥胖还会导致死亡，学术研究表明，肥胖与死亡存在着正相关关系，尤其是身体质量指数大于40的人群，肥胖诱导的死亡风险非常大。

第三节　影响健康需求的因素

在第二节中我们介绍了人们如何选择一个均衡的健康资本存量，如何将时间分配在健康生产、家庭物品生产和劳动力市场。这一节我们将会介绍年龄、工资率、教育程度、不确定性和卫生服务价格如何影响人们的健康需求。

一、年龄

上一节我们阐述了人们一生中健康需求选择，但是我们的分析只是局限于不同折旧率和利息率的影响，而且假定折旧率和利息率是固定的，但实际情况并不尽然。首先，利息率本身是变化的，主要由经济和金融领域状况来决定。即使一年内利息率的变化可能也非常大。

其次，健康折旧率也有所变化，这主要与年龄有关，即健康折旧率会随着年龄的增长有所上升。相较于年轻人而言，老年人衰老的速度会更快，健康折旧率更高。在某种程度上来讲，老年人无限制地进行健康生产投资是不明智的，因为新增加的健康资本存量很快就因为高的折旧率而减少了。

如图4-7所示，给定投资收益率和利息率，折旧率的上升也会提高投资边际成本，降低最佳的健康资本存量。所以在年轻时，折旧率非常低，最佳的健康资本存量可以为 M；年老时，折旧率上升，需要更高的健康投资回报，才能增加其健康资本存量，最佳健康资本存量降低为 N。

最佳的资本存量还会受到健康资本投资边际效率的影响。与年轻人相比较，老年人的投资边际收益率较低，投资边际效率曲线向左平移，给定同样利息率和折旧率，最佳健康资本存量也会有所降低，如图4-8 所示，低投资边界效率曲线与投资成本线（利率和折旧率）的交点决定，年老时最佳健康资本存量应该减少到 R。年老时，投资边际效率降低的同时，折旧率也会上升，这两个因素的共同作用会使最佳健康资本存量比图4-7 中的 N 和图4-8 中的 R 均要小很多。

因为年老会提高折旧率，降低投资收益率，那么老年人就一定会减少卫生服务需求吗？注意，这里不是健康或者健康资本需求，而是衍生的卫生服务需求。我们的答案是"未必"，因为卫生服务需求，例如看医生、住院等不是健康需求。即使老年人的健康投资边际效率下降和折旧率上升，为了维持生命，老年人还会不得不增加健康投资以保持健康资本存量高于最低健康资本值 H_{min}。此外，从健康也是一种消费品的角度来讲，为了追求身体舒适，老年人也会增加卫生服务消费，以便补充因为年老而快速下降的健康资本存量，这就与对健康的偏好有关

笔记

了。综上所述,年龄会影响折旧率,投资边际效率和对健康的个人偏好,理论研究表明年龄和健康资本存量一般为负相关。

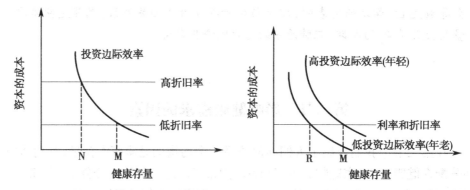

图4-7 折旧率提高后的最佳资本存量　　图4-8 投资边际效率下降后最佳资本存量

二、工资率

当工资率上升时,人们会增加健康需求还是减少健康需求呢?对于这个问题,我们可以从投资边际效率入手来分析。工资率是单位时间的劳动报酬收入,假如每天工作8小时的工资是100元,每天工资率就为100元。当我们将每天8小时工资增加为200元时,每天工资率就为200元。工资率的提升有助于提高健康这种投资品的投资边际效率。高工资率会促使人们产生更多的健康需求,生产更多的健康天数,以便有更多的工作时间。如图4-8所示,给定投资成本,工资率的上升一方面会使投资边际效率曲线向右平移到高投资边际效率曲线。因此我们会看到,在同一利率和折旧率条件下,最佳健康投资行为导致更高的健康存量,从而必须增加健康需求。另一方面,高的工资率还会增加时间的机会成本,看医生时间成本变得更贵了,这导致人们减少卫生服务需求,乃至降低健康需求。这两个作用的方向正好相反,工资率的增长对健康需求的作用,在理论研究方面的结论并不明确。多数实证研究发现,工资率增加的净作用是提高健康需求,即以上第一个作用的绝对值大于第二个作用的绝对值。

人们退休以后,工资率为零,健康需求会如何变化呢?即使有退休金,这时的健康状况也不影响工资率,所以从理论上来讲退休后对健康资本的需求就会有所降低。如果只从健康的投资品特性来分析,退休人员的健康投资只需维持最低健康资本存量 H_{min} 就可以了。当考虑健康消费品属性时,为获得更为舒适的身体,退休人员在工资率为零的情况下,仍然会有健康需求,提高个人的效用。但是总体上来讲,退休以后人们通常会减少健康需求,降低健康资本存量,这时健康作为投资品的作用会大于其作为消费品的作用,维持非常高的健康资本对退休人员来讲显然是不明智的。

三、教育程度

我们经常发现教育水平高的人们比教育水平低的人们更健康,这种教育程度对健康需求的正影响可以从供给和需求两个方面来解释。从供给方面来讲,首先,高的教育程度会提高健康生产的效率,其投资边际效率更高,如图4-8为高的投资边际效率曲线。高的教育程度可以使人们更好地配合医生的治疗,如遵守医嘱,按时吃药。同时高教育程度者更了解一些病症和不良嗜好的危害,例如肥胖、吸毒、吸烟、酗酒等,可以更好地使用预防医学,如疫苗和癌症筛查,及时发现身体不适。总的来讲,教育程度提升了健康生产效率,使得相同数量的健康生产只需要较少的时间和其他要素投入。其次,教育程度对家庭物品和劳动力市场的生产也有积极的作用,即教育程度有助于提高其工资率。关于工资率对健康需求的直接影响我们在上文已详细介绍,不再赘述。

从需求角度来讲,教育程度会影响人们对健康投资的偏好。高教育程度的人们更理解健康的重要,他们的无差异曲线更陡峭。如图4-9是所示,低教育程度的个人拥有无差异曲线为2,与生产可能性曲线的切点为C。高教育程度的人们拥有无差异曲线为3,与生产可能性曲线的切点为D。教育程度的增加促使人们提高健康需求,增加健康资本存量。但是教育不一定会提高卫生服务的需求数量,高教育程度者健康生产会更有效率,可以使用相对少的卫生服务数量,就可以生产出相同数量或者更多的健康资本。

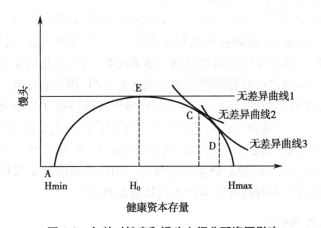

图4-9 年龄对健康和馒头之间分配资源影响

经济学家也试图实证检验了教育和健康之间的关系,但是证实它们的因果关系却并不容易。首先,教育和健康存在双向因果关系,我们上文已经论述了教育程度如何影响健康。理论上讲,健康也会影响教育:健康的年轻人学习成绩会更好,学历更高。由于存在这种双向因果关系,实证研究中教育对健康的作用有可能被高估了。其次,有些因素同时影响着教育程度和健康水平,例如,有远大抱负的年轻人不仅努力学习科学文化知识,而且注意锻炼身体。但是在实际生活中,经济学家们并不能测量这些因素大小,也不能在实证研究中加以控制。以上两个问题均与教育和健康的内生性有关,即人们可以选择教育和健康水平以实现效用的最大化。

四、患病的不确定性

以上模型,我们假设生病天数和未来产出是一定的,没有考虑不确定性(uncertainty)。然而疾病的到来是不可预测的,随时都有可能发生,但也有可能一直不发生。当我们在健康需求理论中加入不确定性以后,之前的健康需求以及健康资本存量就不一定为最佳的了。而且实际生活中,几乎所有的与健康和卫生服务有关的决定均是在不确定性的前提下做出的。人们每年进行身体检查并且遵医嘱就一定能够提高健康水平吗?其实大多数的吸烟者并不会得肺癌和心脏病,吸烟只是增加了患病的可能性,患病与否具有不确定性,受到基因和环境等多种因素的影响。另外,我们还假设其他非健康资产的投资是确定的,这与实际情况也不尽相符,例如,银行存款没有风险但是股票投资是有风险的,利息率也是不断变化的。

患病不确定性对健康投资的影响可以从两个方面来考虑。一方面,增加健康投资提高了健康资本存量,降低了生病的可能性(即不确定性)及生病导致的劳动力市场报酬的损失。人们在劳动力市场的收入与健康有关,如果疾病发生,工资率就会有所降低。为了抵御这一不确定性风险,人们会增加健康投资以便提高健康资本存量,这样也会减少生病的可能性(即不确定性)。如图4-8,不确定性的降低使投资边际效率曲线会从左向右平移。

另一方面,患病不确定还意味着人们既使不增加健康投资也不会生病。相应的,工资率不会改变,健康投资的变动使我们还应该考虑到健康投资边际效率是递减的,沿着投资边际效率曲线滑动。如果没有生病,增加健康投资以后将没有提高工资率,不确定性对健康投资的影响就是负的,因此它降低了健康资本的回报。人们可能有侥幸的心理,认为不进行每年身体检查并不会增加患病的可能性。这两个由于不确定性的影响而产生的不同作用方向正好相反,它们交汇在一起的净作用也要通过实证研究来获得。理论上讲,如果第一个作用大于第二个,不确定性会使人们增加健康资本投资。相反的情况就是保持或者减少健康资本投资,将更多的时间和要素投入到其他方面的生产。

五、卫生服务价格

卫生服务需求作为健康的衍生需求,卫生服务价格也会影响健康需求。一般来讲,人们是不能影响卫生服务价格的,所以在获得医疗服务的过程中,人们是价格的接受者,我们几乎不会看到患者可以跟医生或者医院进行议价,这与其他一般商品需求有所不同。卫生服务价格的变动通过替代效应和收入效应影响着健康需求。经济学研究价格变化对需求数量影响时,发现了两个效应。假设收入一定时,人们只消费两种商品,一种为卫生服务,另一种为食品。当卫生服务价格降低而食品价格不变时,就会出现用卫生服务替代食品消费的现象,因为卫生服务的相对价格下降了,这就是价格下降的替代效应。即使实际收入没有变化,当卫生服务价格下降以后,如果将所有收入都用来购买卫生服务,就可以获得更多的卫生服务数量,即变相地提高了收入,这就是价格下降的收入效应。

1. 替代效应　假设卫生服务价格（如医生的诊疗费和医院药品价格）下降了，普通药店的非处方药价格没有变化，相对自我治疗（自己直接到药房买药）的价格，医生诊疗相对价格有所降低。人们会选择更多地去医院看医生，更多地使用卫生服务，以替代自我医治。这样健康需求就会增加。

2. 收入效应　价格变动不会影响人们的名义收入，但却可以改变人们的实际购买力（名义收入／价格指数）。由于卫生服务是正常商品（normal goods）而非劣等商品（inferior goods），卫生服务价格下降会增加卫生服务需求。这样健康需求也会有所增加。

综上所述，当卫生服务价格下降时，在收入效应和替代效应的作用下，卫生服务需求增加。由于卫生服务需求和健康需求正相关，因此，当卫生服务价格下降时，健康需求增加。相反，当卫生服务价格上升时，健康需求会减少。

知识拓展

早期健康的长期影响

人们早期健康对成人以后健康状况有长期的影响。年轻时的营养摄入对成年以后身体状况的影响非常显著，所以家长们希望孩子能够拥有充足且均衡的饮食。国外研究发现，1944～1945年间荷兰发生的饥荒对这一期间出生婴儿的营养摄入影响显著。年幼时的健康会影响到他们成年以后的身体状况，此研究发现1944～1945年间出生的荷兰人成年以后患糖尿病的可能性大于在1944年之前或者1945年之后出生的其他荷兰人。中国也有同样的例子，中国在1960～1963年间发生了全国范围的大饥荒，中国学者研究发现，在1960～1963年间出生的中国人的健康状况普遍受到大饥荒的影响。与1960年之前或者1963年之后出生的中国人进行比较，出生在1960～1963年间的中国人成年后在体格发育方面存在差距，而且这些健康的差距也影响到他们成年以后的教育水平、职业发展和工资收入等。

第四节　格罗斯曼健康需求理论的应用

格罗斯曼健康需求模型发表至今，已经有40余年了。以此模型为理论基础，开展了众多实证研究应用，研究结果基本验证了此模型的正确性，为我们研究健康需求、健康资本、医疗卫生服务等问题提供了科学依据。本节首先介绍国外研究对格罗斯曼健康需求模型的应用，然后介绍使用中国数据对格罗斯曼健康需求模型的的实证应用。

一、国外健康需求实证研究

格罗斯曼健康需求模型中的一个重要的推论就是，健康不仅是消费品，也是投资品。如何使用数据来分开健康的这两种属性呢？我们可以使用人们的资产

笔记

和整个生命工资来体现健康是投资品这一属性。在实证应用研究中,可以使用两个不同的回归模型来检验健康作为消费品和投资品的作用,其中没有包括资产和整个生命工资的模型可以用来检验健康的纯消费品作用,另一个模型将资产和整个生命工资加入回归分析中同时检验健康作为消费品和投资品的两种作用。

国外学者也从健康投入、闲暇与健康的关系、健康投资预防疾病、生病期间的选择等视角,应用了格罗斯曼的健康需求理论。美国学者通过研究妇女乳腺癌和宫颈癌的早期筛检来验证健康投资的一个重要方面,即预防疾病作用,美国的实证应用研究结果表明,随着年龄的增加,女性使用这些预防医学服务的数量有所降低。这一结论与格罗斯曼健康需求理论的预测是一致的:随着年龄的增长,折旧率上升,维持较高的健康投资是不明智的,女性就会减少乳腺癌和宫颈癌的早期筛选频率。实证应用研究还发现,教育程度与预防筛选的使用正相关,验证了教育程度对健康需求的影响。

对健康生产和整个生命周期中对闲暇的需求也是实证检验格罗斯曼健康需求理论的重要视角,可以重点解释与健康相关的花费以及对闲暇需求的变化如何影响健康生产。国外文献将生活质量指标,包括行动、体力劳动、社会活动、还有患病情况等作为健康变量,发现卫生服务和闲暇消费均会促进健康水平。每增加1%的健康投入将会使健康水平提高0.03～0.05个百分点,而增加1%的闲暇时间将会使健康水平提高0.25～0.65个百分点。

在生病期间,人们对请假休息和看医生的不同选择行为也可以用格罗斯曼健康需求理论来解释。人们得病的概率与健康水平有关,而人们从疾病中康复速度与是否请假休息以及是否看医生的选择行为也有关系。假设只有得病以后才需要治疗,而且完全预防疾病是不可能的,美国研究发现,对所有人而言,疾病对人们的效用总是负的;与身体健康期间相比,生病期间收入对人们的效用更小,因为收入使人们在生病期间消费商品的效用下降;生病后,恢复健康的最优选择依次为,将看病和休息结合起来;其次是请假休息;最次的是只看病不休息。而且体质差的人们生病后恢复的比较慢,生病时女性比男性更多会选择请假休息或者看医生。

二、中国健康需求研究

中国学者对健康需求的研究也取得了一定的成绩。经济发展使中国人民生活水平普遍提高,当温饱解决以后,健康和医疗卫生就被摆到一个更为重要的位置。那么我们应该如何对卫生资源进行配置?如何有效地进行健康生产?如何提高人们的健康资本?上述问题亟待研究。利用中国数据对格罗斯曼健康需求模型的实证应用研究有助于回答上述问题。

利用中国数据的实证研究同样使用了生活质量指标作为因变量来研究健康需求。中国研究显示教育对健康的积极作用在女性群体中比较显著,而对男性的影响并不明显。年龄对健康的影响在中国也很显著:相比女性而言,男性健康状况随着年龄的增长,恶化的程度更大。但是在中国城镇居民中,中国学者没有发现收入或工资率对健康有显著作用。

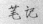
笔记

中国学者对于农村健康需求主要研究了两个重要问题。第一，在中国农村，收入差距对健康是否有显著的影响？如果有影响，影响健康的主要方式是什么？第二，随着中国经济发展，出现了收入差距扩大的趋势，低收入人群的健康是否会变得更为不利。中国学者发现，农村收入差距对健康的影响是显著的，但存在时滞，只有使用面板数据才可以发现这一现象。农村收入差距对健康的影响并不是一成不变的。在收入差距较大时，收入差距对健康的负作用会非常大。而且收入差距对全体人群的作用并不是一致的，对低收入人群的健康更为不利。然而，以上研究忽视了收入本身和收入差距之间的交互作用，而这种相互作用在中国非常显著，但是收入差距对高收入者健康的负作用并不明显。而对于特别高收入者的健康，收入和收入差距的交互作用总和会为正值。也就是说，收入差距使卫生资源向高收入者倾向。相对于中国的低收入差距地区，生活在高收入差距地区的高收入者反而可以得到更多、更优质的卫生服务和拥有更好的健康状况。向低收入家庭提供医疗卫生补助是国际上解决卫生不平等的通行措施。这一交互作用是其他国内外研究收入本身和收入差距对于健康作用文献所忽视的。所以建议中国可以借鉴其他国家对于低收入家庭的医疗卫生补助措施，例如美国的公共医疗补助机制 Medicaid 项目，用法律规范中国的医疗卫生补助方案。

知识拓展

健康不平等

健康不平等泛指存在于不同人群的健康差别，包括一般健康状况、营养摄入、疾病发生率以及医疗卫生服务的获得、使用和质量。不同人群可以定义为种族、城乡、高低收入、不同年龄等，这些都与不同人群的卫生和社会经济因素有关。健康不平等是研究健康需求的重要内容，而且影响健康需求的重要因素，例如工资率、年龄和教育程度也对健康不平等有显著作用。

国外尤其是欧美国家对健康不平等非常重视，相关的研究历史悠久。由于欧美国家高度的城市化和较小的城乡差别，农村和城市之间的健康不平等并不突出。欧美国家健康不平等主要源自种族差别，例如白人和黑人，白人和西班牙裔，合法居民和非法移民。虽然工资收入造成的健康不平等在欧美国家很显著，但是其根源仍然是种族差别造成的收入不均。而且欧美国家要么实行全民医疗，例如英国和加拿大，要么对低收入家庭实行医疗补助，例如美国的公共医疗补助机制 Medicaid 项目，进一步降低了收入差距对健康不平等的影响。

目前，中国健康不平等问题也十分突出。中国的健康不平等与欧美等国家存在显著差异。中国健康不平等主要体现在城乡健康不平等和因收入差距造成的健康不平等，在欧美国家广泛存在种族差别导致的健康不平等在中国并不显著。

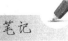

笔记

中国学者也研究了收入和健康的关系是双向的。他们发现,除了收入对健康的影响外,健康对收入也有显著影响。健康作为一种人力资本,关系到收入增长和经济发展,个人健康是决定家庭人均收入的重要因素。

本 章 小 结

1. 健康是一种人力资本。人们最终需求是健康本身,而对卫生服务需求是衍生需求。健康不仅是一种消费品,也是一种投资品。

2. 健康是可以生产的,人们不仅仅是被动地消费卫生服务,而且也可以主动地提高自己的健康资本,其目的是获得更多的健康天数。尽管健康生产会占用时间,但健康生产增加的健康天数使人们获得更多的健康时间,用于劳动力市场的工作或者闲暇消费,以增加个人效用。

3. 工资率高的人们倾向于更多的健康需求,因为这样才能保证他们在劳动力市场上的工作时间,以便获得更多的收入,生病的机会成本对于高工资率的人们来讲比较高。随着年龄的增加,人们的健康需求总体上有一个下降的趋势,因为年老时健康作为投资品的属性大于其作为消费品的属性。教育可以使人们更有效率地进行健康生产,生产同样数量健康天数所需的时间和其他要素成本就会更少,所以高教育程度者能够拥有更多的健康资本。

关键术语

健康需求　（Demand for Health）

健康资本　（Health Capital）

效用　（Utility）

生产函数　（Production Function）

生产可能性边界　（Production Possibility Frontier）

无差异曲线　（Indifference Curve）

预算约束　（Budget Constraint）

均衡　（Equilibrium）

不确定性　（Uncertainty）

健康天数　（Health Days）

折旧率　（Depreciation Rate）

衍生需求　（Derived Demand）

思考题

1. 按照健康需求理论,随着年龄的增加,对健康的需求会有所降低。请问对卫生服务需求也一定降低吗?为什么?

2. 现在你正在考虑是否接种流感疫苗,如果你的工作单位宣布以后每月不

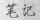
笔记

请病假并且全勤的员工将会每月增加 1000 元工资，你接种流感疫苗的可能性是否会变大？为什么？

3. 两位肝脏患者都需要进行换肝手术才可以维持生命，一位患者为 20 岁的年轻人，另一位患者为 70 岁的老年人。如果只有一个肝脏来源可供手术，结合本章健康需求理论，从健康投资的角度讨论该为哪一位患者进行换肝手术。

4. 你认为医生的卫生服务需求是多于还是少于一位只有高中学历的普通人？

（北京大学中国卫生发展研究中心 方 海）

笔记

第五章

卫生服务需求

通过本章的学习,你应该能够:

掌握 卫生服务需要、需求和卫生服务需求弹性的内涵;掌握卫生服务需求的定理、卫生服务需求的特点、以及影响卫生服务需求的因素;

熟悉 卫生服务需求的相关研究、需求弹性的计算与分析方法以及在卫生领域中的应用;

了解 边际效用理论和卫生服务需求理论。

老王在私企工作20多年,由于工作繁忙、长期膳食不合理和缺乏运动,50多岁就患上了糖尿病、高血脂和脂肪肝。一天晚上老王醒来,感觉心前区刺痛,胸痛加剧后,面色苍白、焦虑不安、全身乏力、皮肤湿冷和大汗淋漓。这时候他意识到可能是心脏病发作! 家人叫来了救护车,老王被送进了医院。老王在企业办理了职工医疗保险,公司还为管理人员购买了商业补充医疗保险。老王在医院得到了及时治疗,并在住院期间进行了心脏搭桥手术。两个月后,老王康复出院。

每个人都有生老病死,也难免受到各种致病因素的影响,需要相应的卫生服务以维护其健康。然而,在现实生活中,当人们遇到疾病威胁时,有的人能够充分利用卫生服务,有的人却未能获得卫生服务或者获得的卫生服务不能满足其健康需要。卫生服务需求是卫生经济学研究的主要内容之一,通过探索卫生服务需求规律,揭示卫生服务需求特点及影响因素,探讨满足人们不断增长卫生服务需求的政策和途径。

第一节 概 述

一、卫生服务需要与需求

1. 卫生服务需要(want) 每个人都有获得医疗服务或者预防保健服务以增进健康、摆脱疾病和减少疾病的主观愿望。通常情况下,卫生服务消费者对自己是否健康和是否需要卫生服务会作出主观判断和要求。卫生服务需要是指卫生服务消费者依据实际健康状况与"理想健康状态"之间的差距而提出对医疗、预防、保健、康复等卫生服务的要求，或者经由医学专业人员根据现有医学知识分析，判断消费者应该获得的卫生服务及卫生服务数量。除了自身感受的医疗保健等健康需要外，由于卫生服务中，医患双方存在信息不对称和医疗卫生服务提供者的代理关系，医方判断的卫生服务需要被消费者认可后，也构成了需要的重要部分。卫生服务需要一般不考虑经济支付能力。卫生服务需要指标通常包括疾病指标、死亡及其构成指标、营养与生长指标、心理指标，以及由这些指标派生出来的一系列指标，如两周患病率、两周应住院率、死亡率、期望寿命、失能调整寿命年等。目前常用疾病指标和死亡指标来反映人群的卫生服务需要，这对揭示不同人群中存在的健康问题、指导卫生服务有重要意义。

2. 卫生服务需求（demand） 社会心理学认为，人的需要是无限的。从这个角度说，人的健康需要也是无限的。由于每个人及社会支付能力是有限的，需要转变为需求，必须有支付能力，需求是有支付能力的需要。因此，卫生服务需求是指卫生服务的消费者（患者）在一定时期、一定的价格水平下，愿意购买且有能力购买的卫生服务及其数量。构成卫生服务需求必须有两个充分必要条件：一是消费者必须有卫生服务需要，即有意愿购买；二是消费者能够购买，即有支付能力。如果消费者有卫生服务需要，不管是个人还是医疗专家判断的卫生服务需要，没有相应的支付的能力，都就不能形成消费者的卫生服务需求。反之，消费者有购买卫生服务的能力，却没有卫生服务需要，也同样不能形成卫生服务需求。

通常情况下，卫生服务对个人与社会十分重要，它是维护劳动力，促进经济与社会发展的力量，也是人类必需的。因此，各国政府或者组织均致力于建立第三方支付的制度，即建立医疗保险或卫生保健制度以保障居民卫生服务的公平性与可及性。卫生服务需求通常与卫生服务利用相一致，它们的指标包括：门诊两周就诊率、两周内就诊次数、人群住院率、疫苗接种率等。

卫生服务需求根据其迫切性和重要性，可以分三类：一是维持生命的卫生服务需求，即指危及患者生命的危、急、重症的医疗卫生需求，如本章开头案例中的老王，他患的急性心肌梗塞。这类需求涉及生与死的选择，因此，十分迫切。医疗服务价格对该类需求影响不大，并不会因为价格的上升（或下降）而导致需求的大幅度下降（或者上升）；二是一般性卫生服务需求，指一些不威胁生命的疾病，以及一些不适的病症的需求。医疗服务价格的变化对该类服务需求影响较大；三是预防保健性的卫生服务需求，它指因疾病预防和健康保健而产生的需求，这类服务的消费需求不迫切。该类需求一般情况下对价格变化反应不大，如果降低到一定程度或者免费提供，需求才会大幅上升。

3. 卫生服务需要与需求研究的政策意义 卫生服务需要与需求的研究意义在于它们可以作为资源配置的依据。如果一个国家或者地区根据卫生服务需要来配置卫生资源，可导致资源配置效率低。原因在于：若估计的资源配置高于实际利用，居民卫生服务支付能力不足，导致配置的卫生资源利用不高，产生配置

笔记

的卫生资源大于实际利用量,使得卫生资源过剩或者闲置;若估计的资源配置低于实际利用,就会出现资源配置不足,出现排队候诊,候诊时间过长浪费病人的时间。例如,美国 20 世纪 40 年代根据希尔 – 伯顿(Hill-Burton)公式来进行医院床位规划,其配置标准为每千人配置 4.5 张床,结果造成一些地区(经济落后地区)床位利用不足,而另一些经济发达地区床位不足,卫生资源配置效率不高。需要只是影响需求的因素之一,不是服务利用的唯一决定因素。

如果一个国家或地区根据卫生服务需求来配置卫生资源,可以提高卫生资源的配置效率。根据支付能力的需要即需求来确定资源配置,可以提高资源配置效率。但是,一部分支付能力差的人群(如贫困或者低收入者),由于缺乏支付能力使其需要不能转化为需求,导致卫生服务分配和利用的不公平性,影响或者降低支付能力弱的群体健康。因此,选择根据卫生服务需要还是需求来配置卫生资源,本质上是选择通过计划手段还是市场手段来配置卫生资源。

二、卫生服务需求函数、需求曲线和需求定理

1. 卫生服务需求函数　卫生服务需求是有支付能力的卫生服务需要,因此,凡是影响支付能力和卫生服务需要的因素,都会对卫生服务需求产生影响。如果把影响卫生服务需求量的所有因素作为自变量,把卫生服务需求量作为因变量,就可以用函数关系表述卫生服务需求量和这些影响因素之间的依存关系。这个函数就是卫生服务需求函数:

$$Q_d = f(T, I, P, Px、E...)$$

其中,Q_d 代表卫生服务的需求量,T 代表偏好,I 代表收入,P 代表该项卫生服务的价格,Px 代表相关卫生服务的价格,E 代表消费者对未来的预期,还有其他影响因素等等。

经济学认为,价格是影响消费者需求的最主要的因素。因此,假如影响卫生服务需求的其他因素不变,只研究价格这一影响因素,则函数关系变为:

$$Q_d = f(P)$$

其中,Q_d 表示某项卫生服务的需求量,P 表示该项卫生服务的价格。

2. 卫生服务需求曲线　在经济学中,需求曲线(curve of demand)描述某种商品价格和需求量之间的关系,因为消费者消费某种商品的数量受该商品价格的影响,在卫生服务市场中,卫生服务需求者的需求数量和该服务的价格也有直接关系,而且卫生服务需求量与卫生服务价格之间有一一对应关系,把这些对应关系用图示法表示,就得到一条曲线,这条曲线就是卫生服务需求曲线。需求曲线可以是直线如图 5-1 所示,纵轴 P 表示卫生服务价格,横轴 Q 表示卫生服务需求量,曲线 D 线就是卫生服务需求曲线。需求曲线也可以是曲线如图 5-2(1)所示。直线还是曲线则由价格与需求的关系决定。

3. 卫生服务需求定理　从图 5-1 和图 5-2(1)中可以看出,卫生服务需求曲线是向右下方倾斜的,就是说该曲线的斜率是负值。这说明,在其

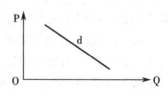

图 5-1　卫生服务需求曲线

他条件不变的情况下,卫生服务需求量与其价格之间存在反向的依存关系,也就是说,卫生服务需求量随着卫生服务价格上升而下降,随着卫生服务的价格下降而上升。这就是卫生服务需求规律,也称卫生服务的需求定理(law of demand),这是经济学需求规律在卫生服务领域的应用。

三、卫生服务需求变动和卫生服务需求量变动

如前所述,当其他因素不变,只有价格变动时,卫生服务的需求量也随之改变。在需求曲线上表现为一条既定的卫生服务需求曲线上点的位置的移动,如图 5-2(1),这就是卫生服务需求量的变动。如果卫生服务本身的价格不变,但由于其他影响因素改变而导致卫生服务需求量的变动,称之为需求的变动。如图 5-2(2)所示,价格为 P_0,需求曲线从 D_0 右移到 D_1,需求量 Q_0 增加到 Q_1,表示需求增加;需求曲线从 D_0 左移到 D_2,需求量 Q_0 减少到 Q_2,则表示需求减少。卫生服务需求的变动分为合理的变动和不合理的变动。通过健康教育,人们改变了不良的生活方式,如吸烟的人数大幅度下降,使得肺病患者大量减少,对卫生服务的需求也随之减少,这种需求的减少是合理的变动。又如通过健康教育,人们增强了对流感疾病预防的认识,从而增加了对流感疫苗的需求,这种需求的增加也是合理的变动。

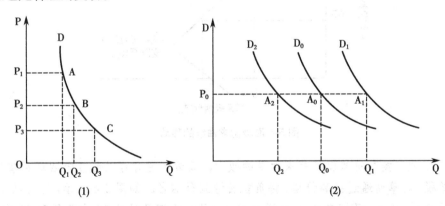

图 5-2　卫生服务需求变动与卫生服务需求量的变动

案例

减少香烟需求量的两种干预方法

吸烟可以导致呼吸道疾病和肿瘤,因此一个重要公共卫生政策是减少吸烟数量。通常情况下,可以通过两种经济方法来实现这个目标。

1. 通过香烟的需求曲线的移动,即需求改变(需求减少)实现减少吸烟数量。主要方法是通过公益广告、香烟上标识"吸烟有害健康"的警示语及图标、禁止电视香烟广告等,实现在既定价格下,香烟的需求量减少。若该政策奏效,需求曲线就会向左移动。如图 5-3 所示,香烟价格在 10 元 / 包时,通过健康教育与健康干预,使得曲线向左移动,即发生需求变动,使得吸烟者从 A 到 B,吸烟的数量每天从 20 支下降到 10 支。

笔记

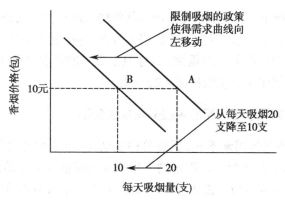

图 5-3　需求曲线的移动

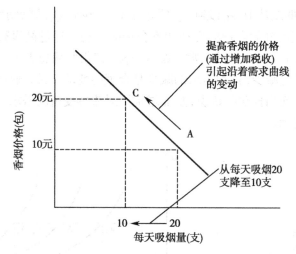

图 5-4 沿着需求曲线的移动

2. 通过提高价格促使需求数量的减少。政策制定者可以通过向烟草商增加烟草税，烟草商通过提高价格，将负担转嫁到吸烟者。如图 5-4 所示，价格从 10 元提高到 20 元，吸烟者从 A 点滑向 C 点，导致吸烟数量从 20 支降低到 10 支。这时需求曲线没有改变，只不过是一条曲线上点的移动，是需求量的变动。

吸烟者对价格变动的反应大小如何？卫生经济学家们试图通过研究烟草税的改变影响价格，价格变动导致需求量的变化回答上述问题。国外的经济学家们发现：香烟价格上涨 10%，会使需求量减少 4%。深入调查不同人群，研究者发现，年轻人对价格特别敏感，价格上升 10%，青少年的香烟量消费数量减低 12%。这个问题我们可以通过需求弹性来进一步讨论。

第二节　卫生服务需求弹性

一、弹性与需求弹性

1. 弹性（elasticity）　弹性是借鉴物理学中的一个概念，指某一物体对外力

笔记

的反应程度,由阿尔弗雷德·马歇尔将其引入经济学中。经济学的弹性是指经济变量之间存在函数关系时,因变量对自变量变动的反应程度。弹性的大小一般用弹性系数来表示。假如 X 为自变量,Y 为因变量,E 为弹性系数,则弹性系数的公式为:

$$E_d = \frac{Y变动的百分比}{X变动的百分比} = \frac{\Delta Y / Y}{\Delta X / X} = \frac{\Delta Y}{\Delta X} \times \frac{X}{Y}$$

弹性可分为点弹性和弧弹性。点弹性则是曲线上某一点的弹性,弧弹性是衡量曲线上某两点之间的平均弹性。

2. 需求弹性　需求弹性可分为需求的价格弹性、需求的收入弹性和需求的交叉弹性。其中最重要的是需求价格弹性。如果没有特殊说明,需求弹性一般就是指需求价格弹性。

二、卫生服务需求价格弹性

1. 卫生服务需求价格弹性的概念　卫生服务需求价格弹性(price elasticity of demand)是指卫生服务需求量变动对价格变动的反应程度。卫生服务需求的价格弹性系数等于需求量变动的百分比除以价格变动的百分比。假如用 E_d 表示卫生服务需求的价格弹性系数,用 Q 和 ΔQ 分别表示卫生服务需求量和需求量的变动量,用 P 和 ΔP 分别表示卫生服务价格和价格的变动量,则

$$E_d = \frac{卫生服务需求量变动的百分比}{卫生服务价格变动的百分比} = \frac{\Delta Q / Q}{\Delta P / P} = \frac{\Delta Q}{\Delta P} \times \frac{P}{Q}$$

因为需求量和价格的变动是反向的,需求曲线是一条向右下倾斜的曲线,所以,卫生服务需求价格弹性系数是负值。为了便于说明,通常取其弹性系数的绝对值。

2. 卫生服务需求价格弹性类型　根据卫生服务需求弹性系数绝对值的大小,可以将需求弹性分为五类。

第一,|Ed| = 0,称为需求完全无弹性,表示价格的变动对需求量变动无影响,需求曲线与横轴垂直,如图 5-5(1)所示。例如特效药,因为关系到生命的存亡,所以价格变化对其需求无影响。

第二,|Ed| = ∞,称为需求弹性无穷大,表示在既定价格水平时,需求量是无限的,而一旦价格高于既定价格,需求量即为零。说明卫生服务的需求变动对其价格变动异常敏感。需求曲线与横轴平行,如图 5-5(2)所示。现实中这是一种罕见的极端情况。

第三,|Ed|>1,称为需求富有弹性,表示需求量变动的比率大于价格变动的比率,需求曲线较平坦,如用 5-5(3)所示。例如:医院自主定价的非基本医疗服务项目。

第四,|Ed|<1,称为需求缺乏弹性,表示需求量变动的比率小于价格变动的比率,需求曲线较陡峭,如图 5-5(4)所示。例如基本医疗服务项目。

第五,|Ed| = 1,称为需求单位弹性,表示需求量的变动等于价格变动的比率,需求曲线为直角双曲线,如图 5-5(5)所示。这也是现实中较少见的情况。

笔记

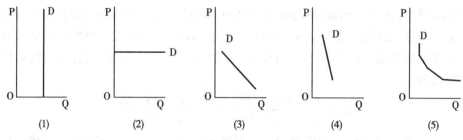

图 5-5　卫生服务需求弹性的五种类型

3. 影响卫生服务需求价格弹性的因素　由于卫生服务关系到人的生命安危，绝大多数经济学家们证实卫生服务的需求价格弹性很小。Newhouse 等学者调查发现医疗服务的价格弹性是 0.22；学者 Eichner 估计的价格弹性是 0.62～0.75。尽管测算差距较大，大多数卫生服务需求弹性系数的绝对值一般在 −0.1～0.7 之间。Manning 等学者估算的住院价格弹性在 0.1～0.2 之间；学者 Cornwell 和 Mitchell 估算外科医疗服务价格弹性在 0.14～0.17 之间；学者 Stano 估算医师服务价格弹性为 0.16。因此，不同的卫生服务其需求弹性系数可以不同，而影响卫生服务需求弹性的因素，主要包括以下几个方面：

（1）卫生服务替代品的可获得性：一般说来，一项卫生服务的替代品越多，替代品的可获得性越大。当该项卫生服务价格上升或者替代产品价格下降，卫生服务就可能被替代产品所更替，造成需求数量大幅度下降，因此，该项卫生服务的需求弹性就大；反之，替代产品少，卫生服务的需求弹性就越小。例如，内科服务比外科服务更容易找到替代性治疗措施，所以，内科卫生服务的需求弹性比外科大。

（2）卫生服务需求的紧迫性和强度：卫生服务需求越紧迫，选择的余地就越小，其需求弹性就越小，反之，需求弹性就越大。例如关系到患者生死存亡的卫生服务，其需求弹性就小，而对于一些保健性卫生服务，需求弹性就较大。如必需品往往是紧迫的，一般情况下，必需品的需求常常缺乏弹性，而非必需品弹性较大。如急诊服务涉及患者的生死存亡，服务价格对急救服务的需求影响就小，价格弹性就小。

（3）卫生服务费用水平在消费者总支出中所占比例大小：所占比例大，其需求弹性就大；反之，其需求弹性就小。例如，挂号费在消费者预算中所占比例小，当挂号费的上升和下降时，不会引起门诊服务量的大幅度改变，故弹性小。如北京实施基本药物制度后，提高门诊诊疗费，导致门诊量降幅低于价格的上升幅度。而住院服务费用高，占消费者费用预算比例高，价格的变动影响患者支付能力，影响可及性，住院人数的变化较大，需求弹性大。

（4）与第三方支付能力相关。第三方付费能力越强，个人支付比例越小，弹性就小。如图 5-6 所示，当医保实施

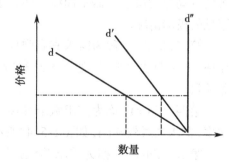

图 5-6　第三方付费对需求的影响

后,需求曲线从 d 改变为 d′。若不需要患者付费,需求曲线变为 d″,需要等于需求,弹性系数为 0。

(5)卫生服务或者医用产品存续时间的长短。卫生服务存续时间短,消费者很难在短时间内找到替代性卫生服务,其需求弹性就小,比如急诊服务;若卫生服务存续时间长,消费者有时间寻找替代性卫生服务,其需求弹性就大。

4. 总收益与卫生服务需求价格弹性的关系　当某种卫生服务的价格变动时,该卫生服务的需求价格弹性的大小与该卫生服务得到的收益变动密切相关。总收益(total revenue)与消费者的总支出相等,即价格和需求量的乘积(P × Q),见图 5-1。价格变动引起需求量的变动,从而引起消费者支出或生产者收益的变动。当卫生服务的需求价格弹性大小不同时,价格变动所引起的总支出或总收益的变动是不同的。需求价格弹性与总收益的关系一般可分为三种情况。

第一种情况:当卫生服务为需求缺乏弹性,即 |Ed|<1 时,价格降低会减少总收益,相反,价格提高会增加总收益,即卫生服务的价格和总收益呈同方向变动。这是因为,当卫生服务需求缺乏弹性时,价格下降所引起的需求量增加率小于价格的下降率,这意味着需求量增加所带来的总收益增加量并不能全部抵消价格下降所造成的总收益减少量,所以,价格下降最终带来的是总收益减少;同理,价格提高将最终带来总收益增加。在现实中,经济学中的"谷贱伤农"就说明了这个道理。因为农产品一般为需求缺乏弹性商品,降低农产品价格则会导致农民的总收益减少。

第二种情况:当卫生服务为需求富有弹性,即 |Ed|>1 时,价格降低会增加总收益,相反,价格提高会减少总收益,即卫生服务的价格和总收益呈反方向变动。这是因为,当卫生服务需求富有弹性时,价格下降所引起的需求量增加率大于价格的下降率,这意味着价格下降所造成的总收益减少量必定小于需求量增加所带来的总收益增加量,所以,价格下降最终带来的是总收益增加;同理,价格提高将最终带来总收益减少。在现实中,卫生服务的提供者应对这类卫生服务实行"薄利多销",即降低卫生服务价格可增加总收益。

第三种情况:当卫生服务为需求单位弹性,即 |Ed| = 1 时,价格无论降低还是提高,都不会引起总收益变动。这是因为,当卫生服务为需求单位弹性时,价格变动所引起的需求量变动率和价格变动率相等,这意味着价格变动所带来的总收益增加量或减少量刚好抵消需求量变动所带来的总收益减少量或增加量,所以,无论价格降低还是提高,最终带来的是总收益固定不变。

对供给者来说,把握卫生服务的需求价格弹性并且利用价格杠杆,可以获得更多经济效益;然而,对于政府决策者来说,对缺乏弹性和需求刚性的卫生服务应该实行价格的严格管理,对弹性大的卫生服务可以放开管理。因此,正确认识和研究价格与需求之间的这种内在联系,对制定医疗价格政策,正确发挥价格杠杆对医疗服务的调节作用,具有重要的现实意义。

三、卫生服务需求收入弹性

需求收入弹性(income elasticity of demand)是指收入变动引起需求量变动的

程度。通常通过需求收入弹性系数来反映，弹性系数是需求量变动的百分比除以消费者收入变动的百分比。

$$需求收入弹性系数E_I = \frac{卫生服务需求量变动率}{消费者收入的变动率} = \frac{\Delta Q/Q}{\Delta I/I} = \frac{\Delta Q}{\Delta I} \times \frac{I}{Q}$$

根据需求收入弹性大小，以下将产品或者服务分为三类：

1. 当 $0 < E_I < 1$，该产品或者服务称为正常品。即收入增加，会增加卫生服务的消费，但是，消费增加的幅度低于收入的增加。一般该产品或者服务为必需品，随着收入增加，消费者会增加购买；

2. 当 $E_I > 1$，该产品或者服务为奢侈品或者高档品，收入的增加会导致消费该类产品或服务的消费大幅增加，消费的增长率大于收入增长率；

3. 当 $E_I < 0$，该产品或者服务为劣等品，收入的增长不仅不增加该产品或者服务的消费，反而减少消费。

从经济学的角度分析，不同卫生服务的需求收入弹性不同。通常情况下，卫生服务是正常品或者高档品。大部分研究表明，卫生服务的需求收入弹性一般大于1，说明居民收入增长后，卫生服务消费的较大幅度增加。如中国卫生费用包括医药费用的增长快于经济增长和收入增长幅度，反映在卫生费用和医药费用占在 GDP 比重的上升和个人支出比重的上升，说明卫生费用的 GDP 弹性和卫生服务的收入弹性较大，因此，卫生服务属于高档品。从卫生服务的收入弹性看，随着经济和收入的增长，未来卫生服务的需求与支出会更快速增长。

四、卫生服务需求交叉弹性

卫生服务需求交叉弹性（cross elasticity of demand）是指一种卫生服务的需求量对另一种卫生服务价格变动的反应程度。

$$需求交叉价格弹性E_{xy} = \frac{卫生服务Y需求量变动率}{卫生服务X价格变动率} = \frac{\Delta Q_y}{\Delta P_x} \times \frac{P_x}{Q_y}$$

卫生服务需求交叉弹性显示不同卫生服务之间的替代性或互补性。例如磁疗与按摩是替代品，它们之间的需求交叉价格弹性为正值，即 $E_{xy} > 0$，就是说如果磁疗服务的价格上升，按摩服务的需求量就会增加；相反，如果按摩服务的价格上升，磁疗服务的需求量就会增加。例如注射器和注射液是互补品，必须同时使用才能完成注射服务。其需求交叉价格弹性为负值，即 $E_{xy} < 0$，也就是说如果注射器的价格大幅上升，注射液的需求量就会下降；相反，如果注射液的价格上升，注射器的需求量就会下降。

如果 $E_{xy} = 0$，表示 XY 两种卫生服务之间没有关系。

卫生服务需求弹性理论不仅是卫生经济研究的重要分析工具，而且是卫生管理部门制定决策的重要依据。在卫生服务筹资政策、补偿政策、卫生服务价格政策等方面，利用不同卫生服务的需求价格弹性、需求收入弹性、需求交叉价格弹性等工具，实施不同的策略。因为卫生服务需求弹性理论可以比较准确和具体地分析卫生服务需求与价格以及其他影响因素之间的相互关系，卫生服务机构也可以根据卫生服务需求弹性的大小进行卫生服务分类，并在此基础上确定

笔记

相应的卫生服务价格。在调整卫生服务价格时,则可以根据该项卫生服务自身的价格弹性及其替代品和互补品的价格弹性进行相应的调整。

第三节　卫生服务需求影响因素

影响卫生服务需求的因素是多方面的,有些来自卫生服务消费者,有些来自卫生服务供给者,有些来自卫生服务筹资方,有些来自于上述因素的相互作用。因为需求研究消费者行为,所以凡是影响患者(消费者)的支付能力和需要的因素都会影响卫生服务需求。概括起来,影响卫生服务需求的因素有以下几个方面。

一、影响需求的经济因素

由需求的定义出发,影响患者(或卫生服务消费者)的支付能力与支付方式的因素都会影响卫生服务需求。这些因素主要是经济因素,包括:卫生服务的价格、消费者的收入、其他卫生服务的价格、消费者对未来卫生服务供应价格的预期等,其中,卫生服务价格和消费者收入是主要的影响因素。

1. 消费者的收入　收入越高,消费者对卫生服务的支付能力越强,对卫生服务的需求也越多;反之,收入越低,消费者对卫生服务的支付能力越弱,对卫生服务需求也越少。

2. 卫生服务价格　前面分析的卫生服务需求规律告诉我们,卫生服务需求受卫生服务价格的影响。当消费者的收入在一定时期内保持不变,而卫生服务价格上涨时,消费者会感到实际购买力下降,即相对收入下降,因而减少卫生服务需求。这种因商品价格变化后实际收入发生改变进而影响需求的现象称为收入效应。价格越高,卫生服务需求量越少;价格越低,卫生服务需求量越多。

3. 医疗保障制度　不同医疗保障制度影响患者的支付能力,从而影响其需求。在免费医疗制度下,人们不需要支付医疗费用,因此,这部分人的需求就等于需要;而自费病人,受支付能力的影响,可能出现有病不治的情况,他们的需要就无法转变为现实的需求。目前,由于中国城乡之间和人群之间的医疗保障制度的差异性,需求存在较大的差异,值得关注。

4. 其他卫生服务的价格　不同卫生服务之间存在三种关系:互补关系、替代关系和没有关系。在效用上能相互替代的商品称为替代商品,如茶叶与咖啡;在效用上相互补充的商品称为互补商品,如汽车与轮胎。在经济学上,因商品相对价格的变化对需求产生的影响称为替代效应。一般而言,卫生服务的需求与其替代品价格是正向变动关系,也就是某项卫生服务的需求量随着其替代品价格的上升而增加。例如,结石患者,通常用手术或药物解除病痛,当手术除去结石的费用上涨后,有些消费者就会寻求药物治疗而放弃手术治疗。相反,互补商品价格上升,对卫生服务的需求量将会下降。例如,注射器和注射液,如果注射器价格上涨,消费者就会减少注射器的需求量,从而也减少注射液的需求量。

5. 消费者对未来卫生服务供应价格的预期　如果消费者预期未来的医疗费

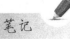
笔记

用可能上涨,他们就会增加对现在卫生服务的需求,相反,如果消费者预期未来的医疗费用可能下降,他们就会减少对现在卫生服务的需求。例如,中国开展"个人账户加大病统筹"的医疗改革地区,由于消费者预测今后自付的医疗费用上升,所以,在改革以前,许多医院出现了手术爆满,配药排长队的突击消费,大大增加了对现时的卫生服务的需求量。

6. 消费者对收入的分配方式 消费者对自己的收入往往有一个使用计划,一部分用于储蓄以备将来之需,一部分用于投资以期增值,一部分用于现期消费。所以,如果储蓄和投资所占的比例大,用于现期消费的资金就少,对卫生服务的需求也会相应减少;相反,如果储蓄和投资所占的比例小,用于现期消费的资金就相对较多,对卫生服务的需求也会相应增加。

二、影响需求的非经济因素

1. 健康因素 健康因素是消费者产生卫生服务需求的原始动力,卫生服务需求来自人们的健康需求。当人们的健康状态下降进而发生疾病时,人们感受到的是疾病带来的痛苦和不适,以及这种痛苦和不适对人们的工作、生活、学习等多方面带来的不利影响,此时消费者需要重新获得健康和良好的感觉。相反,处于良好健康状态的人们可以为家庭和本人创造更多的收入,享受更多的生活乐趣。所以,当人们身体不适时需要利用卫生服务来增进健康,从而增加了对卫生服务的需求。卫生服务需求是健康需求的衍生需求。

2. 人口因素 卫生服务需求的主体是人,所以人口因素对卫生服务需求会产生重要影响。它包括人口数量、人口年龄结构、人口分布、受教育程度、家庭状况等,其中,人口的数量和年龄结构是最重要的影响因素。

(1)人口数量:人既是生产者,也是消费者。从卫生服务消费的角度分析,在其他条件既定的情况下,人口数量与卫生服务消费的需求量是同向变动。人口数量越多,对卫生服务的需求量也就越大。由于中国人口众多,基数大,尽管中国卫生服务的供给能力在逐年提高,但其中很大一部分被新增人口抵消了,所以全体中国居民卫生服务消费水平上升缓慢。

(2)人口年龄结构:人口年龄结构是指一个国家或地区总人口中各年龄组人口所占的比例。不同年龄组的人,对卫生服务需求是有差别的,一般来说,老年人在总人口中所占比例越大,对卫生服务需求量也越大。因为,成人人体的各项机能随着年龄的增长而衰退,机体抵抗力也不断下降,到了老年,各种老年性疾病、慢性病的发病率也逐步提高,所以,老年人的就诊率高,住院时间长,卫生服务的消耗量也就大。另外一个群体是婴幼儿。婴幼儿抗病能力弱,发病率高于青壮年,对卫生服务的需求相对也较多。

(3)人口分布:人口密度大的地区,卫生服务需求量就大,反之,卫生服务需求量就小。而人口的地理分布与自然环境有密切关系。一般来说自然环境较好的地区,人口密度也大,对卫生服务的需求量也大。当然,有些自然环境较差的地区如气候条件恶劣或环境污染严重的地区,也会加大对卫生服务的需求。

(4)受教育程度:这个因素从两方面影响卫生服务需求。一方面,接受教育

笔记

较多的人,他的预防保健知识相对也较多,平时对身体也比较关注,当身体出现不适时,往往会主动及时就医,对卫生服务的需求会增加,尤其是疾病预防方面的卫生服务需求会增加,相反,受教育程度较低的人,由于缺乏卫生保健知识,对身体的关注度不够或者无法关注,平时对卫生服务的需求也不多。另一方面,由于受教育程度较高的人自我保护意识较强,平时有良好的卫生生活习惯,从而减少了对卫生服务的需求,而受教育程度较低的人,容易养成有损健康的不良生活方式和生活习惯。一旦发生疾病往往就比较严重,对卫生服务的需求会大量增加。

（5）家庭状况:家庭状况包括婚姻状况和家庭人口状况,独身、鳏寡和离婚者比有配偶者的卫生服务需求量大,因为他们的身心多少都有过伤害,与有配偶者相比较更易发生身心疾病。另外,随着工作生活节奏的加快,工作压力的加重,人们在工作之余都希望有个轻松温暖的家庭环境,以此放松身心。在关系和谐的大家庭中生活的人,心情愉快,对卫生服务的需求也随之减少。

消费者的住房条件如住房结构、住房面积、住房布局等也会对卫生服务需求产生一定影响。如果消费者长期生活在阴凉潮湿和背光不通风的居住环境中,就容易患哮喘和佝偻病等疾病,增加了对卫生服务的需求。相反,消费者如果长期生活在空气清新和环境优美的居住环境中,也会减少对卫生服务的需求。

3. 消费者偏好　消费者对各种卫生服务都有自己的主观评价,这种评价一旦成为一种个人偏好,就会影响消费者对该卫生服务的需求。例如,老年人和年青人对中医和西医的偏好有所不同。老年人看中医的比例要比年青人大,因为,老年人更相信中医的调理功能,而年青人更喜欢西医的方便快捷。

4. 社会文化因素　这里所说的社会文化因素是广义的,包括人们的价值观念、健康观念、道德观念及风俗习惯等等。观念对人们的消费行为产生相当大的影响。比如人们对乙肝病人和艾滋病人的误解和歧视,会影响这些病人的就医行为。

5. 时间因素　卫生服务需求中的时间因素包括两个方面:一是医疗服务网点的布局与消费者居住地的距离是否适宜,在寻医路途上花费的时间是消费者考虑的第一个时间因素;二是到医疗机构后就诊过程中的时间消费是否适宜,这是消费者考虑的第二个时间因素。随着社会竞争的激烈和生活水平的提高,人们对时间的利用率越来越高,也越来越珍惜时间。所以,尽量缩短消费者的就诊往返时间和候诊时间成为卫生主管部门和医疗机构必须解决的问题。

6. 卫生服务供给者　在非卫生服务市场中,消费者可以根据自己的意愿和支付能力来挑选自己喜欢的商品,但是,在卫生服务这一特殊的领域中,消费者是被动消费,主动权掌握在医务人员手中。所以,卫生服务需求直接受卫生服务供给者的影响。医务人员虽然会考虑消费者的利益和承受能力,但在中国目前卫生服务价格普遍偏低和卫生投入没有到位的大环境下,由于受经济利益的驱动,同时出于自我保护的需要,以避免因可能的误诊导致不必要的医疗纠纷,卫生服务供给者总是尽可能向消费者提供更多的检查治疗服务以及药品,其中包含诱导需求。最严重的就是不必要的外科手术。

笔记

93

第四节 卫生服务消费者行为理论

消费者的消费行为取决于消费者的购买动机,而购买动机主要来自其购买欲望。由于效用是一种主观心理感觉,因此一种物品的效用会因人而异,因时因地而异。不同的经济学家对效用也有不同的分析。这里介绍两种效用分析方法。

一、基数效用论

基数效用论(cardinal utility)也称为边际效用分析法(marginal utility analysis)。这种理论假论卫生服务作为一种商品对一个人的效用可以用基数 1、2、3、4...n 来测量,人们在一定时间内消费卫生服务的总满足程度称为总效用,用 U_1、U_2、U_3…U_n 分别表示消费者消费 1、2、3…n 个卫生服务时的效用,用 TU 表示总效用,则 TU= $U_1+U_2+U_3+\cdots+U_n$。如果用函数关系表示,TU =f(Q),其中的 Q 表示卫生服务消费量。

边际效用(marginal utility)是指消费者消费商品或劳务时最后增加或减少的一单位商品或劳务所感受到的满足程度的变化。例如一个病人患病住院,从第一天(H_1)住到第 4 天(H_4),第一天到第四天的效用数值分别为 $U_0U_1 > U_1U_2 > U_2U_3 > U_3U_4$,可以看出,随着住院天数的增加,产生的效用减少,这就是边际效用递减规律(见图 5-7)。经济学认为消费者随着其消费商品数量的不断增加,获得的总效用的增量在逐渐减少,也就是边际效用逐渐减少。这种现象经济学称为边际效用递减规律。边际效用递减的原因有两个:首先,消费者受生理或心理因素的影响。理论上讲人类的欲望是无限的,但在现实中因受生理等因素限制,人的需要是有限的。一般最初的欲望是最强烈的,所以消费者消费第一单位商品时获得的满足感也是最大的。随着商品消费数量的不断增加,消费者的欲望在不断减少,其满足程度也在相应减少。其次,商品用途的多样性。一种商品往往有几种用途,消费者一般先满足最重要的用途,也就是效用最大的用途,然后满足次要的用途,所以前一单位商品的效用往往大于后一单位商品的效用。

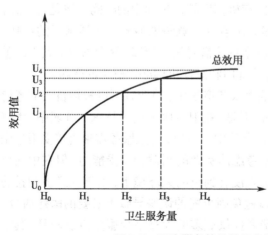

横坐标:卫生服务数量
纵坐标:效用数值
$H_0H_1 = H_1H_2 = H_2H_3 = H_3H_4$
而相应的效用数值:$U_0U_1 > U_1U_2 > U_2U_3 > U_3U_4$
效用值随着卫生服务数量的增加而减少,这就是边际效用递减,即边际效用递减规律

图 5-7 卫生服务的总效用曲线边际效用

边际效用递减规律要求：第一，任何满足需求的消费应该在一定的合理范围内，原则上边际消费数量产生的效用数值应该大于 0，否则，消费行为不能实现效用最大化；第二，当一个消费者消费 N 种产品或者服务，消费者必须当最后一元钱投资在任何一个产品或者服务时产生的效用一样，该消费者才能实现效用最大化。这一效用最大化可以通过反证法来证明，即当最后一元钱投入到不同产品或服务消费产生的效用值不相等，那么，该消费者前面的消费投入没有效用实现的最优化，原因是该消费者没有减少效用低的消费，增加效用高的消费。

二、序数效用论

序数效用论（ordinal utility）认为效用只有次序，没有数量关系。这种理论认为任何人消费某种卫生服务时很难求出某单位消费量对自己产生的效用有多大。为了比较不同消费者在使用同种卫生服务带来的效用，用序数第一、第二、第三……来表示满足程度的方向与顺序，并作为消费者选择商品的依据。

序数效用论通过无差异曲线来分析，所以又叫无差异曲线分析法。无差异曲线（indifference curve）是指在一定时间、一定环境和技术水平下，消费者消费两种同等效用商品的不同组合的曲线，图 5-8 中的 I1、I2、I3 曲线。

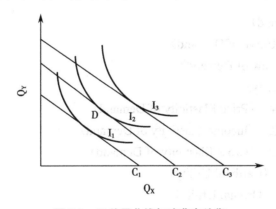

图 5-8　无差异曲线与消费者均衡

无差异曲线是一条凸向原点而且向右下方倾斜的曲线，斜率是负值。无差异曲线上的任何一点表示消费者消费商品 X 和 Y 时获得的总效用相等，而 I1、I2 和 I3 分别表示商品 X 和 Y 带给消费者不同的满足程度。在现实生活中，消费者对两种可替代商品的需求是多种多样的，所以无差异曲线有许多条。但是，任何两条无差异曲线不能相交，而且离原点越远，表示消费者获得的效用越大。

图 5-8 中的 C_1、C_2 和 C_3 曲线分别表示三条预算线。预算线（budget line）是指消费者在收入和消费的商品价格既定的条件下，消费者能够购买不同商品数量的最大组合。但一条消费预算线上的任何一点表示消费者购买的商品价格总和等于消费者预算。

预算线实际上是收入和价格一定时的消费可能性曲线，一旦收入或价格改变，预算线也将相应改变。当消费者预算与无差异曲线相切（图 5-8 中 I_2 和 C_2 相切的 D 点）时，消费者获得的效用最大，这个点称为消费者均衡点。

笔记

本 章 小 结

1. 卫生服务需求是指卫生服务的消费者(患者)在一定时期和一定的价格水平下,愿意购买且有能力购买的卫生服务及其数量。构成卫生服务需求必须有两个充分必要条件:一是消费者必须有卫生服务需要,即有意愿购买;二是消费者能够购买卫生服务,即有支付能力。

2. 卫生服务需求弹性可分为需求价格弹性、需求收入弹性和需求交叉弹性。其中最重要的是需求价格弹性。分析卫生服务需求价格弹性类型、影响因素以及与总收益的关系,对卫生服务的提供者和卫生政策的制定者具有重要的现实含义。

3. 卫生服务消费者行为理论主要通过基数效用论和序数效用论来分析。经济学中的生产什么和如何消费的问题,主要应用前者的边际效用递减规律和后者无差异曲线来分析确定消费以实现消费效用的最大化。

关键术语

需求　(Demand)

需求曲线　(Curve of Demand)

需求定理　(Law of Demand)

弹性　(Elasticity)

需求价格弹性　(Price Elasticity of Demand)

需求收入弹性　(Income Elasticity of Demand)

需求交叉弹性　(Cross Elasticity of Demand)

基数效用论　(Cardinal Utility)

序数效用论　(Ordinal Utility)

预算线　(Budget Line)

无差异曲线　(Indifference Curve)

思考题

1. 卫生服务需要和卫生服务需求有什么区别和联系?

2. 卫生服务需求的特点有哪些?

3. 什么是卫生服务需求的变动和卫生服务需求量的变动?

4. 卫生服务需求弹性包括哪些类型?

(南京医科大学医政学院　黄晓光)

笔记

卫生服务供给

通过本章的学习,你应该能够:

掌握 卫生服务供给的概念、特点和影响因素、卫生服务供给曲线和卫生服务供给行为理论;

熟悉 卫生服务供给弹性的特点及其影响因素;

了解 卫生服务供方诱导需求理论。

章前案例

杭州周先生患了急性肠炎,在 2006 年 8 月 30 日,即 99 种抗微生物药品降价的第三天,买了一盒诺氟沙星胶囊(0.1g×24s),按照最新药品降价名单,该药的最高零售价为 4.60 元,既便宜又管用。后来他再次患急性肠炎,想让医生开此药使用,医生说该药被停止销售,给他开了一盒价值 20 多元的其他消炎药。

针对此问题,有记者对杭州几家大医院进行了探访,各家医院都不再出售诺氟沙星。某药业有限公司相关人士表示,降价之后这种药的药价太低了,医院没大赚头,都不卖了。为遏制药价虚高现象,1997—2012 年间,国家发改委先后 30 次降低药品价格,但多数降价药在一夜之间"蒸发","看病贵"、"药价贵"的呼声仍然不断。

——人民网 2012 年 9 月 18 日

第一节 概 述

一、卫生服务供给概念

(一)供给与供给定理

在经济学理论中的供给(supply)是指某一特定时间里,在每一种可能的价格下,厂商愿意而且有能力提供的产品或劳务的数量。作为供给要具备两个条件:一是生产者有生产和出售的愿望;二是生产者有供给能力。

供给定理是说明商品本身价格与其供给量之间的关系的理论。其基本内容是:在其他条件不变的情况下,某商品的供给量与价格之间成同方向的波动,即

笔记

供给量随着商品本身价格的上升而增加,随商品本身价格的下降而减少。对绝大多数商品而言,在其他条件不变的情况下,某种商品的供给量与价格之间呈同方向变动关系。

(二)卫生服务供给

卫生服务供给(supply of health care),则是指卫生服务提供者在一定时期内,在一定价格或成本消耗水平上,愿意而且能够提供的卫生服务的数量。卫生服务供给也应具备前面所提到的一般商品的两个条件:一是提供者具有提供卫生服务的愿望;二是提供者具有提供卫生服务的能力,例如掌握提供卫生服务的技术、具有相应的辅助人员和提供卫生服务所需要的基本设施、条件等。

卫生服务供给按服务主体可分为个别卫生服务供给和市场卫生服务供给。个别卫生服务供给是指单个卫生服务机构在一定时期内,在一定价格或成本消耗水平上,愿意而且能够提供的某种卫生服务的数量;市场卫生服务供给是指在一定时期内,在一定价格或成本消耗水平上,所有卫生服务机构愿意而且能够提供的某种卫生服务的数量,是个别卫生服务供给的总和。即与每一可能的售价相对应的每个卫生服务部门供给量的总和。

知识链接

设备需求证书法是进入透析行业的一个屏障

许多卫生经济学家假定设备需求证书法(Certificate-of-Need,CON)即投资审核制度,过度地限制了新公司进入各种卫生服务市场。设备需求证书法要求卫生服务的提供者在建造新的建筑或者购买超过一定金额的仪器设备之前必须获得政府的许可。然而,直到最近都没有什么直接的经验证据表明设备需求证书法减少医疗公司的进入。学者 Ford 和 Kaserman 通过分析设备需求证书法对新公司进入透析行业的影响填补了这一领域的空白。他们使用多元回归分析来解释在美国 50 个州,从 1982～1989 年间,新公司进入透析行业的情况。作为一个独立变量,他们使用一个虚拟变量来表示在这一年中某州是否要求拥有设备需求证书法。模型中还有一些其他的控制变量,来反映了在某州中公司进入透析行业的潜在利益,也包括许多的成本和需求方的因素。他们的研究发现,设备需求证书法的出现明显减少了进入透析行业公司数量和它们在透析行业中的扩张。这个发现和先前对透析行业的研究,使学者 Ford 和 Kaserman 得出以下结论:通过维持没有必要的设备需求证书法,导致了高水平的行业集中和供给限制,透析行业的设备需求证书保持了现有公司的垄断支配力,它们通过降低服务质量来增加利润。所以,设备需求证书促使提供者追求自己的利益,而损害了消费者(患者)的利益。

笔记

卫生服务供给按服务性质还可分为医疗服务供给、预防服务供给、康复服务供给、保健服务供给、健康教育服务供给等。

二、卫生服务供给曲线及变动

（一）卫生服务供给函数和供给表

影响卫生服务供给的因素有很多，如果把卫生服务供给量作为因变量，用 Q_S 表示，把各种影响因素作为自变量，用 a，b，c，$\cdots$，n 代表影响供给的因素，则供给函数为：

$$Q_S = f(a, b, c, \cdots, n)$$

假定其他因素不变，只考虑主要因素——价格（以 P 表示）对卫生服务供给量的影响，则供给函数可简写为：

$$Q_S = f(P)$$

如果卫生服务供给量与其价格为线性关系，供给函数是线性的供给函数，供给曲线是一条直线。

$$Q_S = c + d \cdot P$$

如果卫生服务供给量与价格之间是非线性关系，供给函数就是非线性供给函数，供给曲线是曲线。非线性供给函数表达为：

$$Q_S = \lambda P^\beta$$

式中，c、d、λ 和 β 是数值为正的常数。

将简化函数表示的卫生服务供给量与服务价格之间的关系用表格的形式表示出来，即为卫生服务供给表（表6-1）。

表6-1　某种卫生服务的供给表

Q（供给量）	P（价格）
50	9
40	8
35	7
30	6
26	5

（二）卫生服务供给曲线

市场供给定理表明：商品的价格越高，其供给量越大；商品价格越低，其供给量越小。卫生服务供给同样遵循该法则。例如某项卫生技术服务，当价格为 80 元/次时，很少有医院涉及；当价格为 160 元/次时，可能会有很多医院开展这项服务。用图示法把供给量与商品价格的关系表示出来，可以得到一条曲线，这种表示卫生服务供给量与价格关系的曲线称为卫生服务供给曲线（supply curve）。

如图 6-1 所示，图中的纵轴 P 表示每单位卫生服务的价格，横轴 Q 表示单位时间内供给的卫生服务数量。在一般情况下，卫生服务供给曲线是一条自左下方向右上方倾斜的曲线，它的斜率为正值，这是供给曲线的基本特征，表明卫生服务价格与卫

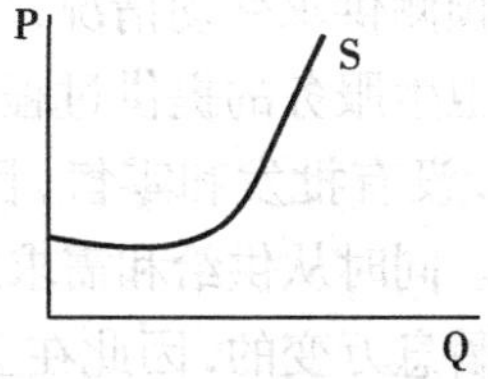

图6-1　卫生服务供给曲线

笔记

生服务供给量呈正向变动，即卫生服务供给者愿意生产并提供的服务数量，随着价格的上升而增加。

（三）卫生服务供给曲线的变动

卫生服务供给曲线的变动分为供给量的变动和供给的变动，二者的主要区别在于变动的原因及曲线的运动轨迹不同。

当其他因素不变时，某种卫生服务本身价格变动所引起的供给数量的变化，称为供给量的变动。供给量的变动在图形上表现为在一条既定的供给曲线上点的位置移动。如图6-2所示，假设其他条件不变，在供给曲线S上，随着某种卫生服务价格的变动，点A、B、C之间的位置移动，即为卫生服务供给量的变动。

当某种卫生服务本身的价格既定时，由于其他因素变动引起的供给数量的变化，称为供给的变动。供给的变动在图形上表现整条供给曲线的移动。如图6-3所示，假设某种卫生服务本身的价格保持不变，由于某种因素使原来的供给曲线S_0右移到S_1，表示供给增加；供给曲线从S_0左移到S_2，表示供给减少。

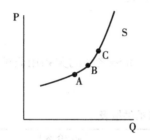 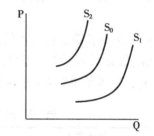

图6-2　卫生服务供给量的变动　　　图6-3　卫生服务供给的变动

三、卫生服务供给特点

卫生服务供给与其他商品的供给一样，都必须符合市场供给的法则。但卫生服务毕竟与其他一般意义上的商品不同，它有自己的特点：

1. 垄断性　相对于卫生服务需求的被动性而言，提供者在卫生服务供给方面具有决定权和排异特权，由此决定了卫生服务不可能由其他商品或服务来替代，具有垄断性。需要指出的是，卫生服务并非存在于一个完全垄断的市场中，因为在一定区域内，不同医生提供的卫生服务具有替代性，某个医生要垄断卫生服务市场是不可能的。

2. 即时性与及时性　在一般的物质产品生产和供给中，可以通过市场调查和预测供求变动情况，制订相应的生产计划去组织生产，为市场需求作好准备。而卫生服务的提供过程就是其消费过程，其间没有时间上的间隔，不能储存、运输，没有批发和零售，因此从生产的角度来看，卫生服务的生产与销售是即时的。同时从供给和需求之间的关系来看，因为卫生服务的对象是人，病情本身又是瞬息万变的，因此在卫生服务的供给中必须及时地满足需求，贻误时间就可能造成严重后果。

笔记

100

3. 准确性　卫生服务涉及人的健康和生命,要求其供给准确无误。因此,卫生服务提供者必须经过专门、严格的培训,具备良好的技能,提供高质量的服务。卫生服务质量的高低主要反映在诊断的准确率、治疗的成功率、患者的费用负担水平和诊疗时间的长短等方面。

4. 专业性　卫生服务提供是依靠卫生人员运用专业技术和医学知识直接作用于病人来实现的,卫生服务是一种专业性技术服务,这就决定了卫生服务提供者必须是受过医学专业正规教育,并获得了特定执业资格的人(如执业医师资格、执业护士资格等),才有资格从事卫生服务的生产和供给。这种专业性的特点也决定了卫生服务垄断性的客观存在。

5. 连惯性　即指卫生服务提供一旦开始实施,必须进行到患者治愈或死亡时才能终止,不允许有时间上的间隔或半途而废。为此,卫生服务供给不能也不应该限定在卫生服务消费者有无经济负担能力的基础上作出决定。

第二节　卫生服务供给弹性和影响因素

一、卫生服务供给弹性

(一)卫生服务供给弹性的定义

供给弹性(supply elasticity)是指一种商品的供给量对其价格变动的反应程度。其弹性系数等于供给量变动的百分比与价格变动的百分比之比。以 Es 表示供给弹性系数,以 Q 和 ΔQ 分别表示供给量和供给量的变动量,P 和 ΔP 分别表示价格和价格的变动量,则供给弹性系数为:

$$Es = \frac{\Delta Q/Q}{\Delta P/P} = \frac{\Delta Q}{\Delta P} \times \frac{P}{Q}$$

根据经济学供给价格弹性的定义,我们可以对卫生服务供给弹性进行界定,卫生服务供给的价格弹性是指价格每变动 1% 所引起的卫生服务供给量的变动百分比。

不同类型的卫生服务其供给弹性有所不同。对于急诊医疗等医疗服务,其供给量对价格的灵敏度不高,属于供给的价格弹性相对小的服务。例如脾脏破裂摘除手术,即使价格增加或减少,并不会对手术数量的变化有较大的影响。也就是说,并不会因为脾脏破裂摘除手术价格的变化,而使其供给量有较大的变动。这是因为脾脏破裂摘除手术的需求价格弹性很小(极端状况可以为零),即使在零价格上,消费者也不愿消费更多;而在很高价格上,消费者也拒绝消费更少,因此价格的变动对这类服务供给量的变化影响很小;对于某些预防保健服务和一些具有公共产品性质的卫生服务的提供,如健康教育、环境卫生监测等,由于其需求弹性相对较小,因此也属于缺乏供给弹性的卫生服务;对于一些常见病、慢性病,其供给弹性相对较大,特需医疗服务(如美容等)的供给弹性更大。

(二)卫生服务供给弹性的计算

卫生服务供给弹性表示卫生服务供给量对卫生服务价格变动的敏感程度,

笔记

101

用卫生服务供给弹性系数表示。卫生服务供给弹性系数反映的是价格变动与供给量变动的相对关系,而不是绝对关系,其计算公式如下:

$$卫生服务供给弹性 = \frac{卫生服务供给量变化的百分比}{卫生服务价格变化的百分比}$$

与卫生服务需求弹性系数不同,卫生服务供给弹性系数为正值,即卫生服务供给量与价格呈同方向变动,如某种卫生服务的供给弹性系数为 0.5,意味着该种卫生服务价格上升 10%,供给量将增加 5%。

现举例说明卫生服务供给弹性的计算过程。假定某项医疗服务的价格从 200 元上升到 220 元,医院每年提供服务的数量由 2000 次增加到 2300 次。我们可以计算其供给的价格弹性。

首先计算供给量变动百分比:

供给量变动百分比 $=(2300-2000)/2000 \times 100\% = 15\%$

再计算价格变动百分比:

价格变动百分比 $=(220-200)/200 \times 100\% = 10\%$

由此,计算供给价格弹性:

供给价格弹性 $= 15\%/10\% = 1.5$

该例中,供给弹性为 1.5,大于 1,说明这项医疗服务供给量变动的比例大于价格变动的百分比,其供给弹性较大。

(三)卫生服务供给弹性的类别

根据供给弹性系数的大小,供给弹性可分为五种类型(表 6-2):

表 6-2 卫生服务供给的价格弹性

弹性	特性	价格上升1%对供给量的影响
$E_s > 1$	富于弹性	上升大于1%
$E_s = 1$	单位弹性	上升等于1%
$E_s < 1$	缺乏弹性	上升小于1%
$E_s = \infty$	完全弹性	上升无限大
$E_s = 0$	完全无弹性	无变化

1. $E_s = 0$,供给完全无弹性。其供给曲线是与纵轴平行的一条垂线,说明价格变化对供给量无影响,如图 6-4a 所示。

2. $E_s = \infty$,供给完全弹性或供给弹性无穷大。其供给曲线是与横轴平行的一条水平线,说明价格变化导致供给量的无限变化,如图 6-4b 所示。

3. $E_s = 1$,供给单位弹性。其供给曲线如图 6-4c 所示,说明供给量变化幅度等于价格的变化幅度。

4. $E_s < 1$,供给缺乏弹性。此时,供给量变动幅度小于价格变动幅度,其供给曲线的形状比较陡,如图 6-4d 所示。卫生服务的供给大多属于此类。

5. $E_s > 1$,供给富于弹性。此时,供给量变动的幅度大于价格变动的幅度,其供给曲线形状较平缓,如图 6-4e 所示。

笔记

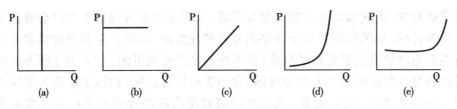

图6-4 卫生服务供给弹性种类示意图

（四）卫生服务供给弹性的影响因素

卫生服务供给弹性的大小主要受下列因素的影响：

1. 生产调整的难易程度 一般而言，在一定时期内，容易生产的产品，当价格变动时其产量变动的速度快，因而供给弹性大；较难生产的产品，则供给弹性小。卫生服务的供给具有专业性强的特点，进入卫生服务行业有一系列的资格认证，有进入壁垒的障碍，因此供给量的变动速度很慢，供给弹性较小。

2. 生产规模及变动的难易程度 一般而言，生产规模大的资本密集型企业，其生产规模较难变动，调整周期长，因而产品的供给弹性小；而规模较小的劳动密集型企业，则应变能力强，其产品的供给弹性大。卫生服务属于技术密集型的生产部门，调整的周期相对较长，因此规模也较难变动。如创伤包扎、消毒处理等卫生服务的提供者只需经过简单培训即可上岗服务，此类卫生服务短期内可快速增加供给量，供给弹性相对较大，而心脏移植、开颅手术等技术含量比较高的卫生服务，由于提供者需要经过长时间的技术培训，其供给量无法在短期内快速增加，供给弹性相对较小。

3. 替代品和成本的变化 替代品是影响卫生服务供给弹性的重要因素之一，包括替代品的数目和替代品的相似程度。对于某种卫生服务来说，替代品数目越多，相似程度越大，弹性系数就越大。

产品成本的变化也影响着卫生服务的供给弹性，如果随着产量的提高，只引起单位成本的轻微提高，供给弹性就大；而如果单位成本随着产量的提高而明显上升，则供给弹性就小。

二、卫生服务供给的影响因素

卫生服务供给的根本性决定因素是一个国家或地区的生产力发展程度以及经济发展水平，除此之外，还有服务价格、服务目标、服务成本等其他影响因素。

1. 卫生服务价格 卫生服务价格与卫生服务供给量具有正相关关系，即在其他条件不变时，卫生服务价格上升，供给量增加，反之，则供给量减少。但相对于一般商品而言，卫生服务提供受价格的影响较小，因为卫生事业是带有一定福利性的社会公益事业，卫生服务不能追求利润最大化，因此供给量的变动不会在短期内因价格的变动而有很大变化。

2. 卫生服务提供者动机 卫生服务供给的数量和种类会因供给者的目标不同而有所不同。如果卫生服务供给者以利润最大化为目标，如营利性医疗机构，则该卫生服务提供者会尽可能多地提供高利润的卫生服务项目，减少或不

笔记

提供低利润、无利润甚至亏损的服务项目；如果卫生服务提供者以社会效益最大化为目标，如国外慈善基金开办的非营利性医院，则该卫生服务提供者会尽可能多地增加卫生服务的供给量，而不在意是否有利可图；如果卫生服务提供者以研究开发高新技术手段为目标，比如医药研究机构，则该卫生服务提供者因为研发的需要，会以癌症、艾滋病等高难度疾病的检查和治疗为主要服务项目。

3. 卫生资源配置政策　在卫生资源总量既定的情况下，政府的卫生资源配置政策直接影响到卫生服务的供给数量和供给质量，如果政府卫生资源配置以城市医疗机构为主，则会使城市卫生服务供给数量增加、供给质量提高，边远农村地区则供给数量减少、供给质量降低。目前，中国医疗卫生资源配置以城市大医院为主，高精尖检查设备、高质量医务人员以及大量基本建设投资等纷纷涌入导致对大医院的卫生服务需求大大增加，卫生服务供给也相对增加，而广大农村地区，尤其是老、少、边、穷地区，卫生资源供给则严重不足，医疗服务质量低下，居民缺医少药问题突出。卫生资源配置失衡导致的卫生服务供给失衡是群众"看病难、看病贵"的主要原因之一，迫切需要得到解决。

4. 卫生服务人员技术水平和设备设施条件　卫生服务中的生产要素，无论是物质要素还是人员要素都会影响到供给的数量。卫生服务的物质要素是药品、仪器、装备和建筑物等，随着医学和邻近学科如生物学、物理学和化学等的发展，医疗设备呈现多品种、精密型和大型化。各种新的仪器设备、新的药品、新的医疗器具和材料不断涌现出来，并日益广泛地运用于临床服务，为提高治愈率、降低死亡率、增强卫生服务提供能力，提供了先进有效的物质技术手段。在其他条件不变的情况下，卫生服务设施和设备条件的优劣，与所提供的服务质量与数量成正比。但值得注意的是，新设备的引进与开发，应适应区域分布和本地区的实际情况，不能盲目发展，不是越多越好，卫生服务供给本身就是卫生专业技术人员借助药品、器具、材料和各种相应的设施、设备等物质要素，运用自己的专业知识和特长，为患者提供诊疗服务的过程。诊疗技术的提高，可以扩大卫生服务供给的范围，提高供给质量。而诊疗技术的提高，又与卫技人员素质、设备及群体卫技实力相关。

5. 卫生服务方式和管理水平　卫生服务作为一种商品，和其他商品一样，也有一个通过什么样的途径和方式提供给消费者的问题。不同的经营服务方式直接影响着服务的数量和质量，从而影响着产品的市场占有率。卫生服务需求的特点，决定了卫生服务经营活动方式必须有一个根本性转变，从过去那种"以医院为中心"、"守株待兔式"的被动服务转变为"以病人为中心"，并且有及时、快捷、灵活、多样、方便、准确、高效、省时等特点和要求的主动服务。这种转变除了要靠卫生服务人员积极参与，更有赖于卫生管理人员的组织策划。管理人员的计划、组织、控制、协调工作做的越好，其所管辖的人、财、物的使用效率就会越大，从而大大提高卫生服务的有效供给。

第三节 卫生服务供给行为

一、卫生服务供给的主体与范围

卫生服务供给的主体是指提供卫生服务的人和组织,主要是医疗机构。根据服务的范围不同可以将医疗机构划分为营利性医疗机构和非营利性医疗机构,二者有许多不同之处。

1. 卫生服务供给目的不同　非营利性医疗机构的性质为公益性福利事业,提供的卫生服务不以营利为目的;营利性医疗机构实行市场机制,以营利为目的。

2. 卫生服务供给价格不同　非营利性医疗机构提供的卫生服务实行政府指导价,医疗机构按照主管部门制订基准价,并在其浮动范围内,确定其本单位实际医疗服务价格;营利性医疗机构提供的卫生服务实行市场调节价,医疗机构根据实际服务成本或市场供求情况自主制定价格。

3. 卫生服务供给内容不同　非营利性医疗机构承担各级政府赋予的任务,包括医疗、预防、妇幼卫生、健康保健、医学教育、医学研究、人才培养等,分担政府对人民健康的责任;营利性医疗机构在保证医疗服务质量和群众医疗安全的条件下,自主确定服务项目和服务内容。当营利性卫生机构面临多种替代方案时,决策人员必然会选择能为其带来更多利润的方案。但营利性医疗机构所提供的卫生服务,应该是市场迫切需求的而非营利性医疗机构又未能提供的卫生服务。

4. 卫生服务供给范围不同　非营利性医疗机构按政府区域医疗规划要求设置,向区域规划内各类人群提供基本医疗服务和不同层次人群医疗需求的服务;营利性医疗机构可以在各级政府区域医疗规划以外设置,多设置在交通方便、人口密集、经济条件优越的地区,有选择地向部分人群提供服务。

二、医院行为模型

在医院行为理论中,主要是对非营利医院的行为的研究。其中,影响最大的是效用最大化模型和利润最大化模型。

1. 效用最大化模型　效用最大化模型(maximization of utility)是由 Newhouse 在 1970 年提出的,主要用于阐述非营利生产者行为。

在该模型中,假定医院决策者追求两个目标:服务数量与质量的最大化。他把服务质量与医院的声誉联系起来,并将其取代利润作为医院决策者的目标。假定随着服务质量的提高,卫生服务需求曲线上移。他认为,医院目标是决策者效用最大化。生产者的效用与消费者的效用的含义是类似的;它是一个决策者偏好的指标,可以用来衡量满意度。

在此基础上,Newhouse 进一步提出医院效用受用工资、信誉和工作是否舒适等因素的影响。影响效用的因素又取决于医院的目标,每个医院管理者都有

相应的目标。假定医院管理者关注两件事情:服务数量和质量,此时,医院的决策具有效用最大化模型:

$$U = U(N, S)$$

在此公式中,N 为治疗病人的数量,S 为服务质量。医院可以产生任何水平的他们所期待的质量,但是质量越高成本越高。在 Newhouse 的模式中,医院追求的是产出的数量与质量。不同的人对产出有不同的衡量标准,一些高层决策者对服务质量很看重;还有一些人则关注对所提供服务对象的关爱程度与同情的质量。

图 6-5 呈现了医院数量与质量的权衡。在该模式中,医院决策中将选择效用最大化,即 A 点。这个模型也阐述了医院对服务质量与数量的权衡。一方面,假定医院对数量的偏爱,那么,医院行为为数量最大化,即 B 点;另一方面,假定医院偏好服务质量,即图中的 C 点,医院选择提高声望的生产技术。

2. 利润最大化模型 该模型首先假定非营利性医院的行为与营利性医院相同,即谋求利润最大化。从经济学理论中我们得知,利润最大化的原则是边际收益等于边际成本。为了谋求利润最大化目标的实现,医院应选择的价格在需求曲线上,即边际成本曲线与边际收益曲线相交点的价格。

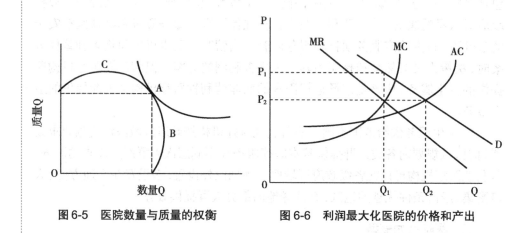

图 6-5 医院数量与质量的权衡   图 6-6 利润最大化医院的价格和产出

如图 6-6,P_1 和 Q_1 分别是医院获取最大利润的价格和产出。医院获取的利润值为 P_1 与其相对应的平均成本曲线点之间的差值与 Q_1 的乘积。利润最大化模型显示,随着需求的增加,或者投入要素价格的增高,医院都会提高服务的价格。并且,该模型提出医院在追求利润最大化的同时,还谋求成本最小化。即医院不仅是一个最大的利润谋求者,还追求其成本最小化。

由于卫生行业的自身特点,不能以追求最大利润为目标,同时不能完全遵循成本最小和产出最大这一两重性原则。一些西方经济学家认为,由于虽然不完全等同于以追求利润为目标并遵循成本最小化原则的企业,并且生产理论在卫生服务领域的应用上还具有一定的局限性;但是在竞争的环境中,一所医院为了自身的生存与发展的需要,应确立自身的经营目标。这意味着医院或者应该选择最节约的成本,即成本最小化;或者选择产出最大化。

笔记

案例 6-1

<h3 style="text-align:center">某医院投资 10 亿建新楼遭质疑</h3>

宽敞明亮的大厅、精致奢华的钢琴,位处闹市区的某医院新大楼试运营,抢眼的外观和内设堪比五星级酒店,还带有停机坪。据了解,新大楼总投资 10 亿元,费用一部分来自政府拨款,另一部分自筹。主体建筑由国际建筑设计事务所设计,按照国际一流医院标准建设,包括门急诊大楼、病房大楼、科研教学大楼、心血管中心、器官移植中心等,日门诊量可达 1.5 万人次,总建筑面积 22.48 万平方米。对于新大楼的"五星级"设计。有网友表示,"相较于外观设计,我关心的是收费和服务态度"、"通过钢琴音乐来缓解紧张,不如降低医药费来得实际"。某主流媒体发表评论称,作为公立医院,某医院是否有必要如此奢华?"高标准,是医院建设方向,但公立不同于私立、豪华不等于奢华。"

三、卫生服务供给模式

1. **政府主导的医疗服务供给模式**　政府供给模式的主要特点是:第一,医疗服务供给的资金主要由政府通过公民或其代表的公共选择程序,以强制征税为主要手段筹集;第二,医疗服务资源的配置和使用由政府通过法律或公文的形式实施;第三,医疗服务的质量由政府依据法律文件对供给过程和最后效果进行监督和调整。一般来讲,公共物品的供给多采用政府供给模式。

英国是采用该模式的典型国家。1948 年,英国建立"国家卫生服务体系",这个体系分三个管理等级,分别是地段家庭医生服务机构、地区医院服务机构和中央医疗服务机构,分别对应初级和二三级医疗服务机构。社区诊所提供全天最基本的医疗保健服务。任何人只要在诊所登记注册,就会有一名指定的全科医生为其服务,享受免费医疗。这些全科医师所开的诊所是私人机构,政府通过合同的形式采购其所提供的全部医疗服务,并对其进行监督。二三级医疗服务的供给主体则是公立医疗机构,主要由地区医院提供综合和专科医疗服务,中央医疗服务机构负责疑难病症并承担科研任务,由政府实行计划管理。

2. **市场主导的医疗服务供给模式**　市场供给模式的主要特点是:第一,市场中的主体以营利为目的提供医疗服务;第二,医疗服务的资金筹集方式是通过收费等方式实现;第三,医疗服务资源的配置按照供需机制和价格机制等市场机制实现;第四,医疗服务质量的保证主要依靠市场竞争机制的优胜劣汰实现。一般来讲,私人物品的供给多采用政府供给模式。

美国是采用该模式的典型国家。其医疗卫生服务体系是以市场机制为基础运行的私营医疗保险计划,并且依靠市场机制调整医疗卫生服务价格供求关系。不仅公立和私立医院在市场上竞争,而且卫生筹资也是主要通过商业的保险公司来运作。美国的卫生服务供给主要由私人医生和医院服务两部分组成。在初级医疗服务体系中,美国的绝大多数医生是私人开业,独立于医院之外。医院以私有制为基础:私立非营利性医院为主体,政府所属医院次之,私立营利性医院也有相当规模。医疗服务的提供主要是以市场为主,政府只充当监管者的角色。

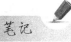

3. 多元合作的医疗服务供给模式　多元合作的供给模式是目前医学界热议的一种创新中的医疗服务供给模式。在这种模式中,政府、市场和社会互相合作,医疗服务供给以市场机制为基础,并在较大程度上接受政府调控和社会监督。它的最大特点是在市场模式中强调间接的政府管制手段,通过市场内部和供需双方之间的利益制衡避免政府和市场的双重失灵。另外,它并没有特定的模式,而是一种由各国依据各自的情况在市场主导和政府主导的两种模式之间寻求均衡的创新型供给模式。

德国是采用该模式的典型国家。德国医院分为公立医院、非营利性医院、私立营利性医院。公立医院由联邦和州政府以及承担某些公共事务的地方政府或组织举办,私立非营利性医院一般由非政府组织或慈善组织负责运营。德国的医院服务和门诊服务是分离的,医院仅限于提供住院服务。随着私立非营利性医院和营利性医院发挥的作用日益增大,德国也开始走半自由化、半市场化的卫生保健制度。

第四节　卫生服务供方诱导需求

一、卫生服务供方诱导需求理论

诱导需求理论(induced demand theory)是 20 世纪 70 年代首先由美国斯坦福大学 Tuchs 教授和加拿大 Evans 教授研究提出。该理论认为,卫生服务市场有需求被动和供方垄断的特殊性,供方医生对卫生服务的利用具有决定性作用,能左右消费者的选择。

诱导需求理论的基本假设是,医生滥用病人代理人的角色为获得自身的经济利益,如临床不需要的医疗保健及由此导致的过多的医学检查或者不必要的手术以及药品的使用等。如果医生与病人平等的接受信息,或者医生只以关心病人的福利为出发点,始终作为良好的代理,那么供方诱导需求是不存在的。但在现实中,病人对医学知识缺乏,而医生出于自身经济利益的需求,医生既是顾问又是服务提供者,因此可以创造额外需求,即供方创造需求(supply creates demand)。

从经济学角度分析,当商品市场中的需求量与供给量相等时的价格为均衡价格。在其他条件不变的情况下,当供给增加时,均衡价格就会下降。因此,供给量的增加导致商品价格下降和需求量的增加。但在卫生服务市场上,由于消费者缺乏诊断和治疗的知识,而医生对卫生服务的提供具有决定权,当供给量增加时,供给曲线由 S 右移至 S1,如图 6-7 所示,提供者面临的问题是价格的下降和收入的减少。此时医生为了维持其收入,利用其

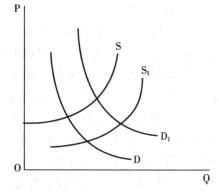

图 6-7　医生诱导需求

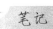

在卫生服务市场的垄断性,通过向病人推荐额外服务,创造新的需求,从而使需求曲线由 D 右移至 D1,结果保持了其经济收入,甚至有所提高,而需求量亦随之增加。

一般情况下,通常认为医院的病床越少,使用率越高。但学者谢恩(Shain)和罗默(Roemer)通过对美国医院的病床使用情况研究发现,超过 70% 的医院提供的病床数量越多其使用率越高,两者呈正相关关系,这一发现被称为罗默法则(Roemer's law)。据美国的研究估计,医生数每增加 10%,卫生服务费用则要增加 4%。一定人口拥有的外科医生数量每增加 10%,则手术例数会增加 3%~4%。诱导需求会带来两种结果:一是提供有益的服务;二是提供一些不必要的甚至能带来严重后果的服务。不论如何,它终将导致的是卫生服务利用的不合理和低效益。

案例 6-2

"疯狂支架"背后的利益驱动

2009 年 10 月,某三级医院给一位患者硬塞进去了 8 个支架,结果因手术时间过长,导致病人心源性休克,最终死亡;2010 年,某医院给一位 70 岁的男性病人放了 11 个支架,但因放太多,阻塞了血管,导致病人次日死亡。而某心血管专科医院给一位病人放了 17 个支架的"事迹",更是让很多业内人士备感惊讶。

各地医院频现"疯狂支架",源于其背后的"暴利"驱使。而很多医生也乐此不疲,并且会主动给病人推荐进口的、价格高昂的支架,因为每给病人上一个支架,主治医生就能得到非常"诱人"的回扣,一般一个支架是 10% 至 15% 的提成,高一些的医院能给到 20%,放一个支架,医生至少能拿到 2000 元。在利益驱使下,医生也会想尽办法多放支架。同款心脏支架不论长短,价格是一样的,因此有的病人明明放一个长支架就可以,医生会给他放两个短支架,多赚一个支架的钱。

还有的医生在手术前告诉患者家属只要上一个支架就可以了,而在手术过程中,医生出来告诉家属病人病情严重,还需要多上支架,这时病人就在手术台上,家属肯定会同意。专家坦言,不该上支架的被上了,能少上的被多上了。

二、卫生服务供方诱导需求模型

(一)价格刚性模型

价格刚性模型是一种阐述在竞争市场环境中诱导需求的方法,价格刚性是指价格不会随着需求或供给的变化而变化的现象。

假定价格并未随着供给的增加而从原来均衡的 P_1 出现下降到 P_2,如图 6-8。在新的供给曲线中,S_2 超过了 P_1 时的供给,如果医生继续提供原有的服务数量,就会存在供给过剩。供给过剩意味着在现存的价格上,至少有一部分医生没有提供他们按目前价格意愿提供服务的数量,显然,他们存在诱导额外服务数量的动因。

笔记

诱导需求的能力取决于给医生的诱导行为提供机会的代理人职责。然而，这种能力的动因和程度取决于对额外提供中的相对收益与额外诱导活动中的成本的权衡等因素。除了直接成本，还将发生时间成本（劝说患者需要花费更多的服务时间）。

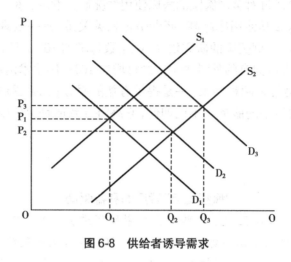

图 6-8　供给者诱导需求

因此，尽管需求最终可能变更到右侧，但在理论上并不能决定会到右侧的何处，这取决于沉没盈余与沉没诱导成本之间的关系。如果沉没诱导成本相对大（严重损害了医生的声誉），那么，我们就可以判断几乎没有或少有诱导。如果易于劝阻病人消费更多服务，并且，专业上和伦理上的限制很少，则需求的变化可能会较大。经济学家认为尽管需求从不会变化达到 D_3 的水平，这仍有过度的需求。在这一点上，即需求量超过供给者愿意提供的量在 P_1 点上。

（二）供给诱导需求的目标收入模型

供给诱导需求的目标收入模型经常被用以解释 20 世纪 60～70 年代间医生收费迅速增长的现象。在目标收入假定下，医生人数增长并不导致更低的收费标准和降低医生个人收入，相反，它导致了更高的收费以维持医生个人收入不变。

当收费收到控制时，在 20 世纪 70 年代年增长率控制在 2.5% 以内。此时，医生的行为支持了目标收入的假定。研究者发现，在价格控制的条件下，利用率有上升倾向，符合目标收入模型。学者赖斯 1983 年的研究发现，城市医生收费的相对下降，导致了外科手术、辅助性检查、内外科保健服务增加。

学者埃文斯将医生看作是一个追求效用最大化的提供者，其效用函数为：

$$U = U(Y, W, D)$$

Y 是净收入，W 是工作时间，D 表示自行改变需求的能力。根据他的理论，医生们偏好不诱导需求，因为随着诱导行为的增多，其边际不愉快感增强；只有当这种不愉快感被获得的收入所抵消时才存在诱导需求。但是当竞争造成收入下降时，医生可能会增强诱导行为以补偿收入的损失。

知识拓展

医生行为和提供者诱导需求理论：日本和美国的证据

近年来，国际上出现了不少证实提供者诱导需求理论的证据。

日本消费者的人均药品费用远高于美国。这个差异是由很多原因引起的，其中的一个是由于日本医生开药获得的经济回报较大。日本医生不仅和美国医生一样的开药，而且还向病人售药。他们直接向医药公司购买药品后，销售给病人获得利润。在这种情况下，刺激着日本医生尽可能给病人开药。这就解释了两个国家药品消费差异。

在美国，拥有检查设备的医生往往要求病人做更多的医学检查以增加额外的收入。例如，有研究揭露拥有影像设备的医生要求病人做影像检查是无设备医生的4倍以上，没有影像设备的医生只能将需求影像检查的病人转入影像中心。拥有影像设备的医生可能对影像检查的收费较高。尽管从研究中，不可能判断哪组医生利用检查设备超出了医学必需，但问题是拥有检查设备的医生是否为了追求经济回报而过多的利用。

本 章 小 结

1. 服务供给曲线是表示卫生服务供给量与卫生服务价格关系的曲线。供给量的变动表现为曲线上点的移动，供给的变动则表现为供给曲线的移动。

2. 卫生服务供给弹性表示卫生服务供给量对卫生服务价格变动的敏感程度，用卫生服务供给弹性系数表示；它有五个类别：供给完全无弹性、供给弹性无穷大、供给为单位弹性、供给缺乏弹性、供给富于弹性；供给弹性的大小主要受生产的难易程度、生产的规模和规模变动的难易程度、替代品和成本变化因素的影响。

3. 卫生服务供给的主体是指提供卫生服务的人和组织，主要是医疗机构。在中国医院体系中非营利性医院是主体，因此，在医院行为理论中，主要是对非营利医院的行为的研究。其中，影响最大的是效用最大化模型和利润最大化模型。

4. 卫生服务供方诱导需求理论认为，卫生服务市场有需求被动和供方垄断的特殊性，供方医生对卫生服务的利用具有决定性作用，能左右消费者的选择。

关键术语

供给 （Supply）

卫生服务供给 （Supply of Health Care）

笔记

供给曲线 （Supply Curve）

供给弹性 （Supply Elasticity）

诱导需求理论 （Induced Demand Theory）

思考题

1. 卫生服务供给的概念是什么？有何特点？

2. 卫生服务供给的影响因素主要有哪些？

3. 卫生服务供给模式有哪些？

4. 何谓卫生服务供方诱导需求理论？

（江苏大学管理学院　周绿林）

笔记

卫生服务生产

通过本章的学习,你应该能够:

掌握 生产函数和成本函数的概念和基本模型;

熟悉 技术效率和配置效率的概念和测量方法;

了解 卫生服务生产效率测量方法的应用。

章前案例

2012年年末,某省人民医院的吴院长正看着办公桌上的报表沉思。报表是2012年度医院的业务和财务数据。吴院长发现,与2011年相比,门诊人次数下降了8%,出院人数下降了3%,医院业务收入也比去年降低了8%。但2012年医院却新进了近40名医生,也新进了一些高新医疗设备。为什么服务量和收入却下降了呢?为了解开心中的疑惑,吴院长找来了医务处长和财务处长布置任务:"今年医院无论从业务量,还是收入都不如去年,我想知道是什么原因。我们医院各科室的医疗服务怎么样?整体效率到底怎么样?哪些科室的效率最好?哪些科室的效率最差?做个研究,写个报告给我"。

在经济学中,生产是指通过一定的生产过程将各种生产要素转化成产出的过程。生产要素指生产过程中所使用的各种资源,一般包括土地、劳动力和资本。生产的经济学理论同样适用于卫生服务生产领域。卫生服务生产就是组织医生、护士、医疗设备、药品、病房和病床等各种卫生服务生产要素,通过门诊、住院、公共卫生服务等卫生服务提供形式,最终生产出满足人们健康需要的卫生服务产品的过程。生产者追求的目标之一是效率,即在生产过程中,在投入一定的情况下获得最大产出;或者在既定产出水平上投入最小化。生产函数分析、成本函数分析可以帮助我们理解卫生服务生产行为。

第一节 卫生服务生产函数

一、生产函数的概念和特点

生产函数(production function)是经济学中一个非常重要的概念,指在一定时间和技术条件不变的情况下,生产某种产品时投入的生产要素数量与生产出

笔记

该产品的数量间的关系。在已知技术以及如何生产的条件下,生产函数揭示了生产者是如何利用各种劳动、材料以及设备等可能的生产要素组合取得最大的可持续的产出。

生产函数可以分为一种可变投入生产函数和多种可变投入生产函数。一种可变投入生产函数是指对既定产品,技术条件不变、固定投入(常是资本)一定时,一种可变动投入(通常是劳动)与可能生产的最大产量间的关系,通常又称作短期生产函数。多种可变投入生产函数是指在考察时间足够长时,可能两种或两种以上的投入都可以变动,甚至所有的投入都可以变动,通常称为长期生产函数。

生产函数具有两方面的特点:①生产函数反映的是在既定的生产技术条件下投入和产出之间的数量关系。如果技术条件改变,必然会产生新的生产函数;②生产函数反映的是某一特定要素投入组合在现有技术条件下能且只能产生的最大产出。

图 7-1 表示的是只有一种投入与一种产出的生产函数。图中横轴表示投入的数量,生产函数是上升函数,揭示了投入的多产性,即更多的投入意味着更多的产出。同时弓形的生产函数也阐述了另一个概念,即收益递减定律。也就是说,随着投入的增加,生产的边际产品(marginal product,MP)是递减的,正如图中所示,$MP_1 > MP_2 > MP_3 > MP_4$。

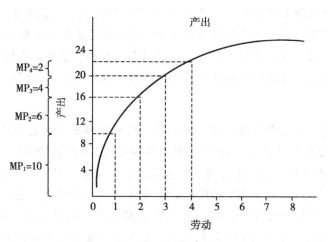

图 7-1　生产函数

二、生产函数方程

我们用下列方程表示实际生产过程中的生产关系:

$$Q = f(X_1, X_2, \cdots\cdots, X_n)$$

Q 表示生产某种产品或服务的数量,X_1,X_2,$\cdots\cdots$,X_n 分别表示各种投入要素的数量。f 表示各种投入要素的技术组合。

例如,医院 X 线检查服务依赖于技术人员、护士与放射学家等劳动投入,以

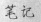
笔记

及 X 光机、计算机、胶片等其他生产要素投入,通过这些生产要素的不同组合生产出不同数量的 X 光检查服务。

最常用的一种生产函数理论模型是柯布－道格拉斯生产函数(Cobb-Douglas production function)。柯布－道格拉斯生产函数是最早受到研究并用于解释生产者行为的几种生产函数之一。虽然之后也出现过许多形式的生产函数,但是柯布－道格拉斯生产函数仍然是教科书中阐述生产过程的经典模型。该模型表达为:

$$Q = AL^{\alpha}K^{\beta}$$

上式中 Q 为产出,A 为常数项,L 为劳动的数量,K 为资本的数量。α 和 β 分别表示劳动和资本的产出弹性系数。产出弹性系数表示,当其他因素不变时,投入增加 1% 所引起的产量增加百分比。劳动产出弹性是指产量变化对劳动量变化的反应程度,即当其他因素不变时,劳动增加 1% 投入所引起产量变化的百分比。资本产出弹性则为产量变化对资本变化的反应程度。α 和 β 的经济含义可以帮助我们了解各种生产要素对产出量的贡献。一般来讲,劳动力投入对产出量的贡献要大于资本投入。柯布和道格拉斯曾计算出 α 和 β 的值分别为 0.8 和 0.2。

假定上面举例中医院 X 线检查服务的生产符合柯布－道格拉斯生产函数,而且所有的投入要素可以归类为资本(K)和劳动(L),那么医院 X 线检查服务的生产函数为

$$Q = AL^{0.8}K^{0.2}$$

根据柯布－道格拉斯生产函数,可以对一定规模下的生产要素投入量和产出量作经济分析。

(1)α＋β>1,表示规模收益递增(increasing return to scale),即卫生服务产量的增长幅度大于其投入量的增长幅度。这种情况下若增加卫生服务机构生产要素的投入量,可以提高资源的利用效率。

(2)α＋β=1,表示规模收益不变(constant return to scale),即卫生服务产量的增长幅度等于其投入量增长的幅度,这时卫生服务机构规模收益最佳。

(3)α＋β<1,表示规模收益递减(decreasing return to scale),即卫生服务产量的增长幅度小于其投入量增长幅度,这种情况下不宜增加生产要素投入量。

三、短期生产函数

短期生产函数反映的是在生产既定产品时,保持技术条件不变、固定投入(通常是资本)一定时,一种可变投入(通常是劳动)与可能生产的最大产量间的关系。总产量,平均产量和边际产量的关系,以及它们在组织卫生服务生产时的意义是研究的重点。

总产量(total product,TP)是指与一定的可变要素劳动的投入量相对应的最大产量。

平均产量(average product,AP)是指平均每一单位的可变要素劳动的投入量

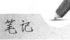
笔记

所生产的产量。

边际产量(marginal product,MP)是指增加一单位可变要素劳动投入量所增加的产量。总产量、平均产量、边际产量的曲线特征和曲线之间的关系如图 7-2 所示。

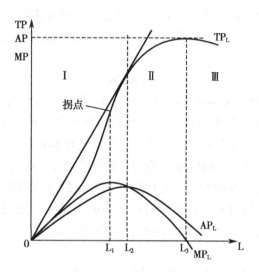

图 7-2 短期生产函数的产量曲线

各产量曲线的特征决定于边际收益递减规律。边际收益递减规律是在技术水平及其他生产要素投入量固定不变的条件下,随着某种可变要素投入的增加,边际产量最初可能是递增的,但最终呈现出递减状态。边际收益递减规律决定了总产量、平均产量和边际产量曲线无论最大值点出现在什么位置,最终都会随产量的增加呈现下降的趋势。

根据总产量、平均产量与边际产量的关系,把图 7-2 分为三个区域。

Ⅰ区域:劳动力从零增加到平均产量最大点的阶段。在这一阶段,平均产量一直在增加,边际产量大于平均产量。说明在这一阶段,相对于不变的资本投入来讲,劳动力投入不足,增加劳动力数量会使资本得到充分利用,从而增加总产量。

Ⅱ区域:劳动力从平均产量最大增加到总产量最大的阶段。在这一阶段,平均产量开始下降,边际产量递减,但边际产量仍然大于零,即增加劳动力投入仍可使总产量增加,但增加的比率是递减的。在劳动力增加到特定点时,总产量可以达到最大。

Ⅲ区域:劳动力增加到边际产量为零以后的阶段,这时边际产量为负数,总产量绝对减少。此时再增加劳动力的投入会使总产量减少。因为这时不变生产要素已经得到充分利用,再增加可变生产要素只会降低生产效率,减少总产量。

上述对于总产量线,平均产量线和边际产量线间关系的分析可以帮助我们在实际组织卫生服务生产时,确定一种生产要素的合理投入问题。例如,假设某医院放射线科室面对的投入产出关系如表 7-1 所示。其中,X 线技师数为可变要

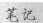
笔记

素劳动的投入数量,X线检查次数为卫生服务的产出数量,在现有资源技术条件下,确定出该科室X线技师数的最优区间。

表7-1　某医院X线检查的投入产出关系

X线技师数 （L）	总检查次数 （TP）	平均检查次数 （AP）	边际检查次数 （MP）	生产阶段
1	8	8	8	第Ⅰ阶段
2	20	10	12	
3	36	12	16	
4	48	12	12	第Ⅱ阶段
5	55	11	7	
6	60	10	5	
7	60	8.6	0	
8	56	7	–4	第Ⅲ阶段

　　由表7-1可知,当X线技师数由原来的1人增加至3人时,总检查次数在增加,每名技师的平均检查次数和边际检查次数呈递增状态;当技师数增至4人时,平均检查次数等于边际检查次数,平均检查次数达到最大值,即生产第Ⅱ阶段的起点;当技师数增至7人时,总检查次数开始下降,边际检查次数为0,即生产第Ⅱ阶段的终点;当技师数增至8人时,总检查次数开始下降,边际检查次数为负值。由X线技师数与检查次数的变化关系可知,在现有资源技术条件下,该医院X线技师数的最优设定区间为4~7人。

　　在具体组织生产过程中,到底确定在第Ⅱ阶段的哪一点呢?首先要考虑生产者的目标,如果生产者的目标是使平均产量达到最大,那么劳动力的增加到AP最大点就可以了。如果目标是使总产量达到最大,那么,劳动力投入就可以增加到TP最高点。如果生产者是以利润最大化为目标,那么还需要考虑成本、服务价格等因素。因为平均产量最大时,并不一定利润最大化,总产量最大时,利润也不一定最大。劳动力增加到哪一点所达到的产量能实现利润最大化,还必须结合成本和价格来分析。

四、长期生产函数

（一）规模收益

　　长期生产函数是指在一定时间内,在技术水平不变的情况下,生产中所使用的各种生产要素的数量变化与所能生产的最大产出间的关系。

　　在研究长期生产函数时,会遇到所有生产要素都变化的情况,这些变化可以是随机无序的,也可以是按照比例变化。这些变化的方式可以体现出生产者为了获得更多的利润而采取的措施。这里仅介绍最简单的生产要素的变化情况,即当所有生产要素同比例增加或者减少的情况下会给生产者带来什么样的经济效益?这需要先了解"规模收益"的概念。

　　规模收益指所有生产要素同时同比例增加时投入与产出间的关系。当所有

笔记

投入同比例增加时,总产量有三种变化:

(1)如果产量增加比率大于生产要素增加的比率,则生产处于规模收益递增阶段;

(2)如果产量增加比率等于生产要素增加的比率,则生产处于规模收益不变阶段;

(3)如果产量增加比率小于生产要素增加的比率,则生产处于规模收益递减阶段。

增加生产规模,会使规模收益递增,主要是因为生产可以实现专业化,可以提高生产者的技术熟练程度,减少生产者因工作转换而耗费的时间,从而提高生产效率。同时也可以使用更专门化的设备和较先进的技术来提高生产效率。但是当生产规模扩大到一定程度时,会降低生产效率,从而出现规模收益递减。造成规模收益递减的主要原因有生产规模扩大后合理分工被破坏,生产难以协调;管理阶层增加导致决策信息的获得和分享难度增加,以及非生产性劳动者的增加。

(二)等产量线

在具体生产过程中,在技术水平保持不变的情况下,不同的生产要素投入的比例和组合下的实际产出是不同的。理性的生产者会选择最优投入组合进行生产。如何确定生产要素的最优组合呢?

等产量线(isoquants)是从生产函数中得出的,表示生产技术不变时生产同一产量的生产要素的不同组合。或者说,它表示生产要素的不同组合所带来相等产量的一条曲线。在经济学教科书中往往运用两种投入和一种产出的关系来说明等产量线。等产量线用方程表示如下:

$$Q^0 = f(X_1, X_2)$$

为更直观地讲述,用图 7-3 表示等产量线,在图中,我们假定 X_1 为劳动力投入,X_2 为资本投入。在 Q^0 曲线上的任何一点所表示的生产要素组合都可以生产出相等的产量。与组合 B 相比,生产同样的 Q^0,组合 A 需要更多的劳动力投入和较少的资本投入。而如果增加产量到 Q^1,Q^0 曲线上的任何一点所表示的生产要素组合均不可能实现,需要更多的劳动力和/或资本投入。

等产量线具有下列性质:

(1)等产量线是不能相交的。在同一坐标平面上,可以有无数条等产量线。同一条等产量线代表相同的产量,不同的等产量线则代表不同的产量。等产量线位置越高,代表产量越大。

(2)等产量线是一条向右下方倾

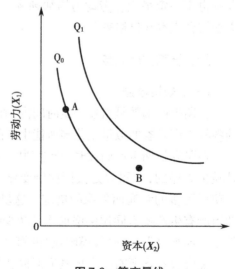

图 7-3 等产量线

斜的线,斜率为负值。表明在生产者的资源与生产要素既定条件下,为了达到相同的产量,如果增加一种生产要素,必须减少另一种生产要素。

(3)等产量线凸向原点,斜率递减。这是由于边际技术替代率递减规律所决定的。等产量线的斜率就是边际技术替代率。

(三)边际技术替代率

在等产量线上各点的投入组合可以生产出同等产量。在同一等产量线上,不同的点意味着不同的投入组合,当一种生产要素增加时,另一种生产要素减少。理性的生产者不会选择在生产同等产量时数量多的投入组合。

这里仍以 X 线检查服务为例介绍边际技术替代率(marginal rate of technical substitution, MRTS)的概念。表 7-2 列出了生产 100 个单位 X 线检查服务的几种投入组合。从表中可以看出,两种投入(放射技师和资金)的不同组合可以获得同等的产出。

等产量线的斜率表示在保持既定产量的情况下,增加一个单位的一种投入(X_1)时所必须减少的另一种投入(X_2 的数量),也就是用 X_1 替代 X_2 的比率。这一比率称为边际技术替代率。设劳动的边际产量为 MP_L,资本的边际产量为 MP_K,那么,当要素组合沿着等产量曲线向右下方变动时,劳动投入增加 ΔL 个单位,所增加的产量为 $\Delta L*MP_L$;同时资本的投入减少了 ΔK,减少的产量为 $\Delta K*MP_K$,由于同一条等产量曲线上产量不变,所以有:

$$|\Delta K*MP_K| = |\Delta L*MP_L|$$

由此可得 $$-\Delta K/\Delta L = MP_L/MP_K$$

$$MRTS_{LK} = MP_L/MP_K$$

即边际技术替代率等于劳动的边际产量除以资本的边际产量。

例如,表 7-2 中显示,如果放射技师从 1 人增加到 5 人,可以减少资金的投入,但是当继续增加技师的数量。如将技师从 8 人增加到 10 人,能够减少的资金数量明显下降。这一规律说明两种投入是可以相互替代的。但是由于边际技术替代率的存在,当一种投入继续增加时,它所替代的另一种投入的数量会出现越来越少的状况。

边际技术替代率反映了边际收益递减规律。随着劳动量的增加,其边际产量在递减。即每增加一定数量的劳动所能够替代的资本量越来越少,这将为我们在卫生服务供给中对于不同投入组合的选择提供重要参考。

表7-2　X线检查服务的等产量表

服务量	技师	资金
100	1	10 000
100	5	160
100	7	42
100	8	24
100	10	10

笔记

第二节 卫生服务成本函数

一、成本及成本函数

（一）成本的概念

在经济学、商业和会计学中，成本就是付出的代价，意指为了借由购买或以物易物的方式获得某种物品，或是为了得到他人提供的服务，所花费或付出的金额，其中亦包括预定要花费或者付出的金额，往往和一个商业事件或者经济交易相联系。

成本最确切的定义来自于经济学家关于机会成本的概念。经济学家们往往致力于在不同的方案间进行选择，使有限的资源得到合理的配置。一个组织的成本或机会成本，是指当它把一定的资源用于某一特定事件时，也就意味着它不能把这些资源用于其他可选事件或机会。当选择做某件事时，不可避免地要放弃另一些事情。任何事情的成本都可以被视为所放弃的其他可选方案的价值。机会成本的概念使人们更容易在概念层面上理解成本的本质。

在具体的生产某一产品的过程中，一般将生产要素的市场价格作为生产者的成本。以生产函数为基础，利用生产要素的市场价格可以进行生产成本计算。生产者通过比较生产成本与产品的市场价格，而决定是否进行该生产活动。成本通常是生产者在选择生产要素时的重要选择依据。

对于卫生服务来讲，卫生服务的成本也就是各种生产投入要素的市场价格。医院或其他卫生服务提供者在提供卫生服务时，要通过比较其卫生服务的提供成本，并且与卫生服务收费进行比较，从而决定是否提供该卫生服务。但考虑到卫生服务具有的产品外部性特征，成本不能作为是否提供卫生服务生产的唯一选择依据。但是在卫生服务生产领域，仍然可以应用经济学领域中的生产成本的相关理论，指导卫生服务的生产。

（二）成本函数

生产者为了进行生产必须购买生产要素，为此而支付的代价为生产的成本。表示成本与投入关系的方程就是成本方程。即：

$$C = P_1 \times X_1 + P_2 \times X_2$$

式中，P_1 和 P_2 是两种生产要素 X_1 和 X_2 的价格，为已知常数。成本 C 是生产要素 X_1 和 X_2 的函数，即对各个最优组合的要素价格所支付的成本。

二、边际成本

在经济学中，边际成本（marginal cost, MC）指的是每一单位新增生产的产品（或者购买的产品）带来的总成本的增量。比如某医院每天仅提供 1 例 CT 检查的成本是很高的，因为设备本身价格昂贵。但如果能提供 100 例 CT 检查，则平均每例检查成本就低得多了，在提供第 200 例 CT 检查时的成本就更低了。

边际成本和单位平均成本不一样，单位平均成本考虑了全部的产品，而边际成本忽略了最后一个产品之前的生产要素投入情况。例如,每例 CT 检查的平均成本包括提供第一例 CT 检查时的很大的固定成本(在每例 CT 检查服务上进行分摊),而边际成本根本不考虑固定成本。

在数学上,边际成本用总成本(total cost,TC)和数量(Q,quantity)的偏导数来表示:

$$MC = \frac{\partial TC}{\partial Q}$$

三、等成本曲线、成本最小化和扩展线

等成本线(iso-cost curve)又称企业预算线,它表明生产者在既定成本下所能购买的生产要素的最大组合。

等成本线反映了生产者进行生产时的限定条件,即它所购买的生产要素的花费不能大于或小于所拥有的既定成本。显然,大于既定成本是无法实现的,而小于既定成本则难以实现产量最大化。

当生产要素的价格是可以确定的,生产者愿意支付的成本在已知的情况下,就可以得到等成本曲线。为便于表述,用劳动(L)和资本(K)两种生产要素投入分析等成本线。假定以 TC(total cost)表示两种可变投入的总成本,L,K 分别表示放射技师和设备消耗的数量(可以用投入的时间衡量)。P_L,P_K 分别为两种要素的价格。则:

$$TC = P_L \times L + P_K \times K$$

图 7-4 呈现了等成本曲线,它表示等量成本所购买的两种投入的各种不同组合的轨迹。横轴上的点表示全部成本能购买到的投入 K 的数量,纵轴上的点表示全部成本能购买到的投入 L 的数量。图中 C_1,C_2,C_3 为三条等成本线,C_2 高于 C_1,C_3 高于 C_2。

无论从理论上还是实践上,研究生产要素的最优组合都是非常重要的。生产者的最优选择不仅取决于生产函数,还取决于成本函数。我们在学习了等产量线和等成本线后,就可以讨论生产要素的最优组合问题。

根据生产理论,为了获取利润最

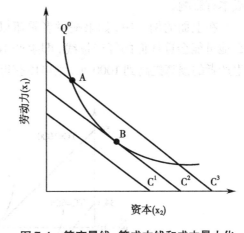

图 7-4 等产量线,等成本线和成本最小化

大化,理性的生产者追寻以最小的成本来生产最大的产量。也就是产量既定时使成本最小,或者成本既定时产量最大。无论是哪种情况,表现在图形上均为等成本线和等产量线相切的点,这一点就是最优要素组合。在图 7-4 中,给出了既定产量(Q^0),在展示的三条等成本线中,等产量线只与一条等成本线 C_2 相切。显然 C_3 成本太高,是不经济的,而 C_1 又不可能。切点 B 称为生产者均衡点,其经济学意义在于它是产量既定时的最小成本组合,它意味着生产者选择的投入

笔记

组合既在等产量线上，又在可能的最低的等成本线上，是以最小成本生产最大产量的最优要素组合。

假定某医院为了达到利润最大化，希望以最小化的成本提供既定的 X 线检查服务的数量。在这一假设下，医院希望实现生产这一既定产出的最小化成本目标。

以 TC 代表 X 线检查服务的总成本，w 为技师的成本（工资、补贴及其他福利），r 为提供 X 线检查服务过程中购买医疗仪器设备的成本。由此，可获得总成本：

$$TC = wL + rK$$

在此，L 和 K 是在 X 线服务生产过程中所投入的数量，即需要的技师工作时数和 X 光机器数量。如果 w = 50，r = 20，使用 30 个小时的技师和 10 台机器的总成本为：TC = 1700 = (50×30) + (20×10)。假定医院提供 X 光检查服务的成本预算为 1000 元，等成本线可以表示为：

$$1000 = 50L + 20K$$

为了便于计算，我们将方程调整为

$$K = 50 - 2.5L$$

由此我们可以推导出图 7-5 所示的线性方程。另外也列出了总成本 = 686 的等成本曲线。有时我们将方程也可以写成：

$$K = \frac{TC}{r} - (w/r)L$$

上式说明了工资和 / 或设备购买成本的变化对购买各种劳动和 / 或设备的成本有影响。

在上面的例子中，如果提供者希望以成本最小化来提供 X 线检查服务，那么他可能会选择低的等产量线，即生产 10 个单位的产量，即 A 点。但是，如果生产者的预算提高到 1000 元，则可以获得 15 个单位的产量。

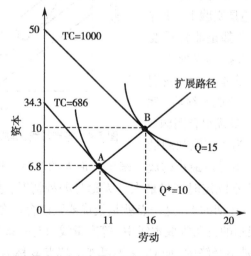

图 7-5　成本最小化（产出最大化）决定有效率的劳动和资本组合

将 A、B 等各生产者均衡点连接在一起就形成了扩展线,也可称为规模曲线。扩展线是在生产要素价格不变的条件下,生产者扩大生产规模的途径。它反映了生产要素价格不发生变化时使产量变化而发生的两种生产要素比例的变化。在扩展线上,既可以实现既定成本的产量最大化,也可以实现既定产量的成本最小化。

四、边际成本曲线和平均成本曲线

如果所有投入要素都是可变的,可以得到长期总成本和长期平均成本(long-run average cost,LRAC)函数。总成本和平均成本与生产者行为的规模有关。图 7-6 显示了经典的长期平均成本的 U 型形态,起始阶段显现规模经济,生产者的长期平均成本减少。随着产量增加,可能增加了生产活动中管理与协调的困难,那么长期成本可能就会上升,生产者逐渐表现出规模不经济。规模经济(不经济)用于确定生产者的最优规模。例如,医院的社会最优规模和分布取决于规模经济的评估。再比如,医院需要拥有足够的病人才能弥补定价较高的 MRI 检查服务的成本,这就是规模

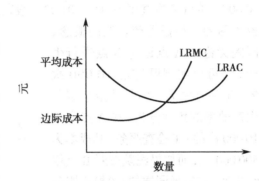

图 7-6　平均成本曲线和边际成本曲线

经济的一个案例。但是,太多的患者可能又会导致患者就诊的拥挤或者劳动成本的增加。

长期边际成本(long-run marginal cost,LRMC)曲线是指当所有投入要素都发生变化时,增加最后一个单位产量引起的总成本的增加。长期边际成本曲线穿过长期平均成本曲线的最低点。

第三节　卫生服务生产效率

一、效率的概念

效率(efficiency)是经济学中常用的概念之一,通常指在生产过程中最有效的使用各种资源。也可以理解为使用有限的资源实现系统产出最大化。具体包括三层意义:一是不浪费资源;二是以最小成本进行生产;三是产出的类型和数量符合人们的需要。

经济效率通常是指帕累托效率或者帕累托最优,即不可能通过资源的重新配置使任何一个人处境变好,也不致使另一个人的处境变坏。经济学中的效率通常用技术效率和配置效率来反映。

技术效率(technical efficiency)指用最少的投入要素组合生产出既定的服务和产品。通常用来衡量生产过程中投入与产出之间的关系。当得到相同数量的

产出而生产投入最少，或者使用相同的生产投入获得的产出最大时，生产达到了技术效率。

配置效率（allocative efficiency）是指生产人们赋予价值最高的产品类型和数量，即资源一定条件下的最大产出。人们对于每一种产品和服务的期望效用是不同的，但是人们总是希望将资源投入到能够使人们效用最大化的生产过程中去。在本质上，配置效率要求每一种资本和劳动都投入到其在全社会最有价值的地方。

技术效率阐明为了最大产出使用既定资源的重要性，可以总结为"恰当地做事"。配置效率则是"做恰当的事"。

图 7-7 解释在生产过程中的技术效率和配置效率。如果某医院计划提供 10 000 次的 CT 检查服务（Q = 10 000），假定投入还是定义为资本（K）和人力（L）投入两种。根据等产量线的概念，医院无论在 A 点还是 B 点进行生产，都可以实现既定的 10 000 次的 CT 检查服务。但是从卫生服务生产效率的角度分析，在 A 点实现 10 000 次的 CT 检查服务，其成本为 500 000 元，而如果医院按照 B 点组织生产，在实现同样的 CT 检查服务量的同时，成本可以降低为 420 000 元。根据技术效率和配置效率的概念，在 A 点进行生产在技术上是有效率的，但配置是无效率的，但是在 B 点既实现了技术效率，也实现了生产的配置效率。

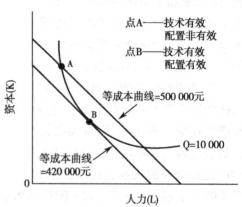

图 7-7　生产过程中的技术效率和配置效率

二、技术效率和配置效率的测量方法

在卫生领域广泛使用的效率测量方法有三种：普通最小二乘法回归（ordinary least squares regression，OLS），数据包络分析（data envelopment analysis，DEA）和随机前沿分析（stochastic frontier analysis，SFA）。

（一）法雷尔的效率测量方法

法雷尔在 1957 年就效率的测量开展了开创性的工作，介绍了两个效率概念，即效率的径向测量（radial measures of efficiency）和整体经济效率（overall economic efficiency）。

图 7-8 展示了这一概念及测量方法。用两个投入（劳动 L 和资本 K）和一个产出 Q 简单的生产过程来解释这一概念。图中 C_1，C_2 两条平行线为等成本线，Q^0 为等产量线。假定生产者的生产数量 Y^0 已定，为达到技术效率，生产者必须选择投入要素组合位于 Q^0 上的点进行生产。如果生产者选择在 C 点进行生产肯定是无效率的，因为生产者可以使用更少的劳动和资本投入生产 Y^0。保持生产要素投入组合不变，生产者选择在 A 点进行生产将实现技术效率。法雷尔在

测量技术效率时是以 OC 线为基础,这条线通过 A 点和 C 点。因为测量的是从原点到 OC 线上某一点的距离,OC 被看作为效率的径向测量。因此,在 C 点的技术效率(TE)可以用如下公式计算:

$$TE = OA/OC$$

式中,TE 是一个大于 0 而小于等于 1 的数值(0<TE 值)。如果 TE = 1,则说明生产实现了技术效率并且生产是在等产量线上进行。如果 TE<1,则说明生产没有达到技术效率,TE 值越小,说明技术效率越低。

现在假定生产者希望在生产过程中实现成本最小化,这样他们会选择按照 Q 点的投入要素组合进行生产,因为这一点是等成本线 C_1 与 Q^0 的切点。正如前面所讲的,如果生产者沿着 OC 线选择实现技术效率的投入要素组合,A 点是最佳选择。虽然 A 点位于等成本线 C_2 上,但并没有实现成本最小化。如果生产者希望在 OC 线上确定的投入要素组合条件下实现成本最小化,他们将选择在 B 点进行生产。在此法雷尔提出了一个重要的效率测量的见解,提出配置效率(AE)可以用以下公式进行测量:

$$AE = OB/OA$$

同样的,AE 也是一个介于 0 和 1 之间的值(0<AE 的值)。如果 AE 小于 1,说明生产没有实现配置效率。因此,配置效率也可以解释为由于不恰当的生产要素投入组合而导致的成本增加。

将法雷尔的技术效率和配置效率测量结合在一起就形成了整个经济效率(OE)的测量:

$$OE = TE \times AE = (OA/OC) \times (OB/OA) = OB/OC$$

式中,OE 也是一个介于 0 和 1 之间的值(0<OE 的值)。OE 可以解释为在技术效率下生产一个单位产品的成本与在 C 点生产一个单位产品的成本之比。

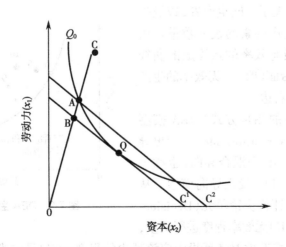

图 7-8 法雷尔的径向效率测量方法

(二)普通最小二乘法回归

早期技术效率的测量主要集中在对普通最小二乘法回归的研究方面。费尔德斯坦在 20 世纪 60 年代开创性的使用 OLS 模型估计英国国家卫生服务系统中非教学急诊医院的生产效率。他使用各种函数模型估计生产函数,然后用回归方程的残差解释每一家医院的技术效率。根据 OLS 方程,如果一家医院的残差为 0,说明与其他医院相比,这家医院的生产处于"平均技术效率"的水平。如果残差为负值,说明医院的效率低于平均技术效率,残差为正值,则说明该医院的效率高于平均技术效率。用公式表示为:

$$y_i = \beta_i x_i + \gamma_i$$

式中,y_i 表示产出,x_i 代表各种要素投入,γ_i 为误差项。

这种效率的测量方法很明显有两方面的问题。第一,OLS 的残差仅提供了与"平均"生产实践水平相比,有效率或无效率的测量值,并没有说明每一家医院的技术效率与生产可能性边界的距离,也就是说,因为这种方法没有估计生产可能性边界,所以无法揭示与有效率的生产实践相比,每一家医院的效率如何?第二,用 OLS 残差这样一个绝对值解释生产是否有效率是值得怀疑的,因为残差也包含了其他混杂,而这些生产中的随机性影响因素是医院无法控制的。到 20 世纪 70 年代后期,这些批评促进了其他效率评价方法的发展,如后面我们将要介绍的数据包络分析和随机前沿分析方法。

(三)数据包络分析

数据包络分析(data envelopment analysis,DEA)是一种基于被评价对象间相对比较的非参数技术效率的分析方法。DEA 在卫生领域应用广泛,如医院效率的比较研究,医院所有权对效率的影响研究,公共卫生服务项目效率研究等。目前 DEA 已经是评价卫生机构技术效率较为成熟和较为先进的方法之一。

生产函数是无法直接观测的。DEA 使用获得的投入和产出数据,估计一个实现了的生产前沿面,该生产前沿面反映了最少资源投入组合的情况。这种生产前沿面曲线是凸向原点的,并且斜率总为负值。图 7-9 展示了 DEA 生产前沿面。图中的点代表了不同生产者,以及生产既定产出时生产要素的投入数量。由这些代表生产最有效率的点构成的曲线形成了 DEA 前沿面(I^0I^0)。无效率的生产者位于前沿面的右边。

按照对效率的测量方式,DEA 模型可分为投入导向(input-oriented)、产出导向(output-oriented)和混合导向(也称为无向,non-oriented)。投入导向模型是从投入的角度对被评价决策单元(Decision-making units,DMU)无效率程度进行测量,

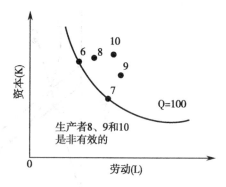

图 7-9　DEA 生产前沿面

测量的是达到技术有效时各项投入应该减少的程度;产出导向模型是从产出的角度对被评价 DMU 无效率的程度进行测量,测量的是要达到技术有效各项产出应该增加的程度;混合导向模型则是同时从投入和产出两个方面进行测量。模型导向的选择主要取决于分析目的。如果分析目的只是获得各单位的效率值,上述三种导向的模型均可。如果需要做进一步的投影分析,从管理角度考虑,如

果把减少投入作为对无效率单位提高效率的主要途径,应选择投入导向模型;如果把增加产出作为提高效率的主要途径,则应选择产出导向模型。需要特别注意的是,如果在卫生资源投入不足的背景下,选择投入导向模型会使得投影分析的结果不容易解释。因为在投入导向模型中,根据投影分析的结果,无效率的单位要达到有效率的状态,其改进目标是减少投入,这似乎与卫生资源投入不足的背景产生矛盾(但实质上并不矛盾),使得分析结果容易产生误解。另外,在分析卫生服务效率时,在需求不足的背景下(当需求是决定卫生服务产出数量的首要因素时),选择产出导向模型,会使得投影分析所确定的产出目标客观上难以实现,从而失去实际指导意义。

尽管 DEA 方法是目前评价卫生机构效率的有效方法之一,但也存在模型构建和结果解释上的局限性。DEA 主要有三方面的局限性:① DEA 技术是确定性的,并且依赖于边远观察值(最有效的决策单元)。因为 DEA 生产前沿可能会受到数据随机变异、测量误差或未观察到的异质性的影响,所以在解释结果时要慎重。DEA 在分析时假设产出不存在非测量误差或随机变异。无效率医院小的随机变异将会影响到估计的该医院无效率的程度。而大的随机变异可能会使前沿面发生移动,从而影响一系列医院效率的估计;② DEA 方法对模型中引入分析的投入和产出的数量很敏感。DEA 所需要的最小样本数量相对较小。但是如果样本数量过少,指标数量过多,就会造成分析结果不稳定,并且容易出现由于缺少参照而默认有效的问题(efficient by default)。一般认为,样本数量不应少于投入和产出指标数量的 3 倍并且不少于投入和产出指标数量的乘积。所需样本量的大小不仅取决于投入和产出指标的数量,还受到数据分布的影响,上述对样本量的要求可以看作是最低要求。如果不满足上述条件,DEA 分析结果的区分度通常会很低;但是满足上述条件,也不一定能够获得满意的区分度。由于不同的分析目的对效率区分度的要求不同,样本数量是否足够的最终判断标准是 DEA 模型的效率区分度是否能够满足分析的需要。在样本数量一定的条件下,只能通过减少投入或产出指标数量的方式来提高效率分析结果的区分度;③ DEA 仅是测量相对效率。一个决策单元是有效率的,仅是指在所分析的样本中是有效率的。因此在这个样本中也有可能获得比测量到的更高效率。

知识拓展

数据包络分析(DEA)

数据包络分析是由美国的 Charnes,Cooper 和 Rhodes 等三人于 1978 年首次提出的,因此后来将 DEA 的第一个模型命名为 CCR 模型。DEA 对于分析多投入、多产出的情况具有特殊的优势,因而其应用范围不断扩展。DEA 采用一些数学方法,利用从生产者那里获得的投入产出数据,可以直接描绘出生产可能性边界。DEA 可以直接比较不同生产者间的效率。DEA 已经成为融会了运筹学、管理学、计量经济学、数学和计算机科学等多学科的重要研究领域。

笔记

第一篇运用 DEA 进行医院效率测量分析的研究报告是 Sherman 在 1984 年利用教学医院的数据,尝试使用 DEA 进行有效性分析,并同传统的效率分析方法结果比较。结论证明,DEA 能够更有效地为医院的管理者提供有用的信息,指导医院提高效率,降低服务成本。研究结果于 1984 年发表在 Med Care 上,开创了 DEA 在卫生经济学领域应用的先河。在 www.maxdea.cn 上,读者可以了解到更详细的 DEA 方法的介绍。

DEA 模型的数学公式一般是围绕着决策单元(Decision-making Units,DMUs)提出的。DMU 是 DEA 研究中广泛使用的一个术语,它代表了所评价的生产者或卫生服务提供者。假定有 n 个决策单元,m 个生产要素投入,n 个产出,在这样一个 DEA 分析模型中,第 j 个 DMU 可以从它的投入和产出向量表示为:

$$投入向量\ x_j = (x_{ij}, \cdots\cdots, x_{mj})$$
$$产出向量\ y_j = (y_{ij}, \cdots\cdots, y_{sj})$$

在具体应用时,决策单元与投入产出指标选择的条件十分严格。在选择被评价 DMU 时,应该注意 DMU 的数目不能太少,并且 DMU 之间具有可比性。为保证可比性,可以应用"病例构成指数"、"质量调整指数"、"风险调整指数"、"消费者价格指数"、"竞争压力指数"和"病例严重程度指标"等方法消除差异。另外,选择的投入、产出指标应具有可靠性、可度量性,绝对指标和相对指标搭配合理,主要选择绝对指标。

(四)随机前沿分析

随机前沿分析是为了克服 DEA 方法的局限性而发展起来的。SFA 把经典线性回归模型中的误差项(error term)分解成两部分,第一部分是单侧误差项,用来测量无效率。把误差项约束为单侧误差,可以使生产单元仅在估计的生产前沿面上或之下进行生产。第二部分是纯粹误差项,主要用来测量随机混杂。

近年来,SFA 在卫生服务领域越来越受到重视。部分原因是由于对研究卫生系统效率问题的兴趣越来越大,同时也由于数学建模技术的发展和计算机水平的进步。如在英国妇产医院使用一个半正态分布模型开展的横断面研究。在西班牙一个医院中,假设效率是恒定不变的,利用面板数据(panel data)估计一个成本前沿面模型。

生产前沿面的 SFA 模型可以用公式表示为:

$$y_i = \beta_i \chi_i + \mu_i + \nu_i$$

式中,y_i 表示产出,β_i 是常数项,χ_i 表示投入,μ_i 是单侧无效率项(对于所有的 i,$\mu_i \geqslant$),ν_i 是双侧误差项,假设它服从经典线性回归模型的误差项。μ_i 和 ν_i 是零协方差。

为了在模型中能够体现卫生服务多产出的特征,研究者通常估计成本前沿面而不是生产前沿面。因在估计生产前沿需要将所有的产出整合成一个单一的测量指标,这在卫生服务领域是很困难的。而成本可以用金钱作为测量单位,很

笔记

容易整合为一个单一测量指标。因为成本前沿面是双重生产函数,所以它是一个有效的测量生产效率的方法。成本前沿模型公式为:

$$c_i = f(p_i, y_i, z_i) + \mu_i + v_i$$

式中,c_i 是 i 医院的支出,p_i 是所有投入要素的价格,z_i 指生产者的特征,包括病例组合变量等。将医院特征,病例组合等变量包括在模型中,可以从统计学上检验这些因素与生产效率间的关系。

在估计 SFA 成本前沿时,经常要对函数进行对数转换。这样可以在更广泛的范围内检验成本函数,并且也不会在函数模型中加入限制性先验假设。对数转换的多产出成本函数能够很容易的测量目前的经济规模和范围。但是,这个方法需要统计上较大的自由度。在医院效率研究中,通常样本量较小,这就需要通过不恰当的投入和产出聚合,在无效率估计时引入对误差和偏性的测量。一种可替代的方法是选择一个对数据依赖较小的函数方程,如柯布 – 道格拉斯函数,但这可能会有将错误设定引入到模型中的风险。

(五)数据包络分析和随机前沿分析的比较

数据包络分析属于固定前沿非参数方法,随机前沿分析属于参数方法。数据包络分析的主要优点是计算简单,不需设定生产函数,处理多投入、多产出的问题和处理单投入、单产出的情况一样方便;缺点是数据处理没有考虑随机误差,不能直接对结果做出统计推断。随机前沿分析的主要优点是考虑了随机误差,容易对分析结果做出统计推断;缺点是计算复杂,对样本量要求较高并且对无效率项的统计特征有严格的要求,不容易处理多产出的问题,如果生产函数设置不当会严重影响结果的准确性。

第四节 效率测量方法的应用

目前数据包络分析和随机前沿面分析方法在卫生系统得到了广泛应用。大部分已发表的有关卫生服务效率的文献都与医院治疗结果有关。如测量疾病风险调整后的平均住院时间,疾病风险调整后出院的平均成本,以及疾病风险调整后出院和医院门诊两者的成本。有的研究者运用数据包络分析模型分析不同所有权医院的效率,得出公立医院比私人非营利性医院的效率高,并且认为这是由于公立医院有严格的预算约束所导致的。有些研究关注医生服务效率的测量,如测量平均每名医生每月提供服务的相对价值单位,每名医生每月接诊患者数,每个医疗过程所用到的资源(劳动力,设备,物资等)的总数,以及每个治疗阶段的成本。但很少有研究关注护士的效率、卫生方案的效率以及其他卫生服务提供者的效率,也很少有研究是从国家层面上研究和报告卫生服务效率。

一、数据包络分析在医院效率评价中的应用

数据包络分析借鉴了计量经济学的边际效益理论和高等数学中的线性规划模型,构造出相对有效的生产前沿面,通过界定投入产出的点是否位于"生产前沿面"上来比较各决策单元的相对效率、规模收益,显示最优值。数据包络分析

笔记

主要应用于评价医院的总体效率、相对效率和经营效率等。

（一）应用于医院总体效率评价

运用数据包络分析可对区域内多家医院进行调查，了解该区域内所有医院的总体效率水平，即医院在人员、固定资产、业务支出等方面的投入是否已得到充分利用，是否达到技术上和规模上的最佳产出，从而判断整个区域内的医院对资源有效利用的情况。数据包络分析还可以比较不同地区、不同级别医院之间的总体效率，为医院存在的投入过剩和产出不足，或规模偏大、偏小等问题提供数据基础，从而调整区域资源规划，改进管理水平，提高资源利用效率。

在中国，绝大部分卫生资源集中在医院，医院低效率运行是造成资源浪费的主要原因之一。很多研究者采用 DEA 的方法对医院服务效率进行评价。如在对某省 200 家医院运用数据包络分析评价其 2012 年的总体效率。在被调查的所有医院中，平均总体效率值为 0.738。总体有效（总体效率值＝1）的有 20 家，占全部医院的 10%。表明这些医院在现有规模上达到了较充分的资源利用水平。而总体效率值小于 1 的医院有 178 家，占全部医院的 89%，说明它们还存在非技术有效或非规模有效的问题。由此可见该省被调查医院的总体效率水平不高，各医院之间效率的差异较大。

（二）应用于医院相对效率评价

数据包络分析是评价具有相同功能的组织、部门或同一组织不同时期的相对效率的一种好方法，在国内外已得到广泛应用。在研究医院的相对效率时，通过数据包络分析，对具有相似的社会经济背景、居民健康状况、医院内部管理和医疗服务状况的医院进行横向比较，对比不同地区相同功能医院的相对效率，能分析其差异程度和原因。通过时间序列法，将年度变量纳入模型，对医院自身的相对效率进行纵向比较，找到医院效率变化的速度、趋势等规律，为提高医院内部管理，改善医院效率提供合理解释。

（三）应用于医院经营效率评价

从经济学角度讲，医院经营效率是医院对其资源的有效配置能力，是投入产出能力、竞争能力和经营管理水平的体现。运用数据包络分析模型，将医院的床位数、卫生技术人员比例、门诊住院比例、治疗有效率、药品收入比例以及次均费用等作为模型的变量，分析医院经营效率的影响因素。例如医院的所有权类型、医院规模和容纳能力、产出质量和专业化程度、地理区位、市场结构和融资问题等都会对医院的经营效率产生不同的影响。

（四）数据包络分析所应用的相关指标

数据包络分析在上述医院效率评价中的应用，都涉及模型的投入指标和产出指标。目前能够反映医院投入、产出的指标有很多，且大多数指标之间具有很强的相关性。因此，先要运用相关分析筛选指标，再运用聚类分析确定最终的评价指标。其常用的投入指标有：人员总数、床位数、固定资产总金额、专业设备总金额和年业务支出等。产出指标有：入院人数或出院人数、实际占用总床日数、出院者占用总床日数、门急诊人次数、病床使用率、病床工作日、病床周转次数和年业务收入等。结合多元回归、因子分析等多因素分析方法，可以明确各个投入产出指标与医院效率之间的相关关系，了解影响医院的外部因素对效率的影响程度，进而可以达到深层次分析医院效率的目的。另外，如果资料比较完善，在效率的测量中，用医院的医疗质量、疾病严重指数和病例指数等加以调整，将会取得更客观与合理的结果。

二、随机前沿分析在医院效率评价中的应用

随机前沿分析包含生产函数和成本函数两种形式。20世纪90年代以来，此方法广泛应用于医院的技术效率和成本效率评价领域。

（一）应用于医院技术效率评价

技术效率对医院运行成本和医疗服务项目定价具有重要作用。通过随机前沿分析模型，对医院的技术效率进行分析，可以发现不同级别医院存在的不同低效率现象。例如：依据医院技术效率与市场特点、医院特点与医保支付制度的关系，应用病例指数调整医院的效率得分，可以发现医院的技术效率与政府财政投入之间的关系。

例如：为了评价2004～2006年某省公立医院的技术效率，选取该省125家公立医院作为样本，运用随机前沿成本函数模型分析医院各时期的相对效率值，运用多元回归模型分析各因素对医院效率值的可能影响。效率值与1的差距可以反映医院技术无效率的情况，即效率损失。三年间样本医院的效率损失在0.9%到190.7%之间，医院的技术效率情况没有得到明显改善。不同级别和属性的医院的成本效率也有差异，三级医院的平均效率损失为7.6%，三级以下医院的为2.4%，省部属医院的为7.2%，市级以下政府所属的为2.8%。总体来说大型综合医院受其固定资产投入和人力成本等因素影响，效率相对略低。

有研究采用随机前沿面模型比较美国医生独立行医与团体行医的效率。这项测量通过比较几个投入指标的数量：医生的劳动时间、护理人员的劳动时间、实验室检查和X线检查以及每位医生的一周接诊人次数，这些指标过去常常作为产出指标。在分析过程中该研究用到了大量的解释变量，包括医生层面的因素，例如医疗事故保险费、行医年数、医疗外收入；地区层面的因素，例如本区域内的医院数量和医生人数；业务层面的因素，例如所接诊的有医疗补助的患者量。这种测量方法使用了SFA的方法，用单侧误差值来表现单个或群体医生的工作效率与最佳工作效率的差距。因为这种测量依赖于多元统计模型的估计，所以对模型的阐述是很重要的。例如，医疗事故保险费这类重要的解释变量的遗漏会导致效率测量结果发生偏倚。

（二）应用于医院成本效率评价

通过建立随机前沿成本函数，将实际成本与前沿成本进行比较来评价医院的成本效率。如果实际成本和前沿成本相等，则表明医院经济运行是有效的。如果实际成本大于前沿成本，则实际成本超出前沿成本的部分被解释为低效率。通过随机前沿成本函数模型可计算出由于低效率导致的资源浪费量，反映低效率的严重程度及其后果，为医院管理者采取措施改善低效率提供依据。

分析某地区16家医院1996～1999年经营情况的成本效率。建立随机前沿

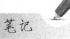
笔记

成本函数模型,以年门诊人次、出院人次为产出,以每卫生技术人员平均工资和每服务量卫生材料费来综合反映各类投入要素的价格和构成,以平均住院日为产出特征,用总支出来估计总成本,年开放床日数来反映医院规模,同时引入两个虚拟变量反映不同类型医院对成本的影响。测算的平均低效率为8.51%,即由于低效率导致平均每年每所医院的无效支出约122.27万元,推算到该地区21家医院每年的无效支出为2567.67万元。

本 章 小 结

1. 生产是指通过一定的生产过程将各种生产要素转化成产出的过程。生产要素指生产过程中所使用的各种资源,一般包括土地、劳动力和资本。

2. 卫生服务生产就是组织医生、护士、医疗设备、药品、病房和病床等各种卫生服务生产要素,通过门诊、住院、公共卫生服务等卫生服务提供形式,最终生产出满足人们健康需要的卫生服务产品的过程。

3. 资源的有限性与需求的无限性间的矛盾,要求在生产过程中必须关注效率。效率意味着不存在浪费,是在生产过程中,使稀缺的资源产出最大化。效率包括技术效率和配置效率。

关键术语

生产函数 (Production Function)

等产量线 (Isoquant)

等成本线 (Isocost)

边际技术替代率 (Marginal Technical Substitute Rate)

成本最小化 (Cost Minimization)

技术效率 (Technical Efficiency)

配置效率 (Allocative Efficiency)

边际成本 (Marginal Cost)

思考题

1. 什么是生产函数?

2. 等产量线的性质有哪些?

3. 什么是技术效率和配置效率?

(山东大学卫生管理与政策研究中心 孙 强)

笔记

卫 生 筹 资

章前案例

　　为了帮助制定国家医药卫生体制改革的意见,国家有关部门组织了一次研讨,专门讨论中国卫生筹资制度选择问题。与会专家在是否降低个人直接付费方面很快达成一致,认为应当降低个人直接付费的比例,提高抵御疾病经济风险的能力。但是,在讨论降低个人直接付费机制时,出现两种不同的意见。一种意见认为,中国应当建立社会医疗保险为主体的卫生筹资制度;另外一种意见认为,中国应当学习英国的经验,建立税收为主的卫生筹资制度。专家们给出各自的理由力图说服对方,但是,直到会议结束,也没有达成一致。

第一节　概　　述

一、基本概念

　　疾病对每个家庭或个人发生频率之高是其他风险无法比拟的,其造成的经济损害也是巨大的。为了降低因疾病所导致的经济损失以及抵御因无经济能力而不能或延迟就医的风险,就需要建立起疾病风险共担机制,而这正是卫生筹资的基本属性之一。

　　世界卫生组织(World Health Organization,WHO)把卫生筹资(health financing)界定为"实现足够的、公平的、有效率和效果的卫生资金的筹集、分配和利用活动的总和"。卫生筹资不仅是为卫生筹集资金,还涉及向哪些人筹资、用何种方式筹资以及如何使用筹集到的资金等问题。开展卫生筹资研究不仅研究卫生资金筹集的来源和渠道,还与卫生资金的分配和使用相联系。因此,所谓卫生筹资就是研究在一定时期和一定社会环境下卫生领域的资金筹集、分配和

笔记

使用。卫生筹资的关键点是：为卫生筹集足够的资金；消除人们获得卫生服务的经济障碍并减少疾病带来的风险；更好地利用现有资源。世界卫生组织2000年报告中指出，卫生筹资的基本功能包括资金筹集（revenue collection）、风险分担（risk sharing）和购买服务（purchasing）。

"资金筹集"是卫生系统从政府、家庭、组织或商业部门和其他外部渠道筹措资金的方式。卫生系统有许多不同资金筹集方式，如税收（tax-based health financing）、社会健康保险（social health insurance，SHI）、社区健康保险（community-based health insurance）、商业保险（private health insurance）和个人直接付费（out-of-pocket，OOP）等。"风险分担"是指为了保证经济风险由所有筹资者承担而采取的资金统筹管理办法。资金统筹水平决定风险分担的程度。"购买"是将筹集的资金支付给卫生服务提供者的过程。不同的购买方式和机制将影响服务的公平性和效率。

二、卫生筹资目标和评价

卫生筹资目标是为了筹集到足够的资金，以确保所有人都能利用卫生服务，同时不因利用服务而遭受经济困难。卫生总费用占GDP的比例、政府卫生投入占卫生总费用或GDP的比例、个人卫生支出占卫生总费用的比例、个人卫生支出占家庭收入或者支出的比例等，都是测量卫生筹资目标实现程度的指标。

1. 卫生筹资公平　卫生筹资公平是卫生系统公平性的重要组成部分。在卫生公平的三个方面：卫生筹资公平、卫生服务利用公平和卫生结果（健康）公平中，卫生筹资不仅决定了卫生服务利用的可得性，筹资机制还将决定因疾病带来的灾难性卫生支出的保障程度，并进一步影响人群健康的公平性。因此，卫生公平性在很大程度上取决于筹资公平。卫生筹资公平主要反映筹资者在进行卫生筹资时，是否考虑了不同收入人群的支付能力。

卫生筹资公平关注的是家庭对卫生资金筹集的贡献，所有的卫生支出，无论由谁支付，最终都将分摊到全社会的各个家庭。卫生筹资公平可用两种方法来检验，即垂直公平和水平公平。居民卫生支出应该与其可支付能力相对应，即支付能力高的居民的筹资水平应该高于支付能力低的居民。水平公平指支付能力相同的家庭为医疗保健筹资做出同等的贡献；垂直公平指支付能力越大的家庭为医疗保健筹资所支付的金额占其收入的比例应越高。就垂直公平而言，当收入越高的家庭的医疗保健支出占其收入的比例越大时，该系统被认为是累进的，反之，当收入增加，其医疗保健支出占收入的比例反而下降时，我们则认为该系统是累退的。当各收入水平的人群所支付的金额占其收入的比例都相同，则该系统为成比例的系统。一般认为，先进的卫生筹资机制应该是累进制。卫生筹资公平性是卫生系统的主要目标之一，卫生筹资机制的公平程度将对人群的健康水平和健康公平产生很大影响。卫生筹资机制不同，使不同人群的经济负担各不相同，从而对社会财富的再分配产生一定影响。卫生筹资公平性对卫生资源的合理配置、人群健康的公平性、卫生费用控制以及卫生服务的可及性等有直接影响。

笔记

2. 卫生筹资效率 效率的基本含义是指投入产出比。从效率的角度，卫生筹资的目标之一是以较低的成本和风险获得足够和稳定的资金。所以，卫生筹资效率可以用筹资成本、资金利用率、资金使用效率等指标测量。筹资成本与筹资效率成反比，筹资成本越高则筹资效率越低。在一定的经济社会条件下，不同的卫生筹资方式其成本不同，比如税收筹资和个人直接付费筹资，筹资效率也会有差别。资金利用率包括资金到位率和资金投向，也会影响卫生筹资的效率。资金到位率高，则意味着筹资效率较高；资金投向正确，将保证资金利用的效率。资金使用效率，比如资金使用的成本效果和成本效益，可以反映资金投入的产出情况。

第二节 卫生资金筹集

一、卫生资金筹集渠道

从世界各国卫生筹资实践来看，主要有税收、社会健康保险、社区健康保险、私人保险和现金支付等五种筹资机制。

（一）税收

税收是政府作为筹资主体，通过税收渠道筹集资金并分配和使用于卫生领域的整个过程。一个国家决定征收何种税款取决于其经济发展和人们对政府的信任程度。税收筹资需要考虑人群支付税款的意愿和政府征收税款的能力。在经济运行良好，行政能力很强的国家，以税收方式筹资为卫生部门提供了极大的资金支持。

1. 税收的途径

（1）普通税收：普通税收是政府收入的主要来源，包括直接的个体和商业所得税，以及其他直接或间接的税收途径，如进口税、执业税、财产税、销售和贸易税、注册登记税等。在低收入国家，税收占国家收入的比重平均为18%，在高收入国家为48%。尽管低收入国家税收具有同样的重要性，但是低税率往往使政府筹资能力有限和对卫生服务筹资不足。

（2）通货膨胀：通货膨胀是一种隐蔽的税收途径。通货膨胀通过使一部分人成为名义上的高收入者，而将收入的更多比例以税收的方式转移到政府。通货膨胀不利于靠固定货币收入维持生活的人，因为他们的收入是固定的货币金额，落后于物价的上涨水平，实际收入因通货膨胀而减少，收入的购买能力随价格的上升而下降。第二次世界大战后，欧美国家的通货膨胀从居民手中把大量再分配的财富带到公共经济部门，在这个意义上，通货膨胀可以作为卫生筹资方式加以利用。

（3）专项税：一些国家建立了专门用于卫生的税收，如酒类、烟草、消遣娱乐等消费中收税。该筹资渠道的优点是可以通过建立新税种为某些重要卫生项目筹资。

2. 税收卫生筹资的优缺点 税收的优点是筹资对象更广泛，可以实现更大范围的人群覆盖，如非正式部门的职员，贫困人群或弱势群体。这种广泛覆盖阻

笔记

止了风险选择问题,并使其在理论上成为更公平的卫生筹资方式。政府筹资的缺点之一是筹资的不稳定性。由于卫生系统的资金来源于政府预算,而预算金额容易受政治压力或外部冲击的影响,卫生部需要同其他部门竞争同一资源,在某种情况下使政府筹资具有不稳定性。此外,税收筹资需要良好的税收管理系统,这在发展中国家不易实现。

(二)社会健康保险

社会健康保险覆盖面广,但并不是全体公民都能享受这一权利,只有符合有关规定并按规定缴纳了保险费的人群才有权利。社会保险双方的权利和责任依据双方签订的合同确定,缴纳的保险费只用于保险方,保险方必须保持其支付能力。

1. 社会健康保险的类型　社会健康保险的组织形式包括疾病基金和工资税筹集两种类型。疾病基金形式下,保险计划由非营利性组织建立和实施管理,并在严格的监管下相互竞争参保人,欧洲、拉丁美洲的大部分国家是这种类型。但在加拿大,社会健康保险由一个单独的半国营机构进行管理。保险资金的筹集来源一般是从雇员的工资中按照一定比例扣除,这部分由雇员和雇主共同负担。此外,国家也会有一定的补助。

2. 社会健康保险的优缺点　社会健康保险优点体现在:首先,社会健康保险的筹资渠道更加稳定。社会健康保险直接从工资中扣除作为保费,能为卫生系统筹集更多的资源。其次,社会健康保险对政府预算的依赖性不强。在政府没有空间增加卫生费用的投入时,以保险的形式来为卫生系统筹集资金是较好的选择。第三,社会健康保险将劳动者的保险费筹集到一起,可以实现高收入和低收入人群、高风险和低风险人群的风险分担。

社会健康保险筹资主要缺点有:①社会健康保险将许多人群排除在外。社会健康保险覆盖的人群多为正式部门的雇员,许多非正式部门雇员,以及老人、儿童等被排除在外。②社会健康保险对经济可能产生负面影响。从理论上和长期来看,工资税的负担最终还是会转移给受雇者,并且在缺乏竞争力的劳动力市场和产品市场的情况下,雇主不可能通过降低雇员的工资来支付增长的保险费,由此导致劳动力成本增加,并可能导致更高的失业率。③社会健康保险的管理成本高。基金管理者需要与服务提供方接触并建立适当的监管机制,需要对就诊患者在规定范围内的疾病实施报销并进行监管,还要对所筹集的基金进行管理。④社会健康保险可能通过影响服务提供而产生增长的成本。由于道德风险的存在,社会健康保险可能导致服务的过度需求和过度提供。

(三)社区卫生筹资

1. 社区卫生筹资的形式　社区卫生筹资是一个社区中(在同一个农村地区、行政区、其他地理区域或相同社会经济或种族的群体)的各个家庭,为既定的一系列卫生服务相关费用筹集或协作筹集资金的一种卫生筹资机制。社区卫生筹资基于社区而建立,强调社区参与管理。参与此种筹资方案的成员可因地域的邻近或因同样的职业、信仰、种族,或任何其他附属依赖关系而联系在一起。同时,成员也参与方案的管理,如进行规则的设计和资源的筹集、汇集

笔记

和分配。

2. 社区卫生筹资的优缺点　社区筹资的主要优势在于信任和提供适宜水平的风险分担。社区筹资的受益者往往是被其他形式的健康保险排除在外的群体,在非正式部门工作,或无力支付私人健康保险。社区筹资在提供财政保障方面也起到非常重要的作用,使低收入人群能获得卫生服务,通过减少卫生服务直接的现金支付,增加对卫生服务的利用,增加了卫生服务的可及性。

社区卫生筹资的缺点包括:社区卫生筹资的可持续性较差。因为规模过小,易于遭受经济风险;对服务提供的影响有限。

(四) 私人健康保险

私人健康保险是由营利或非营利的保险公司提供的,消费者自愿参加保险项目,保险费根据个体疾病风险特征和选择风险的保险业规定。征收的保费接近于可能发生的偿付费用加上管理费用和剩余利润。

同社会健康保险相比,私人健康保险具有良好的经济效益。支持私人健康保险的人认为,当人们选择一个私人保险计划时,他们感受到自己有了更多的权利,并更愿意为健康支付费用。同社会健康保险相比,私人健康保险的缺点主要表现为:管理成本偏高。在同样覆盖水平下,私人健康保险的保费成本比社会健康保险高;保费征缴存在不公平,私人健康保险基于个人或群体的健康风险收取保费是累退的筹资形式。由于经济状况与身体状况呈反比,那么基于风险收取保险费意味着穷人要支付更大比例的费用;由于费用较高,私人保险业非常关注消费者的逆向选择,高风险人群常常被排除在私人保险以外,或者缴纳更高的保费。

(五) 现金支付

现金支付指患者在接受医疗服务时,直接向服务提供者支付费用。使用者付费是现金支付的一个亚类,指患者在公立医疗机构就诊时支付的服务费用。多数情况下,使用者付费是在公共筹资不足、政府有效分配卫生资源能力缺乏、公立机构提供基本卫生服务的效率低下、卫生服务提供者收入水平较低、人们有意愿自付医疗费用以减少因交通和等待带来的成本损失以及诸如药品等关键医疗产品提供不足等问题存在的情况下发生的。

当政府为卫生筹资的意愿或能力有限时,现金支付是一种较好的卫生筹资策略,并很容易进行管理。现金支付会增加病人为服务付费的意愿,而避免因免费提供卫生服务造成的服务过度利用。另外,现金支付能够提高资源的分配效率,增加消费者使用卫生资源时的责任心和卫生服务提供者的责任心。同时,通过服务收费鼓励人群寻求更为有效的卫生服务,如鼓励人群首先利用初级卫生保健服务,再到医院获取服务,由此提高了卫生服务系统的效率。

现金支付的缺点主要表现为:①从平等性考虑,现金支付极大地体现出垂直不公平的问题。因为现金支付是极度累退的筹资模式,尤其是将低收入和低健康状态的关系考虑进来时,这种情况更为突出;②现金支付可引起严重的道德问题。因为服务提供者为追求经济激励而可能引发不适当的服务利用;③现金支付抑制了对非必需卫生服务的消费。

二、不同收入国家卫生筹集渠道的特点

每个国家都希望本国的卫生系统能实现较大的健康产出,提供可负担的卫生服务,提高患者和服务供方的满意度,并确保卫生服务和卫生筹资的公平与公正。对不同国家而言,确保这些目标的实现是直接与该国在卫生领域的筹资水平息息相关的。通常,筹资水平的高低,以及公平性程度往往受到本国经济水平的影响。而处于同一经济水平的国家,在卫生筹资方面体现出许多共性。

依照世界银行 2005 年采用的人均国民生产总值(GNI)的分类标准,将全球的国家分为低、中、高收入国家。从国际经验看,低收入和中等收入国家在卫生筹资方面更多的是面临诸多的挑战。相对而言,高收入国家由于在卫生筹资领域有较长的改革历程,因此,有一些值得借鉴的经验。

低收入国家与高收入国家相比在卫生服务的支出方面要低得多,并且主要依赖个人现金支付。严重的制度、财政、经济和政治的约束限制了其他筹资方式,如税收、社会健康保险、私人健康保险、社区卫生筹资的利用。大部分低收入国家面临的严重挑战是为人群提供基本的卫生服务并提供筹资保障。低收入国家需要增加卫生支出的公平性和效率。低收入国家的投资重点如果放在覆盖全民的基本服务和公共卫生服务方面,将会对卫生结果产生更大、更公平的影响。低收入国家需要在购买服务方面做好工作。

中等收入国家关注的重点是卫生服务的全民覆盖、筹资保证和卫生系统效率。许多国家在减少贫穷和提供基本卫生服务方面取得了巨大的成果。大多数中等收入国家有能力提供基本的公共卫生服务和初级卫生保健服务。过高的个人现金支付、有限的资金筹集能力、不完善的筹资体系和低效的服务购买制度对卫生服务的广覆盖以及更好的实现风险分担提出了挑战。

中等收入国家尝试增加风险分担能力、减少筹资制度所采取的措施有:①以普通预算来资助穷人和为某些非正式部门的职员缴纳保险费;②通过强制的方式要求其他群体和私人健康保险基金集资来扩大资金的筹集;③建立单个实际或虚拟的集资池;④进行服务购买方式改革。大部分改革遵循的原则是分离筹资和服务提供,让资金跟着病人走,并采取激励服务提供方的费用支付方式。尽管进行了大量的尝试,但评估较少,许多改革并没有达到期望的结果。

高收入国家的卫生筹资改革经历了由基于社区层面的自愿保险到正规的公共保险,再到社会或全民健康保险筹资体系的演变。除美国外,几乎所有高收入国家都实现了健康保险的全民覆盖或接近全民覆盖。近年来,基于社会健康保险进行的筹资更为普遍。在经济增长的同时,政治意愿对实现全民覆盖非常关键。由于大部分高收入国家已实现全民覆盖,改革的重点主要通过服务购买的制度来实现效率产出。

许多高收入国家政治和科学的注意力聚焦于卫生服务体系的筹资领域。同时,其卫生系统的改革主要在于达成一些非筹资方面的目标,如,更为广泛的覆盖和更具完整性,将其社会健康保险的覆盖范围扩大到部分没有保险的人群,以增进公平性和可及性。

笔记

高收入国家卫生筹资的经验体现在：①经济增长是实现全民覆盖最为重要的因素；②与政治承诺同样重要的是，扩大覆盖水平的关键在于增进管理和行政能力；③对低收入和中等收入国家而言，实现广覆盖的两个主要筹资来源是普通税收和社会健康保险；④各国在探索扩大覆盖面时，自愿或基于社区层面的卫生筹资方案可以作为已有卫生筹资方式的补充；⑤相对零散、小规模的资金储备池而言，更大规模的资金储备池能促使更有效和更公平的筹集资金保护人群的健康。

知识拓展

是否实行专项税?

专项税是指定用于具体项目或用途的税种。例子包括用于资助公共广播的电视许可费以及用于道路维护和升级的养路费等。西澳大利亚健康促进基金会的 Health way 就是在此基础上于1991年成立的，最初是由烟草产品不断增加的税收资助。而韩国在1995年成立了国家健康促进基金，通过烟草税获得部分资助。2001年成立的泰国健康促进基金是通过对烟草和酒精征收 2% 的附加费获得资助的。卫生部门通常都支持这些税种，因为它们能保证筹资，尤其是在健康促进和疾病预防方面的筹资。但是，财政部很少征收指定用途税，因为这会破坏其在预算分配上的权力。事实上，将某种特殊形式的税种——例如烟草税——指定用于卫生事业并不能保证政府在卫生上的整体资金投入就会增加。大多数政府收入本质上都是可替代的，因指定用途税而增加的卫生资金可能会被预算部分的减少而抵消。因此指定用途税是否会导致卫生资金或某种特殊活动资金的净增加是一个需根据经验判断的问题。

第三节 卫生资金统筹、使用和筹资策略

一、卫生资金统筹

所谓卫生资金统筹，就是在一定的区域范围内，统一筹划卫生资金的征缴、管理和使用。每个统筹区域各自负责本区域基金的平衡，结余归本统筹区支配和使用，缺口也由统筹区域负责。比如中国新农合，是以县为单位筹集、管理和使用资金。一般来讲，统筹的区域越大、统筹水平越高，抵抗疾病经济风险的能力就越强。

资金统筹的基本标志是：①统一制度。在统筹区域内，实行统一的卫生筹资制度，比如以税收为主的筹资或者以社会健康保险为主的筹资。②统一标准。包括统一收费标准、统一服务标准、统一补偿标准、统一供方支付标准等。③统一管理。卫生资金管理机构(政府或者医疗保险经办机构)统一管理经费的筹集

笔记

和使用。④统一资金调剂。在区域范围内,卫生资金统一调剂使用。

提高卫生筹资的统筹层次,对于实现卫生筹资功能和目标有着非常关键的作用。第一,提高统筹层次可以增强疾病风险分担能力。比如,社会健康保险筹资以"大数法则"为基础,在较大范围内统筹,能够提高资金的调剂能力,增强抵御疾病风险的能力。第二,提高统筹层次,可以在一定程度上方便人员流动。由于各区域内存在筹资标准等各方面的差距,统筹区域太小,将限制区域内流动人员享受应该得到的卫生服务。比如,如果新农合制度以省作为统筹层次,则会保护省内人员流动。第三,提高管理水平。提高统筹层次可以减少管理环节,节约管理成本,有利于管理水平的提高。

二、卫生资金使用

卫生资金使用是将资金合理分配和使用到卫生服务提供中,实现以最小成本投入达到最大和最优卫生服务产出的目标。卫生资金利用的主体包括医院、社区卫生机构、公共卫生机构和保险机构。2010 年世界卫生组织报告提出了通过合理分配卫生资金、提升资金使用效率的多种手段,包括:发挥技术和服务的最大功效、完善人员激励机制、提高医院效率、提供合理的医疗卫生服务、杜绝腐败和浪费等。

1. 提高卫生支出的合理性 卫生系统存在着不同程度的资金浪费。据保守估计,被浪费的卫生资源占资源总量的 20%～40%。减少浪费将极大的改善卫生系统提供优质卫生服务的能力,改善人类健康状况。鼓励通过使卫生支出更加合理来实现资金的更大价值。应将重点放在健康结果上,同时解决不公平、效率及质量低下的问题。

2. 改进供方支付方法 卫生服务提供的支付方式是卫生筹资体系中所固有的能够促进效率的激励因素或者削弱效率的障碍因素。不同的卫生系统中,对医院、医疗设施以及医生、护士等实行的制约机制会有很大差异,而且很多机制为低效率现象提供了动机。大多数通过保险基金支付卫生服务费用的支付制度都通过对卫生服务提供者实行控制措施以遏制过度服务的现象。实行合理的混合支付方式比单一支付模式具有更高的效率。

3. 加强健康保障网建设 健康保障网旨在通过减少贫困和脆弱人群获得卫生服务的障碍来加强社会保护。这些障碍可能是经济、政治、社会和文化方面的,或是上述各种因素综合作用的结果。利贫的卫生筹资机制旨在通过减少自费支出和促进风险分担来消除获得卫生服务的经济障碍,让贫困人群能够获得有补贴的服务。

三、卫生筹资策略

(一)为卫生系统筹集更多的资金

通过筹集更多的资金使更多的资源用于卫生服务的提供以保障和促进健康。每个国家都面临着有多少钱能够用于卫生系统这一基本的问题,对于较贫困的国家,其所面临的挑战是如何增加可用于卫生系统的资金使他们能够提供

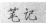
笔记

人们需要的一系列质量好的卫生服务,如治疗、预防、健康促进和康复等,或增加这些服务的可及性。目前,很多国家卫生费用的总量低于能够提供最基本的卫生服务的水平。对于较富裕国家,筹资的挑战是如何以现有的卫生费用水平应对由于人口老龄化和技术进步带来的卫生服务成本增加的压力。

1. 提高卫生投入在政府预算中的优先等级　提高卫生投入在政府预算中的优先等级就是要确保政府在卫生投入中的份额。增加政府卫生筹资需要政府始终将健康放在重要的优先领域,政府对卫生系统预算的优先性反映了一个国家对国民健康的关注程度。一般来讲,随着国家经济水平的提高,卫生投入占政府总支出的比重越高。但在收入水平类似的国家,由于政府对卫生的重视程度不同,这一比例也可能存在较大的差异。提高卫生投入在政府预算中的优先等级,不仅需要卫生部门的努力,而且需要财政、社保、规划等部门的配合,要求在健康政策制定者和控制公共费用的部门之间有更多更好的对话和合作。

2. 建立多样化的资金投入机制　增加用于卫生的资金,除了政府在原有财政收入基础上增加用于卫生的份额外,还需要通过建立多样化的资金投入机制,增加政府的财政收入。各国已经尝试采取多种方法为卫生系统筹集资金,以改善提供卫生服务的条件和卫生服务的提供水平。税收是政府财政收入的来源,通过提高征收税收和保险费用的效率,以及税费改革等方式都可以增加筹资的多样化来源。

3. 获取国际健康资金支持　对于一些低收入国家即使能够增加国内的卫生费用,在一定时期内增加外部筹资也是非常必要的。对于那些人均卫生总费用水平远低于满足最基本的卫生服务所需要的最低人均卫生总费用标准的国家,可能在很多年内都难以依靠自己国内的资源实现全民健康覆盖,需要得到国际健康资金的支持。

国际卫生发展援助包括官方发展援助、多边发展银行的贷款、主要基金会和非政府组织的汇款等。除了官方的发展援助外,其他形式的发展援助也可以为贫困国家增加用于健康的资金提供支持。

(二) 更多的预付和资金统筹

减少对直接现金支付的依赖可以减少影响卫生服务可及性的经济障碍。通过预付和统筹机制减少患者直接支付,减少分散资金的低效率以增加统筹资金的再分配的能力,使用统筹资金补偿人们接受需要的卫生服务时的成本,都是在通往全面覆盖的道路上可选择的策略。

1. 为特定群体减免卫生服务费用　很多国家通过免除特定群体的卫生服务费用或者提供某些免费的服务避免患者直接现金支付对卫生服务利用的影响。对于特定群体免费提供服务需要以某种方式确定该人群,例如贫困人口的确定。

2. 较少患者直接支付　取消患者直接支付是一些国家将免费政策扩大到全民的行动。扩大社会医疗保险、增加政府资金支持等,都是减少患者直接支付的重要政策。

3. 统筹资金共同分担卫生服务费用　共同分担卫生服务费用是最有效的解决因卫生费用导致因病致贫或返贫的方法,参与共同分担卫生费用的人数越多,

笔记

避免个人或家庭出现经济困难的效果就越好。统筹资金意味着人们要缴纳参保费用，为自己或其他人在患病时支付费用，在自己患病较多的年份，可以获得高于自己所缴费用价值的服务，在自己患病较少的年份则可能获得低于自己缴费价值的服务。

4. 扩大人群覆盖面　多数国家并不是一开始就把所有人都纳入以统筹基金为基础的卫生筹资体系中的，例如，欧洲发达国家及日本在建立社会保障制度之初是从就业人员着手开始。这就需要在此基础上逐步将统筹基金的形式扩大到其他人群。各国要选择从哪里着手和采取何种方式来扩大人群的覆盖面，以保障公平。

5. 关注贫困人口　贫困人口由于缴费能力有限，经常被排除在社会保险制度以外。无论各国采取何种筹资体系，政府都需要保证无力缴费的人获得卫生服务，可以采取帮助他们缴纳参保费，对卫生服务费用直接减免，建立大病救助等多种方式。中国于 2003 年建立农村医疗救助制度，2005 年建立城市医疗救助制度，医疗救助制度为参加新农合和医疗保险的人缴纳参保费、补偿起付线以下、共付部分和封顶线以上部分的费用，保证贫困人口能够获得需要的卫生服务。

6. 解决影响卫生服务可及性的其他障碍　即使患者自付不存在，一些人也仍然面临卫生服务可及的财务风险。例如，在获得卫生服务时的交通和住宿成本仍然会影响卫生服务的利用。政府必须考虑如何消除这些障碍：一方面需要大力发展初级卫生保健，使人们可以就近获得基本的卫生服务，另一方面为人们获取卫生服务提供经济支持。

（三）促进公平有效的卫生筹资制度建设

在发展中国家，卫生筹资从最不合理的依靠直接付费到税收筹资或者社会健康保险筹资，需要一个比较长的过程。在初期，可将直接由个人和家庭付费转变为一定形式的预付，利用不同的方式保证提供服务可获得足够的资金，保护患者免受经济风险，这些方式可能是多样的，如社区健康保险等。在条件比较成熟时，可将分散的筹资资金统筹起来，逐步提高统筹层次，增强抗风险能力。

很多因素影响卫生筹资体制。一个国家快速和稳定的经济增长，可以增加为卫生筹资系统筹资的能力；一个不断发展完善的筹资部门有助于筹集资金更加容易；拥有专业卫生筹资管理人员，会提高管理的效率和效果。另外，社会共济概念被广泛接受，政府监管效果提升，以及人民对政府的信任等也是影响卫生筹资制度建设的重要因素。

本 章 小 结

1. 本章在介绍卫生筹资的定义、功能和目标属性的基础上，探讨了卫生资金筹集中需要考虑的问题以及国际上五种主要的卫生筹资机制，总结了不同收入国家卫生资金筹集的经验。

2. 探讨了卫生资金统筹的目的和作用，以及卫生资金统筹、使用和筹资策略。

笔记

关键术语

卫生筹资 （Health Financing）

风险分担 （Risk Sharing）

公平 （Fairness/Equity）

效率 （Efficiency）

现金支付 （Direct Payments）

个人现金卫生支出 （Out-of-Pocket Payments）

统筹 （Pooling）

全民健康覆盖 （Universal Health Coverage）

思考题

1. 结合卫生筹资理论，分析中国现阶段卫生筹资存在的主要问题及原因。

2. 请比较世界上主要卫生筹资机制的优缺点。

3. 如何改善卫生筹资策略。

（新疆医科大学公共卫生学院　谢慧玲）

第九章

健 康 保 险

章前案例

健康需要"保险"

某县有位张副局长,年轻有为。其公务十分繁忙,常常是"周六保证不休息、周日休息不保证"。一次,他非常无奈地指着自己满口的烟熏黄牙,对一个正在该县调研的考察团伸出两根手指说:"我现在每天至少要抽两包烟"。与此相对照的是,某家保险公司不仅要求员工不吸烟或者必须戒烟,甚至还把这一要求作为招聘新员工的必备条件之一。"禁止吸烟"不再只是挂在墙上的标语,而是转化为该公司实实在在的准则,任何人都必须遵守和服从。

健康保险,是国民收入分配与再分配的一种方式,也是世界范围内广泛实施的一种健康保障制度。特别是在市场经济国家中,健康保险在社会经济生活中扮演着一个十分重要的角色,也是卫生经济学研究的重要内容。

第一节 概 述

一、风险与保险

风险的客观存在是保险这一经济活动产生、确立和发展的自然基础,没有风险就没有保险。

(一)风险的概念及特征

1.风险的概念 风险(risk)的一般含义是指某种事件发生的不确定性。只要某一事件的发生存在着两种或两种以上的可能性,那么该事件就存在着风险。风险不只是指损失的不确定性,还包括盈利的不确定性。保险是当被保险人由于保险事故的发生而遭受经济损失时,由保险人给予保险赔偿或给付,因而保险

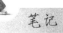

笔记

所关注和研究的是某种损失发生的不确定性。

2. 风险的种类 风险可以根据不同的研究目的,按照不同的方法进行多种分类。

按产生的原因分类,风险包括自然风险、社会风险、经济风险和政治风险。自然风险是指由于自然界中物理的、化学的、生物的变化所造成的人身或财产损失。例如火灾、水灾、飓风、海啸、地震等形成的风险。社会风险是指由于个人行为的反常,或异常的团体行为所导致的风险。例如偷窃、抢劫、战争、罢工等所导致的风险,这些风险一般说来是难以预料的,是不可抗拒的风险。经济风险是指在生产经营过程中,由于经营管理不善、市场预测错误或者其他有关因素的改变而造成的风险。政治风险是由于政治矛盾、种族冲突、战争等所引发的风险。

按性质分类,风险包括纯粹风险和投机风险。纯粹风险是指只有损失机会而无获利可能的风险。比如房屋所有者面临的火灾风险,汽车主人面临的碰撞风险等。当火灾或碰撞事故发生时,他们便会遭受经济利益上的损失。事实上,纯粹风险就是静态风险,保险公司目前仍以承保纯粹风险为主要业务。投机风险是指既有损失可能又有获利希望的风险。投机风险的后果一般有三种:一是"没有损失";二是"有损失";三是"盈利"。比如在股票市场上买卖股票,就存在赚钱、赔钱和不赔不赚三种后果。

按保险标的分类,风险包括财产风险、人身风险、责任风险和信用风险。财产风险是指各种财产发生毁损、灭失和贬值的风险。例如,房屋建筑物有遭受火灾地震的风险,船舶有遭受沉没撞击的风险,价值有受市场供求关系变动贬值的风险,等等。人身风险是指人们生老病死的生理规律和自然、政治、军事、社会等原因所引起的风险。责任风险是指个人或团体因疏忽过失造成他人的财产损失或人身伤害,按照合同、道义和法律上的规定所应负担的经济赔偿责任风险。例如,设计错误造成的工程事故使房屋损毁,医生因误诊造成患者死亡,驾驶汽车不慎撞伤行人等。信用风险是指由于各种信用活动所导致的风险。例如,某国进口商按合同汇给出口商货款,因出口商破产而无法收回货物。

按经济单位分类,风险包括个人风险、家庭风险和企业风险。个人可能遭受的风险通常有人身风险、财产风险和责任风险。家庭可能遭受的风险通常有财产直接损失风险、财产间接损失风险和人身风险三种。企业在其经营活动中可能遭受到的风险。通常有人身风险、财产风险和责任风险。

3. 风险的特征

(1)客观性:风险是一种不以人们主观意志为转移的客观存在,是不可避免的,随着科学技术的进步和经济管理水平的提高,认识、管理、控制风险的能力会逐步增强,从而把风险减少到一定程度,但无论如何不能完全清除它。正是风险的客观存在,决定了保险的必要性。

(2)偶然性:风险具有客观必然性,这是从一个较大的范围或者说是对标的总体而言的。对于某一个企业、团体或个人,事先则无法知道风险是否降临

笔记

自己的头上。因此可以说,风险具有偶然性,这才有了保险存在的必要和发展的可能。

（3）可测性：某种现象及其所造成的损失在总体上具有必然性,这种必然性是客观存在,完全可以依据大多数法则和概率论对风险发生的频率和损失程度加以预测。

（二）风险事故与风险损失

1. 风险事故的发生　风险事故是指造成损失的直接原因或条件。一般而言,风险事故发生的根源主要有三种：自然现象,如地震、台风、洪水等；社会经济的变动,如社会动乱,汇率的变动等；人或物本身所引起的,如疾病、设备故障等。风险只有通过风险事故的发生,才能导致损失。

2. 风险损失　风险损失是指经济价值的意外减少或灭失,是风险事故造成的直接后果。风险损失按其内容可分为：

（1）直接的物质损失：如船舶发生碰撞沉入海底所造成的损失；

（2）经济收入的损失：如营业中断所造成的收入锐减；

（3）赔偿责任的损失：如医生手术发生医疗事故依法赔偿给患者的损失；

（4）额外费用损失：如企业遭灾后的调查费用。

损失的大小取决于损失机会大小,损失机会又取决于损失的频率和程度。在保险实务中,通常将损失分为两种形态,即直接损失和间接损失。直接损失是由风险事故导致的财产本身的损失和人身的伤害,而间接损失则是由直接损失引起的额外费用损失、收入损失、责任损失等,往往间接损失的金额很大,有时甚至超过直接损失。

（三）风险的防范与处理

1. 风险避免　风险避免就是对某项风险直接设法避免,或者根本不去做那些可能发生风险的事。在风险处理方法中,风险避免是最彻底的解决方法。然而它的实际运用往往有一定的局限性,因为它可能涉及放弃经营活动,进而失去与这种经营活动相伴随的经济利益。在现实的经济生活中,绝大多数风险是难以避免的,如果过多地采用这种方法将会影响经济的发展。

2. 保留与承担　当某种风险不能避免或因冒此风险可能获得较大利益时,个人或单位本身自愿保留和承担可能发生的风险损失。通常在以下情况采用：

（1）处理风险的费用支出大于承担风险所要付出的代价；

（2）无法转移出的风险或不能防止的损失；

（3）缺乏处理风险的专业知识或没有意识到风险的存在；

（4）可能发生的风险损失本身可以承担。

3. 风险预防和控制　风险预防和控制是指事先有针对性地采取各种措施,以降低风险的发生频率,减少风险损失机会。就是人们常说的防灾防损和减损。

4. 风险集合　风险集合是集合同类危险的多数单位,使之相互协作,提高各单位应付风险的能力。例如企业通过横向经济联合组成企业集团或采用商品多样化经营方式,以利于分散或减轻可能遭受的风险。

5. 风险转移　风险转移是指个人或单位采用各种方法把风险转移出去,避

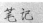
笔记

免自己承担损失。风险转移分为直接转移和间接转移两种。前者是将与风险有关的财产或业务直接转移给其他人或团体；后者是仅将与财产或业务有关的风险转移，主要方式有保险转移和期货市场的套期保险。

上述几种风险管理方法，内容和作用各不相同，在实际经济生活中，个人、家庭和企业应根据自身的实际情况，权衡利弊，选择使用。例如，对一些出险机会少、损失数额小的企业，可采用自留风险的方式，而对一些出险机会多，损失数额大的企业，则采用保险方式更为恰当。同一个企业对不同的财产物资，则可以采取几种风险管理方式。

知识拓展

保险定义的不同流派

国内外学者对保险定义有不同的见解，日本保险学者园乾治教授将各国学说归纳为三大流派，即"损失说"、"非损失说"和"二元说"。

"损失说"以损失概念作为保险定义的核心。这种学说又分为损失补偿说，损失分担说和风险转移说三种。损失补偿说认为保险是一种损失补偿合同，以经济损失的补偿为目的是财产保险和人身保险的共同性质。损失分担说强调损失赔偿中多数人互助合作的事实，并把分摊损失、以财产的确定性来代替不确定性，视为保险的本质。风险转移说视风险转移为保险实质，个人或企业可借此以支付一定的保险费为代价将各种风险转嫁出去。

与损失说相反，"非损失说"力图摆脱损失概念来说明保险，这种学说主要有"技术说"、"欲望满足说"、"经济确保说"等。技术说认为保险就是把处于同等可能发生机会的同类危险的多数个人或单位集中起来，测定事故发生的概率，按此计算保险的代价。"欲望满足说"认为保险的目的在于对意外的灾害事故留有经济准备，它把满足需要作为保险的目的，而不是以保险合同约定事故的直接结果作为保险目的。"经济确保说"认为保险的目的就是被保险人以缴付少量的保险费为代价，当意外事故发生时能获得充分可靠的经济保障。

"二元说"主张把人身保险和财产保险分别以不同的概念进行阐明。该学说认为，财产保险与人身保险两者具有不同的性质，前者以补偿经济损失为目的，后者以给付一定金额为目的。

二、健康新概念

对健康的概念有传统的和现代的两种理解。传统的也是狭义的健康观，是完全从生物医学的角度定义的，认为健康就是人的机体健壮，没有疾病，人体的各个组织器官及其功能处于良好状态。在这里，人被完全理解为生物学意义上的人。

笔记

随着社会的进步,生物医学模式被生物－心理－社会医学模式所取代。对人的理解,也不局限于"生物人"而是兼有自然属性、心理属性和社会属性的统一体。这样,健康的概念也发生了变化。1946 年,世界卫生组织给"健康"的新定义是:"健康是一种躯体、精神与社会和谐融合的完美状态,而不仅仅是没有疾病或身体虚弱。"具体来说,健康包括三个层次:一是躯体健康,指躯体的结构完好、功能正常,躯体与环境之间保持相对的平衡;二是心理健康,又称精神健康,指人的心理处于完好状态,包括正确认识自我、正确认识环境、及时适应环境;三是社会适应能力良好,指个人的能力在社会系统内得到充分的发挥,个体能够有效地扮演与其身份相适应的角色,个人的行为与社会规范一致,和谐融合。

既然健康的概念本身有较丰富的内涵,那么影响健康的因素也是多方面的。概括起来,主要包括三个方面:即来自自然界方面、社会方面和人自身方面。来自自然界方面的,如雷、电、暴风、洪水、地震、海啸、疾病、瘟疫等等;来自社会方面的,如战争、饥饿、贫穷以及以外的事故和伤害;来自人自身的因素主要指由于人的内因而引发的疾病以及由于人自身生长规律而产生的生、老、病、死等现象,这些都直接或间接地对人的健康造成一定的影响。

三、健康风险

(一)健康风险的定义

健康风险是世间存在的若干风险中直接作用于人的身体、影响人体健康的一种风险,具体是指因自然、社会和人自身发展的诸多因素,导致人出现疾病、伤残以及造成健康损失的可能性。这种可能性的发生,轻者使人生病、身心不适,不能正常参加工作;重者则伤残、死亡,完全丧失劳动能力,并可能带来严重的经济损失。这种威胁人的健康的可能性就是健康风险。

(二)健康风险的特征

健康风险除具备一般风险所共有的客观性、危害性及不确定性外,还有其自身的特点,主要包括:

1. 人身伤害性　健康风险作用的对象是人而不是物质财产,因此具有人身伤害性。通常,风险的发生往往会直接造成物质财富的损失,而健康风险的发生所导致的是人的身体健康乃至生命的损失。它不仅使遭遇者蒙受经济上的损失,同时也会造成身体上、精神上的痛苦和悲伤,这种损失无法用货币计算,也无法用金钱或经济补偿来替代。生命对于每个人都只有一次,一旦出现死亡事故,那人的生命和健康就只能随风险事故而去,不得复返。

2. 频率高发性　健康风险是发生几率极高的风险,仅就疾病风险而言,对于每个人、每个家庭来说,发生率之高,远远超过其他任何风险。

3. 原因复杂性　导致健康风险的原因多种多样,纷繁复杂。

4. 社会蔓延性　某些方面的健康风险具有社会传播扩展性,其中以传染性疾病最为典型,如肺结核、肝炎、非典、疟疾等,一旦发生,如不采取有效预防、治疗和控制,很快会由一部分人传染给另一部分人,甚至蔓延到整个地区乃至社会,给较大人群的健康乃至生命造成严重危害。

（三）健康风险的管理

按照风险管理的一般原理,回避、自留、预防、抑制、转移风险等基本管理措施都是适用的。但鉴于健康风险的特殊性,回避和自留健康风险有时很难做到。这里着重谈人们对付健康风险的两种主要手段:

1. 公共预防　采取公共预防措施防范健康风险,是当今世界都很盛行的做法。就防范健康风险疾病而言,国际上成立了世界卫生组织为人类健康服务。这种服务,一方面表现为加大健康的宣传教育,提高人们对健康风险的防范意识;另一方面采取了若干具体措施,努力防止健康风险的发生。

2. 转移健康风险　尽管采取了很多公共预防措施,健康风险还是不可完全避免的。其中的疾病或意外事故总会防不胜防地降临到某些人的头上,这就引致风险转移问题。所谓转移健康风险,是指一些单位或个人为避免承担健康风险造成的损失,有意识地将此风险转嫁给某一单位即保险机构,由此便出现了健康保险。

四、健康保险的概念

（一）健康保险的含义

健康保险(health insurance)有狭义和广义之分。狭义的健康保险仅仅是指商业健康保险;广义的健康保险还包括社会医疗保险。

（二）健康保险的不同定义域

健康保险在我国是近些年才提出的概念。世界各国对健康保险的定义也不完全一致。有的国家健康保险的内涵非常宽泛。如美国,其健康保险包括疾病保险、医疗费用保险、意外伤害残疾保险、失能收入保险等多个险种,在这样的国家,健康保险是人身保险中的重要险种,其收入往往占据人身保险费收入的很大部分甚至一半。而在另外一些发达的高福利国家,大都把健康保险直接纳入社会保险体系,由政府部门或健康合作社会机构经办,很少让私人经营。这样,健康保险就成为社会保障的组成部分。在我国以往的保险实践中,健康保险这个概念在社会上基本没有使用,人们习惯上称为医疗保险。只是近些年随着改革开放和保险业的发展以及人们对健康的日益重视,健康保险的概念才开始盛行。

（三）健康管理与健康保险

所谓健康管理,主要是指对被保险人在保险期内开展健康宣传、健康教育、健康咨询、健康指导乃至实施一系列具体的预防和保健措施。这种健康管理的引入应该会使传统的健康保险发生革命性变革。应从根本上把原来完全处于被动地位的、等待被保险人发生疾病或意外事故后给予赔偿的保险,变为积极的健康管理教育,防止被保险人疾病和事故发生,让他们少生病或不生病,少出事故或不出事故,从而也大大减少保险公司的赔付。这样的保险,不是为赔付而发生,而是真正做到健康保险保健康了,为此,我们称之为积极的健康保险。

第二节 健康保险的性质、特征及作用

一、健康保险的性质

健康保险是保险中的一种形态,也是市场经济条件下的一种经济现象,下面从其客观存在的自然形态与其体现的经济关系分析其社会性质。

(一)从健康保险的自然形态看其社会性质

健康保险是以合同的形式体现其存在的。作为合同或协议体现的社会性质可以从两方面去认识。

1. 具有法律属性 保险的建立,是以《保险法》作为根本依据的。各保险单的设计、保险合同的签订都必须依据《保险法》的规定进行。合同的签订过程是保险人与被保险人不断协商,并达成一致意见的过程,而合同一旦签订,就标志着当事人双方意志的统一。而合同中明确规定了双方的权利和义务,是双方必须执行而不可违背的。由此可以看出,健康保险从其合同存在形式上体现了一定的法律属性。

2. 具有商品属性 商品是用来交换的劳动产品。健康保险合同实际上是商品交换的协议书。当然,这里的商品是一种特殊商品——即被保险人的健康风险。在这里,人的健康风险被商品化了。其中的商品交换关系是清晰的:它直接表现为个别健康投保人与个别健康保险人之间的商品交换关系;间接地则表现为全部健康投保人与全部健康保险人之间的商品交换关系。

(二)从健康保险的内容和体现的经济关系看其社会性质

1. 具有共济互助的社会属性 健康保险与一般保险一样,具有"一人为大家、大家为一人"或者"我为人人、人人为我"的社会性质。健康保险的具体操作是健康保险机构将具有同类健康风险的投保人缴纳的保险费集中起来,形成保险基金,当投保人遭遇健康风险造成损失时,保险机构就用保险基金给予补偿。它体现了一人遭遇困难,大家来相助的实质;体现了面对未来的风险,大家团结互助、共同承担的社会关系与精神风貌。这是人类社会不断进步和走向文明的重要表现。

2. 具有社会经济属性 健康保险和其他保险一样,统属社会金融业。从大的社会体系看,属国民经济第三产业,它在社会经济发展中起着越来越重要的作用。作为保险,它不仅起着调节社会分配,促进社会公平,防范自然、社会经济的各种风险,也有维护生产企业平稳运行的作用,而且在社会融资和整个社会稳定上发挥重要作用。从更宏观的角度来说,健康保险维护了人的健康,恢复了人的劳动能力,也就是保护了社会生产最主要、最根本的生产要素——劳动力,其作用是不言而喻的。

3. 具有对人身体健康和生命价值珍重的属性 健康保险是为人的健康服务的。尽管传统的健康保险不能直接保护人的身体健康不受损害,但它事后的经济补偿,对于人体健康的恢复,对生命的维系,乃至对受害人家属子女生活的改

笔记

150

善,并由此引申到对全家人身体健康的影响,无疑是起到积极的作用。如果从积极健康保险讲,把健康管理引入健康保险,对被保险人积极宣传,认真实施健康教育、健康咨询和健康指导,并采取实际措施对被保险人进行定期健康检查、疾病预防,真正使健康保险做到保健康,使被保险人不生病或少生病。这充分体现了对人生命和健康的珍重。

(三)社会医疗保险的社会福利性和公益性属性

社会医疗保险由国家政府部门直接举办,是非营利性的。当劳动者因伤病造成医疗费用支出或经济损失时,国家、社会和企事业单位出资给予补偿,给予帮助和照顾。同时,这种制度应是面对全体公民的,这种制度的实施不仅有利于患者本人健康的恢复,而且有利于其家庭生活保障,有利于社会劳动力的再生产和社会生产的发展。所以说,社会医疗保险具有社会福利性和社会公益性属性。

二、健康保险的特征

1. 保险标的具有特殊性　健康保险以人的身体健康为保险标的,以疾病、生育、意外事故等原因造成的医疗费用和残疾失能、死亡损失为保险事故。其中"疾病"是指必须由人身内部的某种原因引起的,意外事故是外部、意想不到的偶然性因素造成的,而且是意外伤害保险所不承保的事故。这些是与人寿保险、意外伤害保险所不同的。但是仅就意外事故伤害而言,哪些应划到意外险,哪些应划为健康险,在理论上很难说清楚,只能由各国根据本国实践去定。

2. 承保内容广泛,具有综合保险的特征　与人寿保险、人身意外险比较,健康保险的内容广泛而又复杂。人寿保险通俗讲就是保寿终死亡和保险期满生存,或给死亡保险金或给生存保险金,简单明了。而人身意外险,则是被保险人遭遇外来的、突发的、非有意的意外伤害后,如果导致死亡,则给死亡保险金,导致残疾,则给残疾保险金,也不算复杂。健康保险则不同,很多书上都讲到:凡是人寿保险、人身意外险不承保的人身保险都可以归为健康保险。由此可见健康保险内容之宽泛。就目前人们共同认定的内容看,它也要包括疾病、生育与意外事故造成的医疗费用保险;包括疾病、意外事故造成的残疾失能收入损失保险;还要承担因生育和意外事故造成死亡的保险金。因此,健康保险比起其他人身保险内容要宽泛得多,所以人们称其具有综合保险的特征。

3. 健康保险的危险易变动和难预测　健康保险的危险主要来自疾病、生育和意外事故。随着社会的发展,疾病的种类越来越多,表现形式千差万别,人们对它们的认识涉及很多医学和技术问题,评估其危险程度和测定保险费的情况非常复杂,结论难免不一和变动。另外,随着科学技术的发展,医疗技术日益进步,医疗器械、治疗手段和药品不断更新,与此相对应,医疗费用的支出水平不断上升,必然导致健康保险补偿支出和经营风险的增加。而且在不断增长的医疗费用开支中,可能掺杂一些人为的因素,有些开支是合理的,有些是不合理的,两者有时很难区分清楚,这就导致健康保险的风险具有难预测性。

4. 具有严格承保标准和保险期限短的特征　由于健康保险承保的内容复杂,而且健康风险难以预测,这样就加大了健康保险公司经营的风险。所以在进行承保时,其条件比寿险的承保条件更严格。以疾病保险为例,对投保人一定要进行严格的审查,审查其本人乃至家庭的病历或病史,防止已患有疾病的人投保。同时,为防止意外发生,在健康保险单中规定的等待期或观察期中,在正式签合同前加强体检,对那些在体检中没有发现疾病,但又没有达到身体健康标准条款的被保险人,只能按次健体保单来承保。对这些人或提高投保保费,或重新规定承保范围。对体检中发现患有特殊疾病的被保险人,只能按特殊疾病的健康险种对待。

另外,由于健康保险的风险易变动、难预测,所以在保险时限上,大多是设计短期合同。除少数特殊疾病外,健康保险一般不超过一年。

5. 有不同类型保险金和代位追偿权的特征　人寿保险的给付金额一般是固定的,而健康保险并非都如此,它既有按照定额给付保险金的险种,也有按照实际发生费用给付保险金的险种,前者类似于人寿保险,后者类似于损害性保险。但是无论哪一种,健康保险的被保险人也不能通过保险而获取额外利益。在第二种给付形式中,也不是任何情况下,任何数额的费用和损失都给予补偿,它大都有最高限额规定,只能在最高限额之内按实际发生的费用给付。

此外,健康保险的保险人具有代位追偿权。这是由保险损害补偿的基本原理决定的。健康保险具有损害保险补偿的属性,当然也不例外。

6. 健康保险合同条款规定具有特殊性　保险合同条款是具体规定投保、核保、保费、索赔、理赔等当事人双方权利和义务的条款,是构建保险关系的重要内容及其程序规定。它直接涉及保险双方的经济利益。因健康保险赔付风险大,所以在合同设计上增加了一些独有的条款,主要包括:

(1)年龄与健康条款:该条款主要规定健康保险的投保人或被保险人应该具备的基本条件。如年龄条件和身体健康条件。因不同年龄,身体健康状况大多有区别,高龄和幼儿患病几率一般较高,所以健康保险在决定承保对象时一般把年龄要求规定在3~60岁之间,只是个别情况下,才放宽到0~70岁。此外,要考虑被保险人身体健康的状况,要求投保时不能患有疾病。

(2)观察期或等待期条款:为了防止已经患有疾病的人带病投保,保证保险人和广大被保险人的利益,健康保险的保单中要规定一个观察期或等待期(通常一年期健康险规定为31天,长期健康险规定观察半年)。在此期间,被保险人因病支出的医疗费用和收入损失,保险人概不负责。只有观察期过后,保险合同才能正式生效。

(3)免赔额条款:这是健康保险区别于其他人身保险的主要特征之一。免赔额的本意是指在一定金额下的费用支出由被保险人自己承担,保险人不予赔付。在具体实践中有两种方式:第一种是规定一个固定额(如100元或1000元),当被保险人因事故的损失没达到此数额时,费用自理。当损失额超过此数额时,保险人则全额赔偿;第二种是不论被保险人损失多大,保险人都是在扣除免赔额之后才支付保险金。

(4)比例给付条款:大多数健康保险合同都有比例给付的条款。该条款规

笔记

定：对医疗费用中超过免赔额的部分，由保险人和被保险人按照一定比例共同分担，相当于被保险人于保险人共同承担保险责任。在健康保险中，被保险人自己要负担医疗费用的比例一般是20%，保险人承担80%。

（5）给付限额条款：给付限额条款，用最通俗的话说，就是针对被保险人的医疗花费规定一个最高给付额（或称封顶线），在封顶线以内的医疗费用，由保险人支付，超过封顶线的医疗费由被保险人自己支付。很多健康保险合同都设定了给付限额条款。

7. 社会医疗保险具有强制性和覆盖面广的特征　社会医疗保险因为具有一定的福利性和公益性，所以在具体实施上是由政府部门通过立法形式强制实施的。由于它原则上要求全体公民都要参加，所以其覆盖面是最广泛的。

三、健康保险的制度模式

国外典型的健康保险模式主要包括以德国为代表的社会保险模式、以美国为代表的商业保险模式、以英国为代表的全民保险模式和以新加坡为代表的储蓄保险模式。

（一）社会保险模式

社会健康保险是国家通过立法的方式强制实施的一种健康保险形式，它是整个社会保险系统中的一个子系统。德国是世界上第一个建立健康保险制度的国家，也是世界上第一个以社会立法实施社会保障制度的国家。它以健全的法律制度为基础，以宏观调控和监督检查为主要手段，采取一种统一制度、分散管理和鼓励竞争的管理体制。其特点是，国家通过立法强制公民参加社会健康保险，健康保险基金由社会统筹（主要由雇主和雇员缴纳，政府酌情补贴），互助共济。目前，世界上已有不少国家都采取这种模式，如：日本、法国、韩国等。

（二）商业保险模式

商业医疗保险也称为市场医疗保险，它把医疗保险当作一种特殊商品，主要通过市场机制来筹集费用和提供服务。在此模式下，医疗保险资金主要来自于参保者个人及其雇主所缴纳的保险费，医疗服务价格等主要是通过市场竞争和市场调节来决定的，政府干预很少。美国是实施商业医疗保险制度的典型代表。美国的医疗保险制度是一种多元化形式，由公共医疗保险和商业医疗保险组成，但以商业医疗保险形式为主。美国商业医疗保险模式的特点是参保自由，灵活多样；既有高档的保险，也有低档的保险，适合多层次需求。

（三）全民健康保险模式

全民健康保险是指健康保险基金由国家财政支出，纳入国家预算，通过中央或地方政府实行国民收入再分配，有计划地拨付给有关部门或直接拨付给医疗服务提供方，被保险对象就医时不需要支付费用或仅缴纳很少一点费用。实施此模式的典型代表国家是英国。英国健康保险模式的特点如下：卫生服务系统基本上为国家所有，卫生资源的筹集与分配、卫生人力的管理、卫生服务的提供

笔记

等均由国家统一管理；医疗保险基金绝大部分源于财政预算拨款，政府通过税收筹措卫生保健经费。全民保险模式必须以雄厚的国家财力作后盾；社区卫生服务是国家卫生服务体系的重要组成部分，社区卫生服务提供者扮演着"守门人"的角色，并为居民提供费用较低且较方便的综合性卫生服务。

（四）储蓄保险模式

此模式是政府通过立法，强制企业和职工进行缴纳保险费，以职工的名义建立保健储蓄账户，用于支付个人及其家庭成员医疗费用的医疗保险制度。典型的代表国家为新加坡，属于公积金制度的一部分。新加坡法律规定，必须把个人消费基金的一部分以储蓄个人公积金的方式转化为医疗保险基金。这部分的缴纳率为职工工资总额的 40%，雇主和雇员分别缴纳 18.5% 和 21.5%。国家则设立中央公积金，分担部分费用。新加坡向所有国民执行统一的医疗保健制度，政府高级官员和一般雇员享受同样的医疗保健服务。

四、健康保险的功能和作用

（一）健康保险的功能

既然健康保险属于保险范畴，必然具备保险最基本的功能，即：一是积累基金、分散风险；二是经济补偿、维护平安。其中，积累基金、分散风险是手段，维护平安是目的。由这两个基本功能还可派生出一些社会功能，如调节收入分配、实施金融融资、监督社会风险等功能。这些基本功能和派生功能是一般保险都具备的，健康保险也不例外。但其内容和具体表现形式是不同的。具体讲，健康保险所积累的是具有同类健康风险投保人的资金，它所分散的风险不是财产方面的，而是被保险人的健康风险。另外，经济补偿，在健康保险中有些具体险种，如医疗费用补偿，工资收入损失补偿可以适用，但就总的健康损害而言，其价值无法用货币衡量，而且健康一旦受到损害，货币本身也无法补偿，所以健康险的补偿一般用给付来表现，通过给付来维护遭遇健康风险的被保险人的经济利益。

（二）健康保险的作用

1. 对个人和家庭的作用

（1）有利于培养个人的健康意识，从而提高人的健康水平和生命质量。

（2）有利于化解家庭的健康风险，保持家庭经济生活的稳定、平安。

2. 对企业单位的作用

（1）有利于企业生产的相对稳定和企业的正常运行。

（2）有利于企业的风险管理、经济核算和经营。

（3）有利于提高企业声誉，增加企业凝聚力。

3. 对社会的作用

（1）化解疾病等风险危害，维护社会稳定。

（2）维护劳动力生产和再生产，维护社会再生产的正常运行。

（3）进行国民收入再分配，促进社会公平。

（4）培养人们的健康意识，促进社会文明与进步。

笔记

第三节 社会医疗保险

一、社会医疗保险的概念及基本特征

（一）社会医疗保险的概念

社会医疗保险（social medical insurance），是指国家通过立法强制筹资医疗保险基金，当人们因疾病、受伤或生育需要治疗时，根据有关法律或规定，由国家或社会向其提供必需的医疗服务或经济补偿的一项社会保险制度。其实质社会共担风险，目的在于鼓励用人单位和个人缴纳一定的医疗保险费用，通过社会调剂，保证劳动者在其健康受到伤害时得到基本医疗保障，不会因医疗缺乏而影响生活。其中"基本医疗保障"是指保证职工在患病时能得到目前社会所能提供的、能支付得起的、适宜的治疗技术，包括基本用药、基本服务、基本技术和基本收费。

（二）社会医疗保险的基本特征

1. 保险机构或组织以及与之配套的一系列政策都是依照国家法律建立和制定的，由国家法律规定保险的范围、权利、义务及给付标准，其目的是为了使尽可能多的社会劳动者都能获得医疗服务保障，从而保护人们的健康，维护社会成员正常的劳动与生活秩序。

2. 参加社会医疗保险是人的一项权利和义务，是强制性的。

3. 政府机构除了立法和监督之外，通常直接参与医疗保险的计划、实施及组织管理，或委托社会组织执行国家的医疗保险政策。

4. 社会医疗保险基金来源除了雇主和雇员缴纳的保险费用之外，政府在必要的时候给予一定的补贴。社会医疗保险是整个社会保障体系的重要组成部分，其构成如下：

社会保障体系

社会保险：养老保险、医疗保险、工伤保险、失业保险、生育保险
社会救济：贫困救助、灾害救助、扶贫开发
社会福利：公共福利、特殊福利、劳动者福利
社会福利：国家抚恤、社会优待、烈士褒扬、军人安置

二、社会医疗保险的基本原则

（一）强制性原则

社会医疗保险是通过国家立法或政府文件规定享受范围、权利、义务及待遇标准、强制执行的社会保障制度，因此，又叫强制性医疗保险或法定医疗保险。医疗保险通过立法强制执行，直接强化了"劳动力的修复费用"的作用，对劳动力的修复作用更为及时、有效。

（二）社会性原则

劳动者已不再是家庭劳动力，而是社会劳动力，社会化大生产中劳动力的

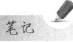
笔记

修复,也必须依靠劳动力的力量来完成,仅靠个人的力量去抵抗疾病的风险是不够的,那样将会影响社会经济的发展。从企业的角度来看,企业有大有小、经营状况参差不齐,职工年龄和健康状况也各不相同,企业的医疗费用负担有轻有重。实行社会医疗保险后,在企业间横向互助,为企业创造一种公平竞争的环境。

(三)保障性原则

社会医疗保险保障劳动者的基本医疗需求,从根本上维护社会稳定。社会医疗保险规定的基本医疗因生产力发展水平不同而不同,并随社会生产力发展水平提高而逐步提高。社会医疗保险使劳动者的健康有基本的保障,生产和生活不致因患病而受到影响。

(四)以支定收、量入为出、收支平衡、略有结余的原则

在征收医疗保险费时,要注意做到"以支定收",应考虑到以往医疗费用的实际支出,尤其是要考虑到以往医疗费用的上涨速度;在医疗保险基金支付时要注意"量入为出",原来保险机构一定要根据医疗保险机构的经济实力,决定赔付标准的高低;在医疗保险基金运营过程中要注意"收支平衡";"略有结余"是为了保障医疗保险系统运行的稳定,应对基金运营过程中的一般风险和防备某些疾病的大流行。

(五)专款专用的原则

医疗保险基金不同于其他类型的基金,是患者享受基本医疗服务的保障,必须确保医疗保险基金确实用在患者的身上,不得挪做他用。在使用过程中必须严格加强管理,遵守规章制度,真正做到"取之于民,用之于民"。

(六)国家、单位、个人三方面合理分担费用的原则

这一原则有两层含义:一是医疗保险基金由三方共同筹集,改变了公费医疗完全由财政支付、劳保医疗经费由企业支付的局面,缓解了财政和单位的负担,提高了劳动者个人的自我保护意识和医疗费用自我约束意识;二是在遇到特大疾病风险时,超过一定金额的医疗费用由三方负担,有利于劳动者的病伤得到及时、有效的医治,有利于消除或减轻劳动者及其家属由于患病或负伤而在经济上或精神上产生的负担,保证劳动者及其家庭的正常生活。

(七)公平和效率相结合的原则

社会医疗保险的公平性包括三个方面:一是按规定比例缴纳医疗保险费,无论其实际金额是多少,享受的医疗待遇一样;二是无论患病大小,享受的医疗保险待遇一样,不会因为患大病需要更多的医药费用而不支付医疗保险金;三是社会医疗保险面前人人平等,不存在"特权阶层"和"特权人物"。效率主要是指筹集医疗保险基金的效率和使用医疗保险基金的效率。参保单位和个人缴纳保险费的积极性越高,筹集资金越多,说明基金筹集效率越高;执行合理检查。合理用药、合理治疗的医疗原则越好,保险基金浪费越少,说明使用医疗保险基金效率越高。

(八)合理偿付医疗费用的原则

是指医疗保险机构要对医疗服务提供机构所提供的符合医疗保险规定的医

疗服务费用给予及时、合理的偿付、以保证医疗服务提供机构能继续为患者提供医疗服务，维持医疗服务提供机构的简单再生产。

三、社会医疗保险和商业健康保险的联系

（一）二者共同建立完整的医疗保障体系

社会医疗保险和商业健康保险是一个国家医疗保障体系的主要构成部分。不论社会医疗保险的作用和覆盖面多大，商业健康保险都是不可或缺的。因为，社会医疗保险的筹资水平往往受到经济发展水平的制约，所提供的保障总是有一定限度的，不可能也没有必要包罗万象，而不同人群的医疗需求是多层次的，很难以一定的限度来约束。

在中国，目前的社会医疗保险只能解决职工的基本医疗问题，超出基本医疗部分的费用风险必须通过商业性健康保险等分散，超出基本医疗的保险需求也可以利用商业健康保险来满足。商业健康保险是社会医疗保险的重要补充，是社会保障体系的重要组成部分，作为一种经济补偿制度，与社会医疗保险一起，发挥着稳定社会经济、安定人们生活的作用。

（二）二者实施范围和保障水平都有动态性

从发展的观点来看，社会医疗保险和商业健康保险的实施范围不是一成不变的，表现为一种界限的动态性。社会医疗保险实施范围的大小、保障水平的高低受多种因素制约。

1. 国家经济发展水平和财力承受能力　经济发展水平越高，财力承受能力越强，社会医疗保险的待遇水平和范围也就越高。在社会医疗保险的动态过程中，商业健康保险始终起到一种补充作用，并随着社会医疗保险的扩张与收缩，来调整补充内容。

2. 人们的价值取向　人们的价值取向在很大程度上影响和决定一个国家的社会医疗保险模式。社会医疗保险的不同模式，决定了商业健康保险对其参与的方式和程度。

3. 社会医疗保险的发展历史和文化传统　社会医疗保险具有一定的社会福利性，从而其保障水平具有刚性特征，"易上不易下"，一个国家长期实行免费医疗，突然又改由个人负担，就会大大超出人们心理承受能力，以致造成社会不稳定。但可以借助商业保险进行过渡。

由此可见，社会医疗保险和商业健康保险的保障范围和水平并不是一成不变的，都会随着社会生产力的发展、经济文化水平的提高而发生变动，即具有动态性。

（三）其他联系

社会医疗保险和商业健康保险除了有以上显著联系之外，还有其他共同的地方。如：二者承保的技术要求一样，都需要根据大数法则来进行风险分担、计算保险费率，都需要对道德风险进行防范，都需要对积蓄的资金进行有效的运营，使其保值增值，从而充分保障被保险人的利益，并且都要提存责任准备金用于今后的支付等。

笔记

四、社会医疗保险与商业健康保险的区别

（一）保障人群不同

1. 社会医疗保险 各个国家的政府都是依据社会发展目标,制定与经济发展水平相适应的社会医疗保险制度。一般而言,其目标是:使绝大多数公民获得基本医疗保障。因此,社会医疗保险带有普遍性和公平性,它既是国家的责任,也是公民的基本权利。很多国家都以法律的形式把这一制度的实施确定下来,成为社会保障制度的重要组成部分,不同国家推行的社会医疗保险制度在保障人群上有较大的差异。例如,英国是全民保险;美国则推行法定的老年人医疗保险、贫困人群医疗保险和退役军人医疗保险等;韩国则从大型企业医疗保险开始,逐步扩展到农村自雇人群医疗保险。

2. 商业健康保险 相对于社会医疗保险,商业健康保险所覆盖的人群和行业更具不同的层次性和广泛性。不仅可以给参加社会医疗保险的人群提供补充医疗保险,还可以为没有参加社会医疗保险的人群提供不同需求水平的健康保险产品。但是,它缺乏像社会医疗保险一样的密度。

（二）保障范围和保障水平不同

1. 社会医疗保险 不论经济水平多么发达,社会医疗保险都具有一个共同的特征,即保障范围或保障水平是有限的。一般的情况是,经济越发达的地方,其保障范围越广,限制条件越少;经济水平相对落后的国家,其保障范围较小,限制条件较多。随着人口老龄化,新技术、新科技手段的应用及普遍存在的过度利用医疗卫生服务倾向,使医疗费用上涨的幅度大大高于国民经济增长的速度,成为全世界的普遍难题。因此,当今世界各国社会医疗制度改革的趋势主要就是控制或缩小保障范围,降低保障水平,我国也不例外,现阶段推行的职工基本医疗保险在保障范围和保障水平方面都有较大的限制。

2. 商业健康保险 商业健康保险在保障范围和保障水平方面具有更大的灵活性和伸展性。如果风险控制手段和措施到位,商业健康保险完全可以提供各类社会医疗保险所不保障的风险产品,如社保基本报销目录以外的药品、诊疗项目和医疗设备的保险,高额医疗费用保险,各类收入津贴保险,疾病保险,长期护理保险等。与社会医疗保险相比,商业健康保险具有更强的选择性。有相当的支付能力、愿意获得更大保障范围或更高保障水平的被保险人,完全可以选择到更为充足的、多样性的保障。

（三）筹资方式不一样

1. 社会医疗保险 社会医疗保险基金的征收多数是通过税收(收入中的专项税)方式进行的,也有以法律法规的形式直接从国家(财政收入)、单位(雇主福利费)和个人(雇员个人收入)收入中分别扣除的,如在德国,其《社会保险法典》明确规定了社会医疗保险基金的来源和使用规则。这些资金,在英国、德国等发达国家,主要靠国家或联邦政府、地方政府的财政拨款。亚洲的日本、新加坡和韩国职工的医疗保险费大部分由雇主支付,个人支付一小部分,政府充当社会医疗保险的组织者与管理者。我国推行的基本医疗保险则采取了个人账户与

笔记

158

社会统筹相结合的办法,其筹资方式也是以单位(雇主)为主,个人(雇员)为辅,按工资的一定比例缴纳,用人单位缴费率多控制在职工工资总额的 6% 左右,职工缴费率一般为本人工资收入的 2%,一定程度上体现了缴费的公平性。单位与个人比较单位(雇主)缴大头,个人(雇员)出小头。由此可见,我国的做法与日本、韩国和新加坡的做法是相似的,医疗保险基金由具有政府职能的医疗保险管理部门来管理。

2. 商业健康保险 依据不同险种,商业健康保险有单位(雇主)、个人(雇员)或单位和个人共同缴费三种情况。就我国而言,一般情况下单位购买商业性团体补充医疗保险,多是由单位和个人共同缴纳,部分地区是单位全部缴纳。单位支付的保费来源于两个渠道,一是按国务院文件规定,符合地方基本医疗保险方案审批手续年工资总额的 4% 税前列支部分,符合地方基本医疗保险方案审批手续年工资总额的 4% 税前列支部分;二是单位税后的利润。单位和个人可以根据自身的支付能力购买不同保障水平的商业健康保险。

(四)服务水平不一样

1. 社会医疗水平 社会医疗保险服务的特点,就是强调享受服务的公平性和机会均等。无论单位、个人缴费水平是否高于社会平均水平,所有参加社会医疗保险的人享受的服务水准是一致的,遵循的规则也是一致的。例如,想到专科或综合医院看病,首先必须在社区卫生中心接受治疗,并得到全科医师的许可。所以,这就出现了北欧一些国家的情况:一个人需要做一个小手术,可能一分钱也不用花,也可能只花总费用 10% 的钱,但是,他有可能要排队等待三个月。

2. 商业健康保险 商业健康保险恰恰最能体现出服务的多样性和特殊性。保险公司可以提供能满足不同层次和不同人群需要的保障服务。如保费较高,可以不等候,及时住院和手术,享有更好的住院档次和环境等。这充分说明了为什么在具有比较完善的社会医疗保障体系的德国、荷兰,还存在较大的商业医疗保险市场。

(五)其他区别

社会医疗保险和商业健康保险除了以上区别外,还有如下不同:

1. 产生的方式不同 社会医疗保险是通过国家立法产生的,凡符合法律规定投保资格者均强制参加社会医疗保险,社会医疗保险机构依法承包,无需签订保险合同;商业健康保险是通过自愿订立保险合同而产生的,是否投保纯属投保人个人的事情,由投保人自主决定。不得采取强制手段。

2. 实施性质不同 社会医疗保险是一定福利性质的社会公益事业,具有非营利性,劳动者依法通过社会医疗保险制度获得必要的合理的医疗保障。商业健康保险具有营利性,是以合同形式按等价交换的原则确立的双方买卖关系,具有商品的属性。

3. 保险金给付原则及标准不同 社会医疗保险强调"社会公平"原则,即权利义务不对等,不强调缴费相等,但强调给付相同,给付标准原则上是统一的。商业健康保险强调"个人公平"原则,即权利义务完全对等。给付标准以投保人支付的保险费来确定,交费多收益高,交费少收益低。

4. 经办机构和经营体制不同　社会医疗保险经办机构为劳动部门,由国家专门设立,各级社会保险局统一管理,对资金的运营不征税。商业健康保险经办机构为商业保险公司,由商业保险公司按企业原则经营管理,国家对其经济活动征收有关税费。

5. 立法范畴不同　社会医疗保险体现社会政策和劳动政策,是劳动者的最基本权利,属于社会立法的范畴。商业健康保险属于企业经济活动中的金融经营,合同双方受经济合同法保护,属于经济立法范畴。

第四节　商业健康保险

商业健康保险是投保人与保险人双方在自愿的基础上订立合同,当出现合同中约定的保险事故时,如被保险人患病、发生意外事故支出医疗费用或造成收入损失等,由保险人给付保险金的一种保险。根据我国商业健康保险的发展现状,目前保险市场可供购买的健康保险产品主要有医疗费用保险、失能收入保险和长期护理保险等险种。

一、医疗费用保险

医疗费用保险指对被保险人在因疾病或意外事故所发生的医疗费用的支出给予赔付的保险,常被简称为医疗保险(medical insurance)。医疗费用保险中补偿的费用一般包括门诊费、药费、住院费、护理费、医院杂费、手术费和各种检查费用等。各种不同的医疗保险所保障的费用一般是其中一项或若干项医疗费用的组合。

(一)医疗费用保险的内容

1. 保险期限和责任期限　保险期限是指保险人对保险合同约定的保险事故所造成的损失承担给付保险金责任的时间段。责任期限则是指被保险人自患病之日起的时间段,如果被保险人患病治疗超过保险期限,则保险人只负责责任期限内的医疗费用开支。也就是说,只有发生在保险期限内的保险事故才能享受责任期限的待遇,被保险人在保险期内患病但在保险期内还未治愈,则从患病之日起的不超过责任期限内所支出的医疗费用由保险人提供补偿保险金。责任期限一般可定为90日、180日、360日不等,以180日居多。

2. 保险金额　医疗保险一般规定一个最高保险金额,保险人在此限额内支付被保险人所发生的医疗费用,无论被保险人是一次还是多次患病治疗。但超过之后,保险人就停止支付。除此之外,在实践中还可采取规定每次门诊费的保险金额、规定每日住院金额数(平均数)、即时限额补偿、疾病类别限额补偿等方式确定医疗保险金额。

3. 保障项目　被保险人患病治疗过程中,医疗费用涉及的范围很广,既有治疗疾病的直接费用,如药费、手术费,又有与治病无关但患者必须支出的费用,如假肢费、整形费。对于这些名目繁多的费用,究竟是否属于保障范围,是

笔记

保险人在进行赔付之前必须仔细区分的。原则是直接费用予以负责，间接费用可负责可不负责，无关费用一律不予负责。一般来说，保险人均被列入保障范围的费用有：药费、手术费（包括麻醉师费和手术室费）、诊断费、专家会诊费、化疗费、输血输氧费、检查费（包括心电图、CT、核磁共振等）、拍片透视费、理疗费、处置费、换药费及X光费、放疗费等。有些费用是否属于保障范围，则视保险单的具体规定而异，如住院床位费、家属陪护费、取暖费、异地治疗交通费等。另外，还有一些费用是作为除外责任的，如病人的膳食费、滋补药品费、安装假肢、假牙、假眼费、美容性整形整容费、器官移植的器官费用等。但对于上述费用，不同保险人提供的医疗保险其保障范围和除外责任范围也不大相同。

4. 医疗费用分担 医疗费用分担条款是医疗保险常用条款之一，通常采取免配额和比例分担两种形式。除此之外，还有给付比例与免配额结合法、限额给付法、免责期限（即在合同生效的最初一段时间内，保险人对被保险人发生的保险事故不负赔付责任，以减少带病投保现象，降低保险人的经营风险）等方式。

（二）医疗费用保险险种

1. 普通医疗保险 该险种是医疗保险中保险责任最广泛的一种，负责被保险人因疾病和意外伤害支出的门诊医疗费、医药费和检查费等一般的医疗费用。普通医疗保险的保费成本较低，但由于医药费用和检查费用等支出控制有一定难度，因此，合同条款中一般都有免赔额和比例给付的规定，保险费则每年规定一次。该险种通常没有观察期规定，一般采用团体方式承保，或者作为个人长期寿险的附加责任承包。

2. 住院医疗保险 住院医疗保险是为特定的住院费用提供保障的医疗保险。一般来说，由于住院所发生的费用比较可观，因此住院保险可作为一项单独的保险承保。其中，住院费用包括住院期间的床位费用、医生费用、手术费、医院杂费、各种检查费等。住院时间的长短直接决定医疗费用的金额，而住院所发生的费用又比较高，因此，为了防止被保险人的道德风险、无故延长住院时间，此险种的合同中一般都约定每日的给付金额、免赔天数和最长给付天数，保险人只负责承担超过免赔天数而未超过最长给付天数的住院费用。

3. 手术医疗保险 手术医疗保险是为被保险人在患病治疗过程中进行必要的各种大小外科手术而消耗的医疗费用提供保障的医疗保险，保险人负责的主要是所有手术费用。该险种既可作为独立的险种，也可作为住院费用保险的一项附加险。在实践中，保险人一般根据两种方法确定手术保险的保险金额：

（1）在保险合同中规定各种手术的保险金额：这种方式具体又有两种处理方法，其一只要被保险人在保险期间接受外科手术的费用不超过保险金额，保险人就按实际发生额进行赔付，其二则不论被保险人实际发生的手术费金额是多少，保险人只按合同的约定给付固定的保险金。

（2）制定外科手术表：这种方式也有两种具体的处理方法，一是在表中列明各种外科手术及相对的保险人给付最高保险金额；另一种方法是根据外科手术的复杂程度确定保险金额的给付，兼顾各地外科手术的差价。具体做法是将外科手术表列成相对价值表，该表对每种外科手术分配一个单位数或比例，实际给付保险金额等于该单位数或比例乘以保险合同中规定的单位价值。

4. 门诊医疗保险 门诊医疗保险是为被保险人的门诊治疗费用提供保障的医疗保险，门诊费用主要包括检查费、化验费、医药费等。但是对于被保险人门诊处方的合理性难以监督检查，再加上患者和医院工作人员的道德危险，因此保险人开办门诊医疗费用保险的风险较大，即使推出，对被保险人的限制规定也很严格。

5. 综合医疗保险 综合医疗保险是保险人为被保险人提供的一种保障范围较全面的医疗保险，其包括的项目有医疗和住院、手术等的一切费用，它实际上是前面几个险种的板块式综合，如住院医疗费用保险已包括了住院的外科手术费用，但没涵盖在门诊接受外科手术的费用，如果将三者结合在一起，就形成综合医疗保险。一般情况下，综合医疗保险的保险费率较高，同时还会确定一个较低的免赔额及适当的分摊比例。

6. 重大疾病保险 重大疾病保险是指由保险人承担一些特定的重大疾病，如心脑血管疾病、恶性肿瘤、慢性肾衰竭、糖尿病、重要器官移植等所引起的高额医疗费用支出，并采取定额给付方式的保险。重大疾病保险的组合形式有两种，一种是就某一种特大疾病所开办的保险，其中以癌症保险最为常见。这种保险的补偿方式也有两种：明细费用定额型和每日费用定额型。前者对每一种类型的费用都有约定的保险金给付额，这些费用包括药费、手术费、化疗费、放疗费、输血费、医生巡房费、护理费等；后者通常对住院期间每天的费用仅提供约定的日额保险金。另一种是针对多种重大疾病开办的保险，从国内来看这种保险比较流行，保障的疾病一般有心脏病、冠状动脉旁路手术、脑中风、慢性肾衰竭、癌症、瘫痪、重大器官移植手术、严重烧伤、爆发性肝炎、主动脉手术等。此种赔付方式下，由于重大疾病保险是被保险人一旦患有责任中约定的疾病，经过专科医生的诊断，不必经过治疗即可获得保险赔付，故逆向选择较多，为了减少理赔纠纷，对于这些疾病的具体内容在保险合同中都有详细的释义。

重大疾病保险可以由个人直接投保，也可以由团体投保，既可以单独购买，也可以附加在寿险产品之上。另外，该险种不限被保险人的性别，只要年龄符合规定，均可投保，但男女缴费的数额有所差异，一般男性高于女性。

7. 特种疾病保险 特种疾病保险是专门为被保险人因患上特种疾病而发生的医疗费用提供的保险。

(1) 牙科费用保险：该险种在西方发达国家十分普遍，它是为被保险人的牙齿常规检查、牙病预防、龋齿等口腔疾病治疗而提供医疗费用保障的保险。牙齿常规检查和牙病预防可以有效降低牙科医疗费用总额，因此保险人往往将此列入保障范围内。

(2) 眼科保健保险：它是为被保险人提供接受眼科常规和视力矫正时所发生的医疗费用保险，如眼科检查费、眼镜配置费、隐形眼镜等。

(3) 生育保险：该险种一般有以下几种：一种是为身体健康的孕妇及婴儿提供母婴安康保险，若自产妇入院办理住院手续之日起到出院为止的期间，产妇因

笔记

162

分娩、疾病或意外伤害致死,或婴儿因疾病或意外伤害致死,保险人即给付保险金。另一种是健康婴儿保险,保险人以被保险妇女产下畸形婴儿为保险事故而负责支付优厚的养育费。还有一种是多胞胎保险,为分散生育多胞胎带来的风险——哺育婴儿费用、托人照管婴儿费用。

二、失能收入保险

失能收入保险(disability income insurance)是指,当被保险人由于疾病或意外伤害导致残疾,丧失劳动能力不能工作,以致失去收入或减少收入时,由保险人在一定期限内给付保险金的险种,又称为残疾人收入保险、丧失工作能力所得保险、收入损失保险及收入保险等。失能收入保险的主要目的是为被保险人因丧失工作能力导致收入方面的丧失或减少提供经济上的保障,它并不承担被保险人因疾病或意外伤害所发生的医疗费用。

(一)残疾和全残的界定

残疾和全残是失能收入保险中两个非常重要的概念。残疾指由于伤病等原因在人体遗留下来的固定症状。残疾使人体的形态和功能不同程度地发生了改变,因此会影响到人的正常生活和工作能力。而全残的定义有很多种,无法一一列举,下面仅介绍在商业健康保险中常见的全残定义。

1. 绝对全残 传统的失能收入保险对全残的定义就属于绝对全残,即要求被保险人由于意外事故或疾病而不能从事任何职业。这一要求显然过于严格,它使得多数被保险人不能领取残疾收入保险金。为了吸引客户,国内外大多数保险公司已经放宽了全残的限制条件。

2. 原职业全残 原职业全残(中国称为专门职业能力丧失)是指被保险人丧失从事其原先工作的能力。依据此定义,只要被保险人因残疾不能从事其原来的工作,就可以领取约定的失能收入保险金,而不论其是否从事其他有收入的职业。原职业全残定义是最广义的全残定义。

3. 通用的全残定义 目前,大多数残疾收入保险单对于全残的规定都比以前更具有弹性,它分为两个阶段。在致残初期,如果被保险人不能完成其惯常职业的基本任务,则可认定为全残或完全丧失工作能力,被保险人就可以按规定领取保险金。但是,当致残一定时期(通常为2到5年)以后,如果被保险人仍不能从事任何与其所受教育、训练或经验相当的职业时,才可认定为全残,领取相应保险金。也就是说,致残后但能从事有收入职业的被保险人就不能认为是全残。因此,如果被保险人自愿重返任何一种有收入的职业,他就不能领取相应的保险金了。

4. 收入损失全残 20世纪70年代末,美国和加拿大产生了一种特殊的失能收入保险,称为收入保障保险,并受到高收入阶层的欢迎。收入保障保险关于全残的定义是:如果被保险人由于残疾而遭受到收入损失,那么他就可以被认定为全残。因此,这种保险单在下述两种情况下提供残疾收入:一是被保险人因全残而丧失工作能力;二是被保险人尚能工作,但因伤残而致使其收入降低。也就是说,被保险人因全残而丧失工作能力,或者即使尚能工作但因伤残致使收入减

笔记

少时，均可从保险人处获得保险金的赔付。

5. 推定全残　在某些情况下，被保险人患病或遭受意外伤害，最终是否残疾在短期内难以判定，为此保险公司往往在保险条款中规定一个定残期限，如180天。如果某被保险人发生了保险单规定的伤残情况，而且在定残期限届满时尚无明显的好转征兆，将自动被认定为全残。推定全残的情况还包括永久完全失明、任意两肢失去活动能力、语言或听力丧失等。

6. 列举式的全残定义　有的保险公司在失能收入保险单中列举了被保险人可被认定为"全残"的情况，并规定全残的鉴定应在治疗结束后由保险人制定或认可的医疗机构做出。但如果被保险人在治疗180日后仍未结束，则按照180日的身体状况进行鉴定。推定全残通常包括被保险人出现下列情况之一：双目永久完全失明者；两上肢腕关节以上或两下肢踝关节以上缺失者；一上肢腕关节以上及一下肢踝关节以上缺失者；一目永久完全失明及一上肢腕关节以上缺失者；一目永久完全失明及一下肢踝关节以上缺失者；四肢关节机能永久完全丧失者；咀嚼、吞咽机能永久完全丧失者；中枢神经系统机能或胸、腹部脏器机能极度障碍，终身不能从事任何工作，为维持生命必要的日常生活活动，全需他人扶助者。

（二）失能收入保险金的给付金额确定

失能收入保险所提供的保险金并不是完全补偿被保险人因残疾所导致的收入损失。事实上，残疾收入保险金有一定限额，一般该限额要低于被保险人在残疾前的正常收入。如果没有这一限制，就有可能导致残疾的被保险人失去重返工作岗位的动力，甚至有意拖延伤残时间。因此，失能收入保险金的目的仅在于保障被保险人的正常生活。失能收入保险金的给付金额有定额给付和比例给付两种。

1. 定额给付　定额给付是指保险双方当事人在订立保险合同时根据被保险人的收入状况协商约定一个固定的保险金额。被保险人在保险期间发生保险事故而丧失工作能力时，保险人按合同约定的金额定期给付保险金。个人失能收入保险通常采用这种方式。在这种方式下，无论被保险人在残疾期间是否还有其他收入或收入多少，保险人都要根据合同约定给付保险金。

为了防止道德风险，保险人在对每一个被保险人确定其最高失能收入保险金限额时，需要考虑以下几个方面：被保险人税前的正常劳动收入；非劳动收入，如股息、利息等；残疾期间的其他收入来源，如团体失能收入保险或政府残疾收入计划所提供的保险金；现时适用的所得税率，因为被保险人的正常劳动收入属于应税收入，而保险金不属于应税收入。

2. 比例给付　比例给付是指保险人根据被保险人的残疾程度，给付相当于被保险人原收入的一定比例的保险金。团体失能收入保险常采取这种方式承保。对于团体长期失能收入保险单，保险金给付比例通常在60%到70%之间；团体短期失能收入保险单所规定的比例通常会高一些。比例给付的具体方法有：

（1）对于被保险人全残的，保险人给付的保险金额一般为被保险人原收入的一定比例,如70%或80%。

（2）对于被保险人部分残疾的,保险人则给付被保险人全残保险金的一定比例,其计算公式一般为:

$$部分残疾给付金=完全残疾给付金×\frac{残疾前收入-残疾后收入}{残疾前收入}$$

（三）失能收入保险金的给付方式

失能收入保险的保险金给付方式可以为一次性给付,也可以为分期给付。

1. 一次性给付

（1）被保险人全残:被保险人因病或遭受意外伤害导致全残,同时保险单规定保险金的给付方式为一次性给付,那么保险公司通常按照合同约定的保险金额一次性给付被保险人。

例如,有的保险公司规定保险金给付方式如表9-1所示:

表9-1　失能收入保险金给付方式

被保险人全残时的年龄（周岁）	小于16	16～25	26～60	61～75	75以上
全残保险金	保险金额	保险金额的3倍	保险金额的5倍	保险金额的2倍	保险金额

（2）被保险人部分残疾:如果失能收入保险合同规定被保险人可以领取部分保险金,那么保险公司通常根据残疾的程度按照一定的比例向被保险人支付保险金。

2. 分期给付

（1）按月或按周给付:保险人根据被保险人的选择,每月或每周提供合同约定金额的收入补偿。由保险公司在等待期末开始给付,直至最长给付期间。

（2）按给付期限给付:给付期限分为短期和长期两种。短期一般为2到3年。长期给付补偿是被保险人因完全残疾而不能恢复工作的收入补偿,具有较长的给付期限,通常给付至被保险人年满60周岁或退休年龄。若此期间被保险人死亡,保险责任即告终止。

（3）按推迟期给付:在被保险人残疾后的一段时期为推迟期,一般为90天或半年,在此期间被保险人不能获得任何给付补偿。超过推迟期,被保险人仍不能正常工作的,保险人才开始承担保险金给付责任。推迟期的规定,是由于被保险人在短期内通常可以维持一定的生活;同时设定推迟期也可以降低保险成本,有利于为确实需要保险帮助的人提供更好的保障。

三、长期护理保险

长期护理保险（long-term care insurance）,是指为那些因年老、疾病或伤残需要长期照顾的被保险人提供护理服务费用补偿保险。这是一种主要负担老年人的专业护理、家庭护理及其他相关服务项目费用支出的新型健康保险产品。护理的原因,可能是意外受伤,疾病,甚至老年痴呆等。长期护理保险虽然起步晚,但是发展很快。

笔记

（一）长期护理保险的主要内容

1. 保险责任范围 长期护理保险责任提供被保险人在符合条件的情况下接受各种个人护理服务而发生的护理费用。这些护理服务包括：具有治疗性质的护理服务，如诊断、预防、康复，以及其他不具有治疗性质的家庭护理、成人日常护理等。通常保险人承担给付责任会通过以下几个标准加以确认：

（1）日常活动失败：日常活动失败是指人们日常生活所必须从事的活动，包括起床和睡觉，或起居活动；穿衣和脱衣；洗漱、梳头和剃须；饮食；行走或行动；克制力或使用洗手间；淋浴。一个人在没有他人的帮助下，不能进行这些日常活动的某一种或某几种，称为日常活动失败。

（2）医学上的必要性：保险公司要求被保险人在住进护理院时与住进医院一样，要有医学上的必要性，此举旨在把被保险人仅仅为获取长期护理保险金进入护理院的道德风险控制在一定程度。

（3）认知能力障碍：在执行日常活动失败标准的过程中，可能出现一些耐人寻味的现象，那些患有老年痴呆症等认知能力障碍的人需要长期护理，但他们却能执行某些日常活动。为了解决这些矛盾，更客观的确定保险金给付的条件，有些保险公司增加了认知能力障碍作为保险金给付标准。通常，如果被保险人在被诊断为某方面有认知能力障碍，他就可以得到保险金。

2. 承保方式 长期护理保险单可独立签发，也可以终身寿险保单的批发形式签发，对个人投保的要求高于团体投保。通常从年龄、医疗状况和病史等几个方面来对投保人进行风险选择。健康状况差的人一般不能投保。在美国，大多数情况下，保险人一般并不对投保人进行体格检查，他们一般是根据单上投保人的陈述及由医院为投保人出具的健康状况证明来决定承保与否；承保期限按照被保险人在投保时的年龄和他们的实际需要分为40岁到79岁等年龄段。

3. 其他重要条款 在绝大部分长期护理保险产品中一般都会包含两条特殊条款，分别是：通货膨胀条款和"不没收价值"条款。

（1）通货膨胀条款：主要是为应付通货膨胀，要求保险单根据通货膨胀指数进行给付或者按照每年3%或5%的比率调整给付额。

（2）不没收价值条款：是当被保险人做出撤销其现存保单的决定时，保险人向其提供"不没收价值"给付，即将累计的现金价值获得减额缴清保险的保障，以原保单"不没收价值"作为净保费，而无须另缴保费。

4. 保险费的收取 长期护理保险一般按被保险人投保时的年龄采用年均费率收取保险费。具体的收费额除了取决于被保险人年龄之外，还要考虑被保险人选择的给付期、等待期和保险责任范围等因素，并且对夫妇双方都投保的可给予折扣优惠。在美国，举办该险种的各家保险公司所制定的费率并不统一。然而，有一点是一致的，那就是保单的更新，即保险人不能因被保险人的健康状况发生变化而撤销保单。保险人可以在保单更新时提高保险费率，但必须一视同仁的对待同等情况的全体被保险人。另外，一般保险人在开始履行给付保险金责任的一定时间（通常几个月）后，被保险人无需再缴纳保费。

笔记

（二）长期护理保险金的给付

长期护理保险的保险金给付按照不同的标准可以分为不同类别：按照费用给付的范围，可以分为仅对在护理院接受护理的费用给予补偿和对所有符合给付条件（无论在哪里享受的护理服务）的护理费用给予补偿。

按照给付是否可变又可分为按发生额进行给付还是按固定金额进行给付。前者是被保险人凭借护理费用发票到保险公司领取保险金，保险公司给付的最高金额不超过保险金额；后者是不管被保险人发生的费用多少，都按照合同约定的数额给付。

在美国，不同承保方式的长期护理保险单，其保险金的给付方式不同。如果护理保单是独立签发的，有三种方式可以选择：①最高给付额。即保险人对被保险人的护理费用补偿不能超过规定的给付额。②给付期。规定一年、数年、终身等几种不同的给付期，由被保险人自行选择。③待付期。规定 20 天、30 天、60 天、90 天、100 天或 180 天等多种等待期，由被保险人开始接受承保范围内的护理服务之日起算。等待期的规定实质上是免赔额的一种形式，目的在于消除一些小额索赔、减少保险人的工作量。

如果长期护理保单作为终身寿险的批单签发的，保险金给付方式一般按月给付居多，每月支付保额的 1% 到 2%，累计达 50% 左右停止支付。

（三）长期护理保险类型

1. 按保险责任分

（1）单一责任护理保险：该险种除非附加附约，负责仅仅承担长期护理责任，即在保险期间内被保险人接受符合条件的护理服务，保险公司则按规定给付保险金。这种保险单可能带来的问题是，被保险人缴付多年保费未来得及领取保险金就已经死去，其家属容易产生对保险公司的不满情绪，从而给保险公司带来不良的社会形象。

（2）综合责任护理保险：即在承担长期护理责任的基础上，增加生存和死亡给付责任，生存给付可采取一次性给付和年金给付的形式。

（3）失能收入保险的扩展：残疾者在退休前购买的长期护理保险，在其退休后，保险公司提供给被保险人与失能收入补偿等额的保险金。在投保时不需要核保，只是要比正常人多缴一些保费，实际上是将失能收入保险自动转为长期护理保险。

（4）医疗费用保险附约：长期护理保险类似于医疗费用保险，二者的主要区别在于：医疗费用保险是对被保险人的偶然性的急性疾病的费用提供保障，而长期护理保险则是对被保险人因慢性疾病或健康状况恶化所发生的费用提供保障。但二者都是健康保险，都涉及费用补偿，所以，可以将长期护理保险视为医疗费用保险的一种延伸。

2. 按投保人划分

（1）个人长期护理保险，与市场上其他个人寿险具有相同的特点。

（2）团体长期护理保险，它可分为雇主型保险计划和非雇主型保险计划两种。雇主型保险计划是由雇主为其雇员以团体的形式购买的个人长期护理保险,其优点是保费相对较低,免核保,雇员能够得到作为个人投保所不能得到的保险金给付方式。非雇主型保险计划是一些社会团体希望通过团体相识购买保险,以获得较好的保险条件,实际上是以特别的费率向团体中的个人提供个人保险。对此,保险公司的态度是:除非团体参加者众多,否则不会降低投保条件。

3. 按保额是否变化

(1)保额固定型,即按合同中约定的金额给付,固定不变。

(2)保额递增型,即随着生活费用指数和护理院的护理费用指数的变化,逐年增加保险金给付。

本章小结

1. 没有风险就没有保险,健康保险是转移疾病风险、保障健康的有效方式。

2. 狭义的健康保险仅仅是指商业健康保险,广义的健康保险还包括社会医疗保险;前者由保险公司提供,是人身保险的一部分,后者由政府举办,属于社会保障范畴。

关键术语

风险　(Risk)

保险　(Insurance)

健康保险　(Health Insurance)

医疗保险　(Medical Insurance)

失能收入保险　(Disability Income Insurance)

社会医疗保险　(Social Medical Insurance)

思考题

1. 健康风险的特征有哪些?

2. 健康保险的功能和作用是什么?

3. 商业健康保险与社会医疗保险之间的区别和联系。

(中山大学公共卫生学院　胡正路　黄奕祥)

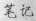
笔记

第十章

卫生人力资源市场

学习目标

通过本章的学习，你应该能够：

掌握 卫生人力资源市场的有关概念、特点及构成要素；卫生人力资源市场均衡分析；

熟悉 卫生人力资源的需求和供给分析；

了解 要素替代的原理及卫生人力要素替代的实践。

章前案例

在中国西南部的深山里，有这样一名普通的村医：只有中专学历的她，凭借一己之力担负着贵州省黔东南自治州江县大塘村2500名村民的医疗卫生工作。大塘村距离州府凯里270公里，是一座典型的苗族村寨。村医李春燕辛苦的工作不但不能糊口，家里还欠下了几千块钱的债。为了解决生活问题，李春燕决定外出打工。临行前，她在自家门口的黑板上写道："我要出去打工了，你们欠的药费能还的就还一部分，不能还的就以后再说。"那天晚上，一大批村民涌到李春燕家，把皱巴巴的1元、2元甚至几毛钱的零钞塞到她手上，有的村民实在拿不出钱，就带来了鸡蛋和米面。一位妇女说："你走了，以后我们家孩子夜里生了病，找谁去呢？"，最终，李春燕选择了留下。与李春燕的情况形成鲜明对比的是中国每年医学毕业生中，很多人没有从事医疗服务工作。

这种情况不只发生在中国。世界卫生组织报告，非洲撒哈拉地区疾病负担占了全球的四分之一，但其卫生人员只占全球的4%；美洲拥有全世界三分之一的卫生人员，以美国和加拿大两国尤为集中。

第一节 概 述

一、卫生人力资源

"人力资源"一词最早出自于美国当代著名管理学家彼得·德鲁克1954年的论著《管理的实践》一书。彼得·德鲁克认为人是第一资源，因为人力资源和其他资源相比较而言，拥有其他资源所没有的素质、协调能力、融合能力、判断能力和想象能力。卫生人力资源（health human resources）是指受过专业医学教育和职业培训，以提高人们健康水平和延长寿命为目标，在卫生部门和单位提供卫生服务或与之相关工作的人员，包括专业技术、管理和工勤三类人员。卫生人力资源的内涵应包括从事卫生服务的劳动者的体质、智力、知识、经验和技能等方面的内容。一般来说，卫生人力资源具有以下特点：第一，具有很强的专业性与技术性。卫生人力资源需要有相关的医学专业知识和技术能力，只有受过专门的医学教育或培训并取得行医资格的人才能成为相应的卫生人力资源，具有提供服务的资格，这种专业性的特殊规定是保证医疗安全的必要措施；第二，培养周期长。卫生人力必须经过多年的理论学习和连续不断的实践经验的积累，才能以体质、智力、知识、经验和技能等内容体现其资源质量；第三，不同于一般资源。卫生人力是有感情、有思维和有创造力的资源；第四，其服务与科技发展结合紧密。卫生人力资源在提供卫生服务过程时，通常会将自身的专业知识同先进的科技设备结合起来使用。随着科学技术的迅猛发展，先进设备对卫生人员提供卫生服务过程中的辅助作用将越来越明显。卫生人力资源的合理需求与配备是提高卫生资源投资效果的重要方面，也是卫生人力研究的重要环节。卫生人力资源市场在卫生人力资源的配置过程中发挥着重要的作用。

二、卫生人力资源市场

人力资源市场是现代市场体系中的一个重要组成部分，是人力资源流动和交流的载体，是对人力资源进行配置，促进人力资源按照市场的供需关系在要素市场上合理流动以达到人力资源最优使用效果的一种机制。中国的人力资源市场发端于改革开放，伴随着社会主义市场经济的不断发展而完善。现在的人力资源市场是在原人事部和原劳动部以及教育部创建的人才市场、劳动力市场和大学生就业机构三者联合下形成的。人力资源市场在促进就业、稳定社会中发挥了重要作用，使人力资源能够在市场机制和政府宏观调控双重力量的作用下达到配置的最优状态。随着中国市场经济的发展，人力资源市场的地位和作用愈来愈重要。

卫生人力资源市场（health human resource market）是指以市场价值规律、竞争规律和供求规律为基础，引导医生、护士、医技及管理等卫生专业人员的供求，促进其实现优化配置的一种内在机制。卫生人力资源市场通常以医疗卫生机构中卫生人力的供给和需求为核心，结合卫生人力的教育培训、准入和分布流动等问题，最终在微观和宏观层面实现医疗卫生人员的人力资源合理配置的平台和载体。卫生人力资源市场是人力资源市场的重要组成部分，除遵循人力资源市场的一般规律外，卫生人力资源市场还有其独特性，包括：①供方专业性强。卫生人力的专业技术性特别突出，与其他行业人员难以形成替代关系。②结构性不均衡长期存在。由于经济发展水平的差异，卫生人力为追求高收入，由经济欠发达地区向经济发达地区流动，一方面导致经济发达地区卫生人力的过剩；另一方面导致经济欠发达地区人才的短缺。这就形成了典型的结构性不均衡。③进入存在壁垒。因为医学是一门关系到人的健康和生命的科学。为此，许多国家都会对申请者的身份认证、专业学历和能力、语言沟通能力以及道德素养进行综合审核，

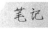
笔记

其中通过医师资格考试是医师执业的必备条件,考试合格者获取执业医师执照。在取得执业医师资格后,经过相应的专业培训,并取得资格认可,具有从事相应专业活动能力的医师才可以成为专科医师。医师资格考试在世界各国医疗行业中发挥着重要的质量保证作用。同时从控制医疗服务合理提供的角度考虑,发达国家也从教育阶段就对医务人员的数量进行控制。④高流动性。工作强度高,职业自身的责任性与风险性导致卫生人员心理压力大、医患矛盾使执业遭遇信任危机,因此形成医务人员特别是护理人力的高流动性和短缺。

三、卫生人力资源市场的构成要素

市场是由各种基本要素组成的有机结构体,正是这些要素之间的相互联系和相互作用,决定了市场的形成,推动着市场的现实运动。构成卫生人力资源市场的要素包括以下几点。

1. 交易对象 关于劳动力市场的交易对象,主要存在三种观点:第一是由配第最早提出的"劳动价值论"的观点,第二是以美国经济学家舒尔茨和贝克尔为代表的"人力资本理论",认为劳动力市场的交易对象是人力资本,人力资本与劳动者具有不可分割性,人力资本主要来源于两个方面,一是来自劳动者在进入劳动力市场之前所进行的教育投资,二是劳动力在使用过程中所带来的资本增值。第三种观点提出将人力作为交易对象,这是一个较为一般的说法,其实讨论的是人力与自然之间的相互作用关系。卫生人力资源市场的交易对象应为卫生人员的使用价值。

2. 市场主体 分为需求主体和供给主体。需求主体是用人单位,供给主体即卫生人员。卫生人员和用人单位在卫生人力资源市场上两者相互选择,就劳动力的价格达成一致后,市场交易就此展开,才能实现在人力市场上的就业。

3. 市场载体 主要有两类形式:一是由政府组建的就业服务平台,如各地劳动部门主办的卫生职业促进中心、人事部门主办的卫生人才交流中心等;二是适应市场需要而形成的职业介绍机构。随着经济社会的不断发展,人们的就业观念不断更新,越来越多的需求主体倾向于委托市场中介选择所需要的卫生人力,供给主体也越来越多地通过市场中介提供的就业信息展开职位搜寻,市场上还出现了其他形式的媒介市场载体,如网络载体、传媒载体等。

4. 市场价格 即供需主体双方协商的卫生人力的工资或劳动力成本。

5. 市场规则 即政府为保障卫生人力市场正常运行而制定的各种管理制度,以及用人单位、求职人员或职业介绍机构相互间的行为约定或协议等。

这些构成要素既是卫生人力资源市场区别于其他市场的本质规定性,也是对卫生人力资源市场进行深入研究的前提。

四、卫生人力资源市场的作用

卫生人力资源市场是卫生人力进行流通和交流的载体。它通过价值规律的作用和竞争机制的功能,把卫生人力资源配置到效益较好的环节中去,通过调节卫生人力供求关系,推动卫生人才的合理流动,实现卫生人力资源的趋优配置,从而提高整个卫生行业运行的效率和活力。其作用主要表现在:

笔记

1. 在实现卫生人力与卫生服务的结合中起纽带作用　卫生人员和用人单位各为主体,卫生人力资源市场如同桥梁和纽带把双方衔接起来,通过卫生人力资源市场实现劳动者自愿就业和用人单位自主择人,实现卫生人力同医疗服务机构的有效结合。

2. 在协调卫生人力资源供求关系中起调节作用　调节卫生人力资源供求关系是卫生人力资源市场的基本功能。在市场发育成熟、就业市场化的条件下,用人单位在卫生人力的使用上多时可释放,缺时可补足,为用人单位经营活动正常进行创造了良好的外界环境。

3. 在卫生人员就业单位的转换中起媒介作用　卫生人力资源市场的存在和发展,为卫生人员和用人单位提供了双向选择的平台和条件。

4. 为国家了解卫生行业社会劳动分配状况起到窗口作用　卫生行业社会劳动分配状况往往由卫生人力资源市场来显现,卫生人力资源市场的窗口作用为国家制定卫生行业的宏观政策提供依据。

5. 在开发利用卫生人力资源中起导向作用　一方面会促使卫生失业人员按社会需求调整自己的专业技能结构,以求尽快就业,另一方面促使医学教育部门、医学职业训练部门根据社会需求不断调整课程和专业设置,积极为社会培养所需卫生人才。

第二节　卫生人力资源的需求和供给

一、卫生人力资源需求

(一)卫生人力资源需求的概念及特点

卫生人力资源需求(demand of health human resource)是指在一定时间和某一工资水平下,用人单位(卫生机构)愿意并且能够使用的卫生人力资源数量。卫生人力资源需求有以下三个特点:第一,卫生人力资源需求是意愿与支付能力的统一。卫生机构在不同工资水平(即工资率)条件下,有能力并有意愿使用卫生人力资源的数量,两者缺一不可。第二,卫生人力资源需求是派生性需求。卫生机构需要多少卫生人力是由卫生服务市场中的卫生服务需求决定的。随着生活水平的不断提高,人们对卫生服务的需求数量和质量也不断增加,由于卫生服务的需求必须通过卫生机构在提供卫生服务的过程中得以实现,卫生机构只有借助于它拥有的卫生人力资源才能满足人们对卫生服务的需求。正是基于人们对卫生服务的需求,用人单位(医疗机构)才形成了对卫生人力资源的需求。因此,卫生人力资源需求是由卫生服务需求派生而来。第三,卫生人力资源需求是联合性需求。卫生机构提供的任何一种卫生服务,并不是由任何一种卫生要素能够单独提供的,而是必须联合多种卫生要素(土地、资本、设备、技术等)共同生产才能实现。卫生人力这种生产要素同其他生产要素之间在一定程度上存在着替代关系(详见本章第四节)。比如某一时期市场中卫生人力资源的价格大幅上涨,而同期由于技术革新使得使用某种医疗技术的人力成本较低。此时,医疗机

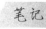
笔记

构就有可能更多的利用该医疗技术来弥补卫生人力的不足。所以,卫生人力资源需求也是一种联合性需求。

(二)影响卫生人力资源需求的因素

1. **居民的健康期望** 居民的健康期望对卫生人力资源的需求有重要的影响。居民的健康期望越高,对卫生服务的需求就越大。影响居民健康期望的因素一般有教育水平、收入水平、生活方式等。一般来说,教育水平越高,对健康的期望也就越大,进而形成的对卫生服务的需求就越大,最后形成对卫生人力需求的增大;收入水平越高对健康的期望也就越高,进而形成对卫生服务需求的提高,最后形成对卫生人力需求的增加。教育水平和收入水平对卫生人力资源需求的影响表现在两个方面:一方面是对卫生人力资源数量的需求;另一方面是对卫生人力资源质量的需求。

2. **价格** 卫生人力资源的价格上升,出于成本控制的考虑,医疗机构会减少对卫生人力资源的需求,同时会利用相对便宜的其他生产要素来替代昂贵的卫生人力资源。但是,人们往往趋向于利用优质卫生服务的心理使得人们对卫生人力资源的需求有时违背这一需求定律。一般来说,拥有较好专业技术水平的卫生人力价格较高,在经济条件许可的范围内,人们有时更趋向于购买优质卫生人力资源提供的服务,这也使得营利性医院愿意花高价雇佣一些优质卫生人力。因此,在卫生人力价格较高的情况下营利性医院也会增加需求。另外,当卫生服务的价格上升时,营利性医院也会雇用更多的卫生人力来进行生产以谋求收益的最大化,此时就会增加对卫生人力资源的需求。

3. **卫生服务的可及性** 卫生服务的可及性对卫生人力资源的需求有较大的影响。可及性与卫生人力资源配置的公平性有关。比如中国卫生人力资源配置垂直不公平引起的农村卫生人力资源相对薄弱,居住在农村的居民往往只能在附近的村卫生室或乡卫生院来实现他们对卫生人力资源的需求,如果他们想要得到更优质的卫生人力的服务,通常要支付更高的时间成本和经济成本,尤其对于重(急)症患者来说更是如此。这种卫生资源较低的可及性会限制他们对卫生人力资源的需求。

4. **卫生技术人员的专业技术水平** 近年来,不少医院出现了专家门诊患者如潮,一号难求,而普通门诊门庭冷落的现象,为什么?主要因素之一就是与卫生技术人员的专业技术水平有关。其实不难理解,由于病人对健康的较高期望,都希望接受高专业技术水平的卫生技术人员的诊疗。其结果是人们对高专业技术人员的过度需求,而那些人们认为技术水平一般的卫生人员门庭冷落,最终导致卫生人力资源配置的无效率。

5. **卫生政策** 卫生政策的变化对卫生人力资源需求也有一定的影响。比如《流动就业人员基本医疗保障关系转接接续暂行办法》规定,从 2010 年 7 月 1 日开始,流动人员跨省就业时可以转移自己的医保关系,个人账户可以跟随转移划转。这一政策的出台减少了异地看病报销的困难,因而增加社会对卫生服务需求的增加,进而相应增加了对卫生人力资源的需求。

6. **经济体制** 不同的经济体制对卫生人力资源状况需求有不同的影响。在

笔记

计划经济体制下,由政府配给决定卫生人力资源名额指标,这种按计划配给的方式会限制社会对卫生人力资源的需求;而在市场经济体制下,医院对卫生人力的需求是通过市场机制调节的,相对于计划经济体制,这种通过市场调节的机制信息更充分,效率更高,卫生人力资源的使用更加公平和可及,会促进社会对卫生人力资源的需求。

(三)卫生人力资源需求分析

1. 卫生人力资源需求分析的假设　在分析卫生人力资源需求时,可以从不同角度来分析,既可以分析完全竞争条件下的卫生人力资源需求,亦可分析非完全竞争条件下的卫生人力资源需求。在不同的市场条件下,卫生人力资源需求的目标也不一样。但是,无论何种市场需求下的分析框架大体相同。都是先做一些基本的假设,然后考察卫生人力资源需求的主体(一般为医疗机构)为达成其运营目标在卫生人力资源使用方面所必须遵循的原则。

(1)生产技术假设:假设技术条件不变。假设技术条件不变在设计卫生人力需求的基本模型时是必须的,否则问题就会变得复杂。

(2)市场环境假设:分析卫生人力资源需求还应考虑不同的市场环境。市场按竞争程度的大小划分为完全竞争市场,不完全竞争市场两类。不同的市场环境对卫生人力资源需求的影响是不同的,因而医疗机构的卫生人力需求行为也不相同。在中国的卫生服务市场中,医疗机构主要有营利性医疗机构和非营利性医疗机构组成。非营利性医疗机构在提供卫生服务时,实施政府指令性价格,即卫生服务的价格由政府制定,而营利性医疗机构在提供卫生服务时实施政府指导性价格。为了便于研究,我们这里只对卫生服务市场中的营利性医疗机构做简单分析。为了使分析简化,我们通常假定卫生人力资源市场为完全竞争市场,卫生服务价格是不随需求量变动而变动的常数。但是,需要注意的是,现实中的卫生服务市场是一个非完全竞争市场。

(3)组织目标假设:营利性医疗机构的经营生产目标的设定也是我们分析卫生人力资源需求的前提。经济学中,有关生产目标的假设有三种:利润最大化,人均产量最大化和总产量最大化。此处,我们假定营利性医疗机构在完全竞争的市场条件下以追求利润最大化为其生产经营目标。但是,需要注意的是,中国以公立医院为主的非营利性医疗机构生产经营活动并不是以利润最大化为目标的,而是以社会效益最大化为目标。

2. 卫生人力资源需求分析的几个基本概念

(1)卫生人力价格:卫生人力价格是指卫生人力作为人力资源的表现形态,自身具有商品属性。卫生人力成为商品后其价值通过价格来体现,即卫生人力的价格是卫生人力价值的货币表现形式。

(2)边际服务:卫生服务是一种特殊的产品,边际服务(即边际产品)就是其他卫生要素投入不变的前提下,医疗机构每增加一单位卫生人力投入所增加的服务量。卫生人力资源的边际服务也遵循边际生产力递减的规律(即一种要素投入量不断增加,而其他要素不变,可变要素的变化将引起边际产量在一个时期内可以增加或者保持不变,但最终还是会递减)。

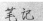
笔记

（3）边际收益服务：边际收益服务是指医疗机构增加一单位的卫生人力资源投入带来的服务量增加的收益。在其他卫生要素投入不变的条件下，边际收益服务等于边际服务（MPP）与边际收益（增加一单位产品的销售所增加的收益，即最后一单位产品的售出所取得的收益 MR）的乘积，即 $MRP = MPP \times MR$，MRP 的变化（包括大小和方向）受 MPP 和 MR 变化的影响。

（4）边际人力成本：边际人力成本是指医疗机构增加一单位卫生人力要素的投入所增加的成本支出。MFC 的变化受市场环境的影响：在完全竞争条件下，MFC 不变并且等于卫生人力的价格（w），即 $MFC = W$；在不完全竞争条件下，由于边际生产递减的影响，MFC 要随着卫生人力需求量的增加递增并且总是大于卫生人力价格（W），即 $MFC > W$。

（5）卫生人力资源需求曲线：卫生人力资源需求曲线（health human resource demand curve）是卫生人力供给量和价格（工资率）之间关系的一种几何图形。如图 10-1 所示，最优的雇用量取决于工资水平，即卫生人力的边际成本。当工资水平为 W1 时，雇佣量为 L1；当工资水平为 W2 时，雇用量为 L2。这种情况的出现是由于较高的工资水平会导致供给增加，使竞争加大，另一方面工资水平较高，即卫生人力的边际成本较高，用人单位的人力需求将减少。

3. 卫生人力资源需求

医疗机构决定投入多少卫生人力资源进行生产前，必须考虑额外增加一单位的卫生人力资源投入带来的服务量增加的收益（MRP）能否补偿使用该单位人力资源所支付的成本（即边际人力成本 MFC）。

在其他条件不变的前提下，营利性医院出于利润最大化的目的，进行成本和收益的比较，它对卫生人力资源需求量将会被决定在：最后使用的那个人力资源要素所带来的收益刚好等于为使用它所支付的成本，即有 $MRP = MFC$。这表明如果边际收益服务大于边际人力成本，医疗机构就会雇用（或使用）更多的卫生人力资源；如果边际收益服务小于边际人力成本，用人单位就会减少对卫生人力资源的雇用（或使用），直到边际收益服务等于边际人力成本。为什么营利性医院不会选择边际收益服务大于边际人力成本（即 $MRP > MFC$）或者边际收益服务小于边际人力成本（即 $MRP < MFC$）进行生产，而是边际收益服务等于边际人力成本（即 $MRP = MFC$）？答案是营利性医院的组织目标（即利润最大化行为）促使其必然如此。见图 10-2：

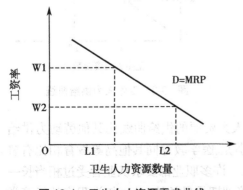

图 10-1　卫生人力资源需求曲线

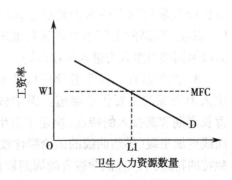

图 10-2　营利性医院利润最大化决策

笔记

知识拓展

卫生人力资源需求预测方法

卫生人力资源需求量预测的方法很多，每种方法各有其优势和不足。世界卫生组织推荐四种常用方法：卫生服务需要法、卫生服务需求法、服务目标法和人力/人口比值法，每种方法的应用条件尤其对信息的需求不尽相同。其中，卫生服务需求法因为综合考虑到了病患需求、对卫生服务的利用情况以及供方效率，被认为是进行卫生人力需求预测的理想方法。

二、卫生人力资源供给

（一）卫生人力资源供给的几个基本概念

1. 卫生人力资源供给　卫生人力资源供给（supply of health human resource）是指在一定技术条件和时期内，一定的价格水平下，卫生机构愿意并能够提供的卫生技术人员数量。从表面上看，卫生人员主要通过医疗机构这样特定的场所来向病人提供服务，而医疗机构必须雇用卫生技术人员来满足社会居民对卫生服务的需求。但从本质上进行分析，医学教育机构才是卫生人力资源真正的提供者。一方面，医学教育机构教育和培训医学生，使他们具有丰富的医学知识和扎实的临床实践经验；另一方面，卫生技术人员必须取得卫生行政管理部门颁发的行医资格证书，才有可能向社会提供卫生服务，而取得行医资格证书是建立在医学教育机构提供的医学教育基础之上的。因此，只有具备了上述这些条件，才有可能形成卫生人力资源的供给。卫生人力资源供给对于居民的卫生服务需求和健康有着重要的影响。

2. 卫生人力供给曲线　卫生人力供给曲线（health human resource supply curve）表示的是卫生人力供给量和工资率之间关系的一种几何图形。见图10-3，卫生人力供给曲线是向右上方倾斜的，意味着在给定的市场条件下，较高的工资水平会吸引更多的卫生人力，同时也意味着更充足的工作时间。首先，更高的工资水平会促使在当前的工资水平下已经被雇用的卫生人力延长工作时间；其次，较高的工资水平将从其他地方吸引同类卫生人力进入医疗市场。

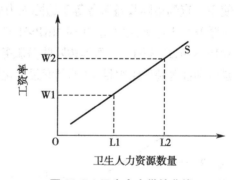

图10-3　卫生人力供给曲线

3. 医学教育　医学教育机构是卫生人力资源的主要供给渠道。医学教育长周期和高投入的特点，决定了卫生人力资源的供给曲线比其他劳动力供给曲线更加平缓（供给曲线的供给弹性较小）。医学教育同其他高等教育相比有着独特的特点：首先，医学教育的周期较长。许多职业都要求从业者受过相当长一段时间的教育和培训，但医生的执业前培训期是最长的，这种培训程序从经济学的角度看,限制了医生供给对市场条件变换的短期和长期的反应,并成为医学教育的调控因素。这种培训程序还使医疗行业有可能控制医学教育准入,从而通过控制医务人员的数量提高医疗服务的市场价格;其次,医学教育投入较大,除开巨大的时间机会成本外,医学教育要求的师资的投入,教育经费的投入,科研经费的投入等比一般的高等教育高出许多。

知识拓展

全球医学教育最低基本标准

1999 年 6 月 9 日,纽约中华医学基金会(CMB)理事会批准资助成立了国际医学教育专门委员会(IIME)。制定"全球医学教育最低基本要求"的任务由 IIME 的核心委员会承担。"全球最低基本要求"是指全球各地医学院校培养的医生都必须具备的基本素质,包括 7 个宏观的教育结果和能力领域:分别是职业价值、态度、行为和伦理,医学科学基础知识,沟通技能,临床技能,全体健康和卫生系统,信息管理以及批判性思维和研究。

世界正规的医学教育从 1910 年算起至今已有 100 多年的历史,国外医学教育体制相对成熟。由于历史的原因,中国现有的高等医学教育的学制长短不一,医学人才培养规格多种多样。中国现有培养医生的模式主要有 3 年制专科、5 年制本科、7 年制硕士三种学制,此外还有部分院校举办 8~12 年制高等医学教育。中国的医学本科教育为 5 年,包括三个阶段,即 2 年基础课、2 年临床专业课和 1 年临床实习。医学生毕业后工作 1 年以上便可申请考取《执业医师资格证》,获得医师执照即可成为医生正式上岗独立从事医疗实践工作,硕士、博士在读期间,只要有单位挂靠,也可以申请考试。

知识拓展

美国医学教育制度

在美国,医学院招收的学生是具有学士学位的本科毕业生,采用 4 年高等医学教育制度,毕业后授予博士学位,因此,其学制实际为 8 年。在美国医学院的教学大纲为四年制,前两年学习医学基础课,基础课学习结束后要参加美国医生执照考试的第一部分。通常第三、四年学生离开医学院,进入教学医院,临床课程、见习和实习结合在一起。到第四年,通常安排为专科轮转,学生们同时准备 USMLE step 2 的考试。考试合格后,才具有申请住院医生的资格。医学生毕业后不能立即担任医生,还需要经过 2~5 年的毕业后教育,如开业医生至少要经过 2 年的住院医师培训,要成为专科医生,则要经过 8 年专业定向临床训练,前 4 年为住院医师培训,后四年为专科医师培训,通过资格考试才能获得临床专科医师资格。美国医学教育的完整性和连续性很强,实行以医学院校教育为起点,以毕业后教育为重点,通过继续教育把教育培训同持续终身的职业生涯统一起来。美国对毕业后再教育非常重视,每位医生每年都必须接受知识更新的教育,每隔10年还要重新考试,合格后才能继续获得行医执照。

(二)卫生人力资源供给分析

卫生人力资源供给为卫生事业发展提供人才保障和智力支持。可以通过卫生人力资源的数量、质量、分布、流动状况进行分析。

1. 卫生人力资源供给的数量分析　对卫生人力资源供给的数量进行分析就是对卫生人力生产与使用之间的平衡进行研究。它有助于我们找出造成卫生人力生产与使用之间不平衡的原因,预防其发生及产生的后果,以便更好地制定正确的卫生人力规划和政策。图10-4显示了中国2001～2011年医学招生数、在校生数和毕业生人数。2011年比2001年在招生人数、在校人数、毕业人数都成倍的增长,说明中国医学教育机构作为卫生人力资源的主要供应源在数量上为中国卫生事业的发展提供了人力保障(图10-4)。

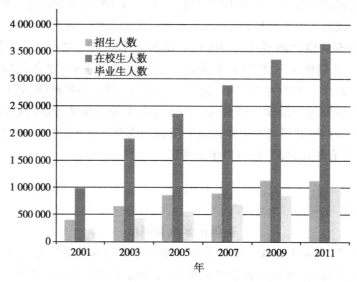

图10-4　2001～2011年医学招生数、在校生数、毕业生数
引自:《中国卫生统计年鉴2012》.北京:中国协和医科大学出版社,2012.

中国卫生部颁布的《医药卫生中长期人才发展规划(2011～2020年)》,为今后10年卫生人才队伍数量建设制定了具体目标:到2015年,卫生人员总量达到953万人;到2020年,卫生人员总量达到1255万人,人才规模基本满足中国群众健康服务需求。

图10-5显示了近五年以来全世界卫生人力资源的数量概况。全世界医生和护士总体规模增长趋势不明显。对于各国政府来说,面对越来越严峻的国民健康问题,如何提高卫生人力利用效率是当前着重要解决的问题。

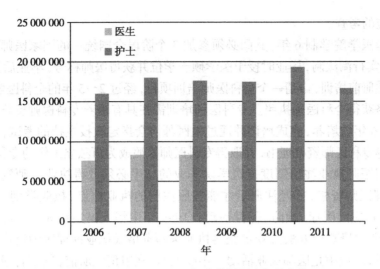

图 10-5　2006～2011 年全世界医生与护士数
引自：《World Health Statistics》: World Health Organization, 2007～2012.

2. 卫生人力资源供给的质量分析　卫生人力资源的供给质量直接关系着人民的健康和生命,优质的卫生人力对于提高医疗行业服务质量、促进行业与社会的和谐发展具有极其重大的现实意义。

卫生人员的教育水平可以在较大程度上反映卫生人力资源的供给质量。教育质量与卫生服务不相适应将对卫生人力资源的供给质量产生较大的影响。主要表现在：

（1）医学院校教育普遍存在过度专科化倾向：由于多年来中国医学教育和医疗服务体系被生物医学模式统治,强调以疾病为中心并有过度专业化的倾向,使得医学生的培养形成以专科医疗为主体、以疾病或专科为中心的思维方式和培养模式,医疗与预防、公共卫生相脱节的现象比较普遍。为了克服这种过度专业化培养的情况,目前中国政府提出了加速发展全科医学,培养全科医生的措施。

（2）继续教育制度与知识更新：医学教育是一种终身教育,包括"医学院校教育"、"毕业后医学教育"和"继续医学教育"。医学院校教育为起点,通过继续教育把教育培训同持续终身的职业生涯统一起来,因此,每位医生每年都应该接受知识更新的教育。在国外,医学生毕业后教育是终身教育体系中必不可少的阶段,这也成为医疗服务质量的重要保证。同时很多国家还实行医生执照更新制度。

美国医师执照考试是由美国医学教育委员会组织的全国性医师资格统一考试,合格者可以获得美国全科医师行医执照。在全科医师的基础上,再培养专科医师。要取得专科医师资格还需进行一定期限的专科医师培训,并经专科医学委员会考核评定合格。

英国《医师法》规定,医学院校实行的考试即为国家考试。考试合格并取得学位的人,应作为实习医生进行 1 年的住院医师培训,获得结业证书后,才能正式注册成为全科医师。在住院医师培训期间,虽具有医生资格,但不能独立行医。要想获得专科医师注册,必须完成至少 7～9 年的专业训练,其中每一阶段

笔记

都有相应的考查。

德国医学院学制 6 年,其间必须参加 3 个阶段全国统一的国家医师资格考试,严格实行淘汰制,毕业时授予医学硕士学位并获得医师称号,毕业后经过 18 个月的注册前培训,申请一个全科医师培训项目,经过 2～3 年的全科医学培训,考试合格获得全科医师执照。专科医师培训需在具有培养专科医师资格的医院进行 5～6 年的培养,完成培训并通过由医师协会指定教授主持的考试,其合格者可获得专科医师资格证书,并取得专科医师执照成为可独立工作的专科医师。

中国医师执业注册制度是医学院毕业的学生必须取得执业医师资格或者执业助理医师资格,并经注册后才能按照注册的执业地点、执业类别、执业范围,从事相应的医疗、预防、保健活动。1999 年中华人民共和国卫生部颁发了《医师执业注册暂行办法》,规定获得执业医师资格或执业助理医师资格后 2 年内未注册者,或中止医师执业活动 2 年以上的,在申请注册前,须在省级以上卫生行政部门指定的机构接受 3～6 个月的培训,并获得考核合格证明。执业助理医师取得执业医师资格后,继续在医疗、预防、保健机构中执业的,要申请执业医师注册。

(3)人文精神的培养不足:医学教育不仅要有医学科学知识、医学专业技术的传播,同时更要有科学素质、人文精神、人类文化的修养。人文素质作为卫生人力质量的一个部分正逐渐被医学教育专家们所认可。

知识链接

在 19 世纪,医生服务产业大多没有法律规章。很多医生没有经过正规的医学训练就行医,主要是存在着很多教学质量有问题的医学院校。鉴于这种情况,美国医学会(American Medical Association, AMA)在 1847 年成立了。在成立之初,这个组织把提高美国医学教育的质量当做主要目标。经过不断的努力,医学教育质量有了一定的提高,重要的改变发生在 20 世纪初。改变的推动力是卡耐基财团(Carnegie Foundation)出版的弗莱克斯纳报告(Flexner Report)。卡耐基财团考虑到在提高医学教育质量方面还做得太少,因此在美国医学会的支持下,委托 Abraham Flexner 在加拿大和美国对医学院校进行调查。最后的报告,也就是常说的弗莱克斯纳报告强烈批评了北美大部分学校提供的医学教育。很多低质量的医学院校被迫提高质量或者关门。除此之外,很多州开始制定更严格的行医法律。因此,美国医学会的成立和弗莱克斯纳报告推动了当代规范的医生服务产业的出现,它要求个人在行医前必须经过严格的医学教育和资格认定后才能行医。

---

3. 卫生人力资源供给的分布状况分析 由于社会分工的细化,卫生行业和其他行业一样,分工使卫生人力聚集,以有利于提高他们的工作效率。卫生人力资源分布状况主要表现在地理、职业、专业及结构的平衡情况。

笔记

地理分布不平衡通常表现为城乡之间、省际之间、地区之间及城市内各不同地区之间的卫生人力资源的不平衡。经济因素是造成地理分布不平衡的主要原因之一。可以从供求两个方面来解决这个问题。在供给方面，美国采取增加医生的总供给降低医生分布的不均衡性，因为市场力量会促使医生向医疗服务不足的地区扩散，直到消除医生的全面稀缺现象。其他国家还采用过向学生提供"可豁免的贷款"，要求接受贷款者将来在医生短缺的地方工作；在医生短缺的地区资助或补助某些诊所或医疗服务；政府直接雇佣医生在短缺的地方开业等应对策略。总体而言，政策制定者应认识到卫生人员短缺是由于潜在的患者无力为服务付费所致，这与贫困和缺乏医疗保险相关，其解决的本质要求是将社会资源从富有人群向贫困人群进行再分配。在需求方面，区域内卫生人员短缺往往发生在穷人聚居区，这是因为穷人没有支付能力，医生在穷人居住地附近执业可能连基本的生活都无法保证。因此，增加收入和实施医疗保障计划可以提高穷人的购买力，进而也能在市场背景下增加医生服务的供给。

医生的地理分布不平衡显著地影响患者医疗服务的可及性，使医疗服务不能公平获得。农村和城郊居民为了获得某些医疗服务，必须花更高的费用，到更远的地方去就医，因为医生往往选择在经济发展水平及消费水平较高的地方执业。卫生人力资源地理分布的研究表明，医务人员对地区的选择依赖于一套复杂的卫生产业特征、经济因素和人口学特征。吸引卫生人员的政策是必须提供好的经济条件和开展医疗活动的适宜环境。

职业不平衡主要表现在医师和护士的比值上。与发达国家相反，中国的护士数量明显小于医师的数量，2012年国家卫生统计部公布的医护比为1.18∶1，这一比值明显与发达国家的0.33∶1有较大差距。

专业分布的不平衡主要表现在专科医生与全科医生的比例上，2011年卫生部门公布的中国卫生技术人员为620.3万，而注册的全科医生为7.8万。目前，世界各国普遍面临专科医生培养太多而全科医生太少的难题。

结构的不平衡主要表现在各部门卫生人力资源的学历及技术职称上。

各国卫生人力资源分布也不平衡，图10-6显示了2008～2012年不同收入水平国家医生和护士分布的不均衡。如图所示，高收入水平国家的每万人口医生和护士人数是低收入国家的十倍左右。

中国卫生人力分布不平衡表现最明显的是地理分布不平衡及专业分布不平衡，城乡差距明显拉大。2010年，中国城市每千人口拥有卫生技术人员是农村的两倍还多。东部地区每千人口拥有卫生技术人员是西部地区的1.39倍。

卫生人力资源分布不平衡是一把双刃剑，有其积极的一面，也有其消极的一面。比如：某地区的卫生人力资源过剩，积极的一面表现在可以促进人才市场的竞争，提高卫生人员的素质，促进卫生服务质量的提高，更好地为当地居民服务。消极的一面表现在由于医生过剩必然导致医生在行医过程中作出诱导需求的决策，促使医疗技术的过度利用。还由于医生供给太多，没有得到雇用的他们只有去做本应该由其他辅助人员的工作，造成卫生人力资源的浪费，也加大了卫生人力的成本。

笔记

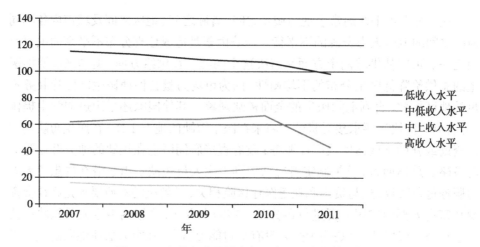

图 10-6　各收入水平国家每万人口医生和护士数

引自:《World Health Statistics》: World Health Organization, 2007～2012.

4. 卫生人力资源流动分析　卫生人力资源流动(flow of health human resource)是指医务人员从一个地区转移到另一个地区,从一种专业转移到另一种专业,从一个职位转移到另一个职位,从而引起劳动力和劳动资料结合状态的改变。

卫生人力流动这一现象,是随着生产社会化的发展而不断扩大的。从微观经济方面看,引起卫生人力流动的原因是医务人员的薪酬待遇变化,学科发展情况的变化等。从宏观经济方面看,伴随经济的增长而出现的经济结构(技术结构、产业结构、地区结构、就业结构等)的变动。从劳动者个人方面看,随着时间的推移,劳动能力发生变化,此外劳动者个人的职业兴趣和就业意愿发生变化。

卫生人力资源流动通常表现为两种形式,一是机构间的流动。它是卫生人力流动的主要形式,也是人力资源在部门之间、区域之间流动的基础,这种流动对于劳动力与劳动资料的有效结合以及医疗机构的业务效率有着决定性影响。二是区域间的流动。它取决于多种因素,主要包括地区间卫生人力配置水平、医疗技术基础以及经济社会和文化发展的差异。医生的区域间流动在很大程度上影响着区域内卫生服务劳动力的供求关系。

两个因素决定着医生区域间的流动,收入的迅速变化和医学教育的长周期。当医生短缺时会引起医生工资水平上涨,医生收入的迅速上升提高了医学教育投资的预期收益率,向医学教育发出市场信号。但医学生从入学、接受培训到执业还需要很长时间,因而区域内通过医学教育增加医生供给对收入信号的反应缓慢。但是周边区域已经经过培训的执业医生却可以迅速做出反应,从而形成医生的区域间流动。

很多欧美国家都通过医生的国际间流动来调节本国医生的供求关系。例如美国医生的供给很大程度上依赖于外国医学毕业生的流动,外国医学毕业生占美国医生总数的1/4左右。让外国医学毕业生在美国执业使美国医生的总供给变得更富有弹性。当医生短缺和工资费用上涨时,政策制定者放松移民政策,利用外国医学毕业生的输入缓冲这一影响;预期医生过多时,则采取相反的政策。除移民政策外，执业准入的难易程度也是调节医生区域间流动的关键环节。

欧洲卫生技术人员流动所带来的挑战

20世纪90年代后期以来，卫生技术人员在欧洲各国之间的迁移趋势日益明显。部分国家试图通过国际招聘的方式填补自身人才流失所带来的空缺。波兰则是卫生人力资源最大的输出国之一，英国主要依靠欧盟以外国家，如印度和南非的卫生技术人员来补充人才的短缺。欧盟的扩展，促使卫生技术人员开始了更大范围的迁移，并导致欧洲国家特别是欧盟12国对卫生技术人才流失的关注。各国政府开始加强对卫生技术人员迁移的管理，如教育和培训方面的支持；各国政府之间或卫生服务机构之间制定的双边协定，对人力资源流出国给予适当的补偿等等。卫生技术人员的迁移对各国卫生服务的发展既是挑战也是机遇，卫生技术人员的迁移能够改善移民区的生活条件、解决部分国家卫生人才短缺或人力资源过剩的问题，但是在语言上或社会制度方面都将带来巨大的挑战。随着卫生技术人员迁移的常态化，各国政府应该建立人才信息库，监督人才流失包括其他就业形式的损失等方面的信息，进一步完善各国卫生人力资源规划，并针对卫生技术人员迁移的影响因素，限制或鼓励卫生技术人员迁移的措施进行评价，以揭示卫生人力资源短缺的原因及相关信息，促进各国卫生服务的全面发展。

第三节　卫生人力资源市场均衡分析

在经济体系中，一个经济事务处在各种经济力量的相互作用之中，如果有关该经济事务各方面的各种力量能够相互制约或者相互抵消，那么该经济事务就处于相对静止状态，并将保持该状态不变，此时我们称该经济事务处于均衡状态。在卫生人力资源市场方面，劳动的供给和需求达到平衡时的状态称之为卫生人力资源市场均衡。卫生人力资源均衡分析主要从卫生人力资源的现状着手分析，看当前的卫生人力资源供给数量和质量相对于当前的卫生人力资源需求是短缺、过剩还是均衡。

一、卫生人力资源短缺

卫生人力资源是卫生系统的心脏和灵魂。世界卫生组织全球卫生人力联盟报告认为，全世界长期面临着卫生人员短缺问题，目前全球还需要420万卫生人员，仅非洲就需要150万。卫生人员短缺被认为是阻碍全球卫生和发展目标实现的最根本原因之一。由于卫生人员短缺，最需要的人群无法获得有效卫生服务。卫生人员短缺是影响一些国家卫生发展主要指标如千年发展目标和艾滋病预防、治疗、关怀和支持服务普遍可及指标的最主要障碍之一。卫生人力短缺对需方造成的影响是：无法获得基本卫生服务，如疾病预防、有关信息、药物发放、急诊服务、临床服务，以及挽救生命的干预措施，如儿童计划免疫、安全孕产期保健和分娩服务，以及艾滋病、结核病和疟疾的治疗服务。对卫生人员造成的影响是：工作量和压力增加，导致工作缺乏动力、疲惫、缺勤、崩溃、生病、转向条件好的国家和地方工作，甚至脱离卫生行业到其他领域发展。

卫生人力资源短缺（shortage of health human resource）是指在一定时间、一定条件下，卫生人力资源的供给不足，无法满足社会需求的情况。可分为名义短缺和实际短缺。

（一）卫生人力资源名义短缺

名义短缺是指以某一地区疾病患病率及发病率等相关的流行病学资料为依据，以该地区从事预防和治疗的卫生人员在预防和治疗这些疾病时所花费的时间来判断该地区对卫生人力资源的需求量和需要量。我们用图形来说明名义短缺，如图10-7：

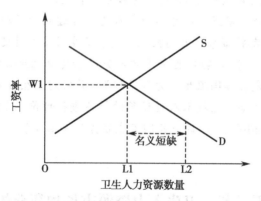

图10-7 卫生人力资源名义短缺

在某一区域内，根据流行病学资料为依据计算（估计）的卫生人力需求数量为L2，但市场在工资率为W1时卫生人力供给量为L1，此时L2-L1的差量为名义短缺。

名义短缺可以根据卫生专业人员判断确定：即按照每千人口医生数或卫生技术人员数来确定该区域的卫生人力资源需要数量。这种方法的目的是从每千人口理论上所需要的卫生人力的角度出发，探讨配备多少卫生人力资源是合理的。其测算指标是每千人口医生数或每千人口卫技人员数。计算公式为：区域人口数/1000×千人口医生数＝卫生人力资源需求量。然后再对比供给量来确定短缺。比如：某区域内人口数为1000万，测定的每千人口医生数为5，那么通过上述算式计算得到的卫生人力需求量为5万。但该方法测定的卫生人力资源需求数量往往高于实际。这种方法测定的短缺产生的原因是无胜任力的供给不能满足社会对卫生人力的需求。

还可以根据人群患病情况判断确定：这种方法的目的是了解疾病对人群影响面是多大，需要多少卫生人力资源来提供服务。其测算指标为总患病率或发病率。其计算公式为:(区域人口数×两周患病率×26)/每医生的年门诊服务量＝卫生人力资源需求量。然后再对比供给量来确定短缺。这种方法测定的短缺产生的原因为经济因素,由于需方需求受到抑制而引起,可以通过对卫生服务的需方进行补贴,增加卫生服务和卫生人力的需求等办法来解决。

(二)卫生人力资源实际短缺

卫生人力资源实际短缺是指在一定时期内,某一地区的卫生人力资源供给量小于社会的需求量。其可以分为暂时性短缺和长期短缺。卫生人力资源暂时性短缺是指如果这段短缺的时期比较短暂并且可以通过一定的调整方式进行调整(如:调整价格等),则此种短缺被视为暂时性短缺。暂时性短缺最常见的原因是由于价格不合理(过低)引起的,可以通过调整价格来消除暂时短缺。为了更好地理解暂时短缺,我们用图形来加以阐述。如图10-8:

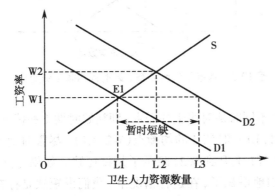

图10-8 卫生人力资源暂时短缺

D1表示有人们原有的对卫生人力资源需求所确定的卫生人力资源需求曲线;D2是由于人们对卫生人力资源需求增加所导致的卫生人力资源需求曲线。S表示卫生人力资源供给曲线。在卫生人力的工资W1时,市场的均衡点位E1,此时,L1既是市场的卫生人力需求量也是供给量。由于某种原因,社会对卫生人力的需求由原来的D1水平上升到D2,在既定卫生人力资源工资率(W1)不变的条件下,社会对卫生人力资源的需求量由原来的L1水平上升到L3,而社会在工资率W1时提供的卫生人力资源供给量仍为L1水平,此时,卫生人力资源暂时性短缺就出现了,卫生人力资源暂时短缺为L3-L1。在这种情况下,价格的需求弹性比较大。此时,只要对价格进行调整短缺就会消失。价格调整的时间越短,短缺消失得越快。如图所示,我们对受限的工资率W1进行放开,调整到W2水平,在新的工资率W2条件下,卫生人力资源供给与需求重新达到平衡,暂时短缺消失。

我们也应该注意,这种定义暂时性短缺虽然有效,但在卫生人力资源配置中却引发严重的问题,主要原因是没有考虑卫生人力工资的刚性带来的超额需求。那么,是什么导致了卫生人力工资的刚性呢?如果说医院的劳动力市场上存在这种工资刚性或是说因超额需求导致的短缺是一个严重的政策问题,则不具有说服力。事实上,卫生经济学家已经指出,由超额需求导致的短缺不是很严重的问题。如果我们对超额需求不必要的过分关注，可能会掩盖这样的事实"即使供求达到了暂时的均衡，卫生人力短缺仍然可能存在"。但需求和供给随着时间的推移而变化的情况出现时，短缺更可能发生。我们用图形来描述这种情况。如图10-9所示：

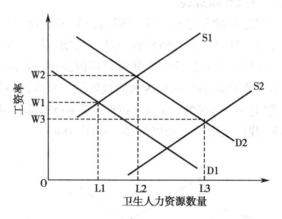

图10-9 依赖于供给调整的跨时间均衡工资变化

该图描述两个不同时期对医生的需求，即初始时期1和接下来的时期2。时期1的均衡点（W1，L1）；时期2的均衡点（W2，L2）。尽管时期1、2都达到了均衡，但是工资率从W1上升到W2，暗示了某种短缺。如果与其他职业相比，医生的相对工资急剧地增长了，在这种情况下，我们说短缺是存在的。用这种方法度量的短缺主要是分析相对工资及其变动方向。从长远看，市场会大量提供医生，供给曲线会向右移动至S2水平，此时的均衡点（W3，L3）。在这种情况下，医生的工资在一段时间内是下降的，表现为从W2下降到W3。因此，一定时期内相对工资的下降可能反映了一种为抵消短缺进行的调整，并不一定代表供给过剩。

卫生人力资源长期短缺是指某地区在长时间内卫生人力资源的供给量小于社会的需求量，此时仅仅对价格的调整不能解决短缺问题。我们可用图形来表示长期短缺，如图10-10所示，长期短缺为L1-L2。

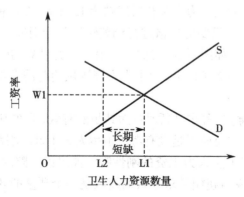

图10-10 卫生人力资源长期短缺

试想一下,当社会存在卫生人力资源的长期短缺时,可以通过加大医生的工作量来解决长期短缺吗?加大医生工作量只能使长期短缺得到暂时缓解,但同时可能引起卫生服务质量下降,比如,医生可以通过采取延长病人候诊的时间,缩短诊次时间等方式使得卫生服务质量下降。所以,加大医生工作量并不能从根本上解决卫生人力资源长期短缺这一问题。

总之,通过上述分析表明,当存在卫生人力资源暂时性短缺,应尽快采取价格调整等手段来解决;当存在卫生人力资源长期短缺时,则应该加大医学教育方面的投入,加快卫生人力资源的培养,适当提高卫生人力资源的价格等一系列配套措施,最终解决卫生人力资源供给短缺问题。

二、卫生人力资源过剩

卫生人力资源过剩(surpluse of health human resource)是指在一定时期一定价格条件下,卫生人力资源的供给大于社会对卫生人力资源的需求。此时,卫生人力资源的收入低于正常的收入水平,卫生服务价格过低,提供服务的成本价格不能得到补偿。我们可以用图形来描述卫生人力过剩。如图 10-11:

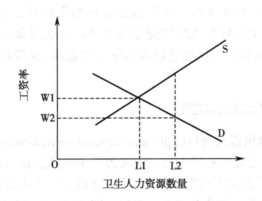

图 10-11 卫生人力资源过剩

医疗机构根据社会的卫生服务需求来确定它在提供卫生服务过程中所需要投入的卫生人力资源,并与需求相适应,从而形成卫生人力市场的均衡点(W1,L1)。当社会对卫生人力的需求为 L1,而卫生人力实际供给为 L2 时,就出现了过剩。此时卫生人员的收入水平下降。当卫生人力供给导致使其价格(工资)低于在提供卫生服务过程中的边际成本时,将导致医疗机构的卫生服务收不抵支。卫生人力资源过剩可分为相对过剩和实际过剩。

(一)卫生人力资源相对过剩

卫生人力资源相对过剩是指在某一时期,某一地区内的卫生人力资源的供给大于人们的实际需求,但从全局看却并非如此。从全球看,由于地区经济发展不平衡,使得卫生技术人员过多的集中于经济条件好的地区,因而导致该地区的卫生人力资源供过于求,形成卫生人力供给过剩的表面现象;而经济欠发达的地区卫生人力却很少,致使该地区的供给远远小于需求,形成实际的短缺。这样,就形成了一方面是经济较发达地区卫生人力供给的过剩,另一方面经济欠发达地区供给短缺的局面。在中国,卫生人力资源大都集中在大城市及东部地区。造成城乡差异和东西部差异主要是经济因素。要想改变卫生人力供给相对过剩的现状,国家应大力发展经济,消除城乡二元结构,缩小东西部发展不平衡的差距,同时还应出台一些强有力的干预措施来尽可能地消除这种现状。

(二)卫生人力资源实际过剩

卫生人力资源实际过剩是指在一定时期内,从整个社会来看,卫生人力资源供给大于需求。卫生技术人员的专业特点决定了他很难再改行从事其他工作,作为源泉的医学教育市场过快发展或无序发展是造成卫生人力供给实际过剩的主要原因,可以通过限制医学院校数量及招生规模和实施严格的准入制度来消除卫生人力资源供给的实际过剩。

目前世界各国卫生行政部门和行业协会综合审查申请者的执业资格,实行行业准入制度。许多国家都会对申请者的身份认证、专业学历和能力、语言沟通能力以及道德素养进行综合审核,其中通过医师资格考试是医师执业的必备条件,医师资格考试在世界各国医疗行业中发挥着重要的质量保证作用。世界各国都通过医师资格考试对医务人员的质量加以控制,考试合格者经过审核获取执业医师执照。在取得执业医师资格后,经过相应的专业培训,并取得资格认可,具有从事相应专业活动能力的医师才可以成为专科医师。专科医师培养和准入制度是提高医学人才素质,保障医疗服务质量的有效机制。

三、卫生人力资源供需均衡

卫生人力资源供需均衡(supply and demand equilibrium)是指在一定时期内,社会对卫生人力资源的需求与卫生人力资源的供给相当,处于相对平衡的状态。卫生人力资源实现供需均衡时,不仅实现了卫生人力资源的最优配置,还实现了卫生人力资源的充分就业。我们用图 10-12 来直观的描述卫生人力资源供需均衡。如图所示,卫生人力资源供给曲线与卫生人力资源需求曲线相交于 E 点,在 E 点卫生人力的供给等于卫生人力的需求,实现了供需均衡。

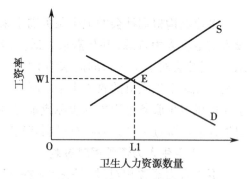

图 10-12 卫生人力资源供需均衡

值得注意的是,我们分析卫生人力资源供需均衡时是以卫生人力资源的高效率利用为前提的。如果在卫生人力资源没有实现高效率利用的情况下研究供需均衡,那么,此种均衡一定是一种不真实的供需均衡,其实质一定是供大于求,因为这种情况下卫生人力资源所提供的服务并没有达到最佳负荷状态,也就是卫生人力没有被充分利用。同时,还要正确处理供需平衡与高效率的关系。如果只考虑卫生人力资源利用的高效率而忽视卫生人力的供需平衡,则不能满足居民的卫生服务需求,也就会造成卫生人力供给不足,从而形成卫生服务提供不足。当然,我们在关注卫生人力资源使用效率的同时,也不应忽略公平。注重效率兼顾公平,实现卫生人力资源的合理配置,这是我们研究卫生人力资源供需平衡真正的目的所在。其次,我们在分析供需均衡分析时,应该同时从数量和质量着手进行分析。既要实现总量的平衡也要实现结构的平衡。最后,现实中的卫生人力资源市场并不是供需平衡的市场。因为卫生人力资源需求还受卫生人力资源工资的刚性及受人们的主观偏好、社会心理等因素的影响。

第四节　卫生人力要素替代

一、要素替代

生产要素是进行社会生产经营活动时所需要的各种社会资源,它包括劳动力、土地、资本、技术、信息等内容,而且这些内容随着时代的发展也在不断发展变化。要素替代(factor substitution)是指随着某一生产要素价格的改变,一个部门在保持产量不变的前提下调整各种生产要素投入比例的行为。比如,当医生这种生产要素的价格上升,它的需求量会下降,医疗机构可以通过提高另一种要素如医生助理的需求量来达到预定的产出量,这种情况就被成为要素替代。同样,其他要素价格的改变也会导致这一行业去调整其投入结构。为了直观起见,要素替代可用两种投入(资本 & 劳动力)情形下的等产量曲线来表达。等产量曲线是指在一定的技术条件下,用于生产某种给定数量商品的两种投入要素的各种不同组合轨迹(见图 10-13)。因此,在保持产量不变的前提下,一种生产要素投入量的减少,将同时伴随着另一种生产要素投入量的增加。

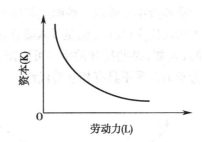

图 10-13　两种投入要素下等产量曲线示意图

二、要素替代的原理

我们用卫生人力边际生产率递减来阐述要素替代的可能性。卫生人力边际生产率(marginal productivity of health human resource)是指在其他条件不变的前提下,每新增一个单位的劳动投入量所带来的产出增加额。假设式 $Q = f(L, K)$ 中的劳动量代表卫生人员的数量。如果我们在生产过程中额外增加一个卫生人员,在保持医疗机构设备和材料(也就是 K)等其他要素投入不变的情况下,我们应该能够使医疗机构的产出增加,而增加的这一部分即是卫生人员的边际产出。

在生产过程中,虽然额外增加一个卫生人员所带来的产出的增加是先递增然后再开始不断减少的,也就是在不断地增加一种要素的投入,而且保持其他投入不变的情况下,产出倾向于以一种递减的方式增加。正是由于卫生人力边际生产率递减规律的作用,使得卫生要素替代成为可能。

三、要素弹性与非弹性替代

我们用生产函数来描述生产要素(投入)与商品和服务(产出)之间的关系。在现有技术水平下,生产函数体现了应用劳动、原材料、厂房、设备等生产要素全部可能的组合所能够生产的最大产出。经济学家把该生产关系简化为 $Q = f(L, K)$,式中,Q 为一个阶段的产出,L 和 K 分别为劳动和资本投入的数量。$Q = f(L, K)$ 曲线代表了在给定的产出水平下,投入要素的所有组合。

在某一种技术条件下,等产量曲线展示了劳动和资本这两种生产要素是有着良好替代关系的,因此劳动和资本可以用不同的比例、组合生产相同的产品,我们称之为弹性替代。见图 10-14,预算线 AB 反映了资本和劳动投入的相关关系,而点 X 代表了生产 Q 产量所需的最低投入组合。

给定生产要素价格(工资和资本收益率),适合的资本劳动比率 $(K/L)0$ 为从原点经过点 X 的射线的斜率。由于等产量曲线的曲率,生产要素相对投入价格的改变将导致合适的资本劳动比率的变化,也就是投入要素价格的变化会改变资本和劳动的配置比例。在图 10-14 中,当我们沿着等产量曲线移动时,资本和劳动力是相互替代的,价格较低的劳动力要素将较大程度替代资本要素,同理,当资本要素价格较低时也可以形成对劳动力要素的替代。

在另一种技术条件下,劳动和资本并不是良好的相互替代品,图 10-15 显示劳动和资本必须以一种固定的比率相互搭配。虽然点 Y 代表了和点 X 一样的资本劳动比率 (K/L),但是投入要素价格的变化是不会改变资本和劳动力配置比例的,例如,某些特殊的手术可能需要特定的资本和劳动力投入比率,因而资本与劳动力几乎不具有相互替代性。

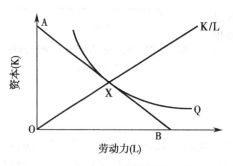

图 10-14 生产要素的弹性替代

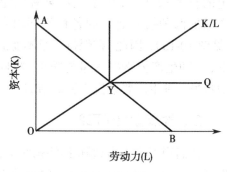

图 10-15 生产要素的非弹性替代

卫生服务中劳动力与资本之间或者各种不同劳动力之间的替代程度是人力资源规划的重要问题,也是解决医疗机构卫生服务产出效率的关键因素。通过研究卫生服务不同类型人力之间的替代性以及人力与设备之间的替代性,有利于使现有的医疗服务生产要素互相匹配,提高利用效率,从而达到控制成本,提高服务量的目的。

四、卫生人力要素替代

医疗机构主要依靠资本和卫生人力这两种生产要素获得一定量的产出,这两种生产要素之间可以形成替代。例如一种新设备的使用能让实验室技术人员完成以前只有影像学专家才可以进行的实验。那么不同类型的卫生人力之间就形成了替代，即实验室技术人员替代影像学专家。这种新设备技术变革将同时改变对实验室技术人员和影像学专家的需求，社会对实验室技术人员的需求将增加，而对影像学专家的需求更具有弹性，即更加平坦的需求曲线，并对工资的变化更加敏感。如果各种要素之间的替代越容易，那么医疗机构对投入要素价格的变化将越具有适应能力，因为它可以用比较便宜的生产要素来代替相对昂贵的生产要素。

在最近几十年，为了控制卫生费用的增长，世界各国的医疗机构和政策制定者特别关注使用医生助理进行替代的可能性，用医生辅助人员提供的医疗服务来代替医生提供的医疗服务。医生辅助人员，例如医生助手和从业的护士，他们经过了必须的医学训练并且可以承担一些传统上医生要做的工作。产出理论表明当在医生服务生产过程中有不止一种的投入时，一个具有成本意识的医疗机构就会采用最具有成本效益的方式来组合这些投入进行生产。莱因哈特在1972年的研究发现，当每个医生配备一名医生助理时，医生助理的边际产出最高。如果医生加倍使用医生助理，从每个医生配备2名增加到每个医生配备4名医生助理，医生的劳动生产率将有所提高，利润也有所增加。还有研究表明在医生工作时间和其他劳动投入要素之间存在着显著的替代性，伊斯卡斯和波利在1998年发现，医生每出诊一小时可以替代价值60美元的雇用非医生的成本，反之亦然。雅各布森及其同事发现，医生助理和实习护士在与医生协同工作的过程中，能够确保质量地完成初级保健医生50%～90%的工作。当卫生保健组织中管理保健患者的比例增加时，医生助理和实习护士的工作范围和自主权会更大，尽管在使用医生助理和实习护士方面存在法律方面的限制，但医疗机构有追求最优要素投入组合的动机，使得初级医疗保健的提供越来越多地依赖于熟练医生的替代者。在美国，健康维持组织（HMO）在医生工资快速增长的情况下，HMO就会在一定的医生服务生产过程中使用医生辅助人员来代替医生。他们允许医疗机构雇佣大量低工资的人员来降低人力成本，以便提供更多的卫生保健服务。

市场需求是各个医疗机构对各种卫生人力需求水平的总和。在竞争环境中，卫生人力资源市场的均衡点和与之相伴的均衡工资水平取决于供给和需求的互相作用。

案例

布朗测量了医生工作时间以及其他投入的边际产出，MP是辅助人员的边际产品，涵盖了全职医院医生、个体医生和联合开业的医生。通过将MP除以每种要素的工资率（W），可以得到在每种要素上所花的每一美元所带来的边际产出，进而可以推断出医生对各种辅助人员的使用是不足还是过度的。每单位美元所带来的边际产出是决定应该增加哪一种投入的有用标准。为了增加利润，应该增加那些MP/W值最高的生产要素的投入量。如果在每种辅助人员上花费的每单位美元所带来的边际产出不同，通过雇用生产率较高（高的MP/W值）的辅助人员来代替劳动生产率较低的辅助人员（低的 MP/W 值），医疗机构可以节约成本。

布朗的结论是，医生对护士的使用不足。例如，考虑一下所有医生诊所中从业护士的数据，这些从业护士每单位美元的边际产出率为 0.129，比医生的 0.114 还要高，所以，如果以从业护士来替代诊所的医生，就可以获得更大的利润。

此外，布朗还发现，与个体开业的医生相比，联合开业的医生平均劳动生产率要高 22%，原因是联合开业的医生在雇用医生助理方面有优势，从表中我们可以看到，个体医生雇用的医生助理边际产出是负的，相反，联合开业的医生雇用的医生助理的边际产出却较高。即便如此，联合开业的医生仍然没有充分使用医生助理。见表 10-1：

表10-1　边际产出和投入产品使用的效率

投入	全职医院医生		个体医生		联合开业的医生	
	MP	MP/W	MP	MP/W	MP	MP/W
医生	2.967	0.114	2.686	0.102	2.793	0.110
秘书	0.192	0.043	0.253	0.058	0.105	0.023
注册护士	0.585	0.104	0.628	0.109	0.625	0.114
从业护士	0.542	0.129	0.533	0.132	0.485	0.109
技师	0.320	0.067	0.321	0.059	0.278	0.057
医生助理	0.231	0.040	−0.014	−0.003	1.082	0.192

注：MP = 边际产出；

　　MP/W = 花费在投入上的每美元工资的边际产出。

引自：Douglas M. Brown, "Do Physicians Underutilize Aides?" Journal of Human Resource 23(1988): 342–355 with permission from the University of Wisconsin Press.

本 章 小 结

1. 卫生人力资源市场是指以市场价值规律、竞争规律和供求规律为基础，引导卫生专业人员的供求，促进其实现优化配置的一种内在机制。其构成要素包括市场主体、市场价格、市场规则、市场服务几个部分，它是医疗卫生市场重要的组成部分。

2. 卫生人力资源需求是在一定时间和某种工资水平下，用人单位（或雇主）愿意并且能够使用的卫生人力资源数量，其特点为意愿与支付能力的统一、派生性需求及联合性需求且受价格等多种因素影响。

3. 卫生人力资源供给是指在一定技术条件和时期内，一定的价格水平下，卫生机构愿意并能够提供的卫生技术人员数量。具有培养周期长、不同于一般资源、专业性与技术性、公平性等特点。

4. 卫生人力资源供给分析包括对卫生人力资源的数量、质量、分布状况的分析。

笔记

5. 卫生人力资源供需平衡是指在一定时期和一定条件下,社会对卫生人力资源的需求水平与卫生人力资源的供给水平相适应。卫生人力资源短缺是指在一定时间、一定条件下,卫生人力资源的供给不能满足社会对卫生服务需求的实现。其可分为名义短缺和实际短缺,实际短缺为暂时性短缺和长期短缺。卫生人力资源过剩是指在一定时期一定价格条件下,卫生人力资源的供给大于社会对卫生人力资源的需求,可分为相对过剩和实际过剩。

6. 医疗机构主要依靠资本和劳动力这两种生产要素获得一定量的产出,这两种生产要素之间可以形成替代。

7. 卫生人力投入要素之间的替代是医疗机构和政策制定者特别关注使用医生助理进行替代的可能性,用非医生提供的医疗服务来代替医生提供的医疗服务。

关键术语

卫生人力资源 （Health Human Recourses）

卫生人力资源市场 （Health Human Recourses Market）

卫生人力资源需求 （Demand of Health Human Resources）

卫生人力资源供给 （Supply of Health Human Resources）

供需平衡 （Supply and Demand Equilibrium）

卫生人力资源短缺 （Shortage of Health Human Recourses）

卫生人力资源过剩 （Surpluse of Health Human Recourses）

卫生人力资源流动 （Flow of Health Human Recourses）

卫生人力边际生产率 （Marginal Productivity of Health Human Recourses）

卫生人力要素替代 （Factor Substitution of Health Professionals）

思考题

1. 什么是边际人力成本和边际收益服务？当卫生人力的价格（工资）上升时,盈利性医院会如何决策来实现利润最大？

2. 卫生人力的供给质量直接关系着人民的健康和生命。有哪些指标能够用来反映卫生人力资源供给的质量？

3. 什么是卫生人力资源供需均衡,中国卫生人力资源供需均衡吗？如果为非均衡,造成中国卫生人力资源非均衡的主要因素是什么？

4. 举例说明卫生服务的供给中,卫生人力与资本是如何替代的。

（重庆医科大学公共卫生与管理学院 陈 菲）

笔记

第十一章

卫生服务市场政府干预

学习目标

通过本章的学习,你应该能够:

掌握 政府干预的相关概念,卫生服务市场政府干预的具体形式;

熟悉 政府干预失灵的原因与调整;

了解 政府干预的理论依据、作用与目标。

章前案例

2002年11月16日,中国广东省首先发现严重急性呼吸道综合征(SARS)的病例,短短几个月的时间内SARS迅速扩散和蔓延至众多国家(地区)。由SARS传播引起的公共卫生危机是新一届政府上任后面临的第一次重大挑战。如何有效解决SARS危机,不但关系百姓生命安危,也是对中国政府的严峻考验。

1988年上海甲肝流行之后,政府制定了传染病防治法。但是该法律规定过于集权,只有国务院才有权增加甲级传染病新病种,卫生部才有权增加乙级和丙级传染病新病种,省政府没有任何权力根据当地的情况增加新的病种。SARS并非中国《传染病防治法》法定35种危害较大的传染病之一,这使SARS在广东出现之后当地政府无法立即按照法律运作来控制传染病,而失去了遏制SARS的最佳时机。同时各级医疗卫生机构、政府及职能部门的职责分工没有从法律层面加以规定,在重大突发公共卫生事件应急管理过程中存在相互推诿、扯皮的现象,从而失去了对突发事件有效干预的最佳机会和时间。

尽管如此,为了防止SARS的进一步蔓延,政府依法采取了包括限制或停止集市、集会及其他人群聚集的活动,兴建大型传染病专科医院,征调军队等各级各类医疗保健及防疫人员参加疫情控制工作,强制隔离治疗传染病病人和病原携带者等非常措施,这些举措迅速遏制了SARS的传播与蔓延。为了弥补"SARS灾难行业"的损失,国家出台了一系列减税、减费、节支、贴息等应急性的财政政策和税收优惠政策,帮助这些"SARS灾难行业"渡过了难关。同时积极构建危机管理体系,有效提升了应对突发公共卫生事件的能力,这使得中国在应对2009年出现的甲型H1N1流感疫情时更加迅速高效,很大程度上弥补了SARS时期的政府失灵。

笔记

政府在卫生服务市场中一直扮演着重要的角色。如政府将大量预算用于医疗卫生部门；政府广泛而深入地参与到医疗卫生服务提供和医疗卫生服务筹资的活动之中；政府对医疗卫生产业制定和实行了各类规范；政府在诸如建立全民医疗保险制度、控制医疗卫生费用过快上涨、提高居民医疗卫生服务的可及性以及医学教育和研究等当代重要的医疗卫生问题中，始终占据着重要地位。

由于市场机制本身的缺陷及卫生服务市场的特征，卫生服务市场也存在失灵。当卫生服务市场出现失灵时，卫生服务领域不能单独依靠市场机制的作用，必须加强政府的干预，发挥政府的作用。

第一节 概 述

一、政府干预的理论依据

卫生服务市场存在市场失灵的现象，完全依赖市场机制发挥作用将导致卫生资源配置不合理和健康公平性差等一系列问题。因此，在卫生服务市场中，政府应该发挥作用来填补那些由于市场机制无法发挥作用所导致的空白，纠正那些由于市场失灵所导致的失误，以达到通过合理配置卫生资源为社会提供公平有效的卫生服务的目的。

> **知识拓展**
>
> ### "搭便车"
>
> 由于公共产品具有非排他性，因而难免产生搭便车（free-ride）的问题。所谓搭便车者是指对公共物品的消费中，那些自己不为这种物品付费（公共产品的生产成本），希望他人为此付费的消费者。对于公共产品，如水污染控制、环境卫生、饮水等，由于不出钱者和出钱者均可受益，人们不会自愿地为生产这种公共产品做出任何贡献，却希望"搭便车"地使用别人生产并提供的公共产品。
>
> 在自由市场经济条件下，供给者提供这类产品也不会获得理想的利润，所以，就不会生产这类公共产品。其结果是在自由市场的机制下，公共产品的市场会处于极端的萎缩状态，甚至根本不存在公共产品的自由市场。

政府干预可以纠正卫生服务产品外部性所导致的市场失灵。医疗卫生服务的重要特征之一就是它的外部性。外部性是生产或消费一种产品或服务时对第三方产生的影响。如果这种影响是不利的，称为外部成本；如果这种影响是有利的，则称为外部收益。当存在外部性时，价格机制往往难以实现资源的有效配置。由于个人收益小于社会收益，导致市场提供的服务数量偏低，因而我们会想到通过政府对提供者进行补贴干预。此外，也可以由政府直接组织生产，相当于

笔记

政府收购或兼并私人提供者,从而实现社会最优资源配置。

在生产集中和资本集中高度发展的基础上,一个或少数几个卖者对相应部门产品生产和销售的独占或联合控制称之为供方垄断(monopoly)。垄断者在市场上能够随意调节产品价格与产量。如果垄断者希望通过在这个市场上销售产品而使其利益最大化,那么,他将以较高的价格卖出产品。

在供方垄断的医疗服务市场中,医疗费用的迅速上涨是必然结果。1978~2007年,中国的卫生总费用增长了21.46倍,年平均增长速度为11.33%,而中国国内生产总值增长了14.01倍,年平均增长为9.79%,卫生费用的快速上涨大大超过了经济发展的水平,这相对于中国的社会经济发展水平来说,同样是一个沉重的负担。医疗卫生服务消费的强制性是造成这种垄断的主要原因。医疗卫生服务市场中垄断因素的存在赋予了医疗卫生服务供给者决定价格和质量的能力,市场机制自发决定的医疗卫生服务价格会处于相对较高的水平,或医疗卫生服务质量处于较低的水平。政府部门应从保护患者的权益免受垄断性医疗卫生服务供给者侵害的角度出发,对医疗卫生服务的价格质量实施一定程度的规制,保证消费者以相对合理的价格得到相应数量和质量的医疗卫生服务。

二、政府干预的作用

政府对医疗卫生服务市场行为的基本作用就是调控。中国目前处在社会主义初级阶段,卫生事业是国家实行一定福利政策的公益性事业,政府对卫生服务市场必须是一种以市场调节为基础的宏观调控。这种调控是通过卫生机构的设置、卫生政策的制定、卫生体制的改革、宏观调控杠杆、卫生监督执法和评价等方面来保护和利用卫生资源,改善卫生经济环境,促进卫生事业发展。

1. 保护和利用卫生资源 卫生资源的配置一方面表现为卫生资源的利用,另一方面表现为对卫生资源的保护。卫生资源的配置有两种基本方式,一种是计划配置,一种是市场配置。中国在改革开放前的几十年里,对卫生资源主要是实行计划配置。计划配置的优点是可以人为地、能动地集中主要的卫生资源,用于重点卫生项目和目标的建设,从而实现卫生资源的最大化利用;随着中国经济体制从计划走向市场,卫生资源的配置正在逐步向市场化转变。但是,由于中国卫生服务市场是一个不完全的或者说是特殊的市场,因此,在实行市场配置卫生资源的过程中,并不是完全排斥计划。因为市场配置在资源利用和保护过程中只能起一种基础性作用,而不是完全性调节的作用。这种差异是市场配置的局限性造成的,由于这种局限性导致市场失灵,因而需要政府干预。

2. 改善经济环境 制定卫生政策是政府最基本的职能之一。卫生服务市场环境是一种有缺陷、不完善的环境。特别是医疗卫生服务市场供方在技术上占主导、处于垄断地位,供求弹性比较小,往往出现诱导需求等不良现象。这样,在医疗卫生服务市场上,仅靠市场的调节,最大限度地满足人们医疗卫生保健需求的社会主义发展目标是无法实现的。政府治理卫生服务市场经济环境的过程,是制定卫生经济政策的过程。通过卫生经济政策的制定和实施,影响和改善卫生服务市场环境,是政府调控卫生服务市场的一种基本行为方式。同卫生服

笔记

务相适应的经济环境只有在政府管理和监督之后，才能真正成熟和完善起来，才能使卫生事业沿着正确的方向健康发展。

3. 激励供给者积极性　长期以来，政府对卫生事业是既"办"又"管"，并且管了许多管不了又管不好的事，致使许多医疗卫生机构仍处于等、靠、要、看的状态，卫生服务的经营者和生产者的积极性没有充分发挥出来。随着经济体制改革的深化，政府对卫生事业由既"办"又"管"转为专"管"卫生事业。政府对卫生服务市场的干预或调控，是建立健康的医疗卫生服务市场的必要条件和充分条件。具体表现为：多层次、多形式、多渠道办医的形式，医疗卫生机构内部经营激励机制的实行，释放了医疗卫生单位的供给能力，基本上满足了人们对医疗卫生服务多样性、较高质量的需求。

4. 规划治理医疗卫生服务市场　对于市场经济而言，它有能力改变旧的卫生服务经济结构，但没有充分的能力独立构建一个完善的新的社会主义卫生服务经济结构。由于市场的这种局限性，它在构建新的卫生服务经济结构时，往往发生两种偏向，一是"不及"，二是"过当"。所谓"不及"，是指适应卫生服务市场经济体制需要而产生的卫生经济结构，并不能完全适应卫生服务市场经济发展的需要，在很多情况下，旧的经济结构还要顽固地发挥作用。所谓"过当"，是指新的卫生经济结构使市场机制成为配置卫生经济资源的基础机制，而同时又形成了一种自由放任的局面。如近几年出现的高、精、尖的医疗仪器大战，医疗卫生服务过程中出现的"大处方"、重复检查以及社会上出现的乱办医等现象就是证明。对于卫生服务市场发展中可能出现的这两种倾向，特别需要通过政府来进行纠偏，而宏观杠杆、卫生监管等就是政府在调控卫生服务市场时最得力的工具。

三、政府干预的目标

卫生行业是个特殊的行业，首先是公平，其次才是效率。如果卫生市场靠市场机制自发调节，就只能保证市场运行效率而无法保证卫生服务的公平性，人民的生命与健康将承担很大风险。另一方面，市场失灵又会降低卫生市场的运行效率。因此，政府干预卫生市场，既与权衡卫生服务中效率和公平问题有关，又与卫生市场存在的行业垄断、信息不对称和公共物品这些市场失灵因素有关。

政府干预的目标是兼顾公平与效率。政府首先要保证公平，实现卫生服务在贫困群体与富裕群体之间的平衡；在维护公平的前提下，应采取措施克服市场失灵，提高卫生市场的运行效率。提高效率必然要引入市场竞争，而引入市场竞争必然会使一部分人群的利益受损，影响到卫生服务的公平性。那么，如何引入以及在多大程度上引入市场竞争，才能最大程度地维护公平性便成为关键问题。因此，政府干预要与市场机制有机结合，以期实现兼顾公平与效率的目标。

政府调控和市场机制在运行上要互补。市场机制运行是自发的，而政府调控必须是自觉的。政府要在尊重客观经济规律的前提下，充分发挥市场机制作用，科学地制定一些调控政策。例如，在卫生服务市场里，农村卫生服务市场很不充分，缺医少药，同时农村卫生工作条件差，很多医务人员不愿到农村从事医

笔记

疗卫生工作,这就要求政府必须制定出优惠政策,对农村卫生服务市场采取倾斜政策去鼓励人才流动,改善农村卫生医疗环境。

政府调控和市场机制在功能上要互补。市场机制的基本功能是自发的配置资源,政府调控的基本机能是保证资源合理利用。例如,过去的公费医疗制度由于有国家财政作保障,使消费者可以免费或付很少的费用即可享受到卫生服务,出现一人公费、全家揩油的情况或者是小病大养、无病呻吟的情况。不仅浪费卫生资源,而且造成享受卫生服务的不公平,这就要求政府必须加以调控,现在医疗卫生体制改革和医疗保险制度就是政府调控的有效手段。

政府调控和市场机制在实施方式上要互补。在以市场机制为主导的领域,政府行为是市场机制的补充。例如,一些享受性、保健性卫生服务,应该完全由市场机制去调节,政府只制定有关管理规章制度和进行必要的监管。在以政府行为为主导的领域,市场机制作用是补充。例如,对一些传染性疾病的预防,公共卫生服务应急措施等更多的是依靠政府调控,以保证全体国民利益和健康,而不应按市场机制去运行,更不能以盈利为目的。在政府行为和市场机制行为必须紧密结合的领域,应该在政府行为中体现市场机制的作用,在市场机制中体现政府行为。

第二节　卫生服务市场政府干预形式

政府对市场进行干预和调控,就是为了克服市场失灵,弥补市场机制的缺陷或不足。在卫生服务领域中,政府干预的手段分为规划手段、经济手段、行政手段和法律手段。

规划手段是政府在一定的区域范围内,根据经济发展、人口数量与结构、自然环境、卫生需求等因素,确定区域内卫生发展的目标、模式、规模和速度,统筹规划和合理配置卫生资源,力求通过符合成本效益的干预措施和协调发展战略,改善和提高区域内的卫生综合服务能力,向全体人民提供公平、有效的卫生服务。制定区域卫生规划是政府对卫生事业发展实行宏观调控的重要手段,它对卫生资源的合理配置和提高卫生资源的利用效率具有重要意义。区域卫生规划是当今国际社会先进的卫生发展管理思想和模式。

政府运用经济杠杆去指导、影响卫生机构的市场行为与经济利益关系的各种规定、准则和措施。在市场经济条件下,各卫生机构的业务行为都在一定程度上表现为经济利益关系,政府要利用经济杠杆去引导它们处理好社会效益和经济效益的关系,调动各方面的积极性、主动性和责任感,使卫生机构的经营活动更符合社会目标。主要包括两个方面的基本内容:一是卫生服务价格。政府通过合理规定价格水平和严格价格监督的调控进行管理;二是政府投资。政府投资可以分为两大类:其一,直接投资。政府以一定的方式对卫生机构进行财政补贴,以保证卫生服务价格保持在较低的水平上。这一部分投资也应逐步增加,并改善投资结构,实行择优扶持。其二,间接投资。政府对卫生机构实行免税政策,这实际上是政府对卫生机构的一种间接投资,是国民经济收入再分配的一种形式。

行政手段是按照卫生服务市场发展的客观要求,保证国家从宏观上对卫生服务市场实行有效的调控,保证各卫生服务机构的经营顺利进行,促使卫生服务市场的有序运行,避免卫生资源的浪费。新中国成立以来,中国已基本上建立了一套比较完善的卫生行政管理制度,在卫生行政管理中发挥了重要作用。但是,这些制度大部分是在计划体制下建立起来的,已不适应卫生服务市场的要求。为此,建立一套完善的、具有较强操作性的、适应市场经济要求的卫生行政管理制度就显得非常重要。

法律手段是运用法律、法规、政策等去规范卫生服务市场的运行和卫生服务机构的市场行为,以实现政府对卫生服务市场的宏观调控。法律手段的核心内容是依法调整国家、卫生机构及从业人员和患者之间的物质利益关系。它通过各种法律、法规来支持、纠正或否定各种卫生服务行为,引导和控制市场运行。市场经济是一种严格的法制经济,它要求市场的运行必须以法律为基础,不允许任何凌驾于法律之上的个人行为,以维护正常的市场秩序和公平的竞争环境。中国要建立有序竞争的卫生服务市场,就要真正做到依法管理。

政府对卫生服务市场失灵的具体干预形式主要包括价格管制、供给能力控制、投资审核、反托拉斯、购买卫生服务等等。

一、价格管制

价格管制(price control)是指政府管制主体决定个人对物品或服务交付的最低、最高价格或价格幅度,是政府对影响经济发展的价格因素予以宏观调控的手段。价格管制由三部分组成:政府直接定价、政府指导价和对物价总水平的控制。因此,价格管制并不等于政府直接定价。近年来,随着卫生服务领域外部市场环境和市场结构的变化,其内部也在不断分化与重组,许多部门(设备,药品与耗材等)已基本具有步入市场的基本条件。因此,对于这些部门,政府比较明智的做法是让市场来决定价格或只制定一个指导价;而且,随着经济的发展和价格体制改革的逐步深入,卫生服务领域中的相当一部分产品(除基本医疗服务外)也将逐步走向市场,今后政府的指导价格将在价格管制中占据主导地位。

(一)医疗服务价格管制

医疗服务价格从广义上讲是医疗机构向服务对象收取的全部医疗费用;从狭义上说是医疗机构按照一定标准向服务对象收取服务费用的标准。医疗价格管制可以定义为政府从资源有效配置和服务的公平供给出发,运用非市场的方法,确定医疗服务机构的产品或服务价格标准,并对个人或保险机构支付给医疗机构的费用进行调节与控制。因此,医疗服务价格管制是政府依据价格法律法规对医疗产品或服务等经济活动中发生的价格关系,以及对价格的制定、调整和执行所进行的组织、指导、协调、调控、干预和监督检查的行为。具体包括两个方面的内涵:一是指对价格形成及其运行的管制;二是指对价格行为主体的价格行为的管制。在实际工作中,政府对价格的管制是通过政府授权由某些部门(如价格主管部门)依据政府制定、发布的价格法律法规和政策对价格行为进行

笔记

的管制。从行政管理行为的层次看，主要分为三个层次：一是行政立法，即"定规则"；二是行政执法，即"当裁判"；三是其他行政性管理工作，如直接制定医疗产品或服务的价格，对价格总水平的监测和调控，成本调查，发布信息，调查研究和组织会议等。

（二）价格管制形式

价格管制是对医疗服务最重要的经济性管制，它包括公定费用、价格，制定价格上限等不同形式。具体而言，医疗服务价格管制大致可以分为以下四种：

1. 项目价格管制　对具体的每项医疗服务进行限价，如服务项目、药品以及卫生材料的限价。中国对非营利性医院的医疗服务项目定价以及对医保目录内药品进行限价的政策都属于此类。

2. 病种价格管制　这种价格管制反映医疗服务本身的特殊性，患者最终的医疗花费是针对某一疾病的多种服务项目和数量的组合。在美国最早尝试采用的按病种定额付费就是一种典型的政府对医疗服务价格的管制形式。医疗照顾计划按照这个预先确定的支付标准对医院进行补偿。目前中国一些地区只是针对少数价格变动幅度较小的病种，采取了单病种限价支付。

3. 人次价格管制　此类价格管制只将疾病分为两种：门诊和住院。门诊限定一价、住院限定一价。这样的分类比按病种付费更为模糊，不同患者的门诊或住院服务费用差异非常大。由于门诊费用相对住院费用波动小些，因此，这种价格管制多在门诊费用支付中使用。

4. 总额价格管制　总额价格管制是不计服务项目、不计病种、不计服务人次，只根据医疗机构服务覆盖范围支付一个总的限定费用，这可以看作价格管制单位的最高层级。采用总额预算限价的国家地区较多，加拿大和英国虽然医疗卫生系统的体制不同，但对医疗机构均采用预算的方式限定总额支付。在支付制度中按人头支付也属于总额限价的范畴，按服务人口的数量或者签约居民的数量支付一个费用总额。英国的全科医生以及美国健康维持组织均采用按人头支付的方式限定总支付额。中国对非营利性医院的财政预算也属此类，区别在于预算占医疗机构收入比例的变化，比例越高价格控制力量越强。

案例 11-1

某市已建立全科"家庭医生"服务网络，全市 326 家社区卫生服务中心、2900个服务站都配备了"家庭医生"团队，居民可自愿签约，享受常见病诊疗及健康管理等基本医疗服务。这些服务大部分是参保居民通过医保报销的基本医疗服务，部分是财政埋单的基本公共卫生服务。为鼓励患者首诊在社区，医保部门已提高了在社区看病拿药的报销比例。

在社区推行"按人头付费"，对社区卫生服务机构和医务人员将是一种责任和激励。参保居民和家庭医生团队之间的服务协议，将进一步完善医保基金管理方与社区卫生服务机构之间签订的"定点服务协议"。家庭医生的服务居民是否满意，每个居民的基本医疗费用是否合理，都将有实时监控和约束。

该市的"家庭医生"服务模式，建立之初就引入居民满意度评价，并作为重

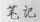
笔记

要的考核指标。如果"按人头付费",相信不会因"总额预付"而导致医务人员吃"大锅饭",减少服务内容或降低服务标准。

二、供给能力控制

在公共卫生产品的供求失衡时,即有限的公共卫生资源没有得到有效合理的配置,公共卫生产品的供给与需求之间失去平衡、供过于求的资源浪费现象与供不应求的资源短缺现象存在的情况下,政府通过法律、行政或市场调节的手段,对公共卫生资源的供方进行调控,使得公共卫生产品的供求达到平衡的状态,称之为供给能力控制(supply capacity regulation)。

2009年4月6日,《中共中央国务院关于深化医药卫生体制改革的意见》明确提出:"把基本医疗卫生制度作为公共产品向全民提供",这是中国卫生医疗事业的重大转变,同时也是在卫生医疗领域强调和明确政府责任的理论基点和决策依据。生存权是公民最基本的权利,健康权是生存权的重要内容,将基本医疗卫生纳入公共产品范畴成为政府不可推卸的责任。对公共卫生和基本医疗的产品供给,政府一般通过"直接或间接提供"、"补贴"以及"规制"等手段进行干预,使基本医疗卫生的规模和质量达到预定目标。

(一)直接提供

在市场经济国家中,政府虽然是公共产品的供给者,但其往往采取授权或签订合同的方式将服务委托给厂商提供,而只在特殊领域实行直接供给。公共卫生在绝大多数国家属于后一种情形。2009年4月公布的国务院《关于深化医药卫生体制改革的意见》明确了中国政府直接举办公共卫生的责任,决定免费向城乡居民提供均等化的公共卫生服务。当然,"政府直接提供"也会导致公共卫生产品的供给因缺乏来自其他供给者的竞争而出现低效率问题,短期内可以通过开展内部绩效考核提高公共卫生服务的运转效率;长期则可在培育其他有资质的服务提供者的基础上进行一些项目的竞争式购买来解决这一问题。

(二)间接提供

在中国,基本医疗产品主要由政府举办的医疗机构提供,政府只是间接供给者。政府之所以只选择"间接提供"的基本医疗产品供给方式,是因为相对于公共卫生需求,公众的基本医疗需求不仅规模庞大而且异质性突出,委托专业技术机构提供此类产品更能满足效率和效果的要求。

在基本医疗产品的授权委托提供过程中,政府与医疗机构构成了契约关系。医疗机构是否能按照事先约定提供出双方认同的基本医疗产品,关键在于政府能否将医疗机构转变为真正的非营利机构。《关于深化医药卫生体制改革的意见》已经明确给出"将政府举办的医疗机构打造成真正意义上的非营利机构"的具体路径:①政府要求公立医疗机构对基本医疗产品按照"扣除财政补助后的服务成本"收费;②对公立医疗机构因提供基本医疗产品而产生的"收入低于成本"问题,国家将采取"专项支出补足其差额"的措施予以解决。

(三)补贴

政府对公共卫生产品进行补贴不会损害经济效率,这是因为富裕群体是政

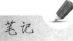

府税收的主要归宿,在货币边际效用递减规律的作用下,贫困群体从公共卫生产品补贴中获得的效用将高于富裕群体纳税所造成的效率损失,社会整体福利呈帕累托改进状态。中国的公共卫生补贴完全流向了公共卫生机构而非居民个人,政府通过公共卫生机构提供统一的公共卫生产品而未对个人偏好予以考虑。选择此种补贴结构的假设前提是个人理性的有限性,即如果政府将补贴发给居民,某些个体可能因为欠缺识别能力而未能消费政府认定的有益物品。

对基本医疗产品进行补贴同样源于道德经济的力量。中国政府将基本医疗补贴对象分为公立医疗机构和居民个体两类,补贴形式有资金补助和税收豁免两种。其中,公立医疗机构兼具以上两种形式的补贴,而居民个体的补贴仅限于资金补助。就经济效应而言,政府给予公立医疗机构的补贴属于隐性补贴,这种补贴会扭曲基本医疗产品的价格进而损害效率,并且其所能达到的效用水平也低于等额显性补贴(政府给予居民的用于基本医疗消费的补贴)的效用。但是,政府近期仍然保持并加大了对公立医疗机构的补贴力度,缘由之一在于政府期待通过财政注入将基本医疗产品的价格降至合理区间,实现基本医疗公共服务的可及性;在居民个体补贴的内部,有针对贫困群体实施的特种补贴——医疗救助。这是因为,在医保付费后个别个体对基本医疗产品的支付能力仍显不足,为落实基本医疗服务的公平要义,政府必须出面予以扶助。

(四)规制

公共卫生机构的垄断地位成为影响其服务质量的潜在因素。作为对外部竞争约束的替代,政府必须出面对公共卫生提供公共产品的行为加以规制,做出关于安全标准、价格规范、药品供应和废弃物监管等方面的制度安排。

基本医疗产品是特殊的基本产品,为使其达到可接受的标准,政府必须对其供给行为加以规制。从国际实践看,基本医疗产品供给的规制主要由费率规制、质量规制和数量规制构成。费率规制适用于以服务项目或患者为结算单位的基本医疗产品,尽管费率规制影响医疗机构通过正常价格向消费者发出效率信号,但鉴于其可强力抑制医疗费用上涨的作用,应在中国基本医疗领域广泛推行。质量规制一般通过许可证制度、合格鉴定和审查制度等形式完成。由于消费者基本不可能对医疗服务的质量做出准确评价,因而行政机构的审查事实上成为外在控制基本医疗产品质量的主要力量。数量规制通常采取非直接方式进行,如对公立医疗机构进行投资审核等。

案例 11-2

某市出台了新的规定,医院见死不救者最高可罚款 5 万元。政策公布后,一石激起千层浪。公众为政府尊重生命叫好,医院为"谁来为医疗费埋单"叫苦。业内人士指出,一面是救死扶伤的天职,一面是医疗款拖欠的无奈,仅靠一条规定恐难以破解"有病无钱莫进来"的尴尬。近年来,医院拒绝收治无钱、无家属、无证件的"三无病人",或者对无力支付医药费的病人停止治疗的事件时常见诸报端,引发不少人对医院"见死不救"的谴责。

同时,即将施行的《某市社会急救医疗管理条例》规定,若急救医疗机构(包

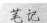
笔记

括急救医疗中心、急救医疗站、群众性医疗救援组织和接诊医疗机构等）拒绝出诊或拒治、拒运伤病员，最高可被罚款 5 万元。

三、投资审核

医疗需求的价格弹性较小，因此，医院为了吸引患者，往往在医疗设备（特别是大型设备）方面展开竞争，这会导致医疗费用快速增长。无论是政府还是第三方付费机构都希望对医疗费用进行控制。

（一）医院投资审核制度

医院投资审核制度（certificate-of-need，CON）是美国的一项限制医疗设备过度投资的法规，通过对医院设备的购买进行评价，控制那些资本成本超过一定门槛的设备投资。它要求所有医院超过最低限额的新投资（如购买新病床和增置诊疗设备等）均需经过各级政府计划部门批准，其目的主要是防止昂贵设备的重复投资、降低成本。

CON 制度建立的另一考虑是，减少设备的过度投入与治疗中的重复服务。医院往往不考虑经济规模，通过引进最新技术与大型设备而提高自身水平，社区中的医院数量越多，每个医院为了吸引患者越要投入大型设备。另外，因为医院会获得全额补偿，医院会在现有设备利用不高的情况下继续扩大规模。最后，过多投入导致了行业医疗费用的增加。多年来，美国通过不断改进的 CON 制度，较好地从供给方面控制医疗市场从而降低医疗费用。

（二）CON 制度对医院设备投资的影响

CON 制度的建立，医院的持续竞争，导致现有的大型医院会团结起来给立法部门施压，使 CON 保护自身利益，排斥现有小型医院与潜在对手进入市场，削弱医疗行业的竞争。费尔德斯坦认为，CON 的实施使得现有的大型医院排斥竞争对手进入现有市场，并且排斥那些对医院收入不利的技术革命。行业内垄断势力的增强对大型设备的投入有双重影响：一是垄断势力的增强会减少设备的过度投入，二是垄断势力的增加加大了大型设备投入的盲目性。另外，CON 也会面临信息不对称的问题，现有的补偿支付方式使医院缺少减少投入的激励，这些都限制了 CON 在费用控制方面的作用。目前，国外的许多研究也证明，单一的 CON 制度在控制医疗费用方面的作用是有限的。政府可以从以下几个方面对医院的投资审核建立综合的管理体系：

1. 注重立法作用，成立专门管理机构 要做好大型设备的管理，首先要做好立法，为管理提供法律保障，使得管理市场规范运行。目前，中国对大型设备的立法集中在购置阶段，对设备的使用过程立法还有待加强。在管理机构方面，法律主要赋予政府机构权力，但政府机构对大型设备的管理存在信息劣势，而行业内机构对医疗行业了解较多，如果多赋予行业内机构权力，会增强对设备的管理效果。

2. 加强设备投资管理和配置管理 科学的设备投资会提高医院的服务能力，增强人民健康。同时，由于医疗设备行业规模较大，合理的投资也会带来整个经济的健康发展。

目前,中国的大型设备配置存在总量过度、地区分配不合理问题。根据需求决定供给的原理,要做好大型设备的配置,需要对大型设备的需求做出合理分析。在研究大型设备需求时,要考虑以下两方面问题:一是要去除供给诱导需求现象的影响。大型设备的利用中存在供给诱导需求现象,这会导致对大型设备需求的增加,只有剔除这一影响,才能得到真实的大型设备需求量;二是要考虑设备的交叉问题。同一疾病可以利用很多设备进行治疗,在选择治疗手段时,要按照成本最小原则选择最经济的治疗设备。

3. 加强设备利用审查管理 鉴于医疗卫生市场存在着信息不对称问题,医生比患者拥有更多的信息,医生从自身的利益出发会过度利用医院设备。医院设备的过度利用,一方面给患者造成了沉重负担;另外,从社会角度讲,造成了资源浪费。因此,政府要建立专业标准审查组织,该组织定期、不定期的对医院与医生的设备利用进行审查,防止大型设备被滥用,保障患者利益。

4. 引入竞争机制 设备重复投资、利用率低下的其中一个原因是目前中国的公立医院在中国占有垄断地位,难以形成有效竞争。我们可以建立一个类似美国健康维护组织(HMOs)的管理保健机构,与现有的医院体系进行竞争。首先是管理保健机构的构成。该机构由保险公司、支付机制以及服务的提供者(医院与医生)组成。其次是管理保健机构的运行机制。保险公司与医院和医生签订雇佣合同,在签订合同时商定服务的价格与付费方式。保险公司要引导参与者选择自己签订合同的服务提供者。保险公司对服务提供者的行为进行审查。这种审查可以是事前的,也可以在卫生保健提供时或者在事后进行。第三是管理保健机构对医疗设备的影响。大型设备的投入会带来医疗成本的增加,这是保健机构不希望的。因为较高的医疗成本会提高保费水平,保险覆盖程度会减低。这样,保险公司可能会要求医院减少不必要的设备投入,或者保险公司购买一定的设备让医院租赁使用。最终,减少了整个市场大型设备的重复投入,大型设备的利用率提高。

四、反托拉斯

托拉斯(trust)是垄断组织的高级形式之一,指在同一商品领域中,通过生产企业间的收购、合并以及托管等形式,由控股公司在此基础上设立一个巨大企业来包容所有相关企业来达到企业一体化目的的垄断形式。通过这种形式,托拉斯企业的内部企业可以对市场进行独占,并且通过制定企业内部统一价格等手段来使企业在市场中居于主导地位,实现利润的最大化。反托拉斯(antitrust)是政府为了防止托拉斯而采取的一种形式。

美国制定的反托拉斯法被公认是现代各国反垄断法的鼻祖和样板,然而直到最近几十年,美国反托拉斯法才被慎重地应用于医疗领域。目前,集中反映美国在医疗领域执行反托拉斯法的丰富经验和最新法律发展动向的是美国于1993年的《美国司法部和联邦贸易委员会关于在卫生领域执行反托拉斯法的声明》。它主要内容包括:医院合并、医院之间共同购买或共同拥有高科技或其他昂贵医疗设备,共同开展价格昂贵的医疗服务项目的合营行为,以及医疗服务提供者集体向医疗服务购买者提供与医疗费用无关的信息等垄断行为。其中，医院联合体作为一种介于垄断和完全竞争之间的特殊形式，有其特有的优势与劣势，也是中国近年来积极探索的一种模式。

在中国，根据 2011 年的统计数据显示，营利性医疗机构占医疗机构总数的比例为 24.4%，而非营利性医疗机构所占比例达到了 75.6%，这一数据表明了，非营利性医院（主要指大型国有医院），在中国医疗市场仍然占据着绝对的优势和垄断地位。同时，在卫生服务市场上，几家具有相当规模的大型医院在相关市场中共同或单独拥有大量市场份额，有能力利用其市场支配地位控制他们的交易双方，达成各类不平等的销售协议，这主要表现在两个方面，一是医院对医药器械企业的限制和剥削，二是医院与广大患者进行不平等的交易。

目前，在中国的医疗服务市场中较少发现医疗机构之间联合限制竞争的垄断行为，医疗服务行业中的垄断主要是行政垄断和医疗机构行业垄断，因而反垄断法对医疗服务行业垄断的规制任务也集中在这两个方面。

（一）医疗服务市场行政垄断规制

行政性垄断是行政机关或其授权的组织滥用行政权力，限制竞争的行为。在我国医疗服务市场，多年来实行的是医疗卫生全行业管制——即行政垄断，政府是医疗服务的直接生产经营者，也是医疗服务市场的监督管制者。过多的政府干预和行政垄断，导致医疗资源总量不够，又分配不均，在实际运作中缺乏竞争的压力和动力，导致经营的低效率。我国医疗服务行业中的行政性垄断主要表现在公立医院对医疗服务行业的垄断、政府卫生部门对办医权的垄断、医院等级划分的行政垄断、对医疗人才的行政垄断等。行政性垄断对建立中国统一开放、公平竞争、规范有序的市场体系与市场秩序构成根本性障碍，反垄断法的首要任务应是规制行政性垄断。建议在反垄断法中明确规定各种主要行政性垄断的表现形式，通过具有权威性的竞争法执法机构的执法活动，来消除行政性垄断。

（二）医疗机构搭售行为

搭售是医疗机构滥用支配地位的主要表现之一。具体表现是患者在医院开处方，就必须在该医院购药。这就意味着患者不能持医院处方，到价格相对便宜的药店买药，丧失了最基本的选择权。即使对医疗机构的搭售行为进行合理性分析，医疗机构的搭售行为也是非法的。因为药品市场是一个竞争市场，门诊病人完全可以在各种零售药店买到医生所开处方上的药品。医疗机构所销售的药品既没有质量上的优势，也没有价格上的优势。所以，医疗机构限制门诊病人必须在医院购买药品是没有任何理由的，法律应明确将其界定为违法行为。

（三）医疗机构超高定价

医疗机构滥用支配地位的另一种表现就是对住院病人收取高额价格，当前医疗领域超高定价的现象较为普遍，在这种情况下，就必须加强对医院的法律监督，防止医疗机构在提供产品或者服务时对消费者进行滥用性的剥削。主要是防止医疗机构对住院病人所用医疗材料及药品进行超高定价。

笔记

医疗服务市场的反垄断在本质上是政府和各相关主管部门的任务,国家有必要通过相应的反垄断立法,加大对滥用行政权力干预市场交易行为的查处力度,并要组织一批熟悉经济和法律的人士建立一个独立的、有效的和权威性很高的反垄断执法机构。这不仅有利于医疗服务市场的自由竞争和公平,更是社会主义市场经济体制全面建立和发展的需要。

知识拓展

医院联合体

在医疗服务市场中,医院所处的医疗服务市场将比完全竞争市场和垄断市场有着更多的不确定性。为了改进自身经营状况,降低市场的不确定性,取得更大的竞争优势,医院与其竞争对手将会产生程度不一的合作关系,这种关系从技术引进、设备共享、人员流动、专科合作、联合采购到联合经营,使自身有效的资源得以充分利用。同时,利用外部资源来扩展自身的实力,以抵消自身的薄弱环节,使自身占有更大的医疗市场份额。

美国经济管理学家霍华德·朱克曼在表述医院联合体时指出,其优势主要体现在:①建立学习和适应新技能的机会;②更快更有效地获得需要的资源;③分摊风险;④分摊开发新项目的成本;⑤获得更多的医疗市场份额和影响力,获得开拓新市场的渠道;⑥获得降低市场不确定性和解决复杂性问题的能力;⑦获得其他医疗机构的支持或是他国政府的认可;⑧扩充了竞争优势和势力范围。同时,医院联合体也有其劣势:①失去原有的领导地位;②丢失资源;③分摊医院联合体失败的成本;④医疗市场竞争进一步复杂化,不确定因素加大;⑤联合体内部在所有权、经营权、经营目标和运作方法上会发生冲突;⑥解决问题的时效被迫延长;⑦政府的法律法规影响面扩大。

五、卫生服务政府购买

卫生服务政府购买(government purchasing of health services)是指政府将原来由政府直接举办的、生产的服务交给有资质的市场、社会组织来完成,并根据其提供服务的数量和质量,按照一定的标准进行绩效考核后支付费用的公共服务提供模式。简言之,就是政府提供资金、社会组织承包服务、合同关系实现特定公共服务目标的机制,其本质上是公共服务的契约化提供模式。

政府购买服务的内涵包括以下要素:①政府向社会、商业提供的基本医疗、医疗保险服务,不是通过举办医疗机构直接提供,而是通过向社会的医疗保险机构购买的形式间接提供;②政府购买服务仅限于具有公共产品性质的公共卫生、基本医疗服务与基本医疗保险,不涉及特需医疗保险与商业医疗服务领域;③医疗服务与基本医疗保险的服务提供与经办资格要通过严格审核并通过竞争方式获得,通过过程管理保证卫生服务的数量、质量,并通过服务效果的绩效考核再付费的后付制度,从结果管理来硬性约束服务提供行为。

从世界历史经验与中国实践来看,政府购买服务主要有3种形式:①政府对医疗机构的补贴或全额埋单来购买基本医疗服务;②保险补贴或保险帮付来购买基本医疗保险;③通过对基本医疗保险机构的政策控制或财政投入形式来实现基本医疗服务的的第三方购买。目前,国内正从社区卫生服务领域探索实施政府购买公共服务的改革,通过向符合标准的社区卫生服务机构购买公共卫生服务,改变目前政府兼顾社区公共卫生服务筹资与生产责任的现状,将其筹资责任与生产责任分离,引入竞争机制,合理配置资源,保证服务质量,提高社区公共卫生服务资金的使用效率。

政府购买服务不仅是一种投入方式的简单转变,更为深刻的内涵在于它预示着财政主要投入需方还是投入供方,以何种方式投入。政府购买服务主要限定在向商业保险机构购买各类医疗保障的管理服务、经办服务,并向社会举办的乡镇卫生院与社区卫生服务机构购买公共卫生、基本医疗服务两种形式。提倡以政府购买医疗保障服务的方式,探索委托具有资质的商业保险机构经办各类医疗保障管理服务;政府负责其举办的乡镇卫生院、城市社区卫生服务中心(站)按国家规定核定的基本建设经费、设备购置经费、人员经费和其承担公共卫生服务的业务经费,使其正常运行。对包括社会力量举办的所有乡镇卫生院和城市社区卫生服务机构,各地都可采取购买服务等方式核定政府补助。

购买服务是政府遵循市场的基本原则来有效满足社会公共需求的重要途径。政府从市场购买卫生服务则可以很好地避免市场和政府两种资源配置方式的缺陷,发挥两者相结合的优势。目前,政府购买服务没有发展到民营营利性与非营利性医院的购买服务,说明购买卫生服务的范围不够广泛,政策力度还不够到位。

第三节　卫生服务市场政府干预失灵

政府干预失灵是政府为弥补卫生服务市场失灵而对经济、社会生活进行干预的过程中,由于政府行为自身的局限性和其他客观因素的制约而产生的新的缺陷,进而无法使社会卫生资源配置效率达到最佳的情景。政府干预失灵一方面表现为政府的无效干预,即政府宏观调控的范围和力度不足,不能够弥补"市场失灵"和"公益失灵",也不能维持市场机制和公益机制正常运行的合理需要。另一方面,则表现为政府的过度干预,即政府干预的范围和力度超过了弥补"市场失灵"和"公益失灵"的正常需要,或干预的方向不对路,形式选择失当,比如不合理的限制性规章制度过多、过细,政府直接供给的比重过大;对各种政策工具选择及搭配不适当,过多地运用行政指令性手段干预市场和第三部门内部运行秩序,结果非但不能纠正市场和公益失灵,反而抑制了市场机制和公益机制的正常运作。

一、政府干预失灵原因

（一）政府决策能力问题

市场决策是以私人物品为对象，并通过竞争性的经济市场来实现；而政府决策则是以公共物品为对象，并通过政府来实现。在政府决策过程中，存在许多困难和障碍，导致政府决策的失误。具体来说，导致政府决策失误的主要原因有：

1. 信息的有限性　影响政府决策能力最主要的是信息。在市场经济活动中，信息总是不充分而且时常发生扭曲。至于说买方和卖方的信息都十分灵通，对于市场状况完全了解，只是一种理论假定。在政府干预卫生服务市场时，也会遇到同样的问题。政府对于卫生服务市场的管理需要大量而又准确的经济信息，而信息来源于微观的卫生服务单位，为此，政府及相关卫生服务部门在收集信息时要支付大量的费用，即便如此，所收到的信息也未必就是真实有用的。在约束机制失衡的情况下，基层单位就会根据其需要，任意地扩大或缩小这些数字。由于经济信息扭曲和失真，再加上一些信息传送渠道不畅等因素，致使政府的各种计划、各种政策如空中楼阁，这就加大了政府干预卫生服务市场的随意性和无理性。政府的决策需要有充分准确的信息作为决策的科学依据，然而，由于卫生服务系统和卫生服务市场的复杂性，政府也很难充分掌握所需要的各种信息，因而政府有时需要不断修改自己的决策甚至否定过去的做法。

2. 公共决策的局限性　在卫生服务市场中，所谓的公共决策是国家或政府部门为卫生服务市场中的公共物品的生产与供应，为干预卫生服务行为而做出的决策。政府主要是通过政府决策（即制定和实施公共政策和卫生政策）的方式去弥补市场的缺陷，因此，政府失效通常表现为政府决策的失效。它包含以下三个方面：第一，政府决策没有达到预期的社会公共卫生目标；第二，政府决策虽然达到了预期的社会公共卫生目标，但成本（包括直接成本和机会成本）大于收益；第三，政府决策虽然达到了预期的社会公共卫生目标，而且收益也大于成本，但带来了严重的负面效应。

与市场决策相比，公共决策是一个更复杂的过程，存在着种种困难、障碍和制约因素，使得政府难以制定并执行好的或合理的公共政策，导致公共政策失效。这非但不能起到补充市场机制的作用，反而加剧了市场失灵，带来更大的资源浪费，甚至引发社会灾难，这是市场缺陷及政府失败的一个基本表现。

3. 政府的公信力不强　政府的公信力不强，致使公共政策执行效率降低。公信力是公共政策的基础和灵魂，政府公信力在复杂多变和充满风险的市场环境中是一种确定性的力量，有助于降低风险降低交易成本，提高效率。政府公信力受到置疑有客观方面原因，许多政府行动的后果极为复杂、难以预测和控制，弥补市场缺陷的措施本身可能产生无法预料的副作用，使公共政策受到怀疑，如理性预期导致的干预政策失效，甚至帮倒忙。政策的制定、实施和发生效果的过程,实际上是一个博弈的过程。市场主体会对政策进行理性预期,并对可能损害自身利益的政策采取防范措施,即上有政策、下有对策,使公共政策效率降低或落空。但政府公信力降低更主要的是主观因素造成的,如朝令夕改、寻租、与民争利、缺乏民主、不依法执政,以及为民众提供公共物品的能力和效率低下,使得公共政策得不到民众信任,妨碍公众与政府的合作效率,增加整个社会的交易成本,导致政府公共政策效率低下。

(二)决策实施过程的不确定性

决策过程不确定性的原因在于其他人或市场对于卫生行业产出作如何反应是不确定的。产出不确定性主要是由于我们的知识和信息不完全而产生的,例如,大部分人对于卫生行业的知识和信息是缺乏和不充分的。理论上,要是能获得自然状态的完全信息,并且能在短时间内处理这些信息,我们就可以做出正确判断,完全消除这类不确定性。但事实上,我们永远也不可能掌握完全的市场信息及相关知识。因此,这种不确定性是永远存在的。

即使政府能够做出正确的决策,但在决策具体实施过程中,也经常会因受到各种因素的干扰而无法达到预期的目的。其主要原因在于:

1. 决策方式本身的缺陷 在现代市场经济中,随着交换范围的扩大、生产复杂程度的加深和信息传送环节的增多,使瞬息即变的许多信息在传送的过程中就已经失去了意义,因此,政府据此而做出的经济决策就必然滞后于变化中的经济现实。

2. 庞大的政府机构难以协调 政府的权力结构对于经济结构的变化缺乏弹性。政府对于经济活动的干预,取决于所要干预的客观经济形势。由于行政结构和权力结构对于经济结构的变化敏感性差,缺乏弹性,它往往滞后于现实经济的变化,不能对症下药,没有针对性和适应性,因而,政府干预失灵便常常发生。

3. 干预对象复杂多变,使得政府难以采取针对性的措施。即使政府所获得的信息是齐备而真实的,决策也是科学的,但在各项政策计划的具体实施过程中,人们也会从自身的利益出发,难以做出合乎理性的预期。每当政府的一项经济政策和干预措施出台以后,经济活动主体就会根据以往的经验和所得到的信息做出积极的或消极的反应,人们首先考虑的是自身利益,并据此对其行为做出符合理性的调整。正是由于政府的政策受到经济活动主体的理性预期,往往使科学的决策也会在实际中收效甚微,达不到预先设想的效果,除非是突如其来的政策变动。由此可见,经济主体的理性预期也是政府干预失灵的重要原因之一。

4. 政府官员的利益和监督等问题。政府官员也是一个利益个体,在他们进行经济决策时,也有追求自身利益的动机,因而使决策的公正性受到影响。另外社会上总有一些人,他们采取各种手段诸如游说、买通政府官员等,使政府的政策做出有利于他们的某种倾斜,从而促使政府用行政命令的方式建立各种各样的、可以被一部分人攫为己有的"租金",而且还存在着多种层次的"寻租"行为。

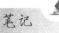

知识拓展

寻租

寻租理论诞生于 20 世纪 60 年代中期。1967 年,公共选择理论的创始人之一戈登·塔洛克(Gordon Tullock)发表了"关税、垄断和偷窃的福利成本"一文。作者敏锐地看到形成垄断地位也需要投入资源这一事实,指出在垄断形成之前,当事人为达到目的会采取各种方法,包括雇人游说、贿赂官员等,从事这些活动自然需要付出代价、花费资源,而这些资源原本可以用于创造新增财富的生产活动,这样从全社会角度来看这部分资源就是一种损失,由此造成的社会福利损失理应计入垄断的总福利损失,因此,垄断造成的社会福利损失远大于人们通常所说的"哈伯格三角形"那一部分,还应加上用于垄断形成过程中的那些资源成本。当事人在垄断形成过程中的活动,实际上就是寻租活动,只是塔洛克在这篇论文中并未使用"寻租"(rent seeking)这个词,但是他的整个分析思路和方法就是后来发展起来的寻租理论的基本思想和方法。

寻租理论视政府为市场活动的积极参与者,政府干预经济活动的行为被"市场化",政府的决策行为被纳入经济研究的范围。市场失灵需要政府这只看得见的手来对经济进行调控与干预,岂不知政府也存在失败现象,在某些情况下,政府失败的危害甚至还可能大于市场失灵。诺斯在《制度变迁理论纲要》中将政府失灵的原因归纳为四点:①政府行为目标与公众利益目标存在差异;②政府机构效率低下;③信息不完善与经济政策的局限;④政府行为常常派生出负外部性。诺斯认为政府干预经济的良好愿望常常会产生有悖于初衷的后果,而政府对这种后果缺乏控制能力。

(三)政府官僚主义和低效率

官僚主义的产生和发展导致的低效率是众所周知的,政府的过度膨胀和低效率是难以避免的,原因有以下几点:

1. **政府官员追求政府规模的最大化** 政府官员的名誉、地位、权力和酬金往往与其所在的政府机构的规模大小呈正比。而作为经济人的政府官员为了提高自己的社会地位和知名度、为了拥有更大的权力、为了获得更高的酬金,会设法扩大政府机构,争取更多的职能和预算。政府官员及政府本身的利益使政府自身具有不断扩张和膨胀的本性。公共选择理论认为,官僚机构和立法部门都追求预算的最大化,他们与利益集团结成铁三角,导致政府预算有不断扩大的趋势。庞大的不断膨胀的政府机构,层次繁多,冗员太多,人浮于事,导致公共产品供给的低效率。随着社会对公共产品日益增长的需求,极易导致政府干预职能的扩展和强化及其机构和人员的增长。

2. **政府官员的行为不受产权的约束** 由于私有产权的约束,私人的消费或投资决策要受到预算线(budget constraint)的限制。但是对于政府官员来说,这样的产权约束不存在,政府消费或投资的额度几乎不受限制。

3. 政府官员的行为不受利润的支配　公共物品的成本和收益难以测定,政府官员不能将利润据为己有,他们的收益与政府的预算成正比,而不是与工作效率成正比。所以政府官员通常追求政府规模最大化,以此增加自己的升迁机会,扩大自己的势力范围。追求利润最大化、成本最小化和高效率显然不是政府官员的目标。公共部门缺乏追求利润的动机。公共物品的成本与收益难以测定,政府活动是以实现政策、按质按量提供公共物品为目的。公共部门关心的是产出的数量和质量,不在乎投入的多少,其成本软约束,没有追求利润的机制,目标不是利润最大化。反正有了利润官僚也不能占为己有,反正是拿大家的钱为大家办事,在提供一定公共物品的前提下,就会不顾成本大小,盲目扩展公共开支,追求机构及人员规模的最大化,势力范围和升迁机会的最大化,借助公共目标通过政府机构的扩展来扩大自己的公共权力。提供公共物品的公共部门常有超额提供公共物品的内在倾向,而公共物品的过剩是以社会资源的浪费为代价的。

4. 政府机构的高度垄断性　政府是各种公共卫生资源的垄断供给者,缺乏竞争。政府机构可以利用自身的垄断地位,隐瞒有关公共卫生资源的实际成本,这样可能导致政府机构的过度膨胀和预算规模的不合理扩大,并会造成公共卫生资源的提供和使用效率低下。由于缺乏竞争对手,就可能导致政府部门过分投资,由此而造成越来越大的预算规模和财政赤字,成为政府干预的昂贵成本。当政策运行的直接成本和政策运行的机会成本大于政策实施所带给社会的收益时,就会导致政策失效。此外,政府干预越多,官员就越有机会追求自身利益。这在一定程度上鼓励了政府部门对公共卫生资源的供给超出社会卫生资源最优配置所需数量,结果造成政府的过度干预,导致资源浪费呈上升趋势。

5. 缺乏对政府官员的有效监督　在现代政府管理体制中,尤其是在委托制的制度中,由于监督者行使监督职能的信息是由被监督者提供的,作为监督者的公民往往成了被监督者,受到政府官员的操纵,而政府官员的地位可以使他们制定某些有利于自身利益而不利于公共利益的政策。缺乏对政府、官员严格和科学的制约、监督和考核机制。从理论上讲,政府、官员必须服从民众的监督以保证政府部门运行的效率,切实为民众服务。但在现实中,这种监督因为多重委托代理制度的缺陷和信息的不完备而效力有限甚至无效。因为选民所了解的信息是由被监督者提供的,监督者对被监督者的工作知之甚少,结果监督者可能受被监督者操纵,从而使被监督者实现自身利益最大化的政策得以实施。

6. 公共机构的低效率　由于缺乏竞争和追求利润的动机,利润的作用变得非常虚幻,以至于在公共机构就会产生低效率。垄断使得公众的群体效应失去作用,即使公共机构在低效率操作下运转也能生存下去,因为政府垄断公共物品的供应,消费者就不可能通过选择另外供应者以表示其不满,只能预期一种新制度的安排与供给。

(四)政府决策行为偏移

政策执行是政策过程的中间环节,是将政策目标转化为政策现实的唯一途径。一般认为政府是无私的,代表的是全社会的利益,但是政府中的政策制定者只是少数人,他们在决策时代表的是自己所在利益集团的利益。即使通过选举产生的政策制定者,也往往服务于特定的利益集团,他们制定政策(卫生政策)的目标并不是"利他",而是更多的"选票"和自身的利益。

在中国,地方政府处于行政层级中承上启下的地位,它的执行情况如何直接关系到基层社会的利益分配格局,关系到县域社会乃至整个国家经济、社会的全面健康和快速协调发展。然而目前,中国部分地方政府在执行上级政策的过程中,由于自身治理结构、权力运行方式等存在的不足,在地方利益的驱使下,出现了"自行立法",变相执行政策;隐瞒政策信息,神秘执行政策;逃避矛盾,消极执行政策;曲解政策原意,盲目执行政策等问题,导致政策目标难以甚至无法实现。这严重影响了政府的权威,削弱了政策在基层的调控力。因此,政府的决策行为常常因为这些利益集团的影响而发生偏移,比如说,在地区内占有重要地位的医院对当地卫生行政部门的影响。

(五)分配不公平

人类追求自身经济利益的行为大体可分为两类:一类是生产性的、可以增进社会福利的活动,即寻利活动,如生产、研究、开发活动以及在正常市场条件下的公平交易活动等。寻利活动寻求的是社会新增的经济福利,其本身对整个社会有益,因为它能够创造社会财富。另一类是非生产性的、不会增加甚至还会减少社会福利的活动,即寻租活动,如行贿、游说等,是个人或利益集团为了自身经济利益对政府或政府官员施加各种影响的活动。寻租活动本身不增加社会财富的总量,只是引起社会财富的转移、重新分配以及资源的非生产性消耗。

政府干预目的之一是克服市场分配的不公平性,然而政府干预本身也可能产生权力集中与资源配置上的不公平。这是因为任何一种政府干预,都是一部分人的权力强加到其他人头上,总是有意地将权力或者资源交给一些人而不给另一些人。由于权力或资源的分配不公,不可避免的会出现"寻租"现象,造成卫生资源配置的扭曲,阻碍了更有效的提供卫生服务的方式,并耗费社会经济等资源,造成社会福利损失,从而导致经济资源转移,造成政府失灵。

二、政府干预失灵的调整

(一)确立政府干预原则

为了减轻或避免政府失效,必须确定政府干预或调控经济的宗旨。对此,可以借鉴世界银行在1991年以政府和市场关系为主题的世界发展报告中提出的所谓"友善于市场的发展战略"。这一战略提出:"经济理论和实际经济都表明,干预只有在对市场能产生'友善'作用的情况下才可能是有益的。"而对市场"友善"的干预应遵循三个原则:①不作主动干预,除非干预能产生更明显的良好效果,否则就让市场自行运转;②把干预持续地置于国际和国内市场的制约之下,确保干预不致造成相关价格的过度扭曲,如果市场显示出干预有误,则应取消干预;③公开干预,使干预简单明了,把干预置于制度的规范约束之下,而不是由某些个人、官员的好恶或判断来左右。美国奥巴马政府的医疗改革法案也为中国确立政府干预原则提供了宝贵经验。

212

在中国新医改的伊始,在《中共中央国务院关于深化医药卫生体制改革的意见》中明确指出新医改的原则:坚持以人为本,把维护人民健康权益放在第一位;坚持立足国情,建立中国特色医药卫生体制;坚持公平与效率统一,政府主导与发挥市场机制作用相结合;坚持统筹兼顾,把解决当前突出问题与完善制度体系结合起来,强调对卫生事业公益性和政府主导作用的同时,没有简单否定市场的作用。

知识链接

奥巴马的医疗改革法案

由于美国近年来不断持续上涨的巨额医疗费用,以及其对经济的巨大影响,奥巴马不得不开始对目前的医疗进行改革。2010年有4990万美国人没有购买医疗保险,占人口总数的16.3%。贫困人口和年轻人购买医疗保险的比例较低。与此同时,美国法律规定即使患者没有医保,医院也必须进行救治,不能以无法支付费用为由拒绝治疗,病人无法支付的费用最终由政府埋单。在经济萧条期,这笔费用使美国政府的财政状况雪上加霜。奥巴马政府提出的医疗改革法案可以把没有参加医疗保险的人纳入到保险计划当中,使保险覆盖率达到95%以上。这个改革通过扩大参加保险的范围,为低收入人群和老人提供福利,同时减少政府的财政负担。

(二)引入竞争,打破垄断

在政府各个官僚部门之间引入竞争,既可以提高政府提供物品和服务的效率和质量,又可以控制政府机构和预算规模的扩大。20世纪90年代以来,美国陆续将一部分政府内部的环保、卫生、保安等工作出租给私营部门管理;英国甚至设立了一座私人监狱来从事犯人的监管和改造工作。

中国经过50多年特别是近20多年改革开放的积累,从根本上结束了短缺经济时代,在中国目前公众服务需求增加而政府资源投入有限的矛盾状态下,国家不应该再像过去那样把各行政部门的活动范围规定得死死的,只要打破公共物品生产的垄断,在政府机构内部建立起竞争机制,就可以消除政府低效率的最大障碍。例如,可以设置两个或两个以上的机构来提供相同的公共物品或服务,使这些机构之间展开竞争而增进效率(城市供水系统、公交系统就可以采用这种办法)。又如,可以把某些公共物品的生产(如政府投资的高速公路)承包给私人生产者。还有,当一个国家大,人口多,事务多,可以在不同地区设立相同的机构展开竞争,也就是说,加强地方政府之间的竞争。

(三)加强政府法治、规则及监督制度建设,使政府行为法治化

公共选择理论强调立宪改革,注重宪法、法律、规则的建设,尤其是公共决策规则的改革。过去我们的着重点是放在道德高尚的领导者的培养和选择上,出了问题就把责任推给当事人,完全忽略当事人所接受的规则是否有效。现在,我们的着眼点应放在规则上,放在各种法律规范的制定和完善上。若此,道德高尚的官员可以如鱼得水,道德低下者亦无机可乘。因此,我们在大力加强社会主

义法制建设的过程中,尤其要注意把行政决策行为、执行行为、监督行为纳入到法制化的轨道中去,并通过制订各种科学严密的行政规则、市场规则、社会规则来保证政府行为的合法化和高效率。

首先,通过立法来建立政府政策制定的规则和约束制度,使政府方案更合理,减少或避免公共决策的失误。其次,通过立法来严格划定政府活动的范围,使政府只能采取合理和适度的方式来干预调节经济。政府干预经济的活动方式,决不能简单地替代或否定市场机制的作用,而是要尽可能发挥市场机制的作用,并要始终保持与市场机制作用相一致的原则。即使政府干预方式合理,其干预调节也要有一个合适的度,这样才能达到矫正预期的目标。再次,通过立法对政府在财政预算及公共支出方面加以约束,建立平衡预算、税制选择、税收支出的限制措施来约束政府的财政预算及公共支出方面的特权,以规范政府的行为,抑制政府的扩张。

(四)建立有效的事前事后监督与约束机制

保障卫生服务市场政府干预的有效性,建立积极有效的监督机制是十分必要的。从外部看,社会监督与约束包括公众监督与约束、新闻媒介、舆论的监督与约束以及社会组织的监督与约束,譬如充分培育和发展民间协会、中介组织等社会团体组织。从内部看,主要是政府机构由上至下的纵向监督与约束和同级机构之间的横向监督与约束,如食品药品监督管理局等部门。实现有效的监督与约束,一个重要的前提是确定政府投入产出效率标准。投入由政府预算表现,政府的非市场行为使产出度量很困难。因此,最有效的方式只有对政府预算进行监督与约束,通过遏制政府预算增长,防止政府机构膨胀扩张,以及由此造成的低效率。

本 章 小 结

1. 由于市场机制自身的缺陷以及卫生服务市场的特殊性,在卫生服务领域中不能单纯依靠市场机制的作用,卫生服务市场也存在市场失灵,必须加强政府干预,发挥政府的作用。

2. 政府对卫生服务市场干预的主要形式包括:价格管制、供给能力控制、投资审核、反托拉斯以及卫生服务政府购买。价格管制的形式大致可以分为四种:项目价格管制、病种价格管制、人次价格管制和总额价格管制。基本医疗服务具有公共产品属性,政府对公共卫生和基本医疗产品的供给主要采取"直接或间接提供"、"补贴"以及"规制"等手段进行干预。中国反垄断法对医疗服务行业垄断的规制主要集中在行政垄断和医疗机构滥用支配地位这两个方面。

3. 政府干预失灵的主要原因包括:政府决策失误、决策实施过程的不确定性、政府官僚主义和低效率、政府决策行为发生偏移以及分配的不公平。政府干预失灵的调整主要从确立政府干预原则、引入竞争,打破垄断、加强政府法治、规则及监督制度建设,使政府行为法治化,建立有效的事前事后监督与约束机制四个方面进行。

笔记

关键术语

公共产品 （Public Goods）

外部性 （Externality）

供方垄断 （Monopoly）

价格管制 （Price Control）

供给能力控制 （Supply Capacity Regulation）

医院投资审核 （Certificate-of-Need，CON）

反托拉斯 （Antitrust）

卫生服务政府购买 （Government Purchasing of Health Services）

思考题

1. 为什么基本医疗卫生具有公共产品属性？

2. 卫生服务市场为何既需要市场调节，也需要政府管控，二者如何结合？

3. 政府怎样对卫生服务市场进行干预？

4. 政府干预出现失灵应做怎样的调整？

（安徽医科大学卫生管理学院　江启成）

第十二章

卫生服务供方支付制度

学习目标

通过本章的学习,你应该能够:

掌握 支付制度与支付方式的概念、以及各种支付方式;

熟悉 支付方式的发展趋势、中国供方支付制度改革进程;

了解 支付制度对卫生系统绩效的影响、各国支付制度沿革及改革经验。

章前案例

2011年12月1日,某地开始实施新农合支付方式改革,推行总额预算的支付方式。该地区将医保总额通过分摊预付到各医院头上,而各医院都设定了每月费用、诊次费用、次均费用等指标,并将这些指标分配至各个科室。改革实施了一年,各医院住院日平均缩短了1~3天。但是在县人民医院工作了二十年的刘医生却表示很不适应目前的"算账生活"。作为该院内科主任,刘医生表示,现在不单单要把病人的病看好,还要把病人的医药费用控制好,要对每一种药品的价格了如指掌,要为病人"精打细算",对收治的每一位病人的费用严加控制。刘医生说:"县城里的医生以前看病哪考虑那么多,把病看好就是了,现在医生处方前要先算一遍费用,以确保个人费用不超标,科室费用不超标,现在医生就跟会计差不多。"

刘医生说的"算账生活"是怎么回事?他为什么对病人费用如此在意?

第一节 概 述

筹集到的资金如何分配使用,特别是对于卫生服务提供者而言,怎样对其提供卫生服务所消耗的资源进行补偿,即支付的问题,也是卫生经济学研究的重要内容。对卫生服务供方而言,支付是补偿的一种方式,也是主要的经济激励措施之一,是在资源一定的情况下激励卫生服务供需方合理行为的有效工具。

一、供方支付制度的界定

供方支付制度是指对卫生服务提供者进行补偿的一种激励机制,简单讲就是指资金从所有者转移到卫生服务提供者的方式。供方支付制度包括支付方式以及与支付方式相结合的所有支持系统,如合同、管理信息系统、监管考评机

笔记

制、医疗规范等。其中，支付方式是支付制度的核心，它决定了对供方的激励机制。合同是对支付方和供方进行约束的手段；管理信息系统是支付体系得以实现的支撑条件，不同的支付方式需要不同的信息支持。监管考评机制和医疗规范是保证供方服务质量的关键。

支付方式是指资金以什么样的方式补偿给供方。支付方式包含的构成要素主要有两个，即价格单位和价格水平。价格单位也就是支付单元，这是付费方对供方进行补偿的依据，它决定了对供方支付的参数，即按照什么标准进行支付。如，是按住院日，还是按床日、按人头等。支付单元确立了支付方式中的价格单位以后，还需要确定价格水平，即按照什么样的价格支付，也就是支付水平。价格水平可以采用多种方式确定，如由政府定价、市场定价或者支付方与供方进行谈判等。同时支付方式还可以对服务内容进行约定，也就是说可以要求供方应提供的服务项目，即服务包。支付方式是支付制度的重要组成部分，有多种方式可以选择，主要有总额预算、按服务项目付费、按人头付费、按床日付费等。

在支付制度中对卫生服务供方进行补偿的一方即支付方，也就是支付的主体。支付主体可以是政府，也可以是服务使用者、企业或者医疗保险机构等。而卫生服务供方既包含卫生服务机构也包含卫生服务人员。

二、支付制度作用机制

从经济学角度看，卫生服务供方其生产行为也符合"经济人"假说，即追求利润最大化，这也是其生产目的之一。而支付制度作为一种激励机制，对生产者的经济激励必会作用于供方行为，从而影响其提供的服务数量和质量，进而对卫生费用的增长、卫生资源的配置和利用产生作用，影响卫生系统绩效。

1. 对医疗费用的作用 支付制度可以影响医疗费用的增长。医疗费用主要是由价格和数量组成。支付制度首先需要确定支付方式，通过支付方式决定价格单元和价格水平，实际上相当于确定了服务价格和服务数量，如总额预算，因此可以控制医疗费用的增长。但并不是所有的支付方式可以同时确定服务价格和数量，有的只能决定服务价格。而通过支付方式确定服务价格后，医疗费用只能通过增加服务数量增长。也就是说供方在服务价格确定后仍可以通过增加服务数量获取更多的补偿，从而使医疗费用增加。如在按住院日付费的支付方式下，医院可延长住院天数来增加收入。因此，对于确定了服务价格的支付方式而言，要达到控制医疗费用的目的，支付制度还需要设立医疗规范、监控措施对供方服务进行监管。

2. 对卫生资源配置的影响 支付制度会调节卫生资源的配置和利用。支付方式虽然确定了服务价格、服务数量，但是对于健康状况不同的人群，以及接诊疾病严重程度有差别的机构而言，相同的支付水平会对服务提供方工作积极性产生影响，影响卫生资源的配置和利用。尤其是在偏远地区，相同的支付水平下就会出现供给不足的情况。因此，为保证服务供给，还需要对支付价格进行调整，相当于对不同人群、机构、地区等赋予不同的权重，这也可以称之为支付因子，如对偏远地区或老年人等支付较高的价格水平等，以保证服务可得性。

3. 对服务内容和种类的影响　支付制度可以影响供方提供服务的种类和服务内容。当支付制度对于价格和数量都进行了约束，供方还可以通过改变服务内容，利用成本较低的服务替代成本高的服务，通过控制成本增加收入，或者是降低服务质量，甚至还会出现推诿患者，增加转诊等情形。如在总额预算、按人头付费等支付下，供方会选择提供更多的预防性服务，减少病患，或者尽量提供价格低的服务，来控制成本。因此为保证服务质量，支付制度还需要通过合同、考核等方式对供方服务内容、服务种类进行约束。

三、支付方式的种类

支付方式很多，有多种属性。这些属性包括支付单元、事先支付还是事后支付、支付时间、财政风险是由服务提供者还是付费者承担等。根据其属性，可以对不同的支付方式进行定义和分类：从支付时间上，支付方式可以分为事前支付和事后支付；按支付单元分类，支付方式可以分为按服务项目付费、按人头付费、按住院床日付费等；按支付价格、支付水平设置的时间，支付方式可以分为预付制和后付制。

目前，常见的卫生服务供方支付方式包括条目预算、按服务项目付费、按床日支付、按病种支付、按人头支付、按住院日付费、总额预算和按绩效支付等。下面介绍各种支付方式的定义及其特点。

1. 条目预算（line item budget）　是指付费方根据资源的特殊种类或功能分配预算，通常以年为基础。预算类别包括：工资、药物、设备、管理等。预算的金额通常基于机构工作量以及往年的预算等综合因素。条目预算以功能预算种类为支付单元，一般在初级卫生服务（门诊）和医院（住院患者）使用，服务提供者和支付者承担的财政风险都比较低。

2. 按服务项目付费（fee for service）　提供者根据所提供的每一项服务接受补偿。可以分为无固定收费标准的按服务项目付费和有固定收费标准的按服务项目付费两种方式。

无固定收费标准的按服务项目付费，如果没有固定收费标准且服务没有打包和捆绑，这种支付方式是投入导向的。在这种支付方式下，提供者提供每一服务所发生的所有成本均能得到补偿。

有固定收费标准的按服务项目付费，如果有固定的收费标准，并且服务在一定程度上捆绑，这种支付方式是产出导向的。在这种支付方式下，不管实际成本多少，按照预先确定的服务向提供者支付固定费用。在这种按服务项目付费下，提供者有增加服务数量和减少每项服务所用投入的激励，能够有效提供并产生盈余的服务项目其供给将会迅速增加。

按服务项目付费服务提供者承担财政风险低，而付费者承担财政风险高。其中，无固定收费标准的按服务项目付费是以每个服务为支付单元，以投入为支付依据；有固定收费标准的按服务项目付费是以每一个服务包为支付单元，以产出为支付依据。

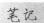

3. 按服务单元支付主要包括按住院床日、住院天数和门诊人次支付等。

按床日支付（fee for bed-day） 是指按照覆盖一个住院日所发生的所有费用进行支付。按床日支付一般应用于对医院（住院患者）的支付，以床日为支付单元，服务提供者承担财政风险低，而付费者承担财政风险高。

按住院天数支付（inpatient-days payment） 这种支付方式中事先确定住院一天的费用，然后按照总的住院天数支付。一般应用于对医院（住院患者）的支付，支付单元为住院天数，相对于服务提供者而言付费者承担财政风险较高。

按门诊人次支付（outpatient payment） 是根据统计资料确定平均每门诊人次费用标准，然后按照总的门诊人次进行支付。一般用于普通疾病的门诊支付，服务提供者承担较高的财政风险。

4. 按病种支付（disease payment） 是对覆盖一个特殊的病种或疾病所有服务的固定费用进行支付。其中，以病例为基础（case-based）的支付，是根据治疗的病例而接受相应的支付，诊断相关分组（diagnosis related groups, DRGs）支付是按病种支付中最复杂的支付方式。按病种支付是以每一个病种或疾病为支付单元，以产出为支付依据，一般用于医院（住院患者）支付，服务提供者承担较高的财政风险。

5. 按人头支付（capitation payment） 即按照供方服务的人头数进行支付。在这种支付方式中要支付一个人在某个时期内可能会使用的所有服务的费用，其支付费用是预先确定的。也就是说，在支付系统里的所有服务提供者预先被支付一个确定的费用，而这些提供者需要在某个固定时期内向与其登记签约的每一个个体提供一套事先商定好的服务。在某些情况下，提供者可以从其他提供者那里购买自己不能提供的服务。一般以每人每年为支付单元，服务提供者承担的财政风险高，而付费者承担的财政风险低。

6. 总额预算（global budget） 是指付费方按照事先确定的一个时期内的总支付费用对供方进行支付。这个支付费用是一个总的支出目标，一般以年为单位，年终可以进行部分调整。总额预算属预付制，一般以卫生机构（如医院、卫生服务中心）为支付单元。这种支付方式下提供者承担财政风险较高，付费者承担财政风险较低。

7. 绩效支付（pay-for-performance） 是指付费方按照对供方服务绩效考评的结果进行支付。按照绩效支付也是激励的一种方式，即首先要确定一个可测量的绩效目标，然后在此基础上对结果进行测评，最后依据测评结果进行费用或者物品的转移。绩效支付一般和其他的支付方式一起实施，目的是提高服务质量和效率。绩效支付以产出为支付依据。

各种支付方式都有其特点和优劣势，其对供方的激励作用是不同的。表 12-1 总结了各种支付方式的优缺点。

表 12-1　各类支付方式优缺点总结

支付方式	优点	缺点
条目预算	● 容易操作和监督 ● 能够控制成本	● 管理成本较高 ● 机构缺乏激励，服务质量和效率低 ● 资金使用缺乏灵活性，工作人员服务的积极性低

笔记

续表

支付方式	优点	缺点
总额预算	● 机构有控制费用的动机 ● 可以遏制医疗费用的增长	● 服务质量和服务内容不容易控制 ● 会造成机构选择患者、推诿病患的情形
按服务单元支付 （门诊人次、住院天数、床日等）	● 管理简单 ● 有利于医院主动控制成本	● 会激励医院延长住院时间 ● 可能造成推诿病情重的患者或减少服务数量
按服务项目支付	● 费用计算简单且容易理解 ● 提供者不承担财政风险，不会出现推诿患者的情形	● 管理成本较高 ● 容易出现服务的过度提供，导致医疗费用增加
按病种支付	● 提高卫生资源利用效率 ● 有利于费用的控制	● 操作复杂，需要各类信息支持，管理成本较高 ● 医院可能鼓励患者二次住院
按绩效支付	● 有利于激励服务的提供 ● 改善卫生服务过程质量	● 完善的考核机制和科学的信息系统的建立操作复杂 ● 结果形式化
按人头支付	● 费用计算简便 ● 利于成本控制，会激励机构提供预防性服务	● 管理成本较高，需要人群特征、健康状况等信息支撑 ● 机构会出现选择患者的情形，即选择健康人群 ● 服务内容与质量难以保证

四、支付制度对卫生服务绩效的影响

支付制度是一种经济激励机制，而经济激励是影响组织和个人行为的重要因素。机构和个人会对支付产生复杂的反应，如会导致医生改变单位接诊时间的患者数量，而医院也会改变住院时间长短、提供服务的数量等。不同的支付方式会影响到提供者所提供服务的质量和数量，对供需双方产生不同的作用，从而对卫生系统的各个目标产生影响。如按人头付费支付方式下，会激励卫生服务提供者增加接诊人数，但服务的内容和质量可能会不同，而在按服务项目付费的支付方式下，服务提供者会为患者提供更多的服务项目，导致服务过度利用。

下面主要从效率、质量、公平、患者满意度等几个方面分析支付制度对卫生服务绩效的影响。

1. 对效率的影响 支付制度对效率的影响主要是通过支付方式的变化实现。当支付方式具备以下条件时，将会提高卫生服务的效率：支付方式使卫生服务提供者承担的财政风险增加；支付方依据服务结果与绩效评价情况进行支付；给予卫生服务提供者弹性使用资源的权利；供方提供的服务如果能够覆盖相对综合的服务，可以促使供方减少向其他服务提供者推诿患者转嫁成本；患者有选择服务提供者的自由，这样能促进提供者之间的竞争，保证服务质量和效率。因此，在进行支付制度设计时，应充分考虑以上因素，提高服务效率。

2. 对质量的影响 当支付制度鼓励医生、患者和保险机构选择那些成本效

笔记

益更好和技术质量更高并能被正确实施的治疗措施时,将会增加对质量的激励作用。但是也应该注意,支付方式对成本控制和效率的激励,可能与对质量的激励并不相容。也就是说,有的支付方式可能会对供方产生控制成本、提高效率的作用,但是对服务质量的激励可能会弱一些,如按人头支付、总额预算等。

支付制度要实现效率和质量间的合理平衡,需建立质量监控机制,同时还要加强医生职业道德建设,另外,要使患者能够自由选择或改变服务提供者,在服务提供者之间引入竞争机制,从而保证服务质量。

3. 对公平的影响 公平是卫生系统绩效关注的重要方面,是指所有人都具有对卫生服务的经济可得性和地理可及性,而我们这里所说的公平主要是指服务利用公平。当支付是由患者直接付费时,支付制度会影响患者对卫生服务的经济可得性,特别是对贫困人口而言,将影响到他们对卫生服务的利用。但是当经济可得性解决时,也并不代表人们会利用卫生服务,如地理位置、服务时间等也会限制人们对服务的利用。因此在设计支付制度时,为保证服务利用公平性,还需要对支付方式或支付水平进行选择。如可以通过设置不同的支付水平,对于偏远地区或者穷人聚居区的服务提供方给予较高的支付指数,以保证服务的供给。同样,为确保患者不会因为疾病和治疗的复杂性而被追求经济利益的服务提供者推诿,可以在支付方式中使用调整因子。如对健康状况较差的人群,老年人,慢性病患者等,设置较高的支付水平,以便将其纳入到服务范围,而不至于因为供方有选择的提供服务而被歧视,防止提供者推诿病患。

4. 对满意度的影响 支付制度对满意度的影响主要是通过不同支付方式对供方行为的作用来实现,如按服务项目付费,供方可能会提供较多服务,患者会产生较高的满意度,但是同时也会使得服务利用过度。因此,为提高患者满意度,支付制度应将患者对服务提供者的选择和对服务提供者的支付相关联。

知识链接

故事发生在波士顿,克雷格·博曼是一名内科医生。此前作为一名大医院的内科主任,他每天忙于接诊和科研,无暇顾及家庭和社交活动。而管家医疗的出现改变了他的工作和生活。接诊量的减少和收入的增加,使他有了足够的钱和时间。一天,他接到乔丹·斯坦霍普的电话,说妻子佩欣斯出现心肌梗死症状,情况十分危急。克雷格赶到佩欣斯家里,她却不治身亡。克雷格就此陷入医疗纠纷之中,且庭外调解也失败。克雷格的妻子亚历克西斯只好求助于自己在纽约市警察局当法医的哥哥杰克。小说的结局让人深感意外,是克雷格用自己的专业知识毒死了佩欣斯,他还偷偷卖掉房子,让妻子和孩子无家可归,自己却携款潜逃到古巴开始了新生活。故事结局让人心寒,但是正如亚历克西斯所说,克雷格是医疗体制的牺牲品。

笔记

管家医疗，是美国新兴的一种医疗保健形式，是对初级医疗保健的一种补充。病人每年需要支付高额会费，医生则承诺为会员提供高质量的特殊医疗服务，而这并不是每个人都可以享受到的服务。作者认为管家医疗对患者区别对待，违反了公平性原则，应该限制其发展。另外，作者认为初级医疗保健补偿中的按固定费率（如按人头支付）补偿体制是违反常理的，忽视了个体间的差异。因此作者认为应改变初级医疗保健补偿机制，建立以时间为计费单位的初级医疗补偿系统，收费标准应根据医生的技术水平进行浮动，同时补偿系统应减少对专科医疗的投入，改变过分注重手术和检查的现状，增加对初级医疗的投入。

第二节　医疗服务供方支付制度

一、医疗服务供方支付方式

医疗服务供方支付方式包括对各级各类医疗机构以及医务人员进行支付的方式。

1. 对医务人员的支付方式

（1）按服务项目付费：按服务项目付费即按照患者所接受的服务进行支付，以医疗服务项目为支付单位。按服务项目付费是供方支付中最常见的支付方式。其优点是费用计算简单，容易理解，而且由于提供者不承担财政风险，不会出现推诿患者的情形。缺点是提供者不具备自觉控制成本的动力，容易出现服务的过度提供，导致医疗费用增加，同时其管理成本也较高。

按服务项目支付多用于初级卫生保健服务提供者、全科医生等。这是一种应用历史较久，也是应用较为广泛的支付方式。

（2）按人头付费：按人头付费是指每个人的付费是固定的，即一个人在一个时期内可能使用的所有服务，以一个固定的费率将在某时间段内同一医生登记的所有患者支付给该医生。按人头付费的优点是提供者会有主动控制成本的动力，便于控制医疗费用，同时也会促使供方开展预防性服务，降低医疗费用支出，且管理费用低。缺点是服务质量可能会受影响，另外会导致供方选择健康状况好的人群，出现推诿病情较重患者的现象。目前，英国对于全科医生的支付采用按人头支付的方式进行，丹麦、荷兰、美国等国家的管理保健也采用此种支付方式。

知识链接

很多研究发现，无论是在发展中国家还是发达国家，按服务项目付费会导致服务的过度利用及医疗费用的增加。如韩国自1997年实施国家医疗保险计划以来，按服务项目支付的方式对提供者进行补偿，导致一些服务供给行为出现问题。例如，其剖腹产率由1985年的6%增长到1999年的43%。

笔记

　　而在英国，遍布各个社区的全科医生是卫生体系的"守门人"。对全科医生的支付采用的是按人头支付的方式。政府会要求所有民众在尚未生病前到一个全科医生诊所注册；每一个全科医生或其诊所在一定时间内拥有一定数量的注册者，付费者会与其签订合同，然后根据注册者人头多少定期支付其一笔固定的款项，而全科医生则负责注册者的健康。在支付的人头费中包含了转诊费，也就是说，每进行一次转诊，接受转诊的医生或医疗机构将会从注册医生那里获得一笔转诊费。在这样的背景下，注册医生将会竭力开展预防保健、妇幼保健和其他公共卫生服务，只有这样才能让定点注册者保持健康，而过度医疗只会使固定数额的人头费缩水。为了促进竞争，英国政府允许民众在一定期限内（一年左右）更换注册。由于付费者是根据注册人头为全科医生付费，因此如果其因服务不佳将造成注册民众流失，而医疗费用"跟着病人走"，会导致其人头费减少。这样可以激励全科医生既要保证服务数量又要保证服务质量，这种全新的机制后来被很多国家所采纳。

　　（3）工资：工资是指在一个时间段内，无论医生接诊的患者数量、服务数量或者提供的服务如何，以固定的费率支付医生。工资支付的优点是管理简单，利于控制管理成本和人员支出；缺点是由于工资与提供者服务数量和质量关系不密切，不利于发挥医生的工作积极性，影响服务效率，患者满意度差。工资制是计划卫生保健体制下应用比较普遍的支付方式。英国公立医院的医务人员即采用此种支付方式。

　　（4）工资加奖金：工资加奖金支付即工资支付辅助以各种奖金。工资加奖金的支付方式其优点是有利于调动医生工作积极性，提高工作效率。缺点是增加了管理成本，同时由于奖金一般是以服务数量或患者满意度等为基数进行，医生没有主动控制成本的动机，不利于医疗费用的控制。目前，中国很多公立医院对医务人员多采用此支付方式。

　　2. 对机构的支付方式

　　（1）按住院人次：按住院人次的支付方式是针对医院住院患者以住院人次为支付单元，无论医院实际提供的服务多少，每住院人次按照一个固定的金额支付给医院。按住院人次支付的优点是管理简单，经济风险由医院承担，有利于医院主动控制成本。缺点是在这种支付方式下，医院可能选择病情较轻的患者，推诿病情重的患者，减少住院天数或减少向患者提供的服务数量等。

　　（2）按住院天数：按住院天数是指付费方以住院天数为支付单元，按照每住院一天一个固定的费率支付给医院。优点是便于计算，节省管理成本，使得医院有降低成本减少检查和治疗的动机。缺点是会激励医院延长住院时间，会刺激医院扩张病床数量。

　　（3）条目预算：条目预算的支付方式应用也较为广泛，以机构的条目费用为支付单元。条目包括工资、药品、交通、材料消耗等。优点是能够控制成本，缺点是管理成本较高，同时机构缺乏激励，服务质量和效率低。当预算分类非常局限时,提供者在预算条目间几乎没有挪用经费的灵活性,不具备提供更多服务的积极性。原来实行计划经济的许多国家实行条目预算的方式,如前苏联,以及非洲许多国家。中国财政对医疗机构拨付的专项经费也属于此种支付方式。

(4)总额预算:总额预算的支付方式是以一定的产出为目标,以机构为支付单元。每年支付方会按照医疗机构的产出情况对总额费用进行调整。优点是机构有控制费用的动机,可以遏制医疗费用的增长。缺点是服务质量和服务内容不容易控制,而且会造成机构选择患者、推诿病患的情形。1980年以后,法国对公立医院开始实行总额预算制度。目前中国上海实行的是城镇医保总额预算制度。

(5)按服务项目付费:按服务项目收费是在初级卫生保健服务提供机构和门诊应用较多的一种支付方式。项目付费存在以下优势:该方式容易发展和实施,不需要较强的管理能力,核算方便,服务灵活多样。项目付费被认为可以增加服务不足地区和弱势人群的可及性和服务利用,也可以增加高优服务的可及性和利用;如果能够精确测算成本,设定收费标准能鼓励更具成本效果服务的提供,但是如果成本和收费标准不相关,则会产生负面效应。按服务项目付费在发展初期展示了上述优势,但是随着人们健康需求的增长以及医疗保健制度的发展,其弊端已经超过了优势,因这一支付方式会激励供方提供更多服务,易产生极大的过度服务和资源浪费,不利于费用控制。另外,这种支付方式还可能导致医疗关注向高精尖的方向发展,而忽视常见病和小病的防治工作。

目前,很多国家包括中国仍以此种支付方式为主。

(6)按病种支付:按病种支付是将患者按疾病和治疗分类支付给医院的一种支付方式,多用于住院患者费用支付。优点是使得医院有缩短住院天数、收住更多患者和提供较少服务的动机,有利于费用的控制。缺点是操作复杂,需要各类信息支持,管理成本较高,同时医院可能有鼓励患者二次住院的情形。

按病种支付从20世纪80年代逐步发展起来,目前DRGs是此支付方式中最为复杂的一种。现在,加拿大、美国、澳大利亚等国家都实行DRGs支付。中国2004年开始试点单病种付费,目前已在多地开始推行。

(7)按人头支付:按人头支付是以每个人为支付单元,多用于初级保健服务提供机构和门诊。优点是费用计算简便,利用成本控制,会激励机构提供预防性服务;缺点是管理成本较高,需要人群特征、健康状况等信息支撑,另外,机构会出现选择患者的情形,即选择健康人群。在中国新农合支付方式改革中,现在许多地区实行的是新农合门诊按人头支付的方式。

二、支付制度对医疗服务供方的影响

支付制度主要是通过支付方式、合同等影响卫生服务供方,而支付方式的改变也会促使供方医疗服务运行及组织行为发生变化。

1. 对供方行医行为的影响　支付制度主要通过支付方式、合同等影响供方行医行为。支付方式不同会对供方产生不同的激励,如前所述,当支付方式是以所提供服务计量时,将会刺激供方尽可能多地提供服务,例如按服务项目付费等。

另外,支付方还会通过合同约束供方行为,对供方进行监督考核。支付方通

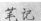
笔记

过与供方签订合同等方式,对供方提供的服务内容、服务类型等进行规定,并对支付水平进行设定,通过合同约束供方所提供服务的数量和质量。同时,支付方还可以对供方所提供的服务进行监管和考核,以支付水平作为奖惩措施,对供方行医行为进行约束。

2. 对供方提供服务绩效的影响 支付制度通过影响供方行为,对供方提供卫生服务的质量和数量产生作用,从而影响到服务绩效。当特定疾病的检查、化验、药品及治疗等服务组成付费单位时,如按住院人次或按人头支付,供方就有提供较少服务的激励,虽然可以降低供方成本,但是可能会致使服务提供不足,降低服务质量,导致服务绩效较差。

3. 对供方服务运营和组织方式的影响 支付制度的建立和实现需要供方各方面的支持。当支付方式发生改变时,医疗服务的组织运行也会发生改变,为支付方式改变提供条件和保障。

如当采用"按服务项目付费"时,医疗机构内部的各个部门可以分别计算和获得费用支付,部门之间无需由此进行任何协调。而如果采用"按病种收费"方式时,对患者一次住院只支付一笔费用,医院内部的各个部门之间只有互相协调,才能保证患者得到妥善治疗。当采用"按人头付费"方式时,与患者治疗有关的各个医疗机构,在治疗上更需要建立相互协调的机制,同时,还需要建立如何将一笔医疗费用于不同医疗机构分配的机制。也就是说医疗服务的提供方式需要改革,要建立有效的转诊体系,通过分工合作,在治疗过程和收入分配上进行组织协调,由原来各自独立分割的医疗组织机构,逐步发展成为相互联系密切的医疗组织体系,如建立上下组织关系密切的转诊机制等。

三、医疗服务供方支付制度配套措施

支付制度的建立和实施是一个系统工程,需要各个方面进行统一考虑和综合协调,这样才能实现最终目标。从政府决策到供方以及不同支付方式的选择、合同的签订等,都需要各种配套措施支持。

1. 制度保障是基础 任何一个国家,一项制度的建立和实施都需要政府决策,需要政策及法律法规保障。政府主要通过法律制度等规范和约束医疗服务活动,保证医疗市场运行在法律制度的基础上进行。如德国有《医院筹资法》、《全国医院服务价格条例》等解决医院投入成本及其补偿方面的问题。

2. 管理信息系统是支撑 对于任何支付方式而言,完善的管理和稳定的信息系统都是必需的。支付制度的有效实施取决于患者和财务信息的可得性。支付方式需要有相应的信息支撑才能有效衡量支付单元,测算合理的支付水平,且不同的支付方式对信息要求也不尽相同。如按病种支付,需要明确诊断、治疗和成本信息以及人口统计学特征,而且提供者要具有按确诊病例进行记录和收费的能力,收集大量的关于病患特征、诊断和治疗过程的详细信息进行处理分析。按人头付费,则要求掌握服务人群特征,需要建立管理系统来确保每一位居民注册一个卫生服务提供者,并且是主要利用该提供者提供的服务。按服务项目付费,需要明确服务分类,而且卫生服务提供者必须要记录其提供的每项服务,并

据此收费。特别是实行混合支付方式时,还需要考虑不同医疗机构承担的患者疾病风险,进行支付水平的调整,就更需要建立相应的信息收集、处理和分析系统。因此,支付制度需要有完善的管理信息系统支撑。

管理信息系统包括财务信息系统、差异分析、病例组合分析等。要素主要包括:患者方面资源使用形式、预算、成本核算系统、追踪收入多种来源以及患者保险资格的记录、生产效率测量、病例组合分析、成本差异分析等。

3. 监测考评措施是保障　支付制度除了对供方实行激励进行补偿外,支付方还希望通过支付制度的实施对医疗费用进行控制。虽然支付方式能够使得供方承担一定的经济风险,但是供方既能通过提高绩效来控制风险和成本,也可以通过降低服务质量来控制风险和成本。因此,支付制度的实施还需要建立相应的监测考评机制,对医疗服务供方进行监督考核,保障医疗服务质量。同时,也可以通过监测考评发现制度实施过程中存在的问题,并加以解决。另外,费用支付方还可以与医疗服务供方签订合同,将计划支付的一部分医疗费用留到对服务进行评估后再支付。如果供方服务质量达标,就可以全部得到这部分费用;如果达不到标准,则失去这部分费用。

4. 临床路径等治疗规范的选择是专业要求　支付制度对供方提供的服务内容、数量等都有要求,以便患者能接受到适宜的服务,其实施需要对疾病的治疗进行规范化。临床路径即是对某一病种的治疗、护理等制定一个适宜计划。按照临床路径的标准化治疗护理流程,不仅能降低单病种平均费用,又能达到预期治疗效果。近年来,世界各国已在国际经验的基础上,研制了本国的临床路径以及 DRGs 系统,在支付制度的实施推广方面发挥了重要作用。

知识拓展

临床路径(clinical pathway)是指针对某一疾病所建立的一套标准化治疗模式与治疗程序。它是以循证医学证据和指南为指导来促进治疗组织和疾病管理的一种方法。相对于治疗指南来说,临床路径的内容更简洁易懂,适用于多学科、多部门具体操作。它是针对特定疾病的诊疗流程、注重治疗过程中各专科间的协同性、注重治疗的结果、注重时间性等。

临床路径一般包含以下内容或执行流程:疾病的治疗进度表;完成各项检查及治疗项目的时间、流程;治疗目标;有关的治疗计划和预后目标的调整;有效的监控组织与程序。

临床路径所设立的内容应不断更新,与疾病的最新治疗标准或治疗指南保持一致,同时临床路径也是整个治疗过程的记录模式,允许治疗方案根据病人的具体情况进行恰当的调整。

临床路径是一种新的医院管理方式,可以提高医院的运行效率,改善医护质量,降低医疗费用。许多发达国家已广泛采用。随着中国医改的推进,临床路径已在国内被认识和推广。

笔记

5. 完善的医疗机构运行机制及管理体制是必需条件 医疗服务供方支付制度牵涉到支付单位选择、医疗服务质量和数量以及支付水平、利益分配等多方面的因素，因此完善的管理体制是必不可少的。除了需要在支付领域内进行变革外，通常医疗机构也需要在服务运行和组织方式上进行相应的改变，要建立起一套适应支付制度的管理手段。特别是在人事制度和分配制度方面，要使得医疗机构管理者有充分的人事管理和分配权利，确保支付制度能够实施。同时，机构之间也会牵涉到患者转诊、利益的分配等问题，如与患者治疗有关的各个医疗机构，在治疗上便需要建立相互协调的机制。因此，需要加强机构之间的联系，形成预防、保健、治疗、康复等一体化的医疗服务体系。

第三节 公共卫生服务供方支付制度

公共卫生服务供方即提供公共卫生服务的主体方。公共卫生服务供方既指服务机构也涵盖机构员工。目前中国提供公共卫生服务的机构：一是各级各类医疗机构，包括各级综合性医院和基层医疗机构；二是专业公共卫生机构，主要有疾病预防控制机构、妇幼保健机构、卫生监督机构、血站、地方病和传染病专业防治机构、健康教育机构以及公共卫生研究机构等。

一、公共卫生服务供方支付方式

1. 对机构的支付

（1）总额预付制：公共卫生服务提供者在一定时期被支付固定数额的资金。在相应的工作范围内，提供者可自由使用资金。按照确定支付总额的方法，总额预付可分为按历史消耗确定的总额预付、按工作内容确定的总额预付、按工作人员数确定的总额预付、按服务数量确定的总额预付以及按服务提供者绩效确定的总额预付等。

该支付方式是中国财政支付的传统方式。其优点是操作简单，但缺乏科学的核算标准。一般是根据历史经验或地方财力确定支付数额，所以会导致经济落后地区或基层的疾病预防控制机构的公用经费和专项经费不足，从而影响机构公共卫生服务职能的实现。

很多国家对公共卫生服务机构实行总额预付制，中国各级政府对同级疾病预防控制机构的支付也是如此。

（2）按条目预算：条目预算支付是提供给公共卫生服务机构固定数额的资金。资金总量分成具体项目，每项资金专用。

按条目预算支付容易操作和监督，服务提供者易于执行。按预算项目支付的专项经费预先确定了工作内容和每项工作支付的金额，能够引导服务提供者做具体规范的工作；但是此方式不利于灵活运用资金，限制了服务提供者选择成本最低的投入组合，如果条目预算资金分配不合理还会造成资源浪费的现象。

按条目预算一般用于政府支付其附属的健康服务机构，在中国、前苏联等国家应用广泛。

（3）按服务项目支付：按照提供的服务项目和服务数量支付，在公共卫生服务中这种支付方式主要用于如计划免疫、妇幼保健等服务的费用支付。按服务项目支付有利于激励公共卫生服务机构多提供公共卫生服务，适用于提供不足的公共卫生服务支付。缺点还是容易导致过度服务，造成资源浪费。

很多国家目前对预防性服务引入按服务项目支付的方式，英国的产前保健、免疫接种，德国的妇幼保健等公共卫生服务，美国老年医疗保险中的初级保健等服务都实行按照服务项目支付。

（4）按人头支付：按人头支付中服务提供者得到的资金是固定的数额，可以激励提供者提高工作效率，有利于降低公共卫生服务的成本。但是服务机构为了减少消耗，也可能减少服务数量或者降低服务质量。

2009 年中国开始推进的基本公共卫生服务均等化项目，各地对提供服务的社区卫生服务机构多实行按人头支付的方式，被支付的机构则为居民提供慢性病管理、孕产妇保健和儿童保健等服务。

（5）按绩效支付：按绩效支付是指按照服务提供者的工作绩效进行支付，可以用于对服务提供机构和提供人员的支付。该支付方式已经广泛用于医疗服务的支付。目前按照绩效支付逐渐引入对公共卫生服务的支付。绩效支付多与其他支付方式一起实施。

按照绩效对服务提供方的支付有利于激励卫生服务提供者提供更多高质量的公共卫生服务，但建立一套完整而科学的绩效考核指标比较复杂，因此该种支付方式在实施初期的管理成本比较高。

2. 对人员的支付

（1）工资：工资支付卫生工作者的依据是卫生服务提供者的工作时间，此支付方式在计划卫生保健体制下非常普遍。工资不会激励卫生服务提供者过度提供卫生服务，因为事先可以确定支付水平，所以管理成本比较低，也可以简化健康计划的制订。缺点是服务提供者没有动力提高生产率，如果公共卫生服务提供者相对于其他专业服务提供者的薪金较低，会导致公共卫生服务提供者的士气低下。

（2）按绩效支付：按绩效支付用于对服务提供人员的支付是根据预先设定的卫生服务目标和目标完成情况对个人进行的支付。

与对机构的绩效支付相同，对人员按照绩效支付有利于激励公共卫生服务的提供，但是建立完善的考核机制和科学的信息系统比较复杂。

在英国，按照绩效支付已广泛应用于国家卫生服务体系对执业医生的支付。

（3）按人头支付：对人员进行按人头支付存在一定的缺陷，如果人口流动性强，注册人口经常变动，医生就不会多提供预防服务，以防其提供的预防性服务节约了其他地区医生的治疗成本，这样就会导致人口流动性大的地区预防性服务提供不足。

笔记

为了推进基本公共卫生服务均等化,解决基本公共卫生服务利用不公平和低效率问题,2005年重庆市黔江地区在按人头支付的基础上形成一种新的支付模式,即"公共卫生服务券+合同购买"的方式。公共卫生服务券是政府部门给予特定人群消费某种服务的个体发放的有价证券,有资格接受服务券的个体在政府指定的公共卫生机构中消费他们的服务券,然后政府用现金兑换各机构接受的服务券。此种支付方式下,政府由补供方改为补需方,居民持券享受公共卫生服务不花钱,而卫生机构在年底根据卫生服务券的数量和考核结果核算经费。调查结果显示,此举不仅提高了居民对于公共卫生服务的利用率,也提高了机构的服务质量和居民满意度。

(4)工资与按绩效支付相结合:工资与按照绩效支付联合使用,是目前公共卫生服务支付普遍使用的支付方式。

此支付方式也存在一定的缺陷:目前公共卫生服务机构绩效考核体系中,部门、科室收入指标所占比重较大,会导致机构员工重视有偿的服务项目,而对无偿服务没有积极性,从而不利于公共卫生服务机构服务职能的实现。

当前中国疾病预防控制机构对员工的支付采取的主要方式多是工资与绩效支付结合,即结构工资制。

二、支付方式对公共卫生服务供方的影响

在公共卫生服务供方支付中,当支付方式能够按照服务提供者实际工作付出和努力程度进行支付且包含的激励因素较多时,服务提供人员的积极性会相应提高,也会促进服务绩效。而事先确定了支付水平的支付方式,如总额预付制,不能激励提供者的积极性,不利于公共卫生资金的有效利用。

当支付方式的支付水平不确定,并且能够促进竞争和鼓励患者自主选择时,会提高公共卫生服务的绩效。如按服务项目支付能够提高工作效率;英国存在全科医生制度中的竞争机制,可以鼓励医生提高服务质量以争取更多的患者,此举也大大提高了卫生系统的绩效;而工资支付下,由于有事先确定的支付水平,提供者之间缺乏竞争,并不能激励服务提供者提高工作效率。

将健康产出的结果与支付挂钩的方式可以鼓励预防性服务的提供。将预防性服务作为支付单元引入支付方式的按服务项目支付,以及按人头支付都能够鼓励提供者提供更多的预防性服务减少医疗费用的支出。

三、公共卫生服务供方支付制度的选择

公共卫生服务供方支付制度的选择应与当地的社会经济发展状况、卫生问题相适应,同时也要考虑到机构的运行机制和整体管理水平,并与卫生系统的总目标相一致,而支付方式的选择更要与具体的服务种类相匹配。

如下情形,支付方式可以这样选择:

笔记

1. 卫生状况稳定，卫生服务人口和数量变化不大的地区，或者计划经济条件下卫生总费用不足的情况下，可以选择总额预付制进行支付。根据工作人员数确定的总额预付方式可以用于对人员经费和办公经费的支付，根据工作内容确定的总额预付方式往往用于健康教育、慢性病防治等专项经费的支付。总额预付制虽然可以保证机构的正常运转经费，但是单一的总额预付制对服务提供者缺乏激励作用，服务提供者会存在"干多干少都一样"的潜在风险，应尽量少用，或者与科学的绩效考核相结合使用。

2. 在经费管理水平日益提高的前提下，为了保证资金专用和确定服务项目的提供，对大的专项经费可以采用按条目预算管理的方式。像基建经费、专项疾病（如艾滋病、结核病和疟疾等）控制经费的支付等。但是应注意在条目预算实施过程中要明确列出各项条目的支出，严格按照条目开展工作，防止资金挪用。

3. 对于公共卫生服务人员的支付，在卫生机构内部如果每个人都有明确的岗位职责和清晰的工作内容，则机构可以根据每个岗位所承担的工作确定相应岗位的工作报酬。对于机构而言，如果管理体制完善并拥有自主分配资金权力，且有明确的人员目标考核机制，以及绩效目标完成情况与人员经费挂钩的机制，为了提高激励作用，在工资的基础上可以引入按绩效支付的方式。此种混合支付方式下，适当的监督和考核机制在引入竞争的同时，还可以提高工作效率。

4. 对于公共卫生工作数量弹性大且供给不规律的服务，如健康教育与健康促进、突发公共卫生事件等可以采用按人头支付的方式。而对于可能存在提供不足的公共卫生服务，如免疫预防、妇幼保健服务、慢性病和传染病的治疗等，为了激励服务提供者提供更多的公共卫生服务，支付者可以使用按服务项目支付的方式。为某一项服务制定较高的价格可以促进相应服务的提供，但是在确定支付项目的单价和数量之后要采取相应的监督措施以避免诱导服务。

综上所述，各种支付方式均有其不同的产生背景及适用范围。在实践中，各种支付方式的混合使用，往往可以发挥各支付方式的优势，起到更好的效果。就目前而言，结合服务绩效考核的支付更有效，但相应地也增加了管理成本。具体使用何种支付方式，往往因时、因地、因事、因人而异，而且从长远看，也很难有一种完美的、普遍适用的支付方式。

知识拓展

分税制与转移支付

分税制是按税种划分中央和地方收入来源的一种财政管理体制。实质上是为处理中央和地方政府之间的事权和财权关系，通过划分税权，将税收按照税种划分为中央税、地方税两大税类进行管理。税款收入按照管理体制分别入库，分别支配，分别管理。每一级政府的预算只反映本级财政的收入和支出规模，自求平衡。1994年中国开始实行分税制。

笔记

随着分税制的实施，中国转向财政分级管理。分级管理有利于各级政府增加其对公共卫生机构的系统投入，但是也造成了各级财政支付力度不等，地区和层级差异显著。如省、市级疾病控制机构的财政补助状况好于县级和基层卫生服务机构，经济欠发达地区的基层机构资金匮乏。

2009年《关于促进基本公共卫生服务逐步均等化的意见》明确，地方政府要切实负起支出责任，中央通过一般性转移支付和专项转移支付对困难地区给予补助。针对以上问题，国内研究也提出，政府应加大财政转移支付力度。

财政转移支付制度是国家为了实现区域间各项社会经济事业的协调发展而采取的财政政策。即政府把以税收形式筹集上来的一部分财政资金转移到社会福利和财政补贴等费用的支付上，以便缩小区域经济发展差距。财政转移支付制度有自上而下的纵向转移支付制度和由富裕区域向贫困区域的横向财政转移支付制度。社会公平是转移支付的最终目标。

第四节　卫生服务供方支付制度改革趋势

一、供方支付方式发展趋势

没有一种支付制度是完美无缺的。每一种支付方式都有其优势和劣势，但都是与其所处时期和发展阶段相适应的。不同的支付方式对卫生服务效率、质量和公平都有不同的影响，选择每一种支付方式都会带来预期或非预期的不同结果。因此，很多国家在供方支付制度改革中，对支付方式不断进行调整，引入更合适的激励措施，以便其更好地发挥作用，提高卫生服务绩效。

供方支付制度的改革成功与否取决于多种因素，如卫生服务系统内不同水平的卫生服务供方之间转诊是否有效，是否存在质量保证措施以及监管卫生服务提供和治疗方案效果的机制等均会对支付方式的成败造成影响。同时，也应该注意，支付方式虽然是重要的经济激励措施，但是单纯的依靠某种经济激励并不能完全提高服务绩效，应注意多种激励方式的应用。

当支付体系具有以下特征时，会取得更好的预期结果。

1. 增加供方承担的经济风险　当经济风险由供方承担时，会激励供方主动控制成本。在支付方式中，当支付单元变得更加整合时，供方所承担的经济风险水平也会相应地增加。例如，按病例支付相对于按服务项目付费，供方将承担更大的经济风险，因为供方需要科学合理地计划所提供的卫生服务以尽量减少投入，为机构提高效率增加盈余。但是我们也应注意，增加供方承担的经济风险亦是把双刃剑，因其在控制费用的同时，也会出现分解服务、限制服务或者推诿患者等问题。

2. 向混合支付方式发展　联合使用多种支付方式可以用来加强或者弱化支

笔记

付方式单独使用的效果。卫生服务系统中采取各种支付方式混合使用可以取长补短。大量实证资料显示,混合支付系统是有必要的,可以实现成本、质量、效率、患者满意度等多重目标之间的最佳平衡。

公共卫生服务供方支付中,按工资和人头付费会导致服务不足,而按项目付费可导致服务过度,而按服务项目和人头付费相结合的混合支付方式可以在服务不足和服务过度之间找到平衡点。目前,以病例为基础的支付方式逐步发展起来,该方式与其他支付方式的有效结合将成为控制医疗成本的普遍方式。

> **知识链接**
>
> 许多欧盟国家对预防保健服务和初级卫生保健等优先服务实行按服务项目付费,而对其他类型的初级卫生保健实行的则是按人头预付费。使用预付制度来设定住院服务的费用封顶线,但是会根据不同机构之间疾病严重程度和资源使用的差异来调整病例组合。对全科医生的支付多采用工资和按人头支付,以激励全科医生提供更好的预防保健服务;对专科医生多采用按服务项目付费,以缓解各国普遍存在的专科检查预约时间长等排队现象。

3. 在供方之间引入竞争机制 为了改善卫生系统的绩效,在支付制度中引入竞争机制是必要的。竞争会鼓励卫生服务提供者提高卫生服务质量和患者满意度。支付制度的实施都需要卫生服务提供者通过公平竞争来达到卫生系统提高资源使用效率的目标。而给予患者选择服务提供者的权利是加强竞争的重要途径之一。

4. 配套的辅助支持系统更加完善 支付方式必须有良好的管理和信息系统做支持。支付方式的有效实施取决于患者和财务数据信息的可得性,以确保支付机制实现预先设定的服务和人群目标;而管理独立是支付改革成功的关键,卫生机构管理者在不同项目和服务之间自主重新配置资源可以改善效率;对于覆盖相对综合的服务包的支付方式而言,更需要一个运转良好的转诊机制来确保治疗。有研究显示,在覆盖范围大的地区实施按人头支付的公共卫生服务相对于小范围实施此种支付方式更能提高公共卫生服务提供的数量和质量。

5. 与绩效支付相结合的支付 支付方式变革的新趋势是将绩效支付结合进其他支付方式中。对于确定的绩效考核指标,卫生服务提供者可以提高工作效率和工作热情,完成更好的产出和成果。对于绩效考核的指标,可以是工作数量、服务质量和健康产出或者是以上多种指标的结合,以提高激励的作用。尤其是为个人提供的、需要大力倡导的公共卫生服务或对于服务数量与质量有特殊要求的卫生服务项目,更加需要在原有支付方式的基础上结合绩效支付。绩效支付的实施实际上也是对供方进行监督考评的一种方式,是保障供方提供服务数量和质量的重要机制。

二、病例支付系统的国际推广

目前来看,病例支付系统具有控制医疗费用,整合卫生资源等多个优势,很多国家都在推广使用。

1. 以病例为基础的支付方式

（1）以病例为基础：以病例为基础的支付方式（case-based payment methods）是医院的一种筹资方式，即医院根据治疗的病例而接受相应的支付。根据不同疾病所需必要医疗服务的期望成本将病例分组，支付取决于病例分组的类别。

在病例为基础的支付体系中，服务购买者对每一组病例的支付都设有一个固定的支付率。这个支付率可以是医院所有住院病例的总平均成本，也可以是科室病例的平均成本，或者是患者诊断分组中病例的平均成本。固定的支付率是针对一组医院设定的，而不仅仅是针对某家医院。

（2）病例组合：病例组合（case-mix）是指医院治疗患者的类型或者构成机构，通过对具有详细临床特征且资源消耗相对一致的病例进行分组，用来补偿住院服务的成本。病例组合可以测量医院绩效，用以奖励效率高的医院。同时，病例组合还能提供一组信息，可以使政策制定者了解卫生服务提供的特征及复杂程度。

（3）诊断相关分组：诊断相关分组（DRGs）是以病例为基础支付方式中典型的患者分组系统。首先根据临床特征或者患者资源消耗等特征将住院病例分成若干不同的组，然后按临床疾病编码来分组住院服务。

2. 病例支付的主要元素

（1）病例支付的组成要素：病例为基础的支付体系主要包含两个组成要素：

① 医院信息和收费管理系统：用来报告病例和购买者补偿；当此系统用于诊断为基础的病例分组时也要求信息系统计算病例并将病例划分到不同的支付种类。

② 计算每一种病例支付率的参数集：主要包括基础支付率（病例的总平均成本）以及反映不同资源密度的病例分组权重。而一种病例的支付额即两者的乘积。

（2）病例分组权重：病例为基础的支付系统中需要一种工具来区分每一病例相对于其他病例的复杂程度，以便更准确地计算资源消耗。这种工具就是病例临床分组（clinical grouping of cases），它反映了相对于参照组平均成本的某一给定病例组的平均成本。

病例分组权重应该包括以下几种要素：

①患者特征：主要有诊断、年龄、性别等；② 医疗变量：使用的手术或者技术、病房特征、投入要素密度、住院时间长短等；③ 调整系数：如特定地区或者医院的调整系数等，也可以决定医院特定病例的最终支付率。

3. 按病例支付的设计步骤

（1）定义病例分组标准：不同的病例组有不同的临床特点和资源消耗，因此，不同病例组在以不同的支付率进行补偿前，应当首先对病例分组标准进行定义。一般情况下，根据其复杂程度可以分为三个层次：不进行分组、根据临床科

笔记

室分组和以诊断为基础的病例分组。

（2）完成成本核算分析：此项工作是配置医院所有成本进入最终的产出单元，以决定每个出院患者的平均成本。

（3）计算病例分组权重：通过比较每组病例相对于参照组的成本来测算临床分组的病例分组权重。

（4）计算基础支付率：基础支付率是所有住院病例的总平均成本，是设定各个病例组支付价格的基础。

（5）设计信息与收费系统：选择一些具有代表性的医院来进行成本数据的整合。

（6）调整病例分组系统：为避免医院推诿患者或减少投入等负面效应，应定期对以病例为基础的支付进行修订，调整病例分组和病例分组权重，这样可以充分补偿医院不同病例间合理的成本差异。

（7）制定特殊病例额外支付机制：特殊病例是指住院时间特别长或者特别短的病例。为防止特殊病例干扰平均住院时间和平均成本的测算，需要建立特殊补偿机制来维持系统的公平性，以保护拥有特殊病例较多的医院，确保特殊病例患者不被拒绝。

（8）在病例为基础的支付方式上引入病例支付以外的其他支付方式：各种支付方式都有弊端，以病例为基础的支付方式也不例外，因此许多国家都采取多种支付方式并存的政策，能有效防止单一采用某种支付方式所带来的问题。

4. 国际推广　以病例为基础的支付系统目前在国际上已是一种广泛使用的支付方式。从以诊断相关分组最初由耶鲁大学研究者创立，到在美国成熟开展实施已经有 20 多个年头。诊断相关分组制度的功能和用处是多方面的，可以从支付投入和维持医院基础设施的支付系统向以产出为导向的支付系统转型，也可以在医院之间引进效率激励的竞争。以诊断相关分组从美国开始，已逐渐被多个国家引进，如加拿大、西班牙、比利时、英国、德国、韩国、日本、澳大利亚、荷兰等。各个国家根据自己的实际情况研制适合本国国情的疾病编码系统，并不断完善用以指导临床实践和医院资源配置。目前，澳大利亚、德国等国家已经全面实施 DRGs，韩国、日本等对 DRGs 的应用还处于初步阶段。

三、各国供方支付制度的改革和经验

为控制医药费用的过快增长，提高卫生服务绩效，许多国家和地区都在进行医改，而医改中供方支付制度改革是其重要组成部分。

1. 日本的疾病诊断群分类（diagnosis procedure combination, DPC）定额支付制度　近些年，日本医疗费用出现了大幅度增长的趋势。为促进医疗信息透明化和医疗行为规范化，进一步提高医疗质量，日本于 2003 年 4 月实施了新的 DPC 支付制度来代替传统的按服务项目付费。目前，日本的支付系统包括门诊支付和住院支付，而住院支付包括对医疗服务技术的按服务项目付费和 DPC 支付部分。DPC 支付实际上是对急性住院和慢性病治疗实施疾病诊断分类的定额支付，它体现的是医院的运营成本。根据诊断群组的平均住院天数相对于某医院

的平均住院天数的比例,每天预付的医疗费用标准分为三个阶段。这项调整是为了保证每个医院都能够获得上一年度应得的补偿。DPC 系统实际上是一个按天数计费的预计费系统,每日费用支付率随住院天数的增加而降低,其主要目的就是减少住院天数。有研究显示,这种新的支付方式降低了住院患者的平均住院日,但是也增加了再入院率。

2. 韩国的支付方式改革　从 1997 年开始,韩国进行 DRG 支付试点。在每个 DRG 编码中,依据住院天数可以把患者分为三类,即一般病例、低限以下的病例和高限以上的病例。对供方支付比例的制定也与此相对应,但治疗的实际费用在确定支付额时所占比例较小。韩国 DRGs 为基础的支付方式是一种混合支付机制,把以成本为依据的补偿和预付制结合在一起,效率更高,因为这样不仅激励提供者降低成本,还可以补偿医院之间由于病例组合不同所导致的成本差异。对 DRGs 试点项目的评价显示,DRGs 支付方式确实能够激励提供者改变某些行为。调查显示,医疗机构在加入试点项目后,特定疾病的医疗服务成本和平均住院日以及住院患者的平均检查次数都有所下降。

3. 欧洲国家的支付方式改革　在欧洲有许多国家都在进行支付方式的改革,以改善卫生系统的绩效和透明度。

英国的免费医疗保健制度中,公立医院间缺乏竞争和有效的激励机制造成了医疗服务效率低下。为了提高医院服务效率和卫生资源配置效率,从 1990 年开始,英国进行卫生系统改革。引入私人资本的公立医院为改善服务绩效以获得政府基金,在内部方面不断提高服务质量和数量,引进先进的管理经验。为避免全科医生服务质量低下,政府规定了其最多注册人数,并对特殊人群提高人头支付额度,对全科医生实施以绩效加人头的支付方式提高其服务效率。以上措施不仅提高了英国卫生系统绩效,而且减轻了卫生服务提供不足的现象。

在德国的国家医疗制度中,存在人口老龄化加重医疗保健费用,而且医生收入与其提供服务不成正比的现象。因此,从 1993 年开始,德国实施了对总额预算下的按项目收费制度的改革。2004 年德国开始 DRGs 付费方式,主要是根据费用支出权重、平均住院天数和基础支付率确定支付标准。在此支付方式下,住院率减少,但是同时也出现了分解住院的风险。德国改革实践显示,基于 DRGs 的支付方式实施难度较大,且可能存在医疗质量下降的问题,因此建立一套科学有效的监管机制是必要的。

4. 美国的医疗保险预付制　美国在 Medicare(针对 65 岁以上老年人的医疗保险)和 Medicaid(针对穷人的医疗救助)两大政府医疗制度背景下,为控制日益高涨的医疗费用,进一步改善卫生系统绩效,于 1983 年通过 DRGs 支付制度改革。在此支付制度下,对于可以多点执业的医生,依据基础性相对价值计量法(resources-based relative value scale, RBRVS),同时综合考虑到工作量和研修经费以及其他经费确定 DRGs 成本价格,并根据城市农村两个支付水平将疾病分别分组。有研究显示,在 DRGs 支付方式下,住院率、住院天数和住院总费用均有不同程度的下降。美国经验表明,此支付制度的实施需要一系列良好的管理和监督系统等配套措施的支持,由此来预防可能发生的医疗服务质量下降等问题。

笔记

四、中国供方支付制度改革及展望

按服务项目支付仍然是中国卫生服务供方现行的主要支付方式。从目前来看,中国还没有形成一套完整的支付制度。

随着医疗卫生改革的开展和深入,中国各地方也一直在进行着支付方式改革与试点工作。特别是在新型农村合作医疗制度实施以来,各地对支付方式进行了积极的探索、尝试。2004年卫生部印发《关于开展单病种收费管理试点工作的通知》,提出30个病种,要求黑龙江、辽宁、山东、天津、河南、陕西、青海等7个省(市)进行试点。随着试点工作的开展,单病种支付逐步推广,到2008年试点推广到100家医院,100个病种。在此期间,其他地方也积极试行其他支付方式,如云南禄丰县开始探索按住院床日付费,重庆黔江县试点按人头付费。2009年《中共中央国务院关于深化医药卫生体制改革的意见》明确提出,要改革支付方式。2012年卫生部、国家发展改革委、财政部联合下发了《关于推进新型农村合作医疗支付方式改革工作的指导意见》,指导各地积极探索实行按病种付费、按床日付费、按人头付费、总额预付等付费方式,进一步完善新型农村合作医疗支付制度。意见指出,在乡(镇)、村两级医疗卫生机构要积极推行以门诊费用总额预付为主的支付方式改革;在实施门诊费用支付方式改革中,也可探索实行按人头付费向乡村(全科)医生购买服务的方式,对于特殊病种大额门诊费用,可探索实行定额包干的支付方式;积极推进按病种付费、按床日付费等住院费用支付方式改革,鼓励各地参照疾病诊断相关组(DRGs)付费,探索完善现行按病种付费的模式,控制诊疗过程中规避按病种付费的行为。

目前来看,中国支付方式上的尝试,主要集中在医保总额预付和住院单病种付费等方面。

2006年,云南省禄丰县在乡镇卫生机构实行按门诊人次总额预付制度,根据各乡镇卫生院的服务能力和当地参合人数,以总额预算方式将参合费拨付给医院,各个卫生院按照要求对参合农民实施门诊及保健服务;江苏省镇江医保则对门诊和住院实行"总额控制、弹性结算"的制度,通过对医院工作量和预算数额考核实施的弹性结算引导医院因病施治、合理检查、合理用药和公平竞争。

陕西省安县实行以平均费用为基础的新农合单病种付费方式,并在此基础上增加了例外原则以弥补单病种不够精确的缺点;济宁医学院附属医院则实施临床路径与病种付费结合的单病种定额付费机制,主要做法是:首先确定不同病种在不同诊疗条件下不同的临床路径以及医疗项目,然后确定其固定成本和变动成本以及最低支付额度,并定期监控患者住院天数、满意度等各项指标。

在推进医改的过程中,中国多地正在进行按病种收费的探索。实现这一方式有几个重要的前提条件,首先是必须要有临床路径,即规范的临床诊疗服务,在此基础上才可以深入探索按病种收费,再是完善的信息系统,另外还需要有专业的管理和技术人员。2009年中国开始新一轮的医改,在公立医院改革中推广临床路径。卫生部首先确定了全国23个省市的110家三级医院作为试点,先行

笔记

探索22个专业112个病种的临床路径管理。

随着医改的深入开展,医疗保障制度的建立和逐步完善,支付制度改革已成必然趋势。同时,随着医保经办机构管理水平的提高,医疗机构内部运行机制改革和管理体制的完善,以及国内对支付研究的发展,中国支付制度改革也逐步具备了一定的基础条件。但是任何支付制度的改革都不可能照搬其他成功地区的模式,因为不同国家不同地区的经济水平、医疗环境、文化环境相差甚远,根据自己实际情况进行因地制宜的支付制度改革才是可取的。

支付制度改革牵涉到各方面的利益,需要社会各方积极参与。既需要政府科学决策,进行制度设计,更需要各类卫生机构和医务人员支持,参与其中,还需要相关研究的持续探索。总的来说,支付制度改革是一项非常复杂繁琐的工作,不可能一蹴而就。从现有的按项目付费为主的支付方式转变为按病种付费、总额预算等混合的支付方式,逐步由后付制向预付制转变,是各国支付制度改革的经验和总体趋势,同时也是中国未来支付制度改革的发展方向。

本 章 小 结

1. 供方支付制度是指对卫生服务提供者进行补偿的一种激励机制,简单讲就是指资金从所有者转移到卫生服务提供者的方式。支付方式是指资金以什么样的方式补偿供方,也就是说需要确定支付的价格单位和价格水平。

2. 支付方式很多,有多种属性。目前,常见的卫生服务供方支付方式包括条目预算、按服务项目付费、按床日支付、按病种支付、按人头支付、按住院日付费、总额预算和按绩效支付等。

3. 每一种支付方式都有其优势和劣势。不同的支付方式会对卫生服务的效率、质量、公平以及患者满意度等产生不同的影响。目前支付方式发展趋势主要是混合支付、增加供方承担经济风险、引入供方竞争机制和结合绩效考核等。绩效支付和按病例支付作为一种新趋势已经有了国际推广。

4. 中国供方支付制度的发展已经有了大胆尝试并积累初步经验。总的来说,从现有的按项目付费为主的支付方式转变为按病种付费、总额预算等混合的支付方式,逐步由后付制向预付制转变,是各国支付制度改革的经验和总体趋势,同时也是中国未来支付制度改革的发展方向。

关键术语

供方支付制度 (Provider Payment System)

按服务项目付费 (Fee for Service)

按病种支付 (Disease Payment)

绩效支付 (Pay-for-Performance,P4P)

笔记

以病例为基础的支付方式 （Case-based Payment Methods）

诊断相关分组 （Diagnosis Related Groups，DRGs）

思考题

1. 主要的支付方式有哪些？

2. 各种支付方式的优缺点是什么？

3. 对医疗机构的支付方式有哪些？

4. 医疗服务供方支付制度配套措施有哪些？

（潍坊医学院管理学院　于贞杰）

第十三章

疾病经济负担

学习目标

通过本章的学习,你应该能够:

掌握 疾病负担、疾病经济负担的概念及其分类,家庭经济负担和灾难性卫生支出的概念;

熟悉 疾病经济负担测算的方法和思路;

了解 疾病经济负担研究现状和控制疾病经济负担的措施。

章前案例

　　老李是某县城一家工厂的工人,在一次工厂组织的职工体检中发现肺部有阴影,医生建议老李到省城的大医院找专家检查。老李和妻子一起去省城求医。到了省城发现,大医院专家号一票难求,老李和妻子在招待所里住了三天后才通过电话预约挂上了号。进了医院,经过一系列检查,老李最终被确诊为肺癌。医生告诉老李的妻子,他的病需要入院治疗,治疗的手段包括手术、化疗和放疗等,整个治疗过程预计需要花费 10 万元左右。部分费用可以通过老李参加的城镇职工基本医疗保险报销,但是一些抗肿瘤药物不在医保报销范围内,这些药物往往很贵。老李与妻子感觉这对于他们家庭来讲,将是一笔很大的支出。除了医生所说的治疗费用以外,在治疗过程中,老李还需要加强营养,还必须有人陪护,出院后还要服药和定期检查,这些都是不小的开支。这么一算计,两个人犯了愁,也一时拿不定主意。

第一节　概　　述

　　疾病不仅会损害个人的健康和生命,给患者带来生理上、精神上的痛苦,而且更会造成极大的社会疾病负担与社会经济负担,甚至会影响整个国家社会和经济的发展。研究和测算疾病负担以及疾病经济负担已经成为了卫生经济学的重要领域之一,对各种疾病经济负担进行分析,并制订出科学的治疗方案、疾病控制方案、健身方案和卫生政策,对合理配置卫生资源都是非常有帮助的。

一、疾病负担

　　所谓疾病负担(burden of disease)是指疾病、失能(伤残)和过早死亡对健康

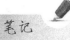

笔记

和社会造成的总损失。世界银行（World Bank，WB）在1990年开始对全球疾病负担（global burden of disease，GDB）研究，来自美国哈佛大学、世界卫生组织（World Health Organization，WHO）以及其他地区和国家100多位研究者对全球多个地区疾病导致的死亡、失能以及伤害带来的总损失进行了评估，首次为卫生决策者全面了解全球健康状况提供了信息。为标准化评估各种疾病、风险因素和区域的疾病负担，研究者们发明了一个新的测算指标——伤残（失能）调整生命年（disability adjusted life year，DALY）。2009年世界卫生组织对中国疾病负担构成的研究发现，传染病、产科疾病、围产期疾病和营养不良在疾病负担中所占比例为17.9%，伤害为13.4%，慢病为68.7%。慢病已经成为了威胁中国人群健康的最主要疾病。

二、疾病经济负担及其分类

当人们罹患疾病时，健康状况下降，首先会感受到身体和心理上的痛苦，为了促进健康状况的恢复，人们会需要利用医疗卫生服务（门诊、住院和自购药物等），另外疾病较严重还会出现休工、休学，如果医治无效或者延误了医治的最佳时期则会出现早亡。在这个过程中，疾病的经济损失和时间损失就发生了。疾病经济损失又称疾病经济负担（economic burden of disease），或称为疾病费用、疾病成本（cost of illness，COI），是指由于发病、伤残（失能）以及过早死亡带来的经济损失和资源消耗的总和。较早涉及疾病经济负担研究的是Malzberg，他在1950年对精神疾病的疾病经济负担进行了估计。其后有众多的研究者对疾病经济负担展开了大量的研究，研究范围涉及到整个国家或地区，研究对象有全疾病、单病种或者多病种。

完整的疾病经济负担包括疾病直接经济负担（direct economic burden）、疾病间接经济负担（indirect economic burden）和无形经济负担（intangible economic burden）。

（一）直接经济负担

疾病直接经济负担包括直接医疗负担（direct medical costs）和直接非医疗负担（nonmedical direct Costs）。

1. 直接医疗经济负担　生病就医是有一定经济能力患者的一般需求行为，无论到哪一级别的医疗机构就医，患者都会产生一定的经济花费或者支出，不管这种支出是个人支付还是保险支付。直接医疗负担即是购买卫生服务的费用：如挂号费、检查费、诊断费、治疗费、处置费、检查费、手术费、药品费（包括处方要求的药品和自购药）、康复费、临终关怀费等治疗疾病的费用。直接医疗负担可以发生在医院内，如各级各类医院、诊所、基层医疗卫生服务机构；也可以发生在医院外，如零售药店等。直接医疗负担的分类与各国医疗卫生服务体制和支付制度有关，如美国直接医疗负担分为四个部分：门诊费、住院费、药品费和急救费，我国一般分为三个部分：门诊费、住院费和药品费。

2. 直接非医疗经济负担　即为了获得利用医疗卫生服务机会，治疗疾病过程中支持性活动的费用以及疾病发生过程中产生的财产损失，如交通费、膳食

笔记

费、营养费、住宿费、陪护人员费用和财产损失费等。交通费不仅包含患者及陪护家属在居住地往返于住所与医疗机构，以及医疗机构之间的费用，还包括跨省甚至跨国寻求救治而产生的交通费用。疾病治疗和康复的过程可能会产生一些特定的费用，如用于患者所需的特殊膳食，特殊衣服，方便患者移动的工具（轮椅等），清洁，陪护等。财产损失是指如酗酒或醉酒引发车祸带来的财产损失，还有吸毒引发犯罪行为带来的财产损失。

（二）间接经济负担

疾病间接经济负担来源于发病，由失能和早亡所带来的时间的损失从而导致有效劳动生产力损失，包括早亡成本（mortality costs），因病休工、休学的成本（morbidity costs）和家人陪护的成本（informal care costs）等。由于健康状况不佳影响工作效率；因病就医的劳动力会损失社会劳动时间甚至失去工作；另外在就医过程中如果有成人劳动力陪护，那么陪护的劳动力则会损失社会劳动时间等这些都是疾病引起的间接经济负担。但是由于精神损失和健康状况不佳而引起的工作效率下降在实际工作中难以测算，因此所带来的经济损失也很难定量估算。

（三）无形经济负担

无形经济负担也叫无形成本，是指患者及其亲友因疾病或失能给家庭和本人造成的痛苦、焦虑与不便所带来的生活质量的下降，其他相关成本的花费。得了疾病的人总是痛苦的，或多或少都会有精神上焦虑或不安。如果是重大疾病或者是疑难杂症，还可能会使患者及家属背上沉重的思想包袱，这种负担是无形的。例如，恶性肿瘤患者因为疼痛，害怕死亡变得焦虑、烦躁和不安；传染病患者害怕被歧视和不被社会接受变得孤独。一些研究使用生命质量来测算无形成本，但这部分成本很难量化和货币化。

疾病经济负担的测算，研究的角度非常重要，不同的决策者会从不同的角度看待问题，也决定了研究所需要分析的内容不同。从社会角度出发点，需要关注疾病所引起的社会经济损失和给人群带来的经济消耗，即社会整体疾病经济负担（social economic burden of diseases），研究内容应包括所有的直接、间接、无形经济负担等。如果是从保险方出发，则只需要关心保险报销范围以内的疾病经济负担。从医疗机构出发，医疗机构只关注救治患者时医院所花费的成本，而较少关心患者劳动力损失和出院后康复所产生的经济负担。从患者角度出发，患者会关心自己以及家庭所需要支付的卫生支出（out of pocket, OOP），如果是拥有医疗保险的患者对直接经济负担就只会关心起付线以下、封顶线以上和共付比的多少。

在以往的研究中人们往往非常重视疾病对整个社会和人群所带来的经济损失，但是从上个世纪80年代后期开始，国际社会越来越重视卫生公平性，不仅关心人们健康状况的改善，更关心健康的公平性，关心由于疾病支付的医疗费用对家庭生活方式和生活质量产生的影响，家庭疾病经济负担（family economic burden of diseases）的测算就变得越来越重要。国际上对家庭疾病经济负担研究，已将家庭现金支付的医药费用和家庭消费性支出结合起来进行分析，并

笔记

用灾难性卫生支出这个指标来反应家庭经济负担大小。所谓灾难性卫生支出（catastrophic health expenditure）是指一定时期内，家庭的自付医药费用超出家庭承受能力，导致严重的经济风险和生活水平的下降，进而陷入破产、贫困。

三、研究疾病经济负担的意义

（一）有利于了解疾病对社会经济带来的影响

卫生系统常用发病率、患病率、死亡率、以及死因顺位来反应疾病的严重程度和危害性。但是这些指标只能反映出疾病发生的频率，不能说明疾病所产生的卫生资源的消耗和对国家、社会带来的经济负担。疾病经济负担分析将这种影响定量化，以便人们从社会经济的角度进一步理解疾病问题，分析疾病经济负担的构成、发展趋势及影响因素，挖掘减轻经济负担的潜力，控制疾病费用的上涨幅度。根据第三次国家卫生服务调查等研究测算，2003 年我国总的疾病经济负担为 12 009.72 亿元，占 GDP 比重 10.23%，其中慢性非传染性疾病 8580.54 亿元，占 GDP 比重 7.31%，占全部疾病经济负担 71.45%；感染、产科和围产疾病 1707.60 亿元，占 GDP 比重 1.45%，占全部疾病经济负担 14.22%；损伤和中毒 1549.08 亿元，占 GDP 比重 1.32%，占全部疾病经济负担 12.90%。

（二）有利于帮助决策者确定重点卫生问题

为了将有限的卫生资源投入到最亟待解决的疾病防控领域，降低卫生资源投入的随意性，在资源配置之前往往需要弄清楚卫生问题的优先重点。通过分析卫生现状、人口变化以及将不同疾病的经济负担排序，既能弄清楚哪些疾病危害了人群健康，又能弄清哪些疾病影响了或者是严重影响了社会经济发展，哪些问题是亟待解决的卫生问题，从而为确定重点卫生问题、合理配置卫生资源提供信息，为卫生政策的制订提供参考。

（三）有利于了解各类疾病对患者及其家庭带来的影响

通过家庭疾病经济负担的测算，获得患者治疗疾病自付的医疗费用占家庭可支配收入的比例，确定灾难性卫生支出的界定标准，反应疾病对人民生活带来的负担。了解我国不同地区、不同人群有多少家庭支付医疗费用比例超过界定标准，陷入"因贫致病，因病返贫"的灾难性境域之中，反映家庭遭遇灾难性卫生支出打击的严重程度。为研究影响灾难性卫生支出发生的因素、制定有针对性的政策和措施、降低家庭疾病经济负担、减少灾难性卫生支出的发生率、提高卫生公平性提供信息。

（四）有利于对各类干预措施和卫生项目进行卫生经济学评价

疾病经济负担的测算一方面反应了疾病对人群和社会带来的总的经济损失；另一方面，如果卫生部门实施各种卫生项目和措施，降低了疾病的发生频率和严重程度，使得疾病经济损失不发生或者是少发生，从这个角度，疾病经济负担也看成是卫生部门采取各种措施通过不懈的努力，在防病治病、恢复劳动力、提高劳动力生命质量所取得的成绩，也即实施卫生项目和措施获得的效益。那么疾病经济负担就为成本效益评价提供了一个衡量尺度。另外在疾病负担测算过程中所使用的一些反映生命质量的指标，比如质量调整生命年（quality

笔记

adjusted life years，QALY）和伤残（失能）调整生命年（disability adjusted life year，DALY）是用于成本效用评价中测算效用值最常用的指标。

（五）有利于为医疗保险方提供信息

医疗保险制度是补偿疾病带来医疗费用的保险，通过风险转移和补偿转移，将个体的由疾病风险所导致的经济损失分摊给所有受同样风险威胁的成员，用集中起来的医疗保险基金补偿由疾病带来的损失。疾病经济负担的测算为医疗保险费用的偿付标准和偿付方式提供了信息，包括医疗费用消耗的数量和生产能力减少的情况等；同时大量的研究证明医疗保险能有效降低患者的疾病经济负担，增加参保人员抵御风险的能力，这也为推行全民医疗保障制度起到积极的宣传和推动作用。

第二节 疾病经济负担测算

一、社会整体疾病经济负担测算

（一）疾病经济负担测算的思路

1. **疾病别法** 该类方法主要是使用国际疾病分类编码（ICD），从卫生服务利用、失能、早亡等方面的资料中测算由于某种疾病所造成的成本或经济损失。这种方法在早期疾病经济负担研究中应用非常广泛，方法较为直观和简单，但是一般只有测算的疾病为第一诊断或者是卫生服务利用、失能、早亡的第一原因时，才把相应经济负担归入测算的疾病，这可能大大地低估了疾病带来的经济损失。图 13-1 为疾病别法测算思路。

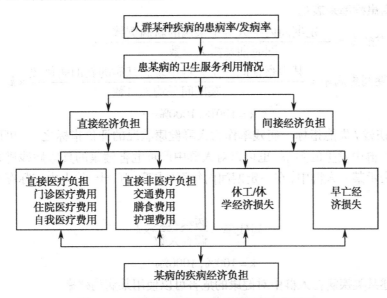

图 13-1 疾病别法测算某种疾病经济负担思路

2. **完全结果法** 在测算归因于某个具体的危险行为的疾病经济负担时，除了使用疾病别法分别将每种有关的疾病的经济负担相加求和，还可以采用完全结果法。这种测算思路不需要限定危险因素的特定疾病类别,而直接收集其直接经济负担水平和间接经济负担水平,然后与危险因素的非暴露人群疾病负担水平进行比较,计算超额经济负担。这种方法避免了疾病别法可能纳入疾病种类不全而低估了危险因素暴露带来的经济负担的缺陷。图 13-2 为完全结果法测算思路。

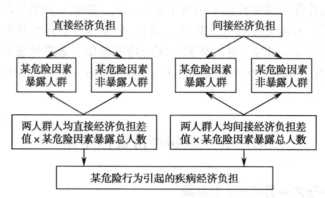

图 13-2 完全结果法测算归因于某种危险行为的疾病经济负担思路

(二)疾病负担测算相关指标

疾病经济负担的测算往往是以疾病负担的测算为基础,与疾病负担测算有关的指标主要包括以下四类:

1. 疾病指标 发病率(以及按年龄、性别、职业等不同特征计算的发病专率)和患病率是最常用的表示疾病发生频率的指标。急性病由于起病急而持续时间较短,故多使用发病率作为测算指标;慢性病由于病程迁延,疗程相对较长而多使用患病率来表达。

$$发病率 = \frac{一定期间内某人群中某病的新病例数}{同时期暴露人口数} \times k$$

$$期间患病率 = \frac{某观察期间一定人群中现患某病的新旧病例数}{某期间平均人口数} \times k$$

$$k = 100\%, 1000‰\cdots$$

2. 伤残 / 失能指标 病残率作为人群健康状况的评价指标之一,可以说明病残在人群中发生的频率,也可以对人群中严重危害健康的具体病残进行单项统计。表示某一人群中,在一定期间内每百(或千、万、十万)人中实际存在的病残人数。

$$病残率 = \frac{病残人数}{调查人数} \times k$$

$$k = 100\%, 1000‰\cdots$$

描述某类疾病在人群中对健康的危害可以使用某病病残率。

$$某病病残率 = \frac{某病病残人数}{调查人数} \times k$$

$$k = 100\%, 1000‰\cdots$$

笔记

国际上常用失能权重值来表示不同疾病对人群健康损害的严重程度,见表 13-1。权重取值范围在 0~1 之间,当权重值为 0 时表示完全健康,值越接近 1 则疾病所致失能严重性程度越高,当权重为 1 时表示死亡。

表 13-1 部分疾病失能权重值

疾病名称	平均权重值	权重值范围
肺结核	0.271	0.264–0.294
艾滋病病毒携带 / 艾滋病		
艾滋病病毒携带	0.135	0.123–0.136
非抗逆转录病毒治疗的艾滋病病人	0.505	
抗逆转录病毒治疗的艾滋病病人	0.167	0.145–0.469
乙型肝炎	0.075	
糖尿病		
单纯糖尿病	0.015	0.012–0.018
糖尿病合并足部症状	0.133	0.130–0.136
糖尿病合并视网膜病变	0.552	0.511–0.595
高血压性心脏病	0.246	0.201–0.300
缺血性心脏病		
急性心肌梗死	0.439	0.405–0.477
心绞痛	0.124	0.105–0.141
脑血管疾病		
首次中风	0.920	
中风幸存者	0.266	

引自:World Health Organization. Global burden of disease 2004 update:disability weights for diseases and conditions.

3. 死亡指标 表达疾病死亡的指标很多,常使用粗死亡率、死亡专率、病死率、死亡比、早亡等指标。

(1)死亡率:是一定时期内,一定人群中,死于某病(或死于所有原因)的频率,是测算人群死亡危险最常用的指标。死于所有原因的死亡率是未经过调整的率,也称粗死亡率。死亡率也可按不同特征分别计算死亡专率。

$$死亡率 = \frac{某期间内(因某病)死亡总数}{同期平均人口数} \times k$$

$$k = 100\%, 1000‰\cdots$$

(2)病死率:表示一定时期内(通常是 1 年),患某病的全部病人中因该病死亡者的比例。表示确诊疾病的死亡概率,也可以表明疾病的严重程度,还可以反映医疗技术水平。

$$病死率 = \frac{某期间内因某病死亡人数}{同期患某病的病人数} \times 100\%$$

4. 时间损失指标 病人患病后因病休工、休学或者是因病早亡,都会带来工作学习时间的损失,造成间接经济损失。在测算经济损失时,必然会使用到与时间有关的指标。

笔记

潜在减寿年数(potential years of life lost, PYLL)是疾病负担测算中的常用指标,研究中用它来估算不同疾病死亡者总的减寿年数,从而估算由于疾病所带来的劳动者工作日的损失,计算方法如下。

$$潜在减寿年数(PYLL) = \sum_{i=1}^{e} a_i d_i$$

其中 e——预期寿命(岁)

  i——年龄组(通常计算器年龄组中值)

  a_i——第 i 年龄组剩余年龄

  d_i——第 i 年龄组的死亡人数

表 13-2 是根据世界卫生组织 2009 年公布的中国男性组年龄组期望寿命计算出的城市男性恶性肿瘤死亡减寿年数。

表13-2　中国2009年城市男性恶性肿瘤死亡减寿年数计算

年龄组(岁)	死亡率(1/10万)	年龄组人口(万人)	死亡人数(人)(d_i)	年龄组期望寿命(年)(a_i)	减寿年数
<1	9	879	758	72.2	54 693.37
1~	5	3797	1734	72.2	125 215.10
5~	3	3976	1169	68.4	79 935.72
10~	3	4554	1520	63.5	96 533.70
15~	5	5061	2477	58.6	145 152.86
20~	7	5041	3501	53.8	188 376.72
25~	8	4317	3451	49.1	169 431.78
30~	14	4449	6336	44.4	281 302.93
35~	30	6024	18 035	39.7	715 978.81
40~	61	6400	39 027	35	1 365 946.55
45~	112	5230	58 532	30.4	1 779 378.54
50~	202	4863	98 186	26	2 552 848.78
55~	322	4536	146 158	21.8	3 186 244.54
60~	467	3248	151 616	17.9	2 713 922.37
65~	679	2323	157 760	14.3	2 255 965.79
70~	1037	1863	193 212	11.2	2 163 978.46
75~	1559	1260	196 415	8.4	1 649 882.11
80~	2021	593	119 878	6.2	743 242.32
>85	2386	273	65 202	4.5	293 409.17
合计	—	68 686	1 264 966	—	20 561 439.61

引自：World Health Organization. Lifetables for WHO member states in 2009.http://apps.who.int/gho/data/?vid=710#[下载 2012–12–2]。

另外测算时间损失的指标还有,两周患病持续天数,两周患病休工、休学天数,病休、误工时间(卧床天数、缺勤天数、病休天数等),医院病床占用日等。

$$两周患病持续天数 = \frac{调查人群中调查前两周患病持续总天数}{调查人数}$$

$$两周患病休工、休学天数 = \frac{调查人群中调查前两周患病休工休学总天数}{调查人数}$$

5. 生命质量指标　疾病的结局一般较难用前述的单一指标反应，因为疾病除了会影响人生存时间的长短，还会影响生命的质量。目前在卫生领域对疾病结局综合评价的指标常见的主要有两个，质量调整生命年和伤残（失能）调整生命年。质量调整生命年和失能调整生命年反映的是一个问题的两个方面，前者是尚还保留的，后者是损失掉的。

（1）质量调整生命年：是综合反映生命时间长短和生命质量好坏的最常用的一个指标，全面考虑了健康的生理、心理和社会适应三个维度。假定在死亡和完全健康之间对健康状况赋予0~1的权重，0代表个体健康状况接近于死亡状态或已死亡，1则表示处于完全健康状态，权重越大个体越健康。相比较于完全健康的状态，因疾病或失能造成的生活痛苦会让人感觉到活过1年的时间小于完全健康地生活1年，对于经过生命质量权重调整后的生命年就称为质量调整生命年。计算公式如下。表13-3是对某地男性质量调整生命年的计算。

$$质量调整生命年（QALY）= \sum_{i=1}^{n} w_i y_i$$

其中 w_i——效用值作为权重

　　 n——功能状态数

　　 y_i——各种状态下的生存年数

表13-3　某地男性的质量调整生存年数

功能状态	效用(w_i)	生存年数(y_i)	$w_i y_i$
住院	0.33	0.80	0.264
长期活动受限	0.57	7.70	4.898
暂时活动受限	0.88	2.70	2.438
完好	1.00	59.04	59.04
合计		70.24	66.14

资料来源：李宁秀. 社会医学，成都：四川大学出版社，2003.

（2）失能调整生命年：是指由于发病、失能和早亡所损失的全部健康生命年，包括早亡所致生命年损失（years of life lost，YLLs）和伤残所致生命年损失（years lived with disability，YLDs）。它是一个综合指标，比死亡率等单一的指标更好，它能评价非死亡状态（疾病和失能）带来的损失；另外它是对特定状况和疾病客观、独立而且统计学上合理的负担评价；根据疾病负担单位成本的变化，还可以对干预措施进行成本效用分析。

DALY的计算主要依赖于疾病的年龄别发病率和死亡率、平均发病年龄及持续时间，因此在收集疾病资料时应尽量保证数据的准确性，以保证计算的DALY能较准确反映疾病负担。由表13-4可见，2004年神经精神疾病，心血管疾病和意外伤害居中国疾病负担的前3位。

笔记

表13-4　2004年中国前10位疾病负担病种（DALY/10万人口）

排列	病因	DALYs
1	神经精神疾病	36 878
2	心血管疾病	24 499
3	意外伤害	22 505
4	感觉器官疾病	20 711
5	恶性肿瘤	19 302
6	呼吸系统疾病	15 142
7	传染病和寄生虫病	12 268
8	围生期疾病	11 146
9	肌肉骨骼系统疾病	7170
10	消化系统疾病	6242

资料来源：世界卫生组织. 全球疾病负担 2004.

6. 卫生服务利用指标　卫生服务利用是指实际发生的卫生服务的数量，指标分为门诊服务利用、住院服务利用和预防保健利用等。门诊服务利用包括两周就诊率、两周就诊人次数等；住院利用指标包括住院率、住院天数等；预防保健服务利用指标包括计划免疫、妇幼保健、康复、健康体检、慢性病防制等利用指标。严格来讲患病后只有利用了卫生服务才会产生直接医疗负担。

$$两周就诊率 = \frac{调查人群中调查前两周就诊人次数}{调查人数} \times 100\%$$

$$住院率 = \frac{调查人群中调查前一年内住院人次数}{调查人数} \times 100\%$$

（三）疾病直接经济负担测算方法

1. 自下而上法（bottom-up approach）　自下而上法是利用疾病的平均治疗成本乘以疾病的发病率/患病率估算疾病经济负担。很多时候难以获得某种疾病所有的治疗成本，在测算时往往根据患者利用的不同卫生服务种类的平均费用乘以卫生服务实际利用次数。在我国卫生服务利用的最主要的三种形式是门诊、住院和自我医疗，直接医疗负担就转化成了两周就诊、住院和自我医疗所购买的所有医疗服务的费用，计算公式如下：

$$DMC_i = [PH_i \times QH_i + PV_i \times QV_i \times 26 + PM_i \times QM_i \times 26] \times POP$$

其中：DMC——直接医疗负担

　　　i——某种疾病

　　　PH——每次住院治疗的平均费用

　　　QH——12个月内人均住院治疗的次数

　　　PV——每次门诊的平均费用

　　　QV——两周内人均门诊次数

　　　PM——每次自我医疗的平均费用

　　　QM——两周人均自我医疗的次数

　　　POP——某年人口数

笔记

直接非医疗负担的计算公式为：

$$NDMC_i = [PHI_i×QH_i+PVI_i×QV_i×26 +PMI_i×QM_i×26]×POP$$

其中：NDMC——直接非医疗负担

PHI——平均每次住院治疗用于交通、营养伙食和陪护人的费用

PVI——平均每次门诊用于交通和其他非医疗费的费用

PMI——平均每次自我医疗用于交通和其他非医疗费的费用

其他符号的含义和上面直接医疗负担公式一致。

2. 自上而下法（top-down approach） 自上而下法也叫做流行病学归因法，主要用于测算归因于某个危险因素暴露的疾病经济负担。这种方法需要计算人群归因分值（Population-attributable Fraction，PAF）。计算公式如下：

$$PAF = p(RR-1)/[p(RR-1)+1]$$

其中 p——疾病患病率

RR——相对危险度

获得人群归因分值后，将归因分值与某种或某几种疾病的直接经济负担相乘，即可获得某种或某几种疾病归因于某个危险因素的疾病经济负担。表 13-5 为利用自上而下法测算出的中国 2002 年和 2005 年吸烟所致部分疾病的 PAF 和人均治疗费用。

表 13-5 吸烟所致部分疾病的 PAF 和该疾病的人均治疗费用

疾病名称	发病率（‰）*	2002 年		2005 年	
		PAF（%）	人均治疗费用（元/人）	PAF（%）	人均治疗费用（元/人）
慢性阻塞性肺病（COPD）	7.50	71.600	2431.11	71.600	3675.00
高血压	26.20	14.440	234.69	13.182	354.77
冠心病	64.90	3.081	2672.06	2.780	4039.24
脑血管病	6.60	32.156	6615.25	30.021	10 000.00
糖尿病	5.60	22.594	2441.17	20.798	3690.21
肺癌	0.834（男）0.395（女）	37.090	11 105.89	34.658	16 788.31
食道癌	0.0336	23.787	11 331.62	21.924	17 129.53
胃癌	0.5059（男）0.3198（女）	16.826	11 171.9	15.398	16 888.09
结肠癌	0.0237（男）0.0268（女）	12.404	10 039.2	11.300	15 175.84
鼻咽癌	0.0119	21.184	25 224.26	19.472	38 130.46
乳腺癌	0.520（女）	21.363	4541.22	19.640	6864.77
男性不育症	52.10	13.283	1033.76	12.111	1562.69
早产	39.50	20.459	3928.25	18.792	5938.17
流产	22.00	32.000	992.29	32.000	1500.00

资料来源：李玲、陈秋霖、贾瑞雪等. 我国的吸烟模式和烟草使用的疾病负担研究. 中国卫生经济，2008，27（1）：26-30.

笔记

（四）疾病间接经济负担测算的方法

1. 人力资本法（human capital method）　人力资本法是根据患者损失了时间从而带来收入的降低来测算间接经济负担。具体计算方法：损失时间×市场工资率。如果计算早亡带来的间接经济负担，损失时间可以用潜在减寿年数（PYLL）表示，也可以将人力资本法和伤残调整生命年（DALY）结合起来核算疾病间接经济负担。但需注意的是：早亡所带来的未来收入的减少要贴现，还要考虑未来每年的收入会按照按一定的增长率增加。人力资本法是使用较为广泛的测算间接经济负担的方法，但其也有一定的缺陷，比如用工资率代替人的生产力不合适，因为工资会受到性别歧视等影响；另外也存在一定的伦理道德问题，如将人的生命价值货币化。

2. 支付意愿法（willingness to pay method）　支付意愿法是通过询问患者为了避免某种疾病或者死亡的发生所愿意支付的最多的费用。需要说明的是支付意愿法是在假定的情境下收集的数据，例如，询问一个肺癌患者，你宁愿出多少钱也不愿意患肺癌，这时需要假定有一个"市场"，可以购买到使肺癌痊愈的卫生服务商品；另外，患者愿意支付的最大价值，包含了消费者剩余。这种方法最大的优点是体现了更广意义上健康的价值，包括生命时间的长短、生命质量、劳动力价值、心理压力、精神状态等；缺点是主观性比较强，受患者的偏好影响，不同的人口社会学特征会获得不同的支付意愿。

3. 磨合成本法（friction cost method）　磨合成本只估计由于患者生病离开岗位到其他人完全能胜任该项工作这一过程中所产生的社会损失。这个方法的前提假设是短期工作的损失可以被新员工弥补，而雇佣新员工所带来的成本只是聘用、培训、新员工使其从不熟练到熟练这个过程中产生的成本，这个过程就叫作磨合期。有研究者认为磨合成本只计算付费生产力的损失，没有计算未付费生产力的损失、家人陪护的时间等，属于不完全的间接成本的测算。

（五）数据收集的方法

获取疾病经济负担数据最主要的途径是问卷调查。调查对象分为医疗卫生机构和患者。医疗机构可以获取与住院有关的费用情况，通过住院患者的病案首页筛选出研究的疾病种类，收集住院病人在住院期间发生的与住院有关的直接医疗费用及其相关信息。目前大多数医院信息系统缺乏门诊就诊疾病种类和费用的匹配信息，但随着医院信息系统的不断建设和完善，未来患者在门诊就诊的费用情况将来源于医疗机构。从医疗卫生机构获取数据具有数据可靠、准确、快捷，不需要耗费太多的人力物力，但因无法获取一个患者因同一个疾病在不同的医疗机构多次住院的全部费用，难以获取门诊费用、院外自购药品、自我医疗、交通费、伙食营养费、住宿费、陪护费等花费，休工、休闲时间等，这种途径收集数据无法反映特定疾病的全部直接经济负担。

对患者调查可以弥补通过医疗机构收集数据不全的缺陷，获得直接经济负担、间接经济负担等有关的所有数据。收集直接疾病经济负担常见两种方式，一种是回顾性调查，另一种是前瞻性调查。前者调查耗时较少，但由于对一些小额的支出和较少的时间损失容易遗忘，产生回忆偏倚，影响准确性；后者是追踪调查患者,并将患者在未来一定时期内发生的每一笔费用和每一次时间损失都记录下来,调查结果误差较小,准确性较高,但是需要耗费大量的人力、物力和财力。

除了上面所介绍的专项疾病经济负担调查外,我国每 5 年开展一次的国家卫生服务调查也是测算疾病经济负担的重要数据来源。

(六)测算时注意事项

1. 时间价值　在测算间接经济负担时,往往涉及到伤残和早亡损失的健康寿命年,这些寿命年是未来的时间,所带来的经济损失是未来的损失,资金在生产和流通过程中随着时间推移而产生增值,故而需要对未来损失的经济损失贴现。在疾病负担研究中可以采用现行银行利率,也可以参考其他类似研究采用一个固定利率(例如选用 3%)。

2. 可比性问题　同一个疾病在测算经济负担时选择不同的调查方法,使用不同的测算思路,采用不同的折算方法,都会带来测算结果的差异,所以在进行比较的时候一定要注意可比性问题。比如:美国的吸烟有关经济负担的测算常用计量经济模型,但实际中国目前的有关研究常用疾病别法,两者不能直接用于比较;又比如在一个研究测算"非典"带来的间接经济负担时使用的是人力资本法,而另一研究使用的是支付意愿法,两者也不能直接比较。

3. 数据的夸大和缩小问题　直接经济负担一定是实际发生的损失,也就是实际就诊和治疗的情况,如果在测算时使用某病的患病率或者发病率代替就诊率则可能会夸大直接经济负担,由于各种原因,特别是经济支付能力,实际就诊的人数往往比实际患病或发病的人数低;另一方面,如果发病率和患病率中有较高漏报率,则又会大大缩小真正的疾病经济负担,不足以反映真实负担情况。

二、家庭疾病经济负担测算

(一)家庭疾病经济负担

在一些医疗保险制度不健全的国家或地区,人们不得不自己自付医疗卫生费用,一旦家庭成员生病,整个家庭将面临着巨大的医疗卫生支出,给家庭带来经济负担。如果医疗费用与家庭可用资源密切相关,那么这种对生活水平的破坏可以视为灾难性的。

灾难性卫生支出的计算需要两个重要的指标,一个是家庭医疗卫生自付费用(OOP)作为分子,另一个是家庭经济情况作为分母。家庭经济情况用家庭收入、总支出或消费等指标反映。三个指标各有一些特征和缺陷。家庭收入不直接受医疗支出的影响,但是医疗费用支出与家庭收入的比例也不能反映出不同家庭的健康筹资水平。假设两个家庭拥有相同的收入和医疗费用,但一个家庭有用来支付医疗费用的储蓄,而另一家庭没有储蓄,只能通过减少现有消费来支付医疗费用。这两个家庭医疗费用与收入的比率是无差异而相同的,但是没有储蓄的家庭医疗费用与家庭总开支的比率将会更大一些。假设现有消费的机会成本变得更大,对于没有储蓄的家庭会遭受更为巨大的灾难性影响。如果家庭总支出用作分母的话,灾难性卫生支出将受医疗支出在总支出中所占的预算份

笔记

额大小的影响。比如低收入国家的贫困家庭对于医疗支出的预算份额可能会很低。这种较为紧张的预算意味着较多的支出被用于维持基本生活消费,如购买食品,几乎没有剩余预算来支付医疗费用。在这种方法中,对医疗费用无支付能力的家庭将被视作未发生灾难性卫生支出。一种解决的方法是将总支出用"可支配支出"或者"支付能力"来代替,"可支配支出"或"支付能力"可以定义为家庭支出扣除食品支出的部分。

设 T 为 OOP,x 作为总的家庭支出,f(x)作为食品支出,或更为广泛意义的不可支配的支出。当 T/x,或 T/[x-f(x)],超过一定的标准(z)即为一个家庭遭受了灾难性卫生支出。如果分母为 x 即总的家庭支出,一般研究认为 z 为 10% 时,视作发生了灾难性卫生支出;世界卫生组织用"支付能力"([x-f(x)])作为分母时,则采用 40% 的标准。

(二)灾难性卫生支出的发生频率和强度测算

1. 灾难性卫生支出发生频率 灾难性卫生支出发生频率为发生灾难性卫生支出的家庭数量与接受调查的家庭总数之比。

$$H = \frac{1}{N} \sum_{i=1}^{N} E_i$$

其中 N——调查家庭数量

E——当 $T_i/x_i > z$,E = 1;当 $T_i/x_i < z$,E = 0

2. 灾难性卫生支出发生强度 灾难性卫生支出发生的频率不能说明医疗卫生支出在家庭支出中所占比例超过灾难性支出标准的程度,要说明这个问题,必须计算灾难性卫生支出发生的强度。用发生灾难性卫生支出的家庭的 T/x,或 T/[x-f(x)]与标准 z 的差值合计除以调查家庭数量,反映灾难性卫生支出发生的严重程度。$O_i = E_i((T_i/x_i) - z)$。

$$O = \frac{1}{N} \sum_{i=1}^{N} O_i$$

其中 N——调查家庭数量

3. 平均超支水平 平均超支水平(Mean Positive Overshoot, MPO)为灾难性卫生支出发生强度与发生频率之比。

$$MPO = \frac{O}{H}$$

灾难性卫生支出也有一定的缺陷,首先它只能对支付了医疗费用而出现灾难性经济负担的家庭进行分析,忽略了那些根本没有支付能力而放弃治疗的家庭。随着健康状况的逐步恶化,这些家庭比那些出现灾难性医疗费用的家庭可能经历更为严重的损失。其二,除了医疗费用,疾病还会导致收入的损失,有时候收入的减少比健康受损对家庭生活水平的影响还要严重。

有研究报道越南 1998 年测算出来的灾难性卫生支出发生的频率和强度。灾难性支出分别为家庭总支出和非食品支出的一部分,对不同的支出采用不同的标准(z)进行判断。随着标准从总支出的 5% 增加到 25%,灾难性卫生支出的发生率(H)从 33.77% 下降到 2.89%,灾难性卫生支出发生的强度(O)从 2.53%

笔记

下降到 0.30%。当标准从可支配支出的 15% 增加到 40% 时,灾难性卫生支出的发生率(H)从 29.37% 下降到 5.97%,灾难性卫生支出发生的强度(O)从 4.35% 下降到 0.76%。与 H 和 O 不同,平均超支水平(MPO)不会随着标准的升高而下降。见表 13-6。

表 13-6　不同判断标准下越南 1998 年灾难性卫生支出发生情况(%)

	标准比例(z)(%)				
	5.00	10.00	15.00	25.00	40.00
以总支出为界定					
发生率(H)	33.77	15.11	8.47	2.89	—
标准误	0.61	0.46	0.36	0.22	
发生强度(O)	2.53	1.39	0.81	0.30	—
标准误	0.08	0.06	0.05	0.03	
平均超支(MPO)	7.48	9.18	9.58	10.46	—
以不可支配支出为界定					
发生率(H)	—	—	29.37	15.10	5.97
标准误			0.59	0.46	0.31
发生强度(O)	—	—	4.35	2.24	0.76
标准误			0.13	0.09	0.05
平均超支(MPO)	—	—	14.81	14.83	12.66

引自:O'DonnellO,Doorslaer E V,WagstaffA. Analyzing health equity using household survey data. Danvers,Clearance Center Inc,2007.

第三节　疾病经济负担分析

一、疾病经济负担现状

(一)国际上疾病经济负担现状

1. 各国疾病经济负担　全球疾病经济负担主要来源于慢病。有研究表明慢病造成了全世界 63% 的死亡,特别是心血管疾病,癌症,呼吸系统疾病和糖尿病。2010 年,世界经济论坛和哈佛大学公共卫生学院的研究人员对全球慢病经济负担研究发现,慢病已经造成巨大的经济负担,而且这种负担在未来二十年将会演变的更加惊人,心血管疾病、呼吸系统疾病、癌症、糖尿病和精神疾病在未来二十年会带来 47 万亿的经济损失,占全球 2010 年 GDP 的 75%。美国 2007 年全国糖尿病前期和糖尿病疾病的经济负担为 2.18 亿美元,包括 1.53 亿美元的直接经济负担和 6500 万美元间接经济负担,平均每例未诊断的糖尿病经济负担为 2864 美元,每例确诊的糖尿病经济负担为 9975 美元(Ⅱ型糖尿病为 9677 美元/例,Ⅰ型糖尿病为 14 856 美元/例)。欧盟各国每年因心血管疾病的经济负担为 1690 亿欧元,其中直接医疗负担占 62%,生产力丧失带来的经济损失占 21%,非正式照顾的经济损失为 17%;冠心病经济负担占 27%,脑血管疾

笔记

病的经济负担占20%。

澳大利亚、加拿大、法国、德国和荷兰等经济发达国家的疾病经济负担分别为333亿美元(2000年)、567亿美元(1998年)、1222亿美元(2002年)、2777亿美元(2004年)和507亿美元(2003年),占当年各国GDP的9.1%、9.3%、8.4%、10.2%和10.0%。由表13-7不难看出,这五个国家慢病构成了主要的疾病经济负担。

表13-7 各国疾病别疾病经济负担构成情况(%)

疾病类别	澳大利亚 2000	加拿大 1998	法国 2002	德国 2004	荷兰 2003
感染性疾病	2.1	1.1	2.1	1.7	2.4
肿瘤	5.1	2.9	6.4	7.9	5.0
内分泌、营养、代谢疾病	4.2	1.9	4.2	5.3	2.6
血液系统疾病	–	0.3	0.7	0.5	0.5
精神疾病	6.5	5.6	9.0	10.1	15.6
神经系统疾病	8.6	3.4	8.6	8.2	7.3
循环系统疾病	9.6	8.1	11.4	15.7	10.9
呼吸系统疾病	6.5	4.1	6.5	5.2	4.6
消化系统疾病	10.9	4.2	11.0	14.8	10.2
泌尿系统疾病	3.6	3.1	4.8	3.8	3.6
妊娠/分娩	2.3	1.5	2.3	1.4	3.3
皮肤病	2.4	1.8	1.4	1.6	1.9
肌肉骨骼系统	8.1	3.2	7.4	10.9	7.7
先天畸形,染色体变异	0.4	0.2	0.4	0.5	0.6
围生期疾病	0.6	0.4	0.4	0.4	0.8
诊断不明	9.7	2.1	4.0	4.6	9.4
意外	–	–	–	–	3.6
损失和中毒	7.0	3.8	5.8	4.9	–
其他类别	–	6.9	5.5	2.5	0.8
未归类	12.5	45.4	8.0	0.0	9.3
合计	100.0	100.0	100.0	100.0	100.0

引自:Heijink R, Noethen M, Renaud T, et al.Cost of illness: an international comparison. Australia, Canada, France, Germany and the Netherlands. Health Policy, 2008, 88(1), 49–61.

传染病对经济不发达地区和国家造成的经济负担也不能忽视。传染病与贫困密切相关,贫困使社会、经济和环境状况更易造成传染病的传播,而受到疾病危害的人群因为贫困而无法得到充分的预防或医疗护理。传染病每年造成约1000万人死亡,其中低收入国家的死亡人数占32%,而非洲的死亡人数所占比例超过了60%。传染病使数亿人致残,影响其健康生活和生产能力,全球每年由于传染病损失3.5亿伤残调整寿命年(DALYs)。传染病所造成的社会经济影响极大,例如,印度次大陆仅仅由于一种被忽视的疾病——淋巴丝虫病,每年造成的损失即高达10亿美元,而疟疾使非洲国家年经济增长速度降低1.3%。据研究报道,如果没有世卫组织控制结核病战略规定的有效结核治疗,2006至2015年南撒哈拉非洲因结核病相关死亡(包括合并感染艾滋病毒)的经济费用为5190亿美元。

在发展中国家,伤害也是疾病经济负担的重要构成。伤害每年造成500多万人死亡,这大约等于艾滋病毒/艾滋病、疟疾和结核病死亡人数的总和。据研究估计,1990年全球健康不良总人数中,15%以上是由伤害造成的,到2020年,预计将增至20%。超过90%的伤害死亡事件发生在低收入和中等收入国家。低收入国家中,随着经济的发展和车辆数目的增加,相关交通事故及其造成的伤害和死亡数目呈上升趋势。每年道路交通事故伤害造成的损失超过5000亿美元,远远超过了全球发展援助总额。道路交通事故导致的住院就医、急诊和往往永久性伤残的人数高出死亡人数许多倍。

2. 家庭经济负担　在医疗保障体制不健全或家庭支付能力较差的国家和地区,家庭医疗卫生自付费用会对家庭经济带来负担,甚至造成威胁,即发生灾难性卫生支出。目前,灾难性卫生支出在全球广泛发生,低收入国家更甚。有研究称,在低收入国家中,1/4的家庭面临着发生灾难性卫生支出的风险,有40%的家庭会通过动用储蓄,借钱或者是变卖家产来支付卫生费用。卫生筹资中个人来源筹资的高比例构成、低支付能力、缺乏预付制的医疗保险系统等是引起灾难性卫生支出发生的重要因素。表13-8是全球部分国家发生灾难性卫生支出的家庭比例,可以看出拉丁美洲和一些处于转型期的国家发生率最高。

表13-8　各国发生灾难性卫生支出的家庭比例情况(%)

国家	发生灾难性卫生支出的家庭比例	可信区间	
		下限	上限
巴西	10.27	9.49	11.04
柬埔寨	5.02	4.57	5.47
加拿大	0.09	0.06	0.13
埃及	2.80	2.39	3.21
法国	0.01	0.00	0.02
德国	0.03	0.02	0.04
毛里求斯	1.28	1.10	1.46
墨西哥	1.54	1.36	1.71
菲律宾	0.78	0.71	0.85
葡萄牙	2.71	2.42	3.01
韩国	1.73	1.65	1.80
南非	0.03	0.02	0.04
西班牙	0.48	0.31	0.64
瑞士	0.57	0.47	0.68
泰国	0.80	0.70	0.89
英国	0.04	0.01	0.07
美国	0.55	0.42	0.69
越南	10.45	9.90	11.00

引自:Xu K, Evans DB, Kawabata K, et al.Household catastrophic health expenditure: amulticounty analysis.Lancet, 2003, 362, 111-117.

笔记

(二)中国疾病经济负担现状

中国国民健康面临着双重疾病负担,一是传染性疾病,包括病毒性肝炎、艾滋病、结核病以及一些新发现的传染病等;二是慢性非传染性疾病,包括循环系统疾病、恶性肿瘤、糖尿病等。

1. **疾病经济负担总体情况** 根据第三次国家卫生服务调查数据测算,2005年我国疾病总的经济负担为 23 968 亿元,其中直接经济负担 9753 亿元,间接经济负担 14 215 亿元。疾病经济负担占同年 GDP 的 13.1%(2005 年 GDP 为 183 218 亿元),直接经济负担相当于 GDP 的 5.3%,间接经济负担相当于 GDP 的 7.8%。按当年价格计算,与 1993 年相比,2005 年我国疾病经济负担增加了 6.5 倍,其中直接经济负担增加了 5.5 倍,间接经济负担增加了 7.3 倍,各类经济负担的增幅都大于 GDP 增幅(4.2 倍)。2005 年全国门诊住院医疗费用总额为 7589 亿元,患者在诊疗过程中用于交通、陪住、营养等辅助费用为 877 亿元,相当于诊治费用的 16%。14 215 亿元间接经济损失中,由于短期、长期失能造成丧失劳动能力带来的经济损失为 4417 亿元(31%);由于疾病和损伤造成劳动力人口早亡(及劳动力人口减寿年数)带来的经济损失为 8922 亿元(63%);社会、家人照顾患者的交通、误工等费用为 877.1 亿元(6.2%)。

2. **传染性疾病经济负担** 虽然我国大力加强传染病防控工作,使得传染病总发病情况得到一定的控制,但是病毒性肝炎、结核、艾滋病以及一些新发传染病,如高致病性禽流感、甲型 H1N1 流感等仍然威胁着人群的健康,带来疾病经济负担。第三次国家卫生服务调查数据测算 2005 年我国传染性疾病经济负担为 648 亿元(2.7%),其中直接经济负担为 212 亿元(32.72%),间接经济负担为 436 亿元(67.28%)。对单个传染性疾病经济负担研究发现肺结核患者人均疾病经济负担 95%CI 为(5733.02±330.23)元。人均直接经济负担 95%CI 为(5538.84±324.30)元,人均医疗费用为(3816.84±247.42)元。河南省平均每例艾滋病 DALYs 20.76 健康人年,当年 DALYs 合计 59 898.84 健康人年;社会直接疾病经济负担:全省艾滋病社会直接经济负担约为 31 118.86 万元 / 年;全省艾滋病总的直接社会经济负担为 46 678.28 万元,全省艾滋病社会间接经济负担合计 629 653.47 万元,两者合计为总的艾滋病社会疾病经济负担 676 331.76 万元。

3. **慢病疾病经济负担** 自 20 世纪八十年代,中国人口以及疾病模式就已经发生了转变,慢病已成为影响中国民众健康的最为突出的威胁。老龄化、严重饮食习惯的改变(饱和脂肪摄入多、食盐摄入多、蔬菜和水果摄入少、植物油和鱼油摄入少)、身体活动减少等不健康行为增加、城市化所带来的污染加剧造成了慢病危险因素的快速增长。

中国的主要慢病包括心血管疾病(心梗和中风)、糖尿病、慢性阻塞性肺病和肺癌。表 13-9 为利用第三次国家卫生服务调查数据测算获得的各类疾病经济负担和门诊住院诊治费用。利用该调查数据,测算 2005 年间接成本构成中,20.7%是循环系统疾病造成的劳动力损失(其中 9.0% 为脑血管疾病,7.9% 为心脏病,3.1% 为高血压病);19.7% 是由于伤害所造成(尤其是交通事故所造成的损失);17.3% 是由于恶性肿瘤造成(其中 4.3% 为肝癌,3.0% 为肺癌,2.4% 为胃癌,1.4%

笔记

为食管癌）；9.0% 是由于呼吸系统疾病造成（其中 4.6% 为老慢支）；8.5% 是由于消化系统疾病造成（3.1% 为急慢性胃肠炎，1.4% 为肝脏疾病）；5.1% 是由于肌肉骨骼和结缔组织疾病造成；3.5% 是由于泌尿生殖系统疾病。

表 13-9　中国慢病疾病经济负担

疾病类别	疾病经济负担（亿元）	构成比（%）
疾病经济负担		
循环系统	5154	22.0
心脏病	1974	8.2
高血压	1005	4.2
脑血管病	1852	7.7
损伤中毒	3578	14.9
呼吸系统	3030	12.6
老慢支	1154	4.8
恶性肿瘤	2883	12.0
肝癌	672	2.8
肺癌	497	2.1
胃癌	386	1.6
消化系统	2674	11.2
肌肉骨骼结缔组织	1466	6.1
门诊住院诊治费		
循环系统	1737	23.0
心脏病	694	9.2
高血压	446	5.9
脑血管病	464	6.1
呼吸系统	1343	18.0
上呼吸道感染	818	10.9
慢性呼吸道感染	409	5.5
消化系统	1146	15.0
急慢性胃肠炎	335	4.4
胆结石和胆囊炎	271	3.5
慢性肝病和肝硬化	48	0.6
损伤中毒	616	8.0
运动系统疾病	558	7.0
泌尿生殖系统	497	7.0
肿瘤	470	6.0

引自："健康中国 2020" 战略研究报告编委会."健康中国 2020" 战略研究报告.北京：人民卫生出版社，2012.

4. 家庭疾病经济负担　2006 年全国城市居民医药费用开支平均为 620.5 元，贫困家庭医药费用为 485 元 / 年，其中住院费用占了 63.4%。绝对贫困家庭卫生支出为 340 元 / 年，相对贫困家庭为 570 元 / 年。相对贫困家庭 2006 年灾难性卫生支出发生率为 18.9%。利用第四次卫生服务调查数据研究,发现我国发生灾难性卫生支出的比率为 13.0%,致贫比率为 7.5%。家庭成员中有住院病人、老年人或慢性病人,以及在农村或贫困地区居住的家庭,其发生灾难性卫生支出的比例较高。多种不利因素的组合增加了灾难性卫生支出发生的风险。参加新型农村合作医疗的家庭比参加城镇职工或居民基本医疗保险的家庭,发生灾难性卫生支出的比例高。对卫生保健服务的需求和利用、人口学因素、医疗保险的福利包类型以及供方支付方式,均是灾难性卫生支出的影响因素。

二、疾病经济负担影响因素

为了控制不合理的疾病经济负担的增长,寻找增长可控制的因素,很多研究会分析影响疾病经济负担的因素。一般来讲影响疾病经济负担的因素有如下几类:患者本身的情况,如年龄、性别、婚姻状况、文化程度,收入情况等直接或间接影响健康的因素;疾病本身的情况,如疾病的严重程度,疾病的分期、分型,有无合并症、并发症,疾病的治疗手段等;患者患病后是否利用卫生服务,如果患者患病后并未利用门诊服务、住院服务或者甚至没有自购药品自我医疗,严格意义来讲就并未产生直接疾病经济负担;患者患病后利用卫生服务的地点距离住所越近,越不容易发生很高的交通费用和住宿费用等,如果患者四处求医,则需要支付较多的交通费、住宿费、膳食费和陪护费用等,不可避免地增加了直接疾病经济负担水平;患者患病后利用卫生服务机构的级别越高,医疗服务项目收费标准越高,产生的疾病经济负担越大;患病后第几次利用卫生服务,如果是第一次利用医疗服务因需要确诊疾病,不可避免的需要借助各种检查和诊断的手段,增大经济负担,诊断清楚后再次利用医疗服务,费用会有所下降;医疗费用偿付方式,按照服务项目付费是我国现行最多的一种医疗费用偿付方式,这是一种"后付制",对医院和医生来讲几乎没有财务风险,制度上对供给者诱导需求没有约束,可能会增加疾病经济负担。

常用来分析疾病经济负担的计量经济模型有双对数线性模型、广义线性模型、两部模型等。但值得注意的是,计量经济模型对影响因素的研究只能对直接经济负担开展。结核病患者疾病经济负担的影响有发现确诊延误时间、确诊单位及住院与否等;影响农村居民疾病经济负担的重要因素为患有慢性病、年龄增大、有残疾状态、离婚丧偶等;影响城市医疗救助对象疾病经济负担的主要因素有是否住院和人均月收入等。

三、减轻和规避疾病经济负担主要措施

(一)做好慢病防控工作,有效降低疾病经济负担

世界卫生组织预测在未来 20 年里,中国 40 岁以上的人群中,四种慢病患者人数将增长 2 到 3 倍,疾病负担(生命年损失)预计将增长近 50%,所有慢病负担中,心血管疾病(心梗和中风)比重将超过 50%。慢病带来总体经济损失也是非常巨大的,2005 年至 2015 年,心血管疾病、中风和糖尿病将会给中国造成 5500 亿美元的经济损失。由此可见,想要减少疾病经济负担,做好慢病防控工作是关

键。有研究建议政府应提升对健康、慢病相关行动的政治关注度，采取多种措施加强对慢病的防控，制定多部门参与的国家慢病防治中长期规划；开展国际合作，计划并实施大规模（以省为单位）的慢病防控试点项目；多手段、多部门合作综合干预慢病高危因素；利用本轮医改契机，重塑卫生系统，提高其对慢病危险因素早诊早治、早期发现和治疗心脏病和中风的急性发作、复发的能力。

（二）建立全民基本医疗保险制度，减少灾难性卫生支出的发生

大量的研究评价了医疗保险对家庭直接疾病经济负担的缓解作用，有医疗保险的城镇居民的疾病经济负担较没有任何医疗保险的城镇居民低，其中拥有城镇职工基本医疗保险、公费医疗及商业医疗保险的人群疾病经济负担下降了5%或4%；新型农村合作医疗使灾难性卫生支出下降了8.14%，使因卫生支出导致的贫困发生率降低了19.81%，新型农村合作医疗对保护农民免于疾病经济风险还可以发挥更大的作用，这种作用的大小取决于新型农村合作医疗的筹资水平和方案设计。降低广大人民群众的疾病经济负担，减少灾难性卫生支出的发生，也受到了政府的高度重视，国务院在《"十二五"期间深化医药卫生体制改革规划暨实施方案的通知》（国发〔2012〕11号）明确提出，到2015年卫生总费用增长得到合理控制，政府卫生投入增长幅度高于经常性财政支出增长幅度，政府卫生投入占经常性财政支出的比重逐步提高，群众负担明显减轻，个人卫生支出占卫生总费用的比例降低到30%以下。要实现这一目标，最重要的是充分发挥全民基本医疗保险制度的基础性作用，扩大覆盖范围，提高保障水平，改革和完善医保支付制度。

（三）合理配置卫生资源，减少直接非医疗负担

直接非医疗负担包括交通费、膳食费、住宿费等，这部分费用几乎都要由患者及其家庭自付。政府减轻这些负担的主要措施就是合理配置医疗资源，建立健全分级诊疗、双向转诊制度，积极推进基层首诊负责制试点；动员高素质医务人员下基层，鼓励医疗卫生机构采取主动服务、上门服务等方式，开展巡回医疗，推动服务重心下沉。

（四）控制医疗费用过快增长，减低疾病经济负担

医疗费用增长有合理和不合理的部分，为了控制医疗费用不合理增长，降低疾病经济负担，可采用下列措施：加大政府卫生投入，深化公立医院改革，逐步转变以药补医的补偿机制；完善药品价格政策，合理调整医疗服务价格，实行医药分开核算、分别管理；逐步提高医生劳务服务的价格，使医院和医生能专注于服务质量和效率的提升，引导其逐步回归公益性，降低医疗费用。

改变目前以按服务项目付费为主的支付方式，变"后付制"为"预付制"。逐步推行总额预付制、按人头付费和按病种付费（DRGs）等多种医疗费用偿付方式，增加医院的财务风险，促进医疗机构产生成本意识，有效减少不必要的医疗服务，降低医疗服务费用。

加强基层医疗机构服务能力建设，注重卫生人才培养，提高卫生技术水平，提高现有人员基本诊疗能力，促进基层卫生服务质量的提高，增强居民对基层卫生服务机构的认同感；通过均等化公共卫生服务的提供带动基本医疗的开展，在居民中树立口碑,增加辖区居民对机构的信任;利用医疗保障制度设计,拉开患者在不同机构就诊个人支付比例。总之,通过多种途径合理引导就医流向,降低总体医疗费用。

本 章 小 结

1. 疾病经济负担是指由于发病、伤残(失能)以及过早死亡带来的经济损失和资源消耗的总和。疾病经济负担包括直接经济负担、间接经济负担和无形负担。疾病经济负担的测算有两个视角,从全社会的角度和从家庭的角度。

2. 社会疾病经济负担的测算思路主要有疾病别法和完全结果法,其中直接经济负担可以通过自上而下法和自下而上法进行测算;间接经济负担的测算方法主要有人力资本法,支付意愿法和磨合成本法。

3. 灾难性卫生支出是反映家庭疾病经济负担严重程度的常用指标,灾难性卫生支出的计算需要两个重要的指标,全球疾病经济负担主要来源于慢病,灾难性卫生支出在全球广泛发生,低收入国家更甚。

关键术语

疾病负担 (Burden of Disease)

疾病经济负担 (Economic Burden of Disease)

直接经济负担 (Direct Economic Burden)

间接经济负担 (Indirect Economic Burden)

家庭疾病经济负担 (Family Economic Burden of Diseases)

灾难性卫生支出 (Catastrophic Health Expenditure)

思考题

1. 什么是疾病的直接经济负担与间接经济负担?

2. 疾病经济负担测算在卫生经济分析中有什么意义?

3. 在测算疾病经济负担时有那些收集数据的途径?测算时为防止数据的偏差应注意什么?

4. 什么是灾难性卫生支出?灾难性卫生支出有哪些研究指标?

(成都中医药大学管理学院 杨 练)

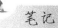

卫生经济学评价

通过本章的学习，你应该能够：

1. **了解** 卫生经济学评价的内涵，掌握卫生经济学评价的基本概念、基本理论、基本方法；

2. **熟悉** 卫生经济学评价在国内外的应用，认识卫生经济学评价的目的和意义。

章前案例

　　子宫颈癌占全球女性恶性肿瘤中第三位，是当前威胁妇女健康最为严重的疾病之一。中国是子宫颈癌患病大国，无论患病率还是死亡率均占世界三分之一，因此带来巨大的疾病负担。

　　对子宫颈癌进行早期筛查，可早期发现癌前病变或原位癌，有效提高患者生存率和降低死亡率，降低治疗成本，进而减少子宫颈癌疾病负担。根据相关研究：早期子宫颈癌治疗后 10 年生存率可达 90% 以上，且可保留生育功能，与中晚期子宫颈癌相比，其治疗成本明显降低。研究认为，我国子宫颈癌死亡率高的原因主要是早诊率低。为了减少子宫颈癌疾病负担，增进妇女健康水平，我国政府在 2009 年启动了国家重大公共卫生项目之两癌（子宫颈癌、乳腺癌）筛查项目。

　　从目前我国开展的宫颈癌的筛查技术看，主要有四种方法：①肉眼观察；②传统巴氏涂片；③简易 HPV DNA 检测；④液基细胞学和 HPV DNA 检测。在上述筛查技术基础上又有多种筛查周期可选择。采用不同的筛查技术或筛查周期在投入产出方面存在差别。

　　我国人口众多，各地经济和卫生技术条件差别很大，要在全国建立子宫颈癌早诊早治体系，还有必要选择和确定适合不同经济和卫生技术条件地区采用的、效果可靠、成本经济且具有可行性的子宫颈癌筛查方案。那么，如何对不同经济和卫生技术条件地区子宫颈癌筛查方案进行最优选择呢？

第一节 概 述

　　卫生经济学评价是卫生经济学的一种重要方法或研究工具。这一方法可以为决策者提供决策支持，协助决策者对决策方案进行选择和制定。此方法不仅

笔记

被应用于卫生事业发展的宏观决策,也常运用于卫生服务的微观决策。特别是在卫生服务供求矛盾日益加剧,卫生费用控制要求日益增强的今天,通过卫生经济学评价,实现卫生资源更有效率的配置与使用就显得尤为重要。

一、卫生经济学评价的含义

卫生经济学评价(health economic evaluation),就是应用经济学评价方法,对各种不同卫生服务方案进行评价和选择的方法或过程。

卫生经济学评价主要有两个特征:一是评价时既要考虑不同备选方案的资源投入,又要考虑不同备选方案的产出;二是要在两个或两个以上备选方案之间进行比较和分析,进而选择最优方案。当备选方案只有一个时,也可进行卫生经济学评价,但不能评价方案是否最优,而只能评价方案可做或不可做。显然,卫生经济学评价的核心是选择,没有选择,就没有卫生经济学评价,或者说,不做出选择的评价,不符合卫生经济学评价的起码标准。

卫生经济学评价的前提是资源的稀缺性。没有资源的稀缺性,就无需进行卫生经济学评价。根据资源的稀缺性法则,资源相对于人类需要的无限性来说,总是有限的、稀缺的。由于人类需要的无限性,再多的资源也是不够的。资源的稀缺性存在于一切社会和一切时代。因为资源稀缺性的存在,一种经济资源若用于一种投入就不能用于其他投入,或者用于一种投入的经济资源数量多了,那么,用于另一种投入的经济资源数量就会减少,因此,在利用稀缺的、有限的卫生资源去满足不同卫生服务需要时,就面临着选择的问题,即如何更有效率地利用和分配有限的卫生资源,避免资源浪费,获取尽可能大的资源利用效率。卫生经济学评价,是人们进行选择时最有效的方法和手段,可以为有效利用和合理分配有限卫生资源提供决策依据。

卫生经济学评价的基本思路很明确,就是要合理、有效地分配和使用卫生资源,使有限的卫生资源发挥最大的作用。但在实际进行分析与评价时,需要选择和应用适宜的方法,才能得出正确的结论。

卫生经济学评价的具体方法主要有:最小成本法、成本－效果分析法、成本－效益分析法、成本－效用分析法。对于效果完全相同的卫生服务方案分析与评价,可以采用最小成本法,通过比较何种方案成本最小来进行方案的最优选择;成本－效果分析、成本－效益分析、成本－效用分析三种方法是通过比较不同方案的成本、效果、效益或效用的差别来进行不同方案的最优选择,其中,成本－效果分析法计算成本－效果比值和增量成本－效果比值,其结果以单位健康效果所需成本值表示;成本－效益分析法计算净效益差值或成本－效益比值,其结果以货币单位表示;成本－效用分析与成本－效果分析类似,区别是其健康效果需要经过生命质量调整。

二、卫生经济学评价方法的产生与发展

(一)国外卫生经济学评价的产生与发展

卫生经济学评价方法首先在国外产生。国外卫生经济学评价方法的发展大

笔记

致可以分为三个阶段：

第一阶段　成本—效益分析方法应用的早期阶段：卫生经济学评价方法的应用最早可追溯到17世纪中期。1664年，英国古典经济学家和统计学家威廉·佩第（William Pretty）在他的《献给英明人士》一书中，对卫生、人口和经济发展之间的关系进行了研究和阐述。在佩第的研究中，他首先对人的生命价值进行计量。通过计量，得出当时每个英国人的价值是69英镑。他提出：如果能够预防造成10万人死亡的瘟疫，就可以减少大约700万英镑的损失。如果英国当局拿出70万英镑的拨款进行瘟疫的预防，避免了10万人死亡，就等于创造了600多英镑的财富。在上述分析的基础上，佩第进一步阐述了他的观点：拯救生命的支出，是一项很好的投资，因为这项支出的收益远大于所投入的成本。佩第的上述研究，实际上运用的是卫生经济学评价中的成本－效益分析方法。

以后还有其他的一些学者也在他们的研究或著作中，针对人的生命价值的计量以及对生命投资的效益等问题进行了一定的研究和阐述。比如，19世纪50年代，英国的威廉·法尔（William Farr）在其著作中，计算了人的生命的经济价值，并运用他对人的价值的估计来处理公共政策问题。英国的爱德文·查特维克（Edwin Chadwick）认为预防疾病得到的收益大于投资医院治疗疾病所得到的收益。美国的欧文·费雪尔（Irving Fisher），运用疾病成本理论研究了结核病、钩虫病、伤寒病、疟疾和天花的经济成本。

在这个阶段，卫生经济学评价方法的应用还处于早期阶段，相关研究往往是偶然的、不成熟的。

第二阶段　成本－效果分析和成本－效益分析方法在卫生领域的应用与发展阶段：这一阶段起始于20世纪60年代左右。比如：美国政府间关系咨询委员会委员，西尔曼·莫西金（Selma J Mushkin）在1958年出版的《公共卫生报告》中讨论了健康投资的作用，并讨论了3种评价健康投资经济效益的方法；20世纪60年代，美国卫生经济学家艾贝尔·史密斯对卫生费用进行了分类和比较分析；1966年美国的赖斯（Rice）发表《计算疾病成本》（Estimating the Cost of Illness）一文，次年与柯柏合作发表《人类生命的经济价值》，总结了计算疾病经济负担的人力资本计算方法。

在这一阶段，成本－效益和成本效果分析的方法已在许多国家的卫生领域中获得了应用，包括医疗、预防、计划生育、公共卫生、卫生保健成本控制医疗器械和药品等多个方面，成为评价卫生计划或决策的重要工具。

第三阶段　成本－效用分析方法产生及卫生经济学评价方法广泛应用阶段：20世纪以来，随着传染病疫苗、抗生素和维生素类治疗药物的不断出现，使千百年来威胁人类生命的传染病、营养不良症等疾病得到了有效的控制，病死率迅速下降，但心血管病、肿瘤和其他一些慢性病成为了影响人类健康的主要疾病。由于慢性病大部分既不能根治又不会在短期内死亡，病人一旦患病，往往带病终生，需要长期不断的治疗，使得疾病治疗需要耗费大量的卫生资源，而且临床治疗获得的短期症状改善有时并不能反映真正的治疗效果。例如：某些降压药物可以控制病人的血压但并不能降低死亡率;癌症病人的化疗可以延长病人的存活时间,却大多不能使其免于疾病导致的死亡,相反增加了病人的痛苦及其家人的负担。疾病谱的变化不仅向传统医学提出了挑战,而且向卫生经济学评价技术提出了新问题,即卫生技术结果的价值如何体现? 正是在这一背景下,一种新的卫生经济学评价方法产生了,这就是成本–效用分析方法。

从实质上讲成本–效用分析方法也是一种成本–效果分析方法,但与成本–效果分析方法相比,成本–效用分析方法在卫生服务产出结果的考虑上不仅关注健康状况的改善,而且更加注重获得的生命质量,采用一些结合生命质量(quality of life, QoL)的特定结果指标,如质量调整生命年、失能调整生命年等。从这个意义上讲,成本–效用分析方法是成本–效果分析方法的发展。

成本–效用分析法最初被称之为广义的成本–效果分析法,后又被称为效用最大化分析法和健康状况指数模型等。20世纪80年代初以来,成本–效用分析方法被普遍接受并作为一种独立而明确的卫生经济学评价技术,并在相关研究中获得更为广泛的关注和应用。

成本–效用方法的引入,提出了一个全新的思考问题的方式:即卫生服务方案较好的产出,不仅应注重数量,比如挽救了多少条生命或挽救了多少个生命年,还应注重生命的质量,即挽救的生命年应是具有较好生命质量的生命年。

目前,世界上很多国家(特别是发达国家),都非常重视卫生经济学评价方法的应用,同时,卫生经济学评价方法也在应用中得到进一步完善和发展。

(二)中国卫生经济学评价的产生与发展

中国卫生经济学评价工作起步较晚。上个世纪的80年代以后,随着中国改革开放政策的实施,国外卫生经济学评价方法被介绍到中国并获得了快速的传播和应用。

在中国,卫生经济学评价方法主要应用于四个方面:

第一 论证卫生政策的经济效果,为制定各种卫生政策提供依据。

第二 论证卫生规划实施方案的经济效果,为选择最优方案,实现卫生政策目标提供依据。

第三 论证卫生技术措施的经济效果,为在既定资源条件下,选择适宜技术提供依据。

第四 对医学科学研究成果进行综合评价,将医学与经济学结合起来,提供相应的经济信息,实现医学科研成果的综合评价。

如果从中国应用卫生经济学评价的领域看,已经涉及卫生防疫、计划免疫、劳动保护、疾病防治、计划生育、药品筛选及设备仪器的购置和医疗技术的选择等诸多方面,并取得了一定的研究成效。

三、卫生经济学评价的意义

在一定时期内,一个国家或一个地区的经济资源是有限的。那么,如何分配和使用有限的经济资源呢? 比如:在有限的经济资源中,拿出多少用于卫生服

笔记

务领域呢？如果确定了社会经济资源用于卫生服务领域的份额，那么，这有限的卫生资源在卫生服务领域内如何分配和使用呢？是更多投向初级卫生保健，还是投向发展高新技术？为了改善居民健康水平，是通过加强公共卫生领域的投入，还是增加医疗服务的投入？特别是随着人口增长、人口老龄化、新技术和新药物迅猛发展以及社会医疗保障的普遍实施，有限卫生资源与迅速增长的卫生服务需求之间的矛盾日益尖锐，有限卫生资源合理分配和使用的要求就显得更为迫切。

在一般市场上，资源的分配可以通过市场的法则达到效率的最大化，进而实现资源的最优配置。然而，对于具有公共产品性质的卫生服务（另外还有教育、国防及其他公共部门的产品），因为市场失灵的存在，就不能单纯依赖市场机制的调节作用，还需要通过政府的计划决策实现资源的合理配置。

在政府的计划决策中，卫生经济学评价相当于市场中供求分析的作用。卫生经济学评价的意义在于：可以为卫生决策提供依据，进而促使有限卫生资源的有效利用和合理配置，减少和避免可能的损失或浪费，最终实现有限卫生资源健康产出的最大化。

四、卫生经济学评价的应用领域

（一）应用于宏观卫生政策领域

卫生经济学评价应用于卫生服务领域30年来，已经被很多国家政府应用于各种卫生服务政策的制定过程中。通过卫生经济学分析与评价，论证相关政策的经济效果或效益，试图最大限度发挥政策的效果。

在以往，卫生政策制定的理论依据主要是医疗需求、社会责任和成本等因素。然而，仅有这些依据是不够的，因为无法真正做到有限卫生资源的最优配置和最有效率的使用。把卫生经济学评价方法应用于宏观卫生政策的制定中，使得卫生政策制定的依据增加了经济因素，通过比较不同政策方案的综合成本、效果或效益，帮助决策者科学决策，真正实现卫生服务资源的合理配置和使用。

目前，卫生经济学评价结果已经成为很多国家政府最有价值的宏观卫生服务政策的决策依据之一。

（二）应用于预防医学领域

随着预防医学的发展，人们开始认识到预防工作的重要性，而卫生经济学评价应用于疾病预防的研究，则进一步证明了加强预防工作的必要性和重要性，促进了医学模式的转换过程。

研究证明：对于许多疾病而言，同样多的经费，用在预防上要比用在疾病的治疗上获得更高的效益。例如：美国的一项研究证明：自1965年正规使用麻疹疫苗以后，麻疹的发病率和因麻疹死亡的人数大大减少。单就1968年的成本效益计算，进行预防接种成本是2100万美元，而因麻疹发病和死亡减少而获得的效益是2.2亿美元，成本效益比是1∶10。再比如：中国曾对血防工作的经济效益进行评价，计算出的总成本约1993万元，总效益约7亿元，成本效益比是 1∶39.8。

虽然对很多疾病而言，预防干预是最具成本效果（效益）或最经济的干预措施，但并不是所有的预防干预措施都比治疗更有效率。比如：在对疾病早期筛查方面，只有对高风险的疾病早期筛查才有效率，而对低风险的疾病早期筛查是没有效率的。因此，有必要通过卫生经济学评价，来判断早期筛查是否是一个好的、有效率的措施，进而帮助决策者做出科学、合理的决策。

另外，在资源有限、不能提供全面、有效预防服务的情况下，可以通过卫生经济分析与评价，帮助选择重点预防服务项目及其最有效率的服务提供方式，或者选择最需要实施预防保健措施的人群，实现以有限成本，达到既定目标的作用。

目前，卫生经济学评价已被应用于多种传染病如肝炎、伤寒、麻疹、流行性感冒等和多种慢性病如高血压、心肌梗塞、某些肿瘤等疾病预防措施的研究和决策之中。

（三）应用于临床医学领域

疾病的临床治疗，不仅是运用医学技术的决策过程，也是使用有限卫生资源的经济决策过程，因此，对临床治疗决策的评价不应仅考虑临床治疗的质量和数量，而应将临床治疗的质量、数量与经济效果结合评定。最佳的临床决策应该是诊断及时正确，治疗措施风险最小、成本最低、疗效最好的方案。显然，临床治疗过程，涉及有限医疗卫生资源的最优使用的问题。而卫生经济学评价应用于临床治疗，有利于临床诊疗方案的优化，实现医疗卫生资源的最优使用，提高其利用效率。

在疾病的临床治疗中，对于同一种疾病，有时可以采用几种不同的治疗方案。卫生经济学评价可以解决的问题是：究竟采用那种技术方案所消耗的资源最少，而又能取得相同的结果，或者说，采用哪种技术干预措施消耗的资源和其他措施相等或相近，但效果最好。例如：日本学者曾对肾透析和肾移植的成本效果进行分析和研究，研究结果是：肾透析每人每年平均费用765万日元，肾移植为每例281万日元，同时，肾移植的效果好于肾透析。显然，肾移植是更具有成本效果的临床治疗技术措施。

再比如：中国曾有人对某种慢性病应用针灸疗法和药物疗法这两种不同治疗方案进行卫生经济学评价。分析与评价的结果是：针灸疗法的人均医疗总费用仅为药物疗法的40%，而效果基本相近。显然，从成本－效果分析的角度，针灸疗法应成为治疗这种慢性病的首选方案。

另外，卫生经济学评价结果也可以成为制定临床治疗准则和规范的重要参考。临床医生依据卫生经济学评价结果确立临床诊疗规范，能够在同样的医疗开支情况下取得最大的健康效果，或者在获得一定健康效果的情况下，降低费用消耗。

（四）应用于药品的生产、流通、交换、使用领域

卫生经济学评价方法应用于药品的生产、流通、交换、使用领域，被称为药物经济分析与评价。

笔记

卫生经济学评价应用于药品领域始于20世纪80年代。其分析与评价结果常被作为政府药品价格的制定和新药审批、医疗保险药品报销决策和基本药物筛选的重要参考；同时，通过对临床不同药物治疗方案或药学服务（药品的单独应用或合并用药等）的经济学评价，可以为医生的临床用药决策和病人的用药选择提供依据，实现资源的最优利用。

目前，一些药物生产企业也将药物经济学评价研究作为药物市场营销的重要手段，其市场营销部门专门设有药物经济学评价研究组，尝试将药物经济学评价研究和临床药物疗效三期试验相结合。

（五）应用于卫生技术评估领域

卫生技术评估（health technology assessment，HTA） 是20世纪60年代才提出的一个新的概念。卫生技术评估的目的是了解各项卫生技术尤其是探索性技术的花费以及对个体健康状况的改善情况，进而影响卫生技术的推广和应用，提高卫生保健系统的效率。

卫生技术评估包括三方面的理念：一是证据分析，主要涉及循证医学分析；二是经济分析，即成本效果（效益、效用）分析；三是政治、法律、伦理等因素分析。显然，卫生经济学评价是卫生技术评估的重要组成部分。

另外，卫生经济学评价方法还可以应用于卫生机构建设、医疗仪器设备的配置、微观服务机构内部的经营决策之中。

五、卫生经济学评价的基本内容

卫生经济学评价的重要特征就是把投入与产出结合在一起来研究。因此，卫生服务投入和卫生服务产出，是卫生经济学评价的两个最基本的内容。

所谓卫生服务投入即卫生服务过程中的资源耗费，用货币形式表示就是成本（cost）。因此，卫生经济学评价中对卫生服务投入的分析和研究，主要表现为对成本的分析和研究。

卫生经济学评价中的成本，应是净成本，即卫生服务方案或技术干预措施消耗的成本减去节省下来的成本。在卫生经济学评价中，成本可有不同的分类或内涵。主要可分为直接成本和间接成本，有形成本和无形成本，固定成本和变动成本，平均成本、边际成本和增量成本，机会成本和沉没成本等。

所谓卫生服务产出，是指卫生服务方案实施后取得的有益的结果。它不仅可体现为健康状况的改善，比如：肝功能的恢复、心力衰竭的缓解、降压药所致血压的下降，发病和死亡的减少，寿命的延长等；还可以体现为根据不同健康状况和效用值换算的质量调整生命年以及用货币形式表示的由于健康状况改善而避免或减少的经济损失（即经济效益）等。如果将卫生经济分析与评价中所采用的产出指标加以分类的话，主要可以分为效果、效益、效用三大类。

卫生服务效果（effectiveness）是用反映健康状况改善的自然指标来衡量，包括中间产出指标和终产出指标、相对效果指标和绝对效果指标等，如挽救的生命年、降低的发病率、挽救的生存数量（生存率）、减少并发症发生率、各种疾病的

笔记

治愈率等。

卫生服务效益（benefit）从实质上讲也是一种卫生服务效果，是由货币形式来表现的卫生服务效果，比如：因发病率下降而减少诊断、治疗、住院、手术、药品等费用及其他人力、物力消耗；再比如：因发病率下降，避免或减少的收入损失或对生产带来的增长等。与成本可以分为直接成本、间接成本、有形成本、无形成本一样，效益也可分为直接效益（direct benefit）、间接效益（indirect benefit）、有形效益、无形效益（intangible benefit）等。

效用（utility）是指卫生服务方案满足人们获得健康这一需要或欲望的能力。从本质上讲，效用也是一种效果，之所以把它与效果分开，一是因为效果即可采用中间产出指标，也可采用终产出指标，而效用一般采用的是终产出指标；二是因为效果采用的终产出指标不必进行生命质量调整，而效用采用的终产出指标必须进行生命质量调整。卫生经济分析与评价时，常用的效用指标是质量调整生命年（quality adjusted life years，QALYs）和残疾（失能）调整寿命年（disability adjusted life years，DALYs）。

第二节 最小成本法

一、最小成本法的内涵

所谓最小成本法（cost minimization analysis，CMA），就是通过比较两种或两种以上产出结果相同的卫生服务方案的成本，进而对不同方案进行评价和选择的方法。

从本质上讲，最小成本法是后面介绍的成本－效果分析、成本－效益分析或成本－效用分析的特例。最小成本法的应用前提是各备选方案的产出结果基本相同或相近。因为产出结果相同或相近，在分析和评价时就没有必要对各备选方案的产出结果进行测算和比较，仅测算和比较各个方案成本差异，然后，根据各个方案的成本差异进行最优方案的选择。

虽然最小成本法主要涉及卫生服务方案成本的测算、分析和比较，但与单纯的成本测算与分析不同。二者的区别在于：单纯的成本测算与分析只是对卫生服务方案的成本进行单纯的计算和分析，不考虑卫生服务方案的产出结果；而最小成本分析首先需要对卫生服务方案的产出结果进行认定，以参与分析和评价的备选方案的产出结果相同为前提。

二、最小成本法评价方法

最小成本法的评价方法是：比较各备选方案的成本，以成本最小的方案为优选方案。显然，采用最小成本法，主要涉及备选方案成本的测算、分析和比较。

卫生经济学评价中的成本可有多种分类，主要有：直接成本和间接成本、固定成本和变动成本、有形成本和无形成本、平均成本和边际成本、机会成本和沉没成本等。

1. 直接成本和间接成本　这是根据成本与卫生服务方案的关系对成本进行的分类。凡是与某一卫生服务方案的实施密切相关且可以计量的成本，即为直接成本（direct cost）。比如：与某一方案直接相关的预防、诊断、治疗和康复费用；与某一疾病治疗方案直接相关的药品、材料费用、诊疗费用、门诊或住院费用、其他费用等。上述成本主要为卫生服务机构内直接成本，另外，还有病患者卫生机构外的直接成本，如病患者就医食宿、交通费、陪护费用等。反之，不与卫生服务方案直接相关的成本，为间接成本（indirect cost），主要指因患病或死亡所带来的生产能力的损失，如因病休工、休学或过早死亡所造成的工资收入损失、产值损失等。

直接成本可通过相关统计数据的分析测算以及对医院、医生和病人的调查分析获得，而间接成本则需要采用一定的方法进行测算。在间接成本的测算上，常用的方法主要有人力资本化法、意愿支付法、生产成本法、摩擦（合）成本法、生命隐含法、补偿变异法等。

2. 有形成本和无形成本　有形成本，也称显性成本。其特征是可以根据实际情况定量计算。上述直接成本、间接成本都属于有形成本。无形成本，也称隐性成本。一般是指因疾病引起的身体上疼痛、精神上的痛苦、紧张和不安以及生活上的不便等。无形成本很难定量计算，也无法用货币单位表示，但因其也是患病付出的代价，并且可因为获得相应的卫生服务措施而消除，所以，在卫生经济学分析与评价中应加以考虑。

卫生服务方案总成本 = 直接成本 + 间接成本 + 无形成本

= 有形成本 + 无形成本

3. 固定成本和变动成本　固定成本（fixed cost）是指与卫生服务量无关的成本。例如：固定月工资、房屋设备等固定资产折旧、科研开发费、租用设备的租金等。需要明确的是：固定成本的固定，是相对成本总额而言的，即无论卫生服务的量是多少，固定成本总额总是保持固定不变，但单位服务中包含的固定成本却是变动的。单位服务中包含的固定成本随着卫生服务量的增加而减少，随着卫生服务量的减少而增加。变动成本（variable cost），是指与卫生服务量有关的成本，即有一个服务量，就有一个服务量的成本。比如：提供卫生服务过程中直接耗用的卫生材料、药品等费用。和固定成本一样，变动成本的变动也是相对成本总额而言的，随着卫生服务量的变化，变动成本的总量呈正比例变化，但单位服务中包含的变动成本保持稳定不变。

4. 平均成本和边际成本　平均成本（average cost）和边际成本（marginal cost）的涵义可通过下面两个数学公式体现出来：

$$平均成本 = TC/Q$$
$$边际成本 = \Delta TC/\Delta Q$$

式中：TC 为总成本；Q 为总产出；ΔTC 为增量成本；ΔQ 为增量产出。

例：假设某检查服务项目固定投入（购买分析仪器）10 000 元，每检查一人的变动费用是 10 元，则随着服务量的变化，总成本、平均成本、边际成本、以及前面提到的固定成本及变动成本的变动情况见表 14-1。

表 14-1　某检查项目检查数量与各类成本变化情况

检查例数	固定成本	变动成本	总成本	平均成本	边际成本
0	10 000	0	10 000	——	
1	10 000	10	10 010	10 010	10
10	10 000	100	10 100	1010	10
100	10 000	1000	11 000	110	10
1000	10 000	10 000	20 000	20	10
10 000	10 000	100 000	110 000	11	10

从表 14-1 可见，在固定成本不变时，提供的服务量越多，平均成本越低。根据经济学评价理论：当平均成本降低趋于边际成本时，效率最高。

在卫生经济分析与评价中，采用平均成本和边际成本进行分析反映的问题不同：边际成本反映了变动成本的变化，平均成本反映了单位总成本（固定成本和变动成本）的变化。一般平均成本常用来判断某种卫生服务方案或措施的可行性；而边际成本常用于最佳服务效率的选择。

5. 机会成本和沉没成本　卫生经济分析与评价的实质是在不同的方案中选择一个最好的方案。因此，必然涉及机会成本的测算和衡量。所谓机会成本（opportunity cost）就是我们选择一个方案而放弃的其他方案中最好的一个方案可能带来的利益。也可以说，机会成本是我们作出一种选择而放弃另外选择的代价。只要资源是有限的，我们每做一件事都必然包含着机会成本，因此，我们在使用资源的决策或选择时，就应该用机会成本的观点来考虑问题。按照机会成本的观点，只有我们所选择方案可能带来的利益不低于它的机会成本，这个方案才是可取的。

沉没成本也叫沉入成本，是指在某种情况下，不能回收的过去成本。如医院的一台 X 光机，历史成本 10 000 元，当前成本 5000 元，沉没成本就是 5000 元。因为沉没成本是已经支付过的费用，一般不受以后规划决策的影响，所以，沉没成本也是与规划决策无关的成本，所以，在规划决策过程中可以不予考虑。

三、最小成本法的局限性及适用范围

因为最小成本分析是以参与分析与评价方案的产出结果相同为分前提，这就使得这种方法具有明显的局限性：即只有在参与分析与评价方案的产出结果相同或相近时，才能采用这种方法。而实际中，备选方案的产出结果大多不同，而且，要证明备选方案获得的产出结果相同或相近也并不容易。

第三节　成本-效果分析

一、成本-效果分析的内涵

成本-效果分析（cost effectiveness analysis，CEA），是运用经济学的评价方法，通过对不同卫生服务方案成本、效果的分析比较，来对不同方案进行评价和

笔记

选择,进而帮助决策者在所有备选方案中确定最佳方案。

成本－效果分析一词在20世纪60年代首先提出,20世纪70年代被日益广泛地应用于相关决策中,也是目前应用最普遍的一种卫生经济学评价方法。

与最小成本法不同,成本－效果分析要从成本和效果两方面对备选方案进行分析和评价。只比较成本,不考虑效果没有意义;而只考虑效果,不顾耗费的成本,同样也是不可取的。成本－效果分析的目的是要在成本和效果之间寻找一个最佳点。

卫生服务效果(effectiveness)有广义和狭义之分:广义的卫生服务效果应该包括卫生服务产生的一切结果,既包括有用的、好的结果,也包括无用的,不好的结果。而卫生经济学评价中的效果指的是狭义的效果,即有用的、好的结果,它是由各种使用价值构成,具有能满足人们各种需要的属性,具体指因卫生服务所带来的健康改善结果,用反映健康状况改善的自然指标来衡量,比如挽救的生命年、降低的发病率、提高的治愈率等。

在卫生经济学评价中,效果指标可分为中间产出指标和终产出指标、相对效果指标和绝对效果指标、单一效果指标和复合效果指标等。

中间产出指标,主要指临床观察指标,如血压的降低值、血糖的降低值、计划免疫(治疗)人数等,这类指标不能说明健康状况的改善情况,却是实现健康改善所必需的过程;卫生服务效果的终产出指标,反映健康改善结果,如挽救的生命年、降低的发病率、挽救的生存数量(生存率)、减少并发症的发生率、各种疾病的治愈率等。

相对效果指标如糖尿病人发现率、控制率等;绝对效果指标如发现人数、治疗人数、项目覆盖人数等。

单一效果指标涉及到卫生服务方案的两个方面,即积极的健康效果和消极的健康效果,如:死亡率、生存率、预期寿命延长数等。复合效果指标是运用一种单一非经济指标来比较一个卫生服务方案积极和消极的健康效果,如期望寿命指标。

在效果指标的选择时,要遵守有效性、客观性、特异性、灵敏性等原则。

所谓有效性原则,是指效果指标必须能够准确地衡量所要达到的目标内容。比如,疾病防治的效果指标应当是该病的发病率和死亡率,而不是病死率。

所谓客观性原则,是指效果指标的选取应避免主观决断,要得到相关专业人员的认可、客观反映其目标内容。

所谓特异性原则,是指效果指标要针对欲达到的目的来反映其内容的变化情况,而对其他情况的变化不作反映。比如:选用休工或休学天数作为衡量居民健康状况的指标就缺乏特异性,因为健康状况只是导致休工或休学的原因之一。

所谓灵敏性原则,是指效果指标应及时、准确地反映事物的变化情况,当方案的效果发生变化时,其效果指标必须发生相应的变化。

在实际分析和评价过程中,有时会涉及多个效果指标。因为在多个目标下,不同方案之间的比较存在困难,因此,评价时需要对效果指标进行简化。比如:通过综合评分法,根据各个效果指标对方案评价的重要程度对各个效果指标给

笔记

以一定的分数或权重,再经过计算将多个效果指标换算成一个综合性效果指标,并根据这个综合性效果指标进行不同方案之间的比较和评价。再比如:将满足效果条件较差的指标去掉,或者将一些不能完全舍弃的次要性指标,作为约束条件对待。再比如:将方向基本一致的目标进行合并或将从属关系的目标去掉等。

成本–效果分析的基本思路是:在不同方案的比较中,对于成本低且效果好的方案,应是必然选择的最佳方案;在不同方案的比较中,对于成本高且效果低的方案,应是必然抛弃的方案;如果方案之间的成本相同或接近,比较其效果的大小,选择其中效果较大的方案;如果方案之间的效果相同或相近,比较其成本的高低,选择其中成本较低的方案;如果方案之间的成本和效果都不相同,比较单位效果所花费的成本,选择其中单位效果成本最低的方案;如果一个方案的成本和效果都高于另一个方案,可比较增量成本和增量效果的比值,并结合预算限制和决策者的价值判断对方案进行选择。

二、成本 - 效果分析的方法

1. 成本 – 效果比值法　　成果 – 效果比值是成本 – 效果分析的一个重要评价指标,它将成本和效果联系起来,采用单位效果所花费的成本来表示,如每发现一例病人的成本、每延续生命一年所花费的成本等。

成本 – 效果比值法就是根据成本 – 效果比值的高低进行方案的选择,其选择的思路是,以成本 – 效果比值低的方案为优选方案。

成本效果比值计算公式为:

$$成本效果比值 = C / E$$

式中:C 为成本;E 为效果。

例:某种疾病有两种治疗方法:外科手术治疗和药物治疗。外科手术治疗的成本 – 效果比值为 8000 元,即每治愈一例的单位成本是 8000 元,而药物治疗的成本 – 效果比值为 5000 元,即每治愈一例的单位成本是 5000 元。显然,药物治疗方法是更具成本 – 效果的治疗方法。

2. 增量成本 – 效果比值法　　实际中,成本高的方案,往往效果更好;或者说,效果越好的方案,往往成本越高,这时,可采用增量成本 – 效果比值法对方案进行增量成本 – 效果分析。

增量成本 – 效果分析的理论基础是:在获得更好效果的情况下,即使费用增加也可能是合理或最佳选择。特别是在卫生服务领域,卫生服务技术发展的目的,就是为了获取更好的健康结果,而具有更好效果的新技术常常成本较高。这时,卫生经济分析与评价的依据,不一定是费用最小,而应是增加的费用消耗是否值得和是否可支付。

增量成本 – 效果分析与评价步骤是:

首先,计算增量成本 – 效果比值。这个比值反映了两种备选方案之间效果差异的单位成本或追加效果的单位成本。

增量成本 – 效果比值的计算公式:

$$\triangle C / \triangle E = (C_1 - C_2)/(E_1 - E_2)$$

式中：$\triangle C$ 为增量成本；$\triangle E$ 为增量效果；C_1 为方案 1 成本；C_2 为方案 2 成本；E_1 为方案 1 效果；E_2 为方案 2 效果。

然后，结合预算限制和决策者的价值判断对方案进行评价和选择。

若增量成本和增量效果比值在决策者的预算限制和价值判断的标准内，则成本高的方案也是可行的方案，反之，则不可行。在不同时期、不同国家或地区，决策者的预算限制和价值判断会有不同的标准。

例 1：在某种疾病的治疗上，传统的治疗措施成本为 3000 美元，可挽救 2 个生命年；新的治疗措施成本为 6000 美元，但可挽救 3 个生命年。

一般分析：传统治疗措施的成本 – 效果比值为 1500 元；新治疗措施的成本 – 效果比值为 2000 元；显然：传统治疗措施成本 – 效果比值小，应为优选方案。

增量成本 – 效果分析：增量成本 – 效果比值为 3000 美元，计算过程如下：

$$\Delta C/\Delta E =(6000-3000)/(3-2)=3000(美元)$$

这个比值说明新治疗措施增加 1 个生命年的效果，需要追加的成本是 3000 美元。

假设决策者认为挽救一个生命年的价值为 3500 元，且具备支付能力，则新的治疗措施是可取的；若决策者的预算限制或价值判断低于 3000 元，则新的治疗措施是不可取的。

例 2：为预防和早期发现某种疾病，有三个普查方案可供选择。三个方案的成本效果情况如下：

方案 1 的总成本为 270 000 元，可查出的病人数为 300 人，平均每查出一例病人的成本为 900 元；

方案 2 的总成本为 400 000 元，可查出的病人数为 400 人，平均每查出一例病人的成本为 1000 元；

方案 3 的总成本为 495 000 元，可查出的病人数为 450 人，平均每查出一例病人的成本为 1100 元。

一般的分析：方案 1 平均每查出一例病人的成本最低，因此，方案 1 为优选方案。

增量成本 – 效果分析：如果在原有方案 1 的前提下，转为实施方案 2 或方案 3，则需根据增量成本 – 效果比值和决策者的价值判断标准对方案进行选择。

例 3：假设采用 A 和 B 两种筛查方案对乳腺癌实施早诊早治，A 方案挽救 100 个生命年的成本为 100 000 元，B 方案挽救 90 个生命年的成本为 81 000 元，两种筛查方案的成本不同，效果也不同。

一般分析：A 方案挽救 1 个生命年的成本 1000 元，大于 B 方案，B 方案优于 A 方案。

增量成本 – 效果分析：A 方案比 B 方案多挽救了 10 个生命年，每增加挽救一个生命年的成本为 1900 元。如果资源充分，则可选择 A 方案。

三、成本 - 效果分析的局限性和适用范围

成本 – 效果分析一般只能用于相同目的、同类指标不同方案的比较上。如

果目的不同,活动的性质和效果不同,这时不同方案无法进行比较。

另外,成本－效果分析未考虑生存质量,选用的指标也常常是一些卫生服务的中间产出指标,这在准确反映不同方案健康改善结果方面存在一定的局限性。

第四节　成本－效益分析

一、成本-效益分析的内涵

成本－效益分析(cost-benefit analysis,CBA),是通过比较某一方案或若干备选方案的全部预期效益和全部预期成本的现值来对不同方案进行评价和选择的方法。

成本－效益方法是20世纪70年代开始被应用到医疗卫生领域并成为卫生经济学评价的一种重要方法。与成本－效果分析不同,成本－效益分析是以效益作为产出指标。

所谓卫生服务效益(benefit),就是以货币形式表现的卫生服务效果。具体指标如:因发病率下降而减少的诊断、治疗、住院、手术、药品等费用及其他人力、物力消耗,或因发病率下降而避免或减少的收入损失或对生产带来的增长等。与卫生服务成本可以分为直接成本、间接成本、有形成本、无形成本一样,卫生服务效益也可分为直接效益、间接效益、有形效益和无形效益。

直接效益(direct benefit)是指实行某项卫生服务方案后所节省下来的卫生资源。如发病率的降低减少了诊断、治疗、住院、手术或药品费用以及其他相关卫生资源的消耗。这种比原来节省的支出或减少的资源消耗就是该卫生服务方案的直接效益。

间接效益(indirect benefit)是指实行某项卫生服务方案后所减少的其他方面的经济损失,比如由于发病率的降低或住院人数和天数的减少,避免患者及陪同家属的工资、奖金等收入损失。

直接效益和间接效益都是有形效益。无形效益(intangible benefit)则是指因实施某项卫生服务方案而减轻或避免的患者身体和精神上的痛苦,以及康复后带来的舒适和愉快等。

在卫生经济学评价中,效益与成本实际上是一个问题的两个方面,如果是产生的资源消耗(或损失)就是成本,如果是避免的资源消耗(或损失)就是效益,因此,前面介绍的关于直接成本和间接成本的测算方法同样适用于效益的测算。

例:假如居民年平均收入为18 000元,1年按360天计算,则居民日收入50元。如果患者因病住院1个月不能上班,则间接成本为1500元;若某一卫生服务干预项目能够避免这一个月的住院时间,其带来的间接效益就是1500元。

二、成本-效益分析的方法

1. 净现值法　所谓净现值(net present value, NPV),是指卫生服务方案的效益现值总和与成本现值总和的差值。净现值法,就是通过评价期内各方案效

笔记

益现值总和与成本现值总和之差来对方案进行评价和选择的方法。

净现值的计算公式为：

$$NPV = \sum_{t=1}^{n} \frac{Bt - Ct}{(1-r)}$$

式中：NPV 为净现值（净效益）；B_t 为第 t 年末发生的效益；C_t 为第 t 年发生的成本；n 为方案的年限；r 为贴现率。

采用净现值法的评价思路是：

（1）就一个方案而言，只有净现值大于 0，方案才可以考虑。因为净现值大于 0，才可能增进资源的使用效率；而净现值小于 0 的方案不具有经济性，应当放弃。在分析和评价时，常常会设定一个最小净现值标准，只有超过这个最小净现值标准的方案才是可行的，否则放弃。

（2）若几个方案进行选择，需区分不同情况。在初始投资和计划期相同时，比较各方案的净现值，以净现值大的方案为优选方案，因为净现值越大的方案可以带来更多的社会财富。若初始投资和计划期不同时，则净现值法不适用。因为一般而言，初始投资额越大，其净现值也往往较大；计划期限越长，其累计净现值往往越大，在这种情况下，用净现值法就不一定能准确反映各方案之间的优劣。这时，应采用成本－效益比值法。

2. 成本－效益比值法　成本－效益比值（cost benefit ratio，C/B）法就是通过评价期内各年备选方案效益现值与成本现值的比值来对方案进行评价和选择的方法。

成本－效益比值一般表示为 C/B 的，也有表示为 B/C 的，两者的经济含义不同，前者表示要获得单位收益所需要付出的成本，而比较 C/B 就是要在既定的目标条件下，选择出成本最小的方案；后者表示每单位成本所能获得收益的大小，相当于投资回报率，比较 B/C 就是要选择出在有限资源的条件下，用于哪个方案可以带来最大的效益。

成本－效益比值的计算公式如下：

$$成本－效益比值 = C/B$$

$$C = \sum_{t=1}^{n} \frac{C_t}{(1+r)^t}$$

$$B = \sum_{t=1}^{n} \frac{B_t}{(1+r)^t}$$

式中：B 代表效益现值总额；C 代表成本现值总额；r 为已知贴现率。

成本－效益比值法的评价思路是：

（1）就一个方案而言，当 B/C≥1 或 C/B≤1 时，表示该方案的效益大于成本，那么，该方案是可行的；反之，则表示该方案带来的效益小于成本，该方案不可行。在评价的时候，常常会设定一个最小成本－效益比值作为评价标准，只有方案的成本－效益比值超过这个标准，方案才是可行的，否则应当放弃。

（2）若几个备选方案进行评价和选择的话，则成本－效益比值小的方案为优，或效益－成本比大的方案为优。

笔记

三、成本‑效益分析的局限性及适用范围

与其他卫生经济学评价方法相比,成本‑效益分析方法的应用范围更为广泛。

1. 成本‑效益分析方法不仅可以应用于不同卫生服务方案之间的比较和评价,还可以应用于卫生服务方案与其他领域方案之间的比较和评价,如农村地区甲肝预防项目与农田水利项目的成本‑效益比较。而卫生经济分析与评价的其他方法只能应用于卫生服务领域内不同卫生服务方案之间的比较和评价。

2. 成本‑效益分析不仅可以用于目的相同的卫生服务方案的比较和评价,例如同为治疗高血压的不同方案,也可以用于目的不同或者不相关的卫生服务方案的比较和评价,例如预防流感的项目和健康体检项目的比较和评价。而对于目的不同或者不相关的方案比较,其他卫生经济分析与评价方法就显得无能为力。

3. 成本‑效益分析方法不仅可以用于多个不同卫生服务方案的分析和评价,而且也可以用于单个卫生服务方案的分析和评价。而其他卫生经济分析与评价方法只能用于在多个不同卫生服务方案的分析和评价,对于单个卫生服务方案的分析和评价则需要借助外部判断标准。

尽管成本‑效益分析方法应用范围更为广泛,但在应用上仍存在明显的局限性。成本‑效益分析方法的局限性主要表现为:需要将卫生服务方案的产出转变为货币价值形式。而以货币价值形式来体现卫生服务的产出常常存在一定的困难,例如,人的寿命延长一年值多少钱? 一个小孩或一个老人死亡损失的价值是否一样? 治好一个病人的价值到底是多少? 发病率降低的价值是多少? 等等,对于这样一些数据有时很难准确地加以确认。所以,在采用成本‑效益分析方法时,首先需解决卫生服务产出的货币价值转化问题。如果通过货币价值形式来体现卫生服务产出有困难,则应选用成本‑效果分析方法。

第五节　成本‑效用分析

一、成本‑效用分析的内涵

成本‑效用分析(cost‑utility analysis,CUA)是通过不同卫生服务方案的成本,效用的比较分析,来对不同方案进行评价和选择的方法。

与其他方法不同的是:成本‑效用分析是以效用作为产出指标。效用(utility)作为一个经济学概念,是指某种产品或服务满足人们欲望或需要的能力,或人们消费某种产品或服务获得的满足程度。卫生服务方案的效用,就是指卫生服务方案满足人们对特定健康状况的期望或满足程度,或者指卫生服务方案满足人们获得健康这一需要和欲望的能力。

在成本‑效用分析中,常用的效用指标有质量调整生命年和残疾(失能)调

整寿命年,其中,质量调整生命年应用最为广泛。

因为卫生服务效用和卫生服务效果都是以健康改善情况来反映卫生服务的产出,因此,从本质上讲卫生服务效用也是一种卫生服务效果,之所以把效用与效果分开,是因为二者之间还有着明显的区别:

首先,卫生服务效果是采用天然计量单位来衡量卫生服务的产出或结果,因此,它是一个反映健康改善结果的客观指标;而卫生服务效用则是通过诸如质量调整生命年和失能调整寿命年这类人为制定的指标来反映卫生服务的产出或结果,因此,它是一个反映健康改善结果的主观指标。

其次,卫生服务效果不需要进行生存质量调整,因此,不能反映生存质量的差异,而卫生服务效用则需要进行生存质量调整,因此,可以更为准确地反映健康改善结果。正因为这一区别,一项卫生服务方案的实施,有效果,但不一定有效用,或者效果、效用的计量结果可能不同。

再次,卫生服务效果指标既可以采用卫生服务的终产出指标,如生命年;也可以采用卫生服务的中间产出指标,如血压的降低值、计划免疫或检查人数等;而卫生服务效用指标则只能采用更为准确反映健康改善结果的终产出指标,如质量调整生命年。

二、成本-效用分析的方法

根据采用效用指标的不同,成本–效用分析方法可分为质量调整生命年法和失能调整生命年法。因为质量调整生命年法采用的更为广泛,本节主要介绍质量调整生命年法。

质量调整生命年法,就是采用质量调整生命年作为效用指标对不同方案进行评价和选择的方法。显然,采用质量调整生命年法进行分析,首先需要对质量调整生命年进行测算。质量调整生命年的测算主要涉及两个因素:一是生存的时间;二是各生存时间点上的生命质量的效用值(生命质量权重)。

质量调整生命年数(QALY)= 生存年数 × 生命质量效用值

比如:肾透析患者活过 1 年时间,如果生命质量效用值等于 0.6 个的话,则这个肾透析患者活过的这 1 年只相当于 0.6 个质量调整生命年(QALY)。

再比如:一个中度心绞痛患者生存 10 年时间,如果生存质量效用值为 0.7,则这个患有中度心绞痛患者存活的这 10 年只相当于 7 个质量调整生命年数(QALY)。

质量调整生命年法的分析思路是:计算成本–效用比值,即计算获得一个质量调整生命年(QALY)所消耗的成本,以获得一个质量调整生命年(QALY)所消耗成本少的方案为优选方案。

例:A 和 B 两个方案,A 方案成本 20 000 美元,延长寿命 4.5 年;B 方案成本 10 000 美元,延长寿命 3.5 年。但两个方案治疗后生存质量不同,A 方案的生命质量效用值是 0.9,B 方案的生命质量效用值是 0.5。

成本–效果分析结果:

A 方案成本–效果比值 = 20 000/4.5 ≈ 4444.4

笔记

B 方案成本 – 效果比值 =10 000/3.5 ≈ 2857.14

B 方案成本 – 效果比值小于 A 方案，则 B 方案优于 A 方案。

成本 – 效用分析结果：

A 方案成本 – 效用比值 = 20 000/4.5 × 0.9 ≈ 4938.27

B 方案成本 – 效用比值 =10 000/3.5 × 0.5 ≈ 5714.29

A 方案成本 – 效用比值小于 B 方案，则 A 方案优于 B 方案。

三、效用值的测算方法

成本 – 效用分析中，一个很重要的过程是对生命质量效用值（生命质量权重）进行测算。目前，在生命质量效用值（生命质量权重）的测算上，主要采用如下几种方法：

1. 评价法　即挑选相关专家根据经验进行评价，估计健康效用值或其可能的范围，然后进行敏感性分析以探究评价的可靠性，这是最简单方便的方法。

2. 文献法　即直接利用现有文献中使用的效用值指标，但要注意其是否和自己的研究相匹配，包括其确定的健康状态、评价对象和评价手段的适用性等。

3. 抽样调查法　即自己设计方案，通过对患者的生理或心理功能状况进行调查评分获得所需要的生命质量效用值，这是最精确的方法。具体又有等级衡量法、标准博弈法和时间权衡法等。

（1）等级衡量法（rating scale）：采用此种方法主要是要求被调查者在线段或条尺上标示位置，依据标示的位置确定其健康状况和生存质量的效用值。一般是假定健康状况在 0～1 间，最低生存质量处为 0，表示死亡；最高生存质量处为 1，表示健康。让个体根据不同的健康状况在 0～1 间取值，以确定个体生存质量效用值（权重）。生存质量效用值（权重）越大，说明个体越健康，生存质量越高，反之，生存质量效用值（权重）越小，说明个体健康状况越差，生存质量越低。比如：当标示位置在中间时，生存质量效用值记为 0.5。生存质量判断主要是从身体、精神、社会、疼痛或医疗等方面进行。线段或条尺可以画成不同式样，如类似直尺标上等分的刻度，或画成温度计形式，或简单地用 5 点或 7 点等刻度供被调查者标度。

（2）标准博弈法（standard gamble）：标准博弈法是通过直接的面对面访谈，让患者对自己的健康状况效用值做出的选择。假设患有某种疾病的患者，不治疗的话，是一种确定的中等健康状态，如果治疗就会有两种不确定的结果：一种是优于不治疗，能达到完全健康；另一种则差于不治疗或者说有风险（如也许会造成死亡）。访谈的内容是了解患者在有多大风险时，愿意冒险治疗。其访谈目的就是运用风险及不确定性来得出患者偏好，并以得到的患者偏好情况来确定生存质量的效用值。显然，这种方法涉及患者对风险的态度。

（3）时间权衡法（time trade-off）：这也是通过患者的访谈来测定健康效用。主要询问患者是愿意在不健康状况下生活一段时间，还是愿意在完全健康状况下少活几年。愿意完全健康状况下生活的年数与不健康状况下生活的年数的比值就是衡量健康状况选择的偏好，表示患者愿意为争取健康状况而牺牲的代价。

笔记

在上述三种方法中,以直接分级的等级衡量法最为简单和实用,而标准博弈法从理论上来讲是最有效度的方法,但实际调查时方法复杂,与时间权衡法相比的结果差异上无显著意义,两者均会受到患者健康状况、年龄、既往病史等条件的影响。

四、生命质量量表

生命质量量表是测量生命质量效用值的重要工具,也是成本效用分析中常用到的方法。

生命质量(quality of life,QoL),也称生活质量、生存质量、生命素质等。在社会学领域一般称为"生活质量";而在医学、伦理学领域,一般称为"生存质量"和"生命质量"。

虽然目前关于生命质量的定义有多种不同的阐述,但普遍的共识是:生命质量的内涵由生理、心理、社会三方面组成:①生理健康:包括患病情况、慢性症状及自我评价的健康;②社会健康:包括个体涉及的社会网络大小、社会交往的频率、社会参与程度等;③心理健康:包括焦虑、抑郁、认知、幸福感、满意程度等内容。

生命质量还被界定为三个层次。最低层次强调的是维持生存,保持躯体完好,消除病痛,以及为维持生存所需要的基本功能,这个层次的研究主要面向病人,其内涵是病人对其疾病和相关的治疗所产生的在躯体、心理、社会地位和作用等方面影响的主观认知和体验,是临床医学研究的主要内容;第二层次强调的是不仅要维持生存,而且要生活得好,这个层次的研究主要面向一般人群,是社会科学和预防医学研究的主要内容之一,其内涵是人们对其生活的自然、社会条件以及自身状况的主观评价和体验;第三层次不但强调前二者,而且还看重自身价值的实现和对社会的作用,强调对自身价值和自我实现的认知。

在上述生命质量的三个层次中,成本 – 效用分析中涉及的应该是最低层次的生命质量,即受健康状态影响的生命质量,也称与健康相关生命质量(health-related quality of life,HRQoL)。

研究中,生命质量主要来源于对医务人员、病人家属或患者的调查,反映医务人员、病人家属或患者的主观感觉,因此,它是一种主观的评价。在生命质量调查中,常需要采用一定的生命质量量表。

成本效用分析中采用的生命质量量表可分为多种不同的类型,比如:普适性量表、特异性量表、多维量表、单维量表等:

1. 普适性量表和特异性量表　这是根据量表适应的人群进行的分类。普适性量表是适合各种人群或某一类病种使用的量表,实际上测定了生存质量的共性部分;而特异性量表仅针对某种具体的人群或具体病种。

2. 多维量表和单维量表　这是根据量表覆盖范围进行的分类。多维量表是指从多个领域多维全面的测评生命质量;单维量表,是指根据研究需要仅测评疾病对生命质量某一特定方面的影响。比如:WHOQOL-100 量表是 WHO 组织了 20 多个国家和地区共同研制的跨国家、跨文化并适用于一般人群的普适性

笔记

量表。该量表由多个领域构成，分别从躯体功能、心理功能、独特性、社会关系、环境、精神、宗教、信仰等领域多维全面测评生命质量，所以，是普适性、多维量表。而 SCL-90 量表则从 10 个因子详细描述了疾病对生存质量中的心理维度的影响，是单维度的心理质量量表。又如癌症患者生活功能指标（the functional living index of cancer，FLIC）量表，比较全面地描述了癌症患者的活动能力执行角色功能的能力、社会交往能力、情绪状况、症状和主观感受等，可用于一般癌症患者生存质量的自我测试，是恶性肿瘤领域的普适性量表；而肺癌的 LCSS（lung cancer symptom scale 量表则是恶性肿瘤领域的特异性量表。

在研究中，选择适宜的量表，对生命质量测评很重要。比如，对于测评肝癌患者的生存质量，普适性的 WHOQOL-100L 量表就具有一定的局限性，由于它不是针对肝癌患者开发的。而对于肝癌患者生存质量的测评，应选择针对肝癌的特异量表来更准确全面地反映肝癌患者的生存质量。目前，生命质量研究趋向普适性量表和特异性量表的结合使用。

五、成本-效用分析法的局限性及适用范围

因为成本-效用分析中对效果指标（生存年）进行了质量校正，所以，这种分析方法更能准确反映卫生服务方案或干预措施对健康改善的影响。特别是在对一些慢性病或具有死亡威胁疾病采取控制和干预措施时，在可能的情况下，应结合质量调整生命年来进行评价。

成本-效用分析法主要应用于如下评价目标：

一是当生命质量是最重要的预期结果时。比如：在比较某种疾病的不同方案时，预期结果不是治疗对死亡率的影响，而是不同方案对病人的生理功能、心理状态和社会适应能力的改善情况，即生命质量的改善时，应该采用成本-效用分析方法。

二是当备选方案同时影响生命的数量和质量，而决策者希望将两种结果用同一指标反映时。例如，用雌激素治疗女性绝经期综合征时，可以消除这些症状带来的不舒适感、降低髋关节骨折的死亡，提高病人的生命质量，同时也会增加一些并发症，如子宫内膜癌、子宫出血、子宫内膜增生等的死亡率，这时宜用效用指标进行分析。

三是当目标是要将一种卫生干预与已按成本-效用评价的其他卫生干预比较时，应采用成本-效用分析方法。

在下述情况下，一般不主张或不适于使用成本-效用分析方法：

一是当只能取得"中间结果"的数据时。例如，用某种方法筛选高血压病人，然后进行为期一年的治疗，可使血压降低多少毫米汞柱。这种"中间结果"，不能转化为质量调整生命年，不适于使用成本-效用分析方法。

二是当难以获得相关生命质量数据时，也就无法使用成本-效用分析方法。

三是当不同方案效果数据几乎完全相同时，应使用最小成本法，不必使用成本-效用分析法。

四是当成本-效用分析只能在一定程度上改善评价的质量，但是却要花费

很长的时间与较多的经费,而对决策没有根本性的影响时,不如选用成本 – 效果分析法。

目前,对成本 – 效用分析方法仍存在一定的质疑,比如:认为此法仍然是以患病率、发病率、疾病严重程度等为基础的单纯生物医学模式指标,不符合当前医学模式的转变;再比如:认为在计算 QALY 和 DALY 时,许多权重系数都是由经验得到,影响其科学性。

表14-2 卫生经济学评价方法比较

项目	最小成本分析	成本效果分析	成本效用分析	成本效益分析
前提条件	备选方案效果相同	备选方案目的相同	产出经过生命质量调整	产出用货币计量
评价要素	成本	成本、效果	成本、效用	成本、效益
评价指标性质	货币值	成本为货币值产出为健康结果	成本为货币值产出为经过生命质量调整的健康结果	成本和效益均为货币值
评价标准	成本最小	成本效果比值最小	成本效用比值最小	净收益最大或成本效益比值最小

第六节 卫生经济学评价步骤

卫生经济学评价步骤包括:明确方案目标和评价的角度、确定备选方案、确定分析与评价的方法、区分和估算相关成本、产出的测量或估算、贴现、区分不确定性并进行敏感性分析、分析和评价等。

一、明确方案目标和评价的角度

进行卫生经济学评价,首先要确定卫生服务方案的目标是什么。因为目标不同,对方案的评价要求和采用的评价技术可能不同。在卫生服务方案目标确定上应注意一个问题:即目标尽量单一,以便选择合适的结果指标。在存在多个目标的情况下,应确定一个最主要的目标,对于方向基本一致的目标可进行合并,对于从属性质的、难以实现的或不能协调的目标应去掉。

进行卫生经济学评价时,明确分析与评价的角度同样重要。因为只有在明确分析评价角度的基础上,才能对分析与评价中所考虑的成本、效果或效益的范围加以划定。

卫生经济学评价的角度可分为宏观角度评价和微观角度评价、政府角度评价、卫生机构角度评价、病患者角度评价、医疗保险机构角度评价等。评价角度不同,评价时选择的指标和测算结果就可能不同。比如:从宏观角度进行卫生经济分析与评价,一般采用全社会的观点。从全社会观点考虑的成本是社会成本,即应包括与方案直接有关的预防、诊断、治疗和康复等一切费用,而不管这些费用是个人支付,还是公共支付;是机构支付,还是政府支付。另外,还应包括因副作用带来的经济损失等以及由伤病或死亡造成的经济损失等。而从微观角度

笔记

进行卫生经济学评价,则主要是从机构和个体的视角考虑问题。如果是从机构的视角考虑问题,这时,某一卫生服务方案的成本就是指卫生机构承担或支付的,用于某项服务的全部支出或花费,而不考虑社会或患者个人的支出或花费。

二、确定备选方案

卫生经济学评价和核心是最优方案的选择。一个方案,无法进行最优方案评价和选择,所以,提出多个备选方案是进行卫生经济分析和评价的前提。

在提出具体备选方案时,应尽可能全面考虑为达到预期目的将可能采用的具体方案,以便于将各个备选方案加以比较,选择最优方案。如果面临时间上或财政上的限制而不可能全面考虑所有可能的具体方案的话,备选方案中至少应包括现有的产出最佳的方案、成本最低方案以及不给予任何干预措施的方案。从数量上说,至少有两个明确的备选方案才能进行相互比较,而备选方案的总数量没有上限。而且,备选方案必须具有可比性,并排除明显不可行方案。

在进行卫生经济学评价时,对于提出的备选方案,应有清楚了解和陈述。以便于对方案的实际情况准确把握和进行进一步的评价工作。对方案的陈述起码应包括 6 个方面的内容,即:who(为谁)、what(何事)、when(何时)、where(何地)、why(为何)、how(如何做)。

三、确定分析与评价的方法

根据上述评价目标、角度和备选方案的情况,来确定卫生经济学评价中采用的具体技术方法。由于卫生经济学评价的四种具体方法各有其局限性和适用的条件,因此,选择适宜的分析与评价的方法非常重要。

另外,在卫生经济学评价中,还涉及的一个重要技术或方法,就是理论模型的建立,例如:决策树模型、马可夫模型(Markov model)等。在评价期间较长的情况下,如果长期资料不全,可以用数学、统计学模型,把疾病发展过程的效果和成本等反映出来,并进行合理的预测和分析评价。比如:高胆固醇的预防治疗,其远期效益可能持续许多年,而记录资料常常不超过 5 年,可应用预测模型。

四、区分和估算相关成本

区分和估算相关成本是卫生经济分析与评价中非常关键的环节。

首先,要对成本加以界定,包括固定成本和变动成本,直接成本和间接成本、近期成本和远期成本、机会成本和增量成本等。

其次,要对相关成本进行估计或测算。在进行成本的估计或测算时,必须明确各项成本的内涵和构成,选择科学的成本的估计或测算方法。

在相关成本估计或测算中,需要注意如下三个问题:

1. 相关成本的估算不仅要考虑相关人力、物质资源的消耗,而且也要考虑方案实施可能造成的其他方面经济损失,比如:计划免疫的副作用、手术治疗中病人死亡造成的经济损失等。

2. 应当根据研究角度尽可能全面考虑相关成本。比如:进行宏观评价时,应全面考虑宏观的社会成本,而不仅仅是一个机构或一个项目的微观成本。

3. 相关成本估算时,还要考虑到各种因素对成本的影响,如市场价格的变动、志愿者利用等影响。

五、产出的测量或估算

这里所说的产出,就是指卫生服务方案或措施的实施带来的好处和利益。对产出的测量,就是对这些好处和利益大小的测量。

卫生经济分析与评价过程中,在产出的测量或估算时,需要依据不同的目的将卫生服务方案的产出分为效果、效益和效用三大类指标并进行测量和估算。其中,效果指标是指卫生服务方案实施后有关服务指标的变化,如发病率、死亡率、治愈率、好转率、人均期望寿命等;效益指标是将效果指标用货币的形式来表示;而效用指标则是从人的生命和生命质量的角度,以生命年为指标,以人们对生命质量的满意度为权重,用以反映卫生服务方案或措施实施结果的一个综合性指标。上述三类指标或者体现卫生指标的改善、或者体现健康水平的提高、或者体现经济收入的增加、或者体现资源的节省,或者兼而有之。

六、贴现

卫生经济学评价中,若卫生服务方案的成本或效益是在若干年里分别发生,就需通过贴现(discount)的方式,将不同时点上的成本、效益换算为同一时点上的成本、效益,以排除货币时间价值的影响。

贴现的目的,就是要使各方案之间可以进行合理比较。比如:某一卫生服务方案需要在多年后才能见效。在对其进行卫生经济分析和评价时,对于不同年份发生的成本和效益不能简单相加,而是需要通过贴现的办法,将不同时间的成本和效益折算成同一时点的价值之后才能进行计算和比较。

将不同时点上的货币值换算为同一时点上的货币值时,有"向前算"和"向后算"两种情况。向前算,即计算现值;向后算,即计算未来值。卫生经济分析与评价时,一般是向前算,即把贴现的基准时点选择在投资的初始点,以方案实施的第一年作为基准点来计算各年成本或效益的现值。

在对成本或效益进行贴现时,涉及贴现率的选择。在卫生经济学评价中,各国专家推荐的贴现率一般在3%~6%之间,比如:美国某研究机构建议应用3%的贴现率;英国某研究机构推荐应用3.5%的贴现率,加拿大某研究机构建议应用5%的贴现率。有些国家还推荐多个贴现率的选择,或者推荐贴现率的变化范围,如法国和葡萄牙为0或5%,瑞士为3%或5%,德国和波兰为2.5%~5%之间。此外,很多国家还提供了对贴现率进行敏感度分析的变化范围,基本上在0~10%之间。贴现率的高低,会影响分析与评价结果,进而影响到对决策者的建议。

对于成本与效益是否采用相同贴现率目前也存在着争议。一些人认为效益应当采用与成本一致的贴现率,也有人认为效益应当采用低于成本的贴现率。例如在英国 NICE 的第二版《药物经济学评价指南》中,就推荐成本每年应该以

6%贴现,而效益以0.001%进行贴现。

关于货币时间价值与贴现

货币时间价值(time value of money,TVM)就是指一定量的资金在不同时点上的价值量差额。因为存在货币的时间价值,不同时期的资金,不能简单的加总和比较。

货币时间价值存在的原因主要有两点:一是货币可用于投资,获得利息或利润,从而在将来可获得更多的货币量。因此,货币的时间价值,可通过利息或利润来测算(借贷款的货币时间价值是利息,投资过程的货币时间价值是利润)。二是货币的购买力会因通货膨胀的影响而随时间改变,因此,通货膨胀也常常是货币时间价值测算中考虑的因素。

根据货币时间价值的原理,利用利率进行资金时间价值的换算被称为贴现(discount)。在贴现的过程中,涉及等值、未来值、现值等几个基本概念:

等值可定义为不同时期收入或支出的两笔资金,虽然数额不等,但其价值相同。等值的计算是建立在一定利率的基础之上的。比如:在利率10%的情况下,今天的1元钱与1年后的1.1元价值相同,我们说今天的1元钱与1年后的1.1元钱二者是等值的。

未来值也称终值,指现在一定量的资金,按照一定利率,到未来某一时点所对应的数额。

现值(present value,PV)也称贴现值,是指将来一定期限后的一笔资金,按照一定利率计算的资金目前的价值。从将来值算现值的过程也称为贴现过程,贴现时用的利率也叫贴现率(discount rate)。

货币的时间价值主要受两个因素影响:一是时间长短;二是利率(贴现率)水平的高低。时间越长,利率水平越高,其未来值越高,而现值则越低;反之,期限越短,利率水平越低,其将来值越低,而现值则越高。

七、区分不确定性并进行敏感性分析

因为卫生服务方案在不同的时间、不同的地点、不同的人群中实施会有很多不同的影响因素,进而造成许多用于成本与产出分析的资料存在很大的不确定性。因此,有必要在卫生经济分析与评价中进行敏感性分析。

敏感性分析,就是审慎地改变方案或项目实施中的不确定因素,用决策的原则,去检验这些因素对评价结果的影响程度。如果最终结果没有被有关不确定因素的不同估计值所影响,那么,这一方案就是相对稳定的方案;如果最终结果受不确定因素影响很大,那么,是否实施这一方案就值得考虑了。敏感性分析的

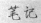
笔记

作用在于：帮助分析者分析不确定因素的影响，减少评价结果的偏差。

八、分析和评价

即应用相应的分析和评价方法，如成本－效果分析法，或成本－效益分析法，或成本－效用分析法，对各个卫生服务方案进行分析和评价，结合其他相关因素（如政治、法律、伦理等方面因素）的分析，对卫生服务方案或技术干预措施做出最后的选择或决策。

本 章 小 结

1. 卫生经济学评价是应用经济学评价方法，从卫生资源的投入和产出这两个方面对不同的卫生服务方案或干预措施进行分析和评价。

2. 卫生经济学评价是卫生经济学的一种重要的分析工具。卫生经济分析与评价的意义在于：可以为卫生决策提供依据，进而促使有限卫生资源的有效利用和合理配置，并最终实现有限卫生资源健康产出最大化。

3. 卫生经济学评价方法的应用领域主要为：宏观卫生政策领域；预防医学领域；临床医学领域；药品的生产、流通、交换、使用领域；卫生技术评估领域等。

4. 卫生经济学评价的具体方法主要有：最小成本法、成本－效果分析、成本－效用分析、成本－效益分析。这些方法各有其适用范围和局限性。

5. 卫生经济学评价步骤主要包括：明确方案目标和评价的角度；确定备选方案；确定分析与评价的方法；区分和估算相关成本；产出的测量或估算；贴现；区分不确定性并进行敏感性分析；进行分析和评价；分析和评价报告撰写。

关键术语

卫生经济学评价 （Health Economic Evaluation，HEA）

成本 （Cost）

效益 （Benefit）

效果 （Effectiveness）

效用 （Utility）

最小成本法 （Cost Minimization Analysis，CMA）

人力资本化法 （Human Capital Method，HCA）

意愿支付法 （Willingness to Pay，WTP）、

成本－效果分析 （Cost Effectiveness Analysis，CEA）

成本－效果比值 （Incremental Cost Effectiveness Ratio，ICER）；

成本－效益分析 （Cost-benefit Analysis，CBA），

笔记

成本 - 效益比值 （Cost Benefit Ratio，C/B）

成本 - 效用分析 （Cost- utility Analysis，CUA）

思考题

1. 试述卫生经济学评价的意义和应用领域。

2. 卫生经济学评价的基本步骤有哪些？可用哪些方法？

3. 试比较成本 - 效果、成本 - 效益分析和成本 - 效用分析三种方法之间的区别和联系。

（大连医科大学公共卫生学院 高丽敏）

笔记

药物经济学

通过本章的学习,你应该能够:

掌握 药物经济学的定义、研究内容、研究方法及其用途;

熟悉 药物经济学在药品定价、补偿与药品目录和处方集制定中的作用;

了解 药品属性、药品需求的特殊性、药品市场失灵的原因及政府干预措施。

章前案例

环磷酰胺是一种被广泛应用的抗癌药物,虽然该药的毒副作用较大,但由于该药疗效确切,属于医保目录内用药能够报销,所以临床上的需求依然很大,许多肿瘤患者都需要使用,如白血病、神经母细胞瘤、乳腺癌、骨髓移植等。国家发改委对环磷酰胺规定的最高零售价为 4 元一瓶(200 毫克)。在现有定价基础上,企业很难获得利润。成本价格和销售价格倒置,市场销售价甚至低于原料价格。如今调高到 6 元 /200mg。但调整幅度小,仍不能解决企业亏损问题,长期亏本不得不使厂家放弃生产。企业纷纷转产并生产其衍生物"异环磷酰胺",造成了环磷酰胺在全国的供应都处于紧缺状态。"异环磷酰胺"一支价格就在 200 元左右,而一支"环磷酰胺"的价格仅为 4 元,价格整整高出了 50 多倍。尽管该药在第 18 次降价之后,由原来的 216 元 /支,降到每支 180 多元,企业利润空间有所降低,但与生产环磷酰胺相比,依然能获得相对丰厚的回报。近几年来,200 多种临床疗效确切、价格低廉的药物,因为价格太低,生产成本太高,企业没有生产积极性而"淡出"市场。

引自:医药经济报 2006 年 8 月 23 日

第一节 药物经济学概述

药物经济学(pharmacoeconomics 或 pharmaceutical economics)是卫生经济学研究的内容之一,也是 20 世纪 60～70 年代发展起来的一门边缘性交叉学科,已有近三十年的历史。它应用经济学的原理和方法来提高药物资源的配置效率,促进临床合理用药,控制药品费用的增长,为药品的市场营销提供科学依据,为政府制定药物政策提供决策依据。

笔记

一、药物经济学定义及起源

药物经济学是一门应用经济学原理和方法来研究和评估药物治疗的成本与效果及其关系的边缘学科。药物经济学的研究任务主要是通过成本分析对比不同的药物治疗方案或药物治疗方案与其他治疗方案的优劣,设计合理的临床药学监护方案,保证有限的社会卫生保健资源发挥最大的效用。

(一)药物经济学广义和狭义的定义。

1. 广义的药物经济学(pharmaceutical economics) 用经济学的理论和方法来研究药品市场种种行为,主要研究药品供需方的经济行为,供需双方相互作用下的药品市场定价,以及药品领域的各种干预政策措施等。

2. 狭义的药物经济学(pharmacoeconomics) 是一门将经济学基本原理、方法和分析技术运用于临床药物治疗过程,并以药物流行病学的人群观为指导方法和分析技术运用于临床药物治疗过程,并以药物流行病学的人群观为指导,从全社会角度展开研究,以求最大限度地合理利用现有医药卫生资源的综合性应用科学。其主要任务是测量、对比分析和评价不同药物治疗方案,药物治疗方案与其他治疗方案(如手术治疗,理疗等),以及不同卫生服务项目所产生的相对社会经济效果,为临床合理用药和疾病防治决策提供科学依据。因此从狭义来说,药物经济学只是一种评价方法。

(二)药物经济学起源

药物经济学最早起源于美国,从 1950 年代以后,美国的公共医疗保健费用迅速增长,高昂的医疗保健费用令政府和社会保障机构不堪重负,为了使有限的医疗保健资源能够最大限度地发挥效用,1979 年美国国会责成其下属的技术评定局对公共医疗费用进行成本效用分析,此后到了 1980 年代,产生了 Pharmacoeconomics(药物经济学)这一英文词汇,1989 年在美国出版了第一本药物经济学专业期刊《Pharmacoeconomics》,1991 年专著《药物经济学原理》出版,药物经济学作为一门交叉学科初步形成。

近年来药物经济学(pharmacoeconomics)又与结果研究(outcome research)结合在一起。后者是研究药物在日常治疗过程中医学的、社会的和经济的综合结果,有助于疾病的管理(disease management)。为此成立了国际药物经济学与结果研究协会(International Symposium for Pharmaceutical Outcome Research, ISPOR)。卫生技术评估(health technology assessment, HTA)是对卫生保健技术的性质、效果和其影响进行系统的评价。评价内容除了药物以外,又扩大到医疗仪器、设备、内外科诊疗程序、组织管理、支持系统和服务提供系统,对卫生技术传播(HTT)起到了积极的作用。由此可见,药物经济学不仅自身是一门学科,而且它的研究内容已涉及卫生经济学、循证医学,临床流行病学,药物流行病学、卫生技术评估等多学科领域。这为药物经济学的未来研究方向提供了广阔的前途。

二、药物经济学研究的目的及内容

药物经济学研究的目的是为了合理使用稀缺的经济资源,评价干预措施的

笔记

成本效果,提供循证医学与循证卫生决策的依据,增加卫生决策的科学性和透明度。药物经济学研究内容包括以下四个方面。

(一)药品市场

药品市场联系着多个社会部门,首先是其独特的三方需求结构,包括病人、药品处方者(医师)以及药品费用的支付者,一般情况下主要是第三方的医疗保险机构。药品市场的供方则是国有制药企业、合资及进口制药公司组成的庞大企业群体,每一类药品都由一组制药公司控制,并由诸多医药销售公司形成的流通渠道将药品供方与零售单位(医院或药房)联系起来。药品市场的研究内容主要包括药品供方与需方的经济行为、供需双方相互作用下的药品市场定价,以及药品市场的主要干预措施。

(二)药品价格

药物经济学研究对药品价格的制定及补偿有着十分密切的关系。药品的定价是非常复杂的,除了与生产成本、研究与发展、销售及批发的加成、目标利润、政府及社会医疗保险预算的影响直接关联外。药物的临床疗效和同类药品间经济学评价也起到了一定的作用。药品价格的研究内容包括药品价格的构成、药品的定价方法、药品的价格管制以及药品价格政策等。

(三)药品政策

药品政策是指与药品相关的一系列法规、规定、条例、规划、办法、规范等行为准则,包括对药品的研究开发、生产、流通、使用等各个环节的有关活动进行引导、管制、监督、审核、协调、控制的一系列政策措施。包括国家药品政策(national drug policy, NDP)、药品目录和处方集(formulary)的发展、药品的公平性与可及性、药品筹资和药品费用、药品合理利用、药品补偿及费用控制、疾病管理、处方行为、价格规制、实践指南、依从性等。

(四)药物经济学评价

完整的药物经济学评价需要对干预项目的成本和健康产出进行准确的测量,同时,适宜的成本和健康产出测量方法也是药物经济学学科研究的重点。因此药物经济学评价有很多方法学的问题需要研究,包括成本研究、临床结果研究、效用研究、生存质量、卫生技术评估、患者偏好、依从性等。

三、药物经济学应用的领域

主要研究领域包括:①药品定价通过对新药和已上市同类药品的经济学评价研究,制药厂家可以战略性地确定新药的价格范围,这是药物开发过程中很重要的内部战略研究;②药物补偿或共付水平除了英国有国家医疗服务体制补偿几乎所有的上市药品以外,大多数欧洲国家或者指定药品报销范围,或者对不同种类药品采用不同的共付水平,或者是采用参考定价体系来限制药品的公共补偿;③制定医院用药目录或诊疗常规,很多国家采取一系列政策措施来促进各个独立的医疗服务决策者(包括地方医疗行政管理部门、医院、医师)有效地利用医疗资源;④药物经济学研究最主要的目的之一是促进合理用药,有效利用药品资源。药品合理使用被世界卫生组织定义为使病人获得临床需要的药物,采用

笔记

满足个人需要的剂量,服用适当的期限,并具有最低的成本;⑤控制药品费用。随着经济和人口增长,疾病谱改变和科学技术的发展,人们对医疗服务的需求日益增长,医疗高新技术和新药被广泛地使用,医疗费用特别是药品费用的急剧增长日益受到越来越多国家政府的关注。

第二节　药品市场

一、药品市场供需关系

(一)药品属性

药品是特殊商品,其特殊性表现如下:

1. 专属性　药品一般都有严格规定的适应证,生什么病就必须用什么药,不可以随意的相互替代。

2. 两重性　药品是用于治疗疾病,提高人们健康水平的产品,能够给广大患者带来缓解疾病痛苦获得更多健康时间的好处。但是,药品作为一种生理活性物质,同时也具有一定的潜在危害。一方面,几乎所有的药品都存在不良反应,即使合格的药品在正确的用法用量下也可能给患者带来身体损害。另一方面,如果药品管理和使用不当,则可能会给患者以及其他健康人带来更为严重的危害。

3. 质量的重要性　药品是用于疾病治疗的产品,必须保证药品的安全性和有效性。这就要求药品在生产、销售和使用过程中都要保持稳定均一的品质,质量的可控性是保证药品安全性和有效性的前提条件。

4. 时限性　患者一般只有在发生疾病的情况下,才会产生药品需求。一旦疾病康复,患者就再不需要药品。

(二)药品的需求

药品需求是由独特的三方结构决定的,所谓需求三方结构,即指病患者、医生(或药剂师)、医疗保险机构这三方结构。其中,病患者作为药品的直接消费者一般不掌握药品知识,而医生(或药剂师)掌握医药专业知识,因此,病患者的药品消费更多的取决于医生或药剂师选择,也就是说,医生(或药师)虽然不是药品的直接消费者,但他(她)却是药品的第一需求者或药品需求的决策者;另外,目前世界大多数国家都建立了医疗保险制度,由医疗保险机构支付大部分或部分药品费用。在实施医疗保险制度的条件下,医疗保险机构又成为药品费用的支付方,并通过保险药品目录、病例管理(case management)、药品报销政策等手段限制医生的处方权和病人的药品消费行为,进而,对药品的需求施加影响,由此,也就形成了药品市场上需求独特的三方结构。药品需求独特的三方结构,决定了个人经济收入变化和药品价格的变化对药品市场需求影响有限,而医疗保险政策以及医生的处方行为成为药品市场需求的非常重要的影响因素。

1. 消费者　影响消费者药品需求量的一般经济学因素主要包括:药品价格、消费者收入、相关商品价格、消费者偏好和消费者预期等。社会、人口和文

笔记

化因素等也是药品需求的重要影响因素。不同疾病的病人,其药物利用率也有很大差别。消费者在药品消费中,主要有两个渠道,一个是医院,另一个是社会零售药店。随着科技发展与教育普及,人民的医疗保健知识越来越丰富,人们对非处方药的需求也日渐增长。零售药房销售的药品所占药品总费用的比重越来越大。

2. 临床医生与药剂师　医生由于拥有医药专业知识,在药品消费中处于主导地位。因此,药品需求更多地取决于医生的处方行为,而医生处方行为则取决于医生的受教育历程与行医经验。也部分地取决于主流的药品处方模式。

传统意义上,药剂师既是药品的销售者,又是药品使用的咨询者,提供药品使用方法、适应证、不良反应、注意事项与过期日期等信息。近年,随着各国保险组织逐步采取针对药品零售环节的各种干预措施,如控制药品零售利润率、规定通用药品替代使用(药剂师有权以通用药品替换处方上的品牌药品)、保险机构与药房签订长期服务合同等,药剂师在影响药品需求方面的作用也愈益显著。另外,药剂师还能通过提供药品咨询、宣教与健康促进等服务抑制药品及卫生服务需求,帮助病人改变吸烟、酗酒、缺乏锻炼、饮食不健康等生活习惯。

3. 保险组织　健康(医疗)保险组织一般通过两种途径影响药品需求。一方面,保险机构通过不同的费用分担机制,如共付或共同保险、起付线、封顶等控制保险基金的开支,降低保险费,以利于在保险市场的竞争中处于有利地位;另一方面,保险机构以费用支付者的地位有力地影响药品需求结构的其他各方。如制定保险药品目录规定药品使用的补偿范围、采用病例管理或药品使用评价等推行标准化的疾病诊治程序、转向预付制支付方式等措施都能有效地影响或限制临床医生的处方权限。

(三)药品的供给

与一般商品相比,药品的供给比较特殊。药品供给涉及药品生产、流通等环节。其中,药品生产企业是药品的生产者;药品生产出来之后即进入流通环节,经过药品的流通环节,有的药品进入医院的药房,有的药品进入药店;在医院,药品由医生经处方提供给病人;在药店,药品(主要非处方药)经药剂师销售给购药者。

1. 药品生产企业　是指生产药品的专营企业或兼营企业。在国际上,又通常将药品生产企业划分为发达国家通用药品(generic drugs)生产企业、发达国家以研究、开发为主要目标的生产企业和发展中国家本地的药品生产企业这三大类。药品生产企业是药品市场的主要提供者,也担负着药品研发的重任。由于制药行业是高风险、高投入、高回报的高科技行业,只有不断地研制开发新药才能占领市场,但是只有少数大型制药企业才有实力投入巨额研发费用。这些企业通过不断推出新药垄断市场,为新药制定高昂的价格以获得超额利润。对于专利保护期内的药品,只有拥有专利权的企业才能生产。专利期过后,越来越多的大、中、小型制药企业逐渐加入竞争行列,进行仿制药的生产。但是原专利期间已经获得很大的市场份额和良好的信誉度,仍然可以以较高价格销售。

2. 药品流通企业　是指将药品提供于医疗过程并转化为货币的过程或通

路。而药品流通企业,则是实现这一过程和连接这一通路的企业单位。药品流通环节又分为药品的批发环节和药品零售环节。药品批发企业一般具有一定的规模,通过规模经济性获得较高利润,并与制药企业和医疗机构、零售企业有着直接联系,是药品市场的重要的中介组织。通常情况下,大型批发企业对制药企业有很大的价格压力,并能与医疗机构建立良好关系出售药品。如果药品零售企业规模小而布局分散,则讨价还价能力较弱。

3. 医疗服务机构 医疗机构在药品供给中扮演着"消费者"和"零售商"的双重角色。医疗机构作为患者的代理人从药品生产、批发企业购买药品成为最大的消费者,同时又作为药品销售的最后环节将药品卖给患者。由于医患之间的信息不对称,当医疗机构与药品销售存在直接利益关系时,必然有诱导患者消费的行为出现。

(四)药品市场的供需关系

通过上面分析,药品市场供需主体包括:药品供应者(药品生产和经营企业)、药品使用者(或者药品消费者)、医疗服务提供者(医院及社区医疗服务机构)和药品费用支付者(政府和医疗保险机构)四方。主体之间的买卖关系见图 15-1。

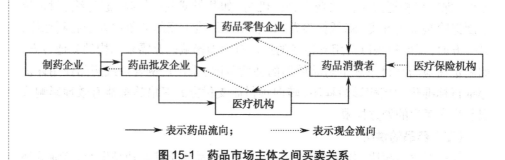

图 15-1 药品市场主体之间买卖关系

二、药品市场失灵及政府干预

(一)药品市场失灵表现

1. 供方的垄断性 药品市场中的垄断,主要来自于新药技术的专利保护垄断,由于这种垄断性的存在,使垄断厂商可以对市场价格进行控制,对药品定价很高,造成患者购买不起这些药品。

2. 信息不对称 由于药品的专业性,只有受过专业教育的医生才具有比较全面的药品知识,患者缺乏这方面信息。在现实中,患者在医生的指导下购买处方药,医生作为患者利益的维护者,本应该向病人提供最佳的诊疗措施(药品),但是由于医生受个人利益的驱动,医生向患者推荐的往往不是最佳的药品而是昂贵的药品。另外,在实施医疗保险的情况下,病患者的药品费用主要由药品供需双方之外的第三方——医疗保险机构支付,药品供需双方在药品使用上往往缺乏费用意识,导致道德损害。

3. 存在公共产品和准公共产品 在药品领域,存在大量的公共产品和准公

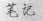

共产品。如政府免费发放的疫苗、计划生育药品。用于社区消毒的消毒药水等。由于公共产品具有不可分割性和消费的非排他性，无法通过市场机制获得补偿，所以，私人没有提供公共产品的积极性，市场很难发挥配置效率。

医药市场的上述特征说明药品市场存在一定的市场失灵，所以，不能单纯依赖于市场机制的调节，需要有政府相应的调控。从世界范围来看，药品市场都是政府高度管制的市场。

（二）政府在药品市场中的作用

1. 保证药品的公平性和可获得性　生命健康是公民的基本权利，所以药品服务不能完全按收入进行分配，药品服务不能以个人的有效需求为基准，而必须以与其经济发展水平相适应的需要为基准，保证公民享有与其社会经济发展水平相适应的基本权利。政府通过价格管制，将药品价格控制在社会能够承受的范围内，控制药品费用的过快增长，使其与社会发展相适应，减轻社会负担。

2. 保证公共产品和准公共产品的有效供给　准公共产品的价格不能反映其全部成本或收益。政府必须通过公共财政拨款来保证公共产品的供给；通过产业政策、发展规划、税收减免、价格引导等来完善和促进市场的作用，保证市场对准公共产品的供给。

3. 保证药品资源的总量平衡和结构平衡　由于药品服务的专业性和垄断性、信息的不对称性、药品的低价格弹性，使得医疗机构和医务人员诱导或创造需求。在纯市场机制的作用下，药品行业的发展会远远超过社会经济发展水平所允许的规模，药品价格不会因为供给的增加和竞争的存在而显著下降，从而导致资源过度集中，影响社会的可持续发展。同时，可能因为恶性竞争而带来重复建设和资源浪费问题。政府必须通过总体规划使药品行业的发展和社会发展相适应。

（三）政府对药品市场的干预措施

政府对药品供方的干预包括政府对药品生产领域和药品流通领域的干预。

1. 政府在药品生产领域的干预措施主要有　①通过严格的生产准入和新药审批制度，来保证药品生产质量和控制供给，避免盲目发展；②通过对新药采取专利保护政策，以鼓励制药厂商对药品研究和开发的投入；③通过放松对通用药品生产的严格限制，以削弱专利药品的垄断地位，促使价格竞争，进而降低药价和药品费用等。

2. 政府在批发零售环节的干预措施主要有　①实施严格的准入制度，以保证流通环节的质量要求，避免盲目发展；②采取药品集中招标采购政策，以促使药品生产企业、批发商和医院（或药房）展开竞争，降低药价；③在药品价格决定上采取较严格的管制措施，政府参与药品价格的制定；④将药品分为处方药和非处方药并实施分类管理，加强处方药的管理，规范非处方药管理，减少不合理用药的发生，保证人们用药安全。

政府对药品需方的干预思路是：促使病患者（和医生）增强费用意识，进而自觉抑制不合理药品需求和利用。其具体措施有：实施药品费用共付；制定药品报销目录；对医生（或医院）不合理用药行为的控制等。

第三节 药品定价及价格管制

一、药品价格组成

价格可以看作是将生产企业和消费者联系起来的一座桥梁。国际上处方药品的价格一般由三部分组成：药品成本，包括药品出厂价、进口药品到岸价、批发及零售加价，统称为药品成本价格；增值税；每张处方的药事服务费。

二、药品定价策略

（一）药品市场的结构

一般的经济学理论认为，完全竞争市场中消费者对于特定商品的需求曲线是完全弹性，即任何微小的价格上升都将导致所有该产品的消费者转而选择其他的替代商品。在这种市场中，均衡价格为 $P = MC = MR$。MC 为边际成本，价格已经到达其谷底，任何的价格变动（降低）都将导致全部厂商的破产。但是，此时的价格其实已经包括了商品正常的利润，而利润率等于社会平均利润率。但是，不同类型的产品，市场结构并不一样，完全竞争市场中的定价模式未必适用于药品市场。

制药公司控制价格的垄断力量主要来源于两个方面：一个是市场进入障碍，包括专利保护的法律障碍；另一个是经济障碍，包括建立庞大的新药研制机构等。但是即使一个特定的治疗类的药品只由一家制药公司生产，也并不意味着该特定市场中不存在竞争。一些具有相同生物学机制与疗效、不同化学本体的类似药也会进入市场争夺市场分额。因此特定市场中常由少数制药厂组成寡头垄断或垄断竞争市场结构。

利润最大化是企业追求一定时期内可能获得的主要目标之一。以此为定价目标的企业要充分考虑各方面的条件和情况，如企业生产成本、产品潜在能力，以及市场竞争情况等。需要指出的是，追求利润最大化并不等于要追求最高价格，更多情况下应是企业的长远目标，当企业产品处于垄断地位时，可通过制定高价来获取超额利润；当企业产品未处于垄断地位时，长期靠制定高价追求利润最大化是不现实的，会遇到各方面的抵制、对抗，如需求减少、竞争者增多等。此种情况下追求利润最大化可从两方面来理解：一是追求企业长期总利润最大化。为此，企业有可能牺牲短期利益或暂时亏损，二是追求企业所有产品价格总体最优。为此，可能有意将某些产品的价格定得较低，甚至不以赢利为目的，目的是带动其他产品的销售，取得全盘最大利润。

（二）药品定价策略

在非完全竞争市场条件下，制药公司的定价策略必然是由边际成本等于边际收益决定产出量，再由产出量按需求曲线决定市场价格。因此，药品价格的决定一般有两种模式：在第一种模式中，R&D 投入作为沉没成本，事先就已确定，并成为总成本的重要组成部分，它与目标利润一起，构成了价格。而

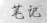
笔记

后,价格决定需求量,并最后决定了实际利润。在这种模式中,成本是价格制定的最关键要素,而投资是事前确定的。国内的按成本定价基本就是采用这个模式,见图15-2。

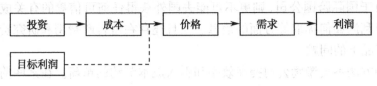

图 15-2　成本导向模式

另外一种模式,是由药品属性而不是成本决定价格,这其实是消费者使用药品后的效用表达。在这个定价模式里,投资是未来考虑的,投资的决定因素是利润(图 15-3)。

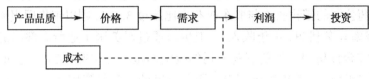

图 15-3　市场导向模式

这两种定价模式,最大的差异在于药品的价格到底应取决于供方还是需方。药品进入市场后会有价格变化。一般而言,制药公司有几种后续手段来调整价格策略。

1. **渗透(penetration)策略**　所谓渗透定价是指企业把其创新产品的价格定得相对较低,以吸引大量顾客,提高市场占有率。这种策略一开始以低价进入市场,获得市场份额后逐步提高价格。

2. **"撇脂"策略**。所谓撇脂定价　是指在产品生命周期的最初阶段,把产品的价格定得很高,以攫取最大利润。当前国内的制药企业大都采取第二种策略。一般而言,创新性很强的药品都会采用"撇脂"策略,而疗效无显著改善的新药则采用渗透策略,把获取更大市场份额为首要目的,而后建立品牌,通过品牌效应来提高价格。

三、药品价格管制形式

药品价格管制是发达国家药品政策的主要内容之一。发达国家陆续在二战后开始实施药品价格政府管制政策,到80年代以后,为了适应各国健康保障制度的变革和国际医药产业的发展趋势,控制药品费用的过快上涨,发达国家逐步修订了各自的药品价格及补偿管理政策,形成了比较完善的药品定价及调整制度。管制的形式主要有成本加成、比较定价、价格协商、利润控制和药物经济学评价。

(一)成本加成法

成本加成法通常包括对应单个产品成本的复杂的计算,允许给予一定的利润率,因此对采用这种定价方法可以获得比较合理的价格。定价管理机构需要有公司产品成本和利润方面的广泛和可信的信息。管制者可以向公司提出需求的这些数据,但是他们很难对公司提供的信息进行证实。成本和利润不是独立于公司政策之外:产品的基本成本、研究和营销的费用在公司之间的差异非常大。而对于国际跨国公司,则更不可能去国外获得任何可信赖的有关成本如何发生以及利润如何提取等方面的信息。而且还存在着行政费用和研究费用分摊到单个产品上的问题。

这种方法不会激励公司提高效率和引入成本节约的革新。在某些前东欧国家,成本加成法已经对国内药品行业造成不利的结果。由于难以得到管制者对他们研发以及营销费用的补偿,削弱了与国外相同产品竞争的地位。

(二)利润控制

对制药企业的年利润率进行限制,对超过规定的企业采取惩罚措施,英国采用这种模式。英国利润率一般用投资回报率评定(投资回报率=净利润/股东权益),若制药公司的销售收入与股东权益之比超过 3.5∶1,则以销售回报率来评定(销售回报率=净利润/销售收入)。卫生部通过对英国工业所有部门的平均利润率进行综合评价得出目前制药公司的投资回报率在 17%~21% 之间。因此,PPRS 要求制药公司销售给国家卫生服务制度的药品投资回报率保持在 17%~21% 之间或销售回报率不高于 6%。每个制药公司具体的目标利润率由卫生部根据其经营状况、公司的资产及药品的创新程度等进行确定。当公司的实际净利润超过目标利润的 40% 时,该公司面临着两种选择:一是降低一种或几种药品的价格以降低利润率,二是将公司超额利润返还给卫生部。当制药企业的实际利润低于目标利润的 40% 时,可以提高价格。但实际中由于卫生部不提倡药品提价,制药企业往往在新药上市时制定较高价格或努力提高销售量来保证利润。

(三)比较定价体系

将一种药品与标准药品或一组类似药品进行效果和价格比较,在参照物的基础上确定价格,或参考国际上该药品的价格。加拿大采用此种模式。加拿大专利药定价的指导原则为:①大多数专利药的价格将被控制在治疗同类疾病的药品价格的同一水平范围;②取得突破性进展或疗效却有实质性提高的专利药,其价格不能超过其他工业化国家(法国、德国、意大利、瑞典、瑞士、英国、美国)同种药的中位价;③每年专利药的价格增幅不能超过消费价格指数的增幅;④加拿大的专利药价格永远都不能是全世界最贵的。

越来越多国家(葡萄牙、荷兰等)开始采用比较定价体系。有些国家采用比较价格是当市场上又出来一种药品,为了确定允许的价格,则作比较。而有些国家则是当有一种新药进入市场,为了制定价格,需要公司提供这个产品在被参考国家的价格信息。这是一个综合性的模型包括比较与被参考国家相同或相似产品的价格。但是国家间的药品价格的比较可能因方法和数据问题而带来困难。

(四)价格协商

在药品市场,单个消费者的地位是很弱势的,以至于无法与药品的供应商进行谈判。此外，由于医生有决定药品的处方权，而患者通常有各种形式的医疗保险，所以他们对药品价格不是非常敏感。这种缺乏价格敏感性更进一步提高了消费者对药品的无知。另一方面，医院、健康保险机构、地区和中央政府比个人有更多专业技术知识和信息。由于预算限制，他们对药品的价格较敏感。还有，他们机构规模大和资源丰富，有讨价还价的优势，可以考虑与市场的供方进行协商价格。当存在替代药品时，对购买方来说价格协商比较容易。当药品定价部门代表很大的一类群体或主要市场时，可以考虑讨价还价的方法。大部分欧洲国家，在社会保险制度外是不存在药品市场，如果定价部门认为该药品的价格太高，常常可以拒绝该药品进入报销目录。

协商也可以在医院或其他卫生服务机构进行。协商价格以法国为例，政府通过在产品投放市场前直接与厂商协商来控制价格。

（五）药物经济学定价

药物经济学定价可以将药物治疗的成本与效果结合起来考虑，全面反映药品的社会价值。药物经济学定价的关键前提是参照药品的选择是否恰当以及参照药物价格是否合理。

第四节　基本药物政策

药品政策的目的是保障居民对药品的可及性，促进药品合理使用及控制药品费用合理增长。发展中国家由于必要的药品资源缺乏、药品生产落后、药品市场不规范等原因，保障基本药品可及性就成为药品领域乃至卫生领域的首要任务。发展中国家有关药品的政策措施主要是以世界卫生组织（WHO）倡导的基本药物概念为核心建立的国家药品政策体系，具体表现为基本药品目录、药品报销目录及药品价格政策等。

一、基本药物的定义及其发展

（一）基本药物定义

基本药物是指那些能满足大部分群众的卫生保健需要，在任何时候均有足够的数量和适宜的剂型，其价格是个人和社区能够承受得起的药品。基本药物是基本药物政策的一个重要内容。它是质量、数量、疗效、安全、价格和成本效果的统一体。

（二）基本药物概念的提出及其发展

20世纪70年代，为解决必需药品短缺等问题，世界卫生组织（WHO）于1975年开始提出基本药物概念（essential drug，后改称为 essential medicines），建议各国，特别是发展中国家建立国家基本药物政策，以保障公众能以低廉的价格获得基本医疗所需的必需药物。

1977年，在WHO的第615号技术报告中，基本药物被正式定义为："能够满足大部分人口卫生保健需要，人们健康需要中最重要的、最基本的、必要的、不可缺少的药品。"并制定了第一个WHO基本药物示范目录。该目录共收录

笔记

205 个药品品种,其所遵循的原则是有效(efficiency)、安全(safe)并具有成本效果(cost-effectiveness)的药物,以限制处方者在药物使用中的权限,并规定该目录每两年更新一次。在 2005 年 3 月,WHO 推出了最新的第 14 版基本药品目录,包括核心目录和补充目录。核心目录(core list)是指用来满足基本卫生服务需要的,最具有疗效、最安全、最有成本 – 效果的药品,该目录共包含 27 个大类、312 种药品(包括预防和治疗艾滋病的药物)。补充目录(complementary list)主要是针对优先疾病治疗的药品,但目录中某些药品的价格较高或成本效果稍差。

WHO 最初主要将基本药物概念推荐给经济较落后、药品生产能力低的国家,使其能够按照国家卫生需要,在资源有限的约束下,按合理的价格来购买、使用质量和疗效都有保障的基本药物。1978 年,阿拉木图宣言进一步把"提供基本药物"作为基本卫生保健的八大要素之一。

按照 WHO 基本药物筛选和使用专家委员会的规定,基本药物要能满足人群重点卫生需要,因此,在筛选中需要考虑疾病流行程度、药物功效、安全性的相关证据以及相对成本效益。为确保基本药物能发挥作用,WHO 于 1979 年建立基本药物行动规划,并于 1981 年建立基本药物行动委员会。

l985 年,WHO 在内罗毕会议上扩展了基本药物的概念,指出基本药物是能满足大多数人卫生保健需要的药物,国家应保证生产和供应;除此之外,还应高度重视合理用药,也就是基本药物还必须与合理用药相结合。这种概念的扩张意味着基本药物对发达国家也开始发挥其积极作用。同时,WHO 在推荐基本药物遴选程序时,把基本药物的遴选过程与《标准治疗指南》和《国家处方集》的制定过程结合起来,以促进疾病诊疗与用药的标准化、规范化,便于各级医疗单位,特别是基层、社区医疗单位更准确、合理地对常见疾病进行诊治,也进一步推动了基本药物在疾病治疗中的科学合理使用。

2002 年,WHO 对基本药物的概念进行了进一步完善并沿用至今,其定义为:"基本药物是能满足人群优先卫生保健需要的药物,是在适当考虑公共卫生相关性、药品的有效性、安全性和成本效果的基础上选定的。基本药物在卫生系统中的任何时间都应有足够的数量和适宜的剂型,价格也应让个人和社区支付得起"。

二、国家基本药物政策的提出和推广

国家基本药物政策(National Essential Drug Policy,NEDP)作为国家药物政策(National Drug Policy,NDP)的重要组成部分,是指根据基本药物研制、生产、供应、使用、广告、信息提供等环节制订有利于促进合理用药推广的有关法律、条例、策略和措施。而国家药物政策是政府为确保药品的可获得性、可负担性和合理使用而制定的中期和长期目标以及实现目标的主要战略。它提供了包括公立和私立部门在内的所有药品领域参与者协调行动的框架。以基本药物目录为核心的国家基本药物政策,涵盖合理价格、药物筹资、供给系统、管制与质量保证、合理使用、研发、人力资源以及监测与评价等各个环节,以达到保障基本药物可

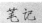
笔记

及性、质量和合理使用的政策目标。从发展中国家的实践经验看，基本药物在相关药品法律法规的保证下，广泛应用于临床用药指导、药品生产与供应、药品质量保证、卫生人员培训、医疗保险赔付等领域，成为贯穿国家医药卫生政策的重要思想，也是实现全民初级卫生保健目标的有效途径。

WHO 于 1975 年首次提出"国家药物政策"的概念。1986 年，WHO 国家药物政策专家委员会召开会议，为成员国制定实践指南，出版了《国家药物政策指南》。1988 年，专家委员会对《指南》进行了调整。1995 年，专家委员会再次修订。修订的部分集中在国家药物政策的战略、过程和措施方面。WHO 建议所有国家制定和实施一项综合性的国家药物政策，并强调这项政策不是一成不变的，需要每隔一段时间变动更新，很多国家需要在推行这项政策的前五年内对政策进行论证。WHO 将提供政策指导，支持各成员国提高药物的可及性、安全性、质量与合理使用能力。在 2000～2003 年间，已有 120 多个国家获得了这样的支持。国家药物政策的基本目标是为了保证：①可及性：保障基本药物（包括传统药物）的可获得性与可支付性；②质量：保证所有药物的质量、安全和有效；③合理使用：促进医疗专业人员的良好诊疗，促进消费者使用具有成本效果的药物。国家药物政策是由很多部分组成的综合性框架，其中包括：基本药物选择、可支付性、筹资选择、供应系统、管理与质量保证、合理使用、人力资源、监管与评价。每个部分都是为实现一项或多项基本政策目标（可及性，质量与合理使用）。

在国家药物政策综合框架中，基本药物政策是一项重要内容，涉及框架的各个部分。以基本药物可及性为例，必须通过①药物的合理选择；②可支付的价格；③可持久的资金供应；④可靠的卫生与供应系统共同实现。基本药物政策作为国家药物政策的核心内容，已经被全球很多国家不同层次的医疗卫生机构所接受。

（一）基本药物可及性框架

世界上没有任何一个卫生系统能够无限制地获得所有的药物。合理选择基本药物是国家基本药物政策的核心原则之一。可通过不同手段开展合理选择和使用。系统地制定以循证为基础的国家诊疗指南，规范治疗是制定国家基本药物目录的基础，确保安全有效的治疗。药物价格和资金供应是获取基本药物不可避免的因素。要使药物能够支付得起，首先要有价格信息，才能获取最佳的价格。可依赖于国际和区域价格信息服务。其次，通过药品的招标进行价格竞争是降低价格的有力工具。另一个要点是公平的定价。即对具有不同购买力的国家的价格进行调整，制定不同的价格。对专利进口药和通用药取消关税和国内增值税有助于降低药价。以及降低高额的销售费用，降低药房和药物流通中间销售商的费用，药品的费用还可以大大降低。通过技术转让，药品就地生产均可使药物价格进一步降低。在可持续的资金供应方面，许多中低收入国家中仍有机会改善和增加卫生和基本药物的政府开支。患者分担费用只是补充，不能取代政府用于基本药物的政府拨款。可靠的卫生和供应系统。四个方面应该采取的重点行动内容见知识链接。

笔记

知识链接

达到药物可及性的框架和具体行动

1. 合理选择和使用基本药物

– 根据关于功效、安全性、质量和成本效果的现有最佳依据指定国家治疗方案。

– 根据国家治疗方案指定国家基本药物清单。

– 使用国家基本药物清单进行采购、报销、培训、捐助和监督。

2. 支付得起的价格

– 使用可获得和公正的价格信息。

– 允许地方市场上的价格竞争。促进批量采购。

– 促进通用药物政策。

– 为用于重点基本的较新基本药物谈判成公平的价格。

– 为新注册的基本药物进行价格磋商。

– 取消基本药物的进口税、关税和国内税。

– 通过更有效的销售和分发系统减少涨价。

– 在适当和可行的时候鼓励就地生产有质量保证的基本药物。

– 把贸易组织／与贸易有关的知识产权协议中适宜的保障措施纳入国家法规并予以应用。

3. 可持久的资金供应

– 增加用于卫生(包括用于基本药物)的政府资金。

– 减少自付费用,尤其是穷人支付的费用。

– 通过国家、地方和顾主方案推广健康。

– 使外部资金(补助金、贷款、捐款)针对具有高度公共卫生影响的特定疾病。

– 探索其他资金供应机制,例如减免债务和团结基金。

4. 可靠的供应系统

– 把药物纳入卫生部门发展工作。

– 在物资供应国方面形成有效的公立－私立－非政府组织混合措施。

– 通过管理控制确保药物质量。

– 探索各种采购计划:采购合作社。

– 在卫生保健提供中包括传统医药。

(引自:WHO 药品政策展望:公平获取基本药物:集体行动的框架。世界卫生组织。日内瓦。2004 年 3 月。)

1. **基本药物的选择标准** 基本药物的具体遴选标准包含以下几个因素:①疾病负担;②功效;③比较治疗时的成本效果;④不同情况下的稳定性;⑤需要特殊的诊断或治疗;⑥药代动力学的结果;⑦需要有科学的证据。大部分的

笔记

基本药物应该是单一的化合物或固定比例的混合物,比较安全性和依从性,比较成本时不能只看药品的单位成本,需要在同类药物的不同品种之间的成本和成本效果之间比较。有专利的药品不能包含在基本药品目录内。

基本药物的遴选主要考虑公共卫生的相关性(疾病的流行率),临床证据显示功效、安全和比较成本效果的评价。基本药品遴选的过程要透明,需要考虑病人、专业人员和政府的看法。在不同国家参考世界卫生组织的基本药品目录时,要注意当地的人口学和疾病的模式,治疗的机构,人员的培训和经验,个别药品在当地的可得性,财务资源和环境因素等。

2. 基本药物的供应系统　是国际上通常所讲的药物供应系统(supply system),包括基本药物的供给和分配系统,药品的采购和销售。

药品的供应系统也主要依赖于基本药品目录。选择低廉的基本药物并正确地使用可以大大减轻疾病的负担。高效的药品供应管理体系是基本药物体制的一个组成部分。过去30年来,许多国家积累了丰富的药品供应管理经验。包括合理选择药物、节约资金,提高管理服务效率、药品合理使用和管理体制的系统评价和监测。

在药品采购方面WHO提出药品采购的四项原则:①购买所需数量的最有成本效果的药品;②选择具有高质量产品的可信赖的供应商:③保证能及时提供药品;④取得最低可能的总成本。

世界卫生组织的观点认为药品采购需要遵循药品采购质量标准(GPP)(operational principles for good pharmaceutical procurement);并提出了12项药品采购的原则,内容包括管理的透明度,药品选择及定量,筹资及竞争,供应商的选择及质量保证;而人员的培训是招标采购成败关键。

3. 基本药物的筹资　药品的可持续筹资取决于对药品的需求、满足需求的成本和可利用资源之间的平衡。药品的需求是可以变化的,如通过改进药品的使用,教育和保健的障碍和增加个人付费。通过提高效率和合理使用药物可以减少成本(费用),如通过病人的共付,医疗保险的预付制度,政府税收、贷款和捐赠等方式增加药品费用。达到复杂的平衡是国家药品政策的任务。在选择药品筹资政策以前,首先要对政府的经济、贸易和卫生政策进行基本信息的收集和分析。目前的药品费用以及是否需要减少?私立和公立部门各占多少比例?哪些人接受了基本药物?不同阶段都可以提高效率和减少浪费,从而增加货币的价值。其实药品的合理选择,增加药品价格的可承受性,有效的采购,改进药品的储存和配置,也许比单纯增加药品筹资更为重要。

许多国家承诺增加卫生服务的公共筹资,包括基本药物,政府投资在基本药物方面具有政治和社会的重要性。改善药品的管理,减少浪费,提出依据说明增加药品数量和预算的重要性。优先重点的使用公共筹资,如疫苗、防治传染病的药物等。

4. 基本药物可支付得起的价格　支付得起的价格是保证基本药物可及性的前提。在许多高收入国家,70%以上的药品由政府支付费用,而在中低收入国家,政府的药物开支不能解决大多数人口对药物的基本需求。在这些国家,

笔记

50%～90%的药物由病人自己负担。此外,治疗结核病、HIV/艾滋病、细菌感染和疟疾的新型基本药物价格普遍较高。全球贸易协定也对中低收入国家的基本药物获取产生了一定影响。政府应当采取行政、法律、经济等手段保障基本药品的可及性。WHO提倡公平定价原则,即生产商或销售商针对不同购买能力的国家采取不同的销售价格。广泛的公平定价在经济上是可行的,前提是低价药物不得回流到高收入国家。WHO在控制基本药品价格方面的具体建议主要集中在价格信息收集、价格管制和议价策略三方面。

5. 合理用药　全球不合理的药物使用是一个大问题。据世界卫生组织估计,在处方药配制和销售中有50%是不恰当的。患者中有半数不能正确地服药。药品的过度使用、使用不足或应用错误导致浪费稀缺的药品资源,并广泛引起危害。不合理地使用药品,包括每个病人应用太多的药品(poly pharmacy),对非细菌性感染不适宜地应用抗生素,使用剂量不足,用口服药能解决的却使用注射剂,不能根据临床诊疗规范用药,不适当地自我用药,或应用处方药或没有根据剂量使用。

(二)中国基本药物政策

中国政府1979年就开始积极参与WHO基本药物行动计划,同年4月,卫生部、原国家医药管理总局组织有关医药工作者成立了"国家基本药物遴选小组"。1981年8月,完成了《国家基本药物(西药部分)》的编订工作,并于次年1月正式下发第一版《目录》,其中未收载中成药。

1992年,中国成立了由卫生部、财政部、总后卫生部、国家医药管理局、国家中医药管理局有关领导和专家组成的"国家基本药物领导小组",负责国家基本药物方针、政策和目录的制订,并协调有关部门开展国家基本药物制订与推行工作。卫生部药政局为国家基本药物领导小组办公室,负责具体组织、协调工作。西药部分委托中华医学会、中国药品生物制品检验所、北京医科大学临床药理研究中心分别承担不同工作,共同完成遴选工作。中药部分委托国家中药品种保护委员会在中成药品种整顿的基础上,开展遴选工作。中国基本药物目录的遴选以"临床必需、安全有效、价格合理、使用方便、中西医并重"为标准,并于1994年完成了中药部分的遴选工作,西药基本药物的遴选工作也于1995年完成。1996年,中国首次发布了国家基本药物中成药和化学药品(包括生物制品)目录,以后每两年修订一次。

1997年,《中共中央、国务院关于卫生改革与发展的决定》要求"国家建立并完善基本药物制度","对纳入《国家基本药物目录》和质优价廉的药品,制定鼓励生产、流通的政策",首次以法规形式确定在中国推行基本药物政策。但是由于缺乏与目录相配套的《标准治疗指南》和国家处方集,中国基本药物政策仍主要停留在《国家基本药物目录》的制定上。1998年,国家机构、职能调整以后,根据国务院机构的设置和赋予的职能,国家药品监督管理局负责国家基本药物目录的制订工作。经多次修订,2004年最新版目录共收载基本药物2033种,其中西药773种、中成药1260种,覆盖了绝大多数疾病的治疗药物。

根据党的十六届六中全会通过的《中共中央关于构建社会主义和谐社会若

干重大问题的决定》，提出了"要建立国家基本药物制度，加强医药服务监管，整顿药品生产和流通秩序，保证群众基本用药"的要求。

2007年1月23日卫生部高强部长在全国卫生工作会议上做了题为《努力保证人民公平享有基本卫生保健》的报告，进一步为国家基本药物制度勾画了基本的框架和具体做法。提到"建立国家基本药物制度。由国家确定基本药物目录，实行定点生产、统一价格、集中采购、统一配送，农村、社区卫生机构应全部使用基本药物，医院也必须明确使用国家基本药物的比重，保证群众基本用药；规范生产流通秩序；加强药品和药品生产、经营企业的准入；改革药品价格管理，提高药品价格的科学性、合理性、严禁虚高定价"。上面的表述，指明了"国家基本药物制度"应该包括基本药物的使用、生产、流通、定价四个方面的内容。具体的做法是在确定国家基本药物目录的基础上，通过定点生产、统一价格、集中采购和统一配送，充分发挥政府的主导作用，来确保群众能获得质优、价廉的基本药物。

为保障群众基本用药，减轻医药费用负担，根据《中共中央国务院关于深化医药卫生体制改革的意见》和《国务院关于印发医药卫生体制改革近期重点实施方案(2009-2011年)的通知》，卫生部等9部委于2009年8月18日发布了《关于建立国家基本药物制度的实施意见》(下称《意见》)的通知，对基本药物的遴选、生产、流通、使用、定价、报销、监测评价等做出了规定。同时还发布了《国家基本药物目录(基层医疗卫生机构配备使用部分)》(2009版)和《国家基本药物目录管理办法(暂行)》。《意见》明确规定："2009年全国每个省(自治区、直辖市)30%的政府办城市社区卫生服务机构和县(基层医疗机构)实施基本药物制度，包括实行省级集中网上公开招标采购、统一配送，全部配备使用基本药物并实现零差率销售；到2011年，初步建立国家基本药物制度；2020年全面实施规范的、覆盖城乡的国家基本药物制度。"

中国基本药物制度已经进入实施阶段。这项制度对于保障居民对基本药物的可及性，以及合理用药将产生深远的影响。但是，这项制度还存在许多不完善和不确定的地方，在实施过程中需要进一步探索和调整。

第五节　药物经济学评价

药物经济学评价(pharmaco-economics evaluation)是20世纪六、七十年代发展起来的一门应用现代经济学的研究手段，结合流行病学、决策学、生物统计学等多学科研究成果，识别、测量和比较不同药物、治疗方案及卫生服务项目的成本和社会经济效果，有效提高医药资源的配置和利用效率的评价技术。

经过四十多年的发展和完善，药物经济学已经形成一套比较完整的评价体系，并被应用到药品定价、报销目录遴选、临床合理用药指导、疾病防治策略选择以及新药研发决策等卫生政策领域。

一、进行药物经济学评价的原因

随着人类社会对医疗保健需求的日益增加，卫生保健费用(其中相当一部

笔记

分为药物费用)的逐年上涨已经成为妨碍各国卫生事业向前发展的沉重负担。如 1998 年大多数欧洲国家全年卫生保健总费用约占其国民生产总值(GNP)的 7%～9%,药品费用占卫生总费用的比例在 10%～20% 之间,人均药品成本 234 美元,药品费用之所以快速增长的重要原因是新药的不断涌现及新药价格的攀升。面对快速增长的医疗费用,除了传统的药品价格管制、通用药替代、费用共担和总额预算外,各国政府都开始寻找新的策略来有效控制卫生费用。其中一个解决办法就是在药品价格和补偿决策中运用药物经济学评价,从众多涌入市场的新药,通过药物经济学评估方法选出物有所值的药品进入报销目录。所以越来越多的国家开始鼓励对新药进行经济学评价来确保进入《药品报销目录》的药品具有临床疗效和成本 – 效果两方面优势。因此药物经济学评价是一个国家的卫生系统或健康保险系统,为了帮助药品的筹资和管理决策的一种分析工具。

二、药物经济学评价结果分类及评价方法

(一)药物经济学评价中结果的分类

1. 健康结果指标　药物经济学评价中健康结果指标根据评价方法分为三类,即效果指标,包括临床生化指标、终点指标或生命延长、健康相关生命质量(Health Related Quality of Life, HRQoL)等;效用指标,包括质量调整生命年(QALY)、伤残(失能)调整生命年(DALY);用货币表示的健康结果的效益指标。

2. ECHO 模型　结果指标按照性质不同又可分为经济的(economic)结果、临床的(clinical)结果和人文的(humanistic)结果(outcome),简称为 ECHO 模式(ECHO model)。临床结果的测定是指疾病治疗后发生的医学事件(如脑卒中、失能、住院),或可用临床评价患者生理或生物医学状态的中间替代指标,如血压、血糖等。人文的结果是指患者自我评价疾病和治疗对其生活和幸福的影响(如满意度、生存质量),用一般的或特异的量表来测定生存质量,如 SF-36,糖尿病的 DQLCTQ 表。根据临床结果应用 QALY 或计算挽救一个生命年所需要的费用来表示(cost per QALY)。经济的结果指直接和间接成本比较治疗结果的比值。如测量包括患者因病治疗增加或减少的成本(费用),对临床死亡率、患病、失能、治疗疗效或预防效果的影响。见图 15-4。

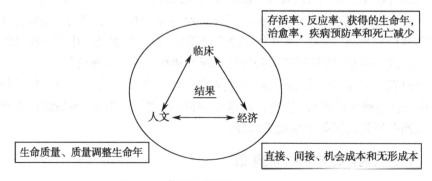

图 15-4　药物经济学评价中的结果分类

（二）药物经济学评价方法

1. 成本分析　仅关注投入成本，可以为总体医疗费用的控制和医疗资源优化配置提供基本信息。

2. 成本－效益分析　将药物治疗的成本与所产生的效益归化为以货币为单位的数字，用以评估药物治疗方案的经济性。成本效益分析是比较单个或多个药物治疗方案之间或其他干预所耗费的成本和由此产生的结果值（效益）的一种方法，它要求成本和效益均用货币来表示。效益可是多方面的，比如，挽救了生命、改善了病人的生活质量或降低了发病率，那么那些生存者的货币金额值、改善生活质量或避免因发病所消耗的全部卫生资源的货币价值就是效益。

3. 成本－效果分析　是较为完备的综合经济评价形式之一，主要比较健康效果差别和成本差别，其结果以单位健康效果增加所需成本值（即成本效果分析比值）表示。

药物治疗的效果（effectiveness）是指在现实的患者群体中一种药物的治疗结果，它不同于该药物在临床对照试验中获得的功效（efficacy）。由于后者是在特定条件下进行的，药物功效往往高于临床应用的实际效果。效果的测定取决于疾病的种类、症状、体征、实验室检查的项目、临床试验观察随访的截止点（endpoint）及病例选择的对象。

在进行急性疾病药物经济学效果评价时，多用治愈率、症状消除率、不良反应发生率、病死率、减少并发症发生率、因不良反应或治疗失败退出临床试验的比例等。

在慢性疾病药物经济学评价时，观察效果的时间一般要长达数月，甚至数年，例如研究抗组织排异药物或血管紧张素转换酶抑制剂（ACEI），可用肾脏排异率、急性心肌梗死率、脑卒中率、总死亡率或心血管事件死亡率及减少糖尿病、白内障及肾病并发症发生的危险率、生存率的比较来评价药物效果。药物临床试验也可以从临床反应、安全性以及各种实验室或生物生理学的测量指标（如血压、血糖、血脂、血液、病毒性标志物、病原菌培养转阴等）来评价药物效果。

成本效果分析的比值通常采用两种表示方法：①成本与效果比值法，即每产生一个效果所需的成本；②增量成本与增量效果比值法，是指如果给予一增量成本，是否能产生增量效果呢？成本效果分析虽然受到其效果单位的限制，不能进行不同临床效果之间的比较，但其结果易于为临床医务人员和公众接受，是药物经济学研究的常用手段。

4. 成本－效用分析　是更细化的成本效果分析，它不仅关注药物治疗的直接效果，同时关注药物治疗对患者生活质量所产生的间接影响，着重分析医疗成本与患者生活质量提升的关系。

药物经济学的效用是指患者或社会对一种药物治疗后带来的特殊健康结果或健康状况的一种偏好。从患者角度来评价药物效果的效用指标就是质量调整生命年（QALY），质量调整生命年这一指标已被广泛应用于药物经济学成本效用分析中。

成本－效用的分析是成本－效果的发展，与成本效果有许多相似之处。成本－效用分析是在结合考虑用药者意愿、偏好和生活质量的基础上，比较不同治疗方案的经济合理性。从某种程度上讲，两者均用货币来衡量成本。并且测量结果也都采用临床指标作为最终结果的衡量参数。所不同的是成本效果为一种单纯的生物指标(如延长寿命时间、增加体重等)，成本效用分析的结果却与质量密切相关，注意到病人对生活质量的要求，而非健康结果变化。其可以进行不同疾病药物治疗措施的比较，是近年来受到推崇的药物经济学研究方法。然而，不同疾病影响病人生活的不同方面，通用的生活质量指标不能反映疾病的特殊性，因此，药物经济学研究界对于成本效用分析的合理性尚有争议。

5. 最小成本分析　用于两种或多种药物治疗方案的选择，虽然只对成本进行量化分析但也需要考虑效果，这是最小成本分析与成本分析的区别。最小成本分析又称为成本分析，是成本效果分析的一种特例，它是在临床效果完全相同的情况下，比较何种药物治疗(包括其他医疗干预方案)的成本最小。它首先必须证明两个或多个药物治疗方案所得结果之间的差异无统计学意义，即 P>0.05，然后通过分析找出成本最小者。由于它要求药物的临床治疗效果，包括疗效、副作用、持续时间完全相同，所以应用范围较局限。

6. 增量分析(incremental analysis)　药物经济学评价的基本决策原则是增量分析，即计算干预手段与对照手段的相对成本和效果之差的比值，也即增量成本效果比(incremental cost effectiveness ratio, ICER)。药物经济学评价必须报告增量成本效果比。在增量分析中，国内还没有关于 QALY 价值的统一标准，根据 WHO 关于药物经济学评价的推荐意见：ICER< 人均 GDP，增加的成本完全值得；人均 GDP<ICER<3 倍人均 GDP，增加的成本可以接受；ICER>3 倍人均 GDP，增加的成本不值得(WHO, 2010)。

7. 药物经济学评价敏感度分析　药物经济学评价的结果只是一个点估计，如果各种研究参数发生变化，如改变总住院费用、床日费用、平均住院日、治愈率、生存率、贴现率等，其结果也会随之变化。可分别采用最大值和最小值，即所谓的"双向敏感度分析"做出最优估计和最差估计。

(三)药物经济学评价研究设计

药物经济学研究的目的不同决定了其不同的设计方法，每种方法各有优缺点，也各有其适用条件。药物经济学评价研究设计方法主要有前瞻性观察研究设计、回顾性队列研究设计、模型法研究、混合研究设计和文献研究设计五种。

1. 前瞻性观察研究设计(prospective observational study)　基于队列研究的药物经济学研究设计，是药物经济学研究设计的理想标准。反映真实条件下药品治疗的成本效果，具有很好的外部性，但是由于取消了外部限制、病人依从性(compliance)差和干扰因素(confounding factors)多，从而降低了内部效度，并因此增加了分析的难度。

2. 回顾性队列研究(retrospective cohort study)　回顾性队列研究是在缺乏前瞻性研究时的最佳选择，使用某药的病人作为研究组，使用其他药物的病人作为对照组，进行比较研究。有关数据大多可直接从现有的临床数据库获得，成本较低，研究时限也较短，并有较高的外部效度。研究要求对任何可能的混杂因素进行统计控制,但是由于现实环境中队列研究的选择偏倚难度较大;另外,现有的数据往往难以达到研究设计本身的要求。

3. 模型法研究设计 在药物经济学研究中使用模型法相当普遍。当大量基础数据(如临床实验数据)不易得到,研究时间很长,或研究预算受约束时,数学模型便十分有用。根据所研究的医疗卫生问题是属于当前疾病的临床决策,还是将来疾病的预防或健康促进干预,可选择临床决策分析模型和以流行病学为基础的数学决策模型。Markov 模型就是药物经济学研究中常用的决策树方法之一。根据现有文献资料、专家咨询意见,有时也收集必要的基础数据,建立检验假设和模型,并进行广泛的灵敏度分析。由于无法计算检验模型的统计量,不能进行统计显著性检验,只能根据较宽的可信限范围来检验不同假设条件下结果的灵敏度。在建立假设和模型时较易产生假设偏倚,因而结果的可信度和准确度相对较差。

4. 混合研究设计 混合研究设计是以上几种研究设计方法的综合运用。通常从前瞻性的临床试验或回顾性队列研究中已获得足够的临床效果数据,需要回顾性收集临床试验病人的成本数据或采用横断面调查来获取相关的成本数据。混合研究设计是一种省时省钱的药物经济学研究方法,在没有条件开展前瞻性研究时可以作为替代选择。混合设计的优点可以利用几种研究设计来解决单独某一设计不能解决的问题。其主要缺点是,这种多层次的设计方法过于复杂,而且也常不易做到对病人生命质量、效用及工作活动能力丧失情况的研究。

5. 文献研究 文献研究主要是指利用已公开发表的文献资料,对不同药物治疗的方案进行系统的药物经济学综述分析。在模型法研究中,也可以采用文献研究的方法对临床试验中药品的安全性和有效性等进行 Meta 分析,将分析结果作为模型中参数假设的主要来源。文献研究的特点是研究时间短,研究成本低,但必须基于充足的现有文献,以及不同研究文献的可比性等假设条件。

(四)药物经济学评价中应注意的问题

1. 明晰研究角度 研究角度在药物经济学评价中具有举足轻重的地位,会影响到研究的方法和研究的结果,因为药物经济学评价可以从全社会角度、雇主角度、医疗服务提供者角度以及患者的角度分析。在不同的研究角度下,成本的范围和估计、效果指标及计算都有很大差别。如果从病人角度出发,药物的成本可能只考虑购置成本和病人自付的那部分费用以及直接的非医疗成本(去医院就诊的车旅费、营养费)。如果从医院角度出发,除了考虑上述成本以外,还要考虑所有的直接医疗成本以及直接非医疗成本。如果从社会、政府或医疗保险机构角度,则需要研究药物的全社会成本。通常,最理想的药物经济学研究角度是全社会角度。这是因为药物经济学研究是建立在社会福利观点的基础上,意味着不管谁投入谁获利,分析都应该包括所有的成本和效益,即卫生服务系统外的成本和效益也应该考虑。

2. 对照的选择 药物经济学评价建立在不同治疗方法相互比较的基础上,因此比较结果很大程度上取决于对照的选择。理想状态下新药应该与目前最具成本－效果的治疗方案进行比较,在实际研究中有许多对照供选择,如现存对照

笔记

（常规治疗）、最有效对照（标准治疗）和空白对照等。"常规治疗"应该是临床最常用的治疗方法或根据市场份额确定的治疗方法；"标准治疗"是常规治疗中被证明效果最好的治疗方法。

3. 效果数据的选择　效果数据选择非常关键：优先选择药品在大量人群中实际应用的前瞻数据，其次选择几个大的临床随机对照试验的前瞻数据，有关效果的回顾性数据（指在其他临床试验基础上收集数据）可行但并不是理想的信息来源。实际操作中数据的来源取决于研究的复杂性，分析者应根据实际情况收集数据。

三、药物经济学评价指南

药物经济学评价指南是运用系统的方法对发展处方药的经济学评价提供指南和参考标准。药物经济学评价指南的编制可使药物经济学研究更加科学性和规范化。药物经济学评价指南是指导药物经济学研究的设计和报告的一种文件。它为准备药物经济学评价报告提供了一种标准格式。药物经济学评价指南具有三个意义。一是药物经济学评价指南是指导药物经济学研究的设计和报告的一种指南；二是提供了药物经济学评价报告的一种标准格式，其目的是为了争取新药能够得到国家卫生服务或（医疗保险制度）的报销；三是药物经济学评价指南是一个国家的卫生系统或医疗保险系统为了帮助药品的筹资和管理决策所采取的一种分析工具。

世界各国药品药物经济学评价指南一般可以分成三类：①属于强制性执行正式的药物经济学评价指南，如澳大利亚，加拿大，芬兰，荷兰，葡萄牙，英国；②非正式的，属于自愿性质的药物经济学评价指南，如丹麦，爱尔兰，新西兰，挪威，美国，瑞士；③一般性的经济学评价指南，见表15-1。

表15-1　世界各国药品经济学评价指南的发展情况

	大洋洲	东欧	南欧	西欧	北欧	北美	西亚
PE指南 （21个）	新西蓝	匈牙利 波兰 俄罗斯	意大利 葡萄牙 西班牙	比利时 法国 德国 荷兰 瑞士 英格兰与 威尔士	巴替克 芬兰 爱尔兰 挪威 苏格兰 瑞典	加拿大 美国	
药品目录 （6个）	澳大利亚			比利时	英格兰与威 尔士	加拿大 美国	以色列
杂志发表				BMJ			

药物经济学评价指南一般都涵盖了评价目的、评价角度（患者、服务提供方、支付方和社会）、评价设计（前瞻性、回顾性、混合型和模型）、参照药物或治疗方案的选择、经济学评价分析方法类型（成本最小化、成本效果、成本效用、成本效益）、成本与结果的测量和评估、贴现、不确定性的处理、结果的报告等内

笔记

容。各指南之间具体标准较一致的部分,包括参照药物或治疗方案的选择、对临床效果资料的重视、未来成本和效益的贴现、增量比较、以及具有进行不确定性处理(如敏感度分析)的明确要求。

国际药物经济学与结果研究协会(ISPOR)提出了上述32个药物经济学评价主要指标。现以澳大利亚的药物经济学评价指南为例,说明上述主要指标的要求,见表15-2。药物经济学评价指南是为药厂申报新药时用的。撰写报告的单位可以是药品评价机构,如PBAC,CCOHTA。其目的是便于药厂提交药品评估申请,或提出要求政府的补助。应有标准的报告框架。在资金来源方面要有具体的说明。目标对象要说明是为了药厂提交用或是供药品评审专家委员会用。研究的角度最基本的分析观点应该是从社会的观点,应是国家、医疗保险、药品计划及卫生部门。目标人群是针对药品报销的人群。鼓励进行病人的亚组分析。对照药物的选择应是目前大量病人使用的类似药物。研究的时间跨度取决于疾病自然史和研究目的。需要有研究的假设。选择的分析技术可以是最小成本分析(CMA),成本效果分析(CEA),成本效益分析(CBA)或成本效用分析(CUA)中的任何一种。成本和效果都应以总量和增量的形式表示。成本包含直接成本和间接成本。成本资料来源(在国外)可按DRG项目的成本。模型的应用要求有详细的说明。要有证据的系统回顾。偏重于治疗的效果而不是功效(像随机对照试验那样)。效果的测量用自然效果及生命质量,采用荟萃分析(meta-analysis)估计的效果是可行的。测量效用的方法需要详细说明,推荐采用QALY。成本的贴现率用5%为宜。贴现的结果可分别采用不同的贴现率(0,3%及5%)。敏感度分析的方法,可采用单向或双向敏感度分析。当对参数及范围的敏感度分析时,单向敏感度分析的变量可用极值。结果的报告可先分解后综合。要有增量分析和总的成本效果分析。结果应有普遍性。财务的影响分析要求有2年的预算结果。

表15-2　药物经济学评价的32个主要特征指标

1. 类型	9. 指针	17. 成本来源	25. 贴现的结果
2. 题目和报告的年份	10. 目标人群	18. 应用的模型	26. 参数及范围的敏感度分析
3. 作者的单位	11. 亚组分析	19. 证据的系统回顾	27. 方法的敏感度分析
4. 主要政策目的	12. 对照药物的选择	20. 偏重于效果而不是功效	28. 结果的报告
5. 标准的报告框架	13. 时间跨度	21. 效果的测量	29. 增量分析
6. 资金来源	14. 需要的假设	22. 应用测量效用的方法	30. 总的成本效果
7. 目标对象	15. 选择的分析技术	23. 公平性问题	31. 结果的普遍性
8. 研究角度	16. 成本的包含	24. 贴现的成本	32. 财务的影响分析

澳大利亚,加拿大要求药物进行经济学评价是药品准入市场的条件以及报销补偿的依据。比利时,法国和瑞典则列入新药申请(NDA)的需要。英国制定药物经济学评价指南,但并非强制性执行,强调控制药品利润及处方指南。还有

笔记

不少国家和地区正在积极制定药物经济学评价指南。德国无官方药物经济学评价指南，属于民间积极研究。

中国在制定药物经济学评价指南方面还刚刚起步，处于研究阶段。要让大家认识到药物经济学评价的重要性。需要取得政府各部门之间的共识和有一段时间的试验。中国在参考国外药物经济学评价指南的基础上，立足于本国药物经济学评价需求和现状，于2011年出版了具有指导性的、规范的、最基本的药物经济学评价指南。

药物经济学研究中经济学评价的结果能否在各国之间相互借鉴或结果转移是一个值得研究的问题。因为各国和各地药物的相对价格不同、医疗实践和可利用的卫生资源、成本和效用，对健康状况的价值观等也都有区别。因此，各国的药物经济学评价指南，无论是强制性的或是自愿性的都要适合当地的情况。如果药物经济学评价指南制定得太宽，就会导致得出错误的成本效果分析结论。反之，如果制定得太严，就会产生不必要的重复研究。

四、药物经济学评价方法的应用

（一）药物经济学评价在国际上的应用

尽管药物经济学评价方法还存在不少缺陷，但是它毕竟提供了一个基于价值的定价方法，许多国家已经把这种方法纳入了药品定价和报销的决策中。

早在1993年，澳大利亚是第一个国家强制性要求所有的新药都要进行药物经济学的评价。同年，新西兰也要求对所有新药经过药物经济学评价。嗣后在1995和1996年加拿大的安大略省和英属哥伦布地区先后也强制性要求所有新药都要进行药物经济学评价。丹麦在1997年则要求药厂自愿提交药物经济学评价报告。以后法国（1997）、芬兰（1998）、意大利（1998）也要求强制执行。葡萄牙1999年起要求报告。瑞典2002年强制执行。

有的国家在强制实施前还有一段试验阶段。如荷兰1998年起经过试验阶段后于2003年强制要求药物经济学评价。挪威从2000年起开始试验，到2002年时对部分药物强制执行药物经济学评价。英国在1999年起NICE要求开展药物经济学评价。美国也有许多健康维持组织（HMO）强制要求新药需要经过药物经济学评价。总之，全球范围内非正式或强制性要求进行药物经济学评价的国家正在不断增加。

（二）药物经济学评价在中国的应用

中国的药物经济学研究开展较晚，到目前为止还没有系统性地应用于中国医药卫生的决策过程。在方法学上，1993年才公开发表第一篇药物经济学评价文章。经历了一个缓慢发展的引入期后，药物经济学评价已引起国内越来越多部门、企业和相关人员的兴趣和重视。近年来，国内医学院校、临床医生和药师及医师行业协会进行了系统研究。

中国医师协会成立了药物经济学评价中心，致力于药物经济学的评价研究。开展了"药物经济学评价方法应用于国家政策"的课题研究，对口服降糖药（二甲双胍）、血管紧张素转换酶抑制药（赖诺普利）进行了药物经济学评

笔记

价,对不同药物定价决策分析模型的应用进行了尝试。四川大学、复旦大学、北京大学等都成立了循证医学中心,能够为药物经济学评价的实施提供证据支持。

由于药物治疗在当前中国医疗实践中的重要位置,药物政策问题成了中国新医改的焦点议题,也得到了国家有关部门在新医改政策中的高度重视,并特别明确了药物经济学的评价研究在未来的基本药物、药品定价和医保等政策中的重要作用。2009 年 4 月 6 日,国家公布的《中共中央国务院关于深化医药卫生体制改革的意见》(中发 [2009]6 号)(以下简称《意见》)提出,将"建立科学合理的医药价格形成机制","对新药和专利药品逐步实行定价前药物经济学评价制度"。《意见》明确指出了将应用药物经济学来指导药品定价及其他相关政策的制定。在国家发改委 2010 年新修订的《药品价格管理办法(征求意见稿)》(2010 年 6 月 1 日)中提出,"可替代药品治疗费用差异较大的,可以以对照药品价格为基础,参考药物经济性评价结果进行调整"。《2009 年国家基本医疗保险、工商保险和生育保险药品目录调整工作方案》中,也明确指出在药品的调入和调出时,需要考虑按照药物经济学原则进行疗效价格比较的结果。2009 年新出台的《国家基本药物目录管理办法(暂行)》中,也提出在基本药物专家库中需要包括药物经济学专家,"咨询专家组根据循证医学、药物经济学对纳入遴选范围的药品进行技术评价"。

目前药物经济学评价研究中还存在不少问题,多数的药物经济学评价研究不够规范,没有明确的分析角度,成本测算差异大,研究结果在临床合理用药的运用方面差距更大。此外,用模型法来进行药物经济学评价研究在国内尚不多见,这与中国疾病流行病学、临床疗效或结果研究还没有建立大量实证研究的基础,难以找到相关的参数有关。

尽管药物经济学是一门新兴的学科,但它对中国医疗卫生事业的发展具有很大的理论意义和实践意义。

随着方法学的进展,药物经济学评价方法在中国的应用将逐步由成本 - 效果分析向成本 - 效用和成本 - 效益过渡。将有更多的研究利用模型技术模拟患者终身健康结果,同时在不确定分析领域,将能够应用成本 - 效果可接受曲线等方法进行分析。高质量的研究结果将为政府制定决策提供参考。随着药物经济学在宏观药品政策,如药品的价格管制、药品补偿机制、基本药物及医疗保险药品目录的制定、新药审评标准等方面研究的不断深入,药物经济学将广泛应用于政府和企业等多个层面,为相关政策的制定者和决策者提供可靠的参考依据。

本 章 小 结

1. 药物经济学定义有广义和狭义之分,狭义的药物经济学指的是药物经济学评价。

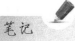

笔记

2. 药品是一种特殊商品,药品需求的特殊结构及供方垄断性等特征使得药品市场存在一定的市场失灵,因此,不能单纯依赖于市场机制的调节,需要有政府对药品市场进行相应的调控。政府对药品价格措施主要有:成本加成定价法、利润控制、比较定价、价格协商和药物经济学评价。

3. 国家基本药物政策是国家药物政策的重要组成部分,以基本药物目录为核心的国家基本药物政策,涵盖合理价格、药物筹资、供给系统、管制与质量保证、合理使用、研发、人力资源以及监测与评价等各个环节,以达到保障基本药物可及性、质量和合理使用的政策目标。

4. 药物经济学评价的基本决策原则是增量分析,即计算干预手段与对照手段的相对成本和效果之差的比值,也即增量成本效果比。药物经济学评价必须报告增量成本效果比。

关键术语

广义的药物经济学 (Pharmaceutical Economics)

狭义的药物经济学 (Pharmacoeconomics)

结果研究 (Outcome Research)

基本药物概念 (Essential Medicines)

核心目录 (Core List)

补充目录 (Complementary List)

国家基本药物政策 (National Essential Drug Policy, NEDP)

国家药物政策 (National Drug Policy, NDP)

药物经济学评价 (Pharmaco-economics Evaluation)

增量成本效果比 (Incremental Cost Effectiveness Ratio, ICER)

前瞻性观察研究设计 (Prospective Observational Study)

回顾性队列研究 (Retrospective Cohort Study)

荟萃分析 (Meta-analysis)

思考题

1. 政府干预药品市场的主要手段包括哪些内容?

2. 什么是基本药物? WHO关于选择基本药物的准则是什么?

3. 药物经济学结果研究中有哪三个主要结果?

4. 在哪些情况下可以采用模型法进行药物经济学评价?

(复旦大学公共卫生学院 叶 露)

第十六章

医院经济学

学习目标

通过本章的学习，你应该能够：

掌握　非营利性医院行为模型和公立医院治理理论模式；

熟悉　非营利性医院的作用及特点；

了解　国内外公立医院主要治理模式。

章前案例

　　上午9点，在某三级甲等医院的小会议室里，陈院长正在主持院党政领导班子会议，讨论是否需要再盖一座病房大楼。这个问题班子已讨论过两次了，主要有两种意见：一种意见是"医院现在就诊压力太大了，每天有上万的门诊人次，住院部每天都有很多人在等着住院。如果增加800张床，就可以缓解就诊压力。而且，周边几十公里内没有一所三级医院，我们应该赶快扩建，利用专科优势占领市场"。另一种意见认为"医院现在已经有2000张床，达到了国家规定的三级医院床位配置上限，再扩建就超标了；更重要的是基建和设备的投入加起来起码也需要3个亿，政府只投入9000万元，剩下的大部分资金都需要医院自己的收入解决。如果新增800张床，就要相应配上所需要的设备和人力，加上新大楼的运行费用，按照医院财务处的分析报告，将来医院的经济运行压力不小。医院现在平均住院日是10.5天，明显还有潜力可挖。是否应该扩建值得慎重考虑"。

　　最近，这家医院作为公立医院改革试点单位，上级主管部门已经和医院领导班子酝酿了几次组建医院理事会进行法人治理结构改革试点的事情。理事会由政府相关部门代表、医院内部代表、社会专业人士和社区代表组成。今天的班子会议如果不能拍板决定扩建新病房大楼的问题，使它进入上报和筹建的操作程序，将来就要由医院理事会来做出决策了。陈院长觉得时间很紧迫，该下决心了，可是他内心仍然很纠结。已经中午11点了，会议仍在进行中……

第一节　概　　述

　　医院是能够将人力、物力和资本等要素投入转变为健康服务产出的场所，以

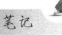
笔记

医疗护理服务提供为主,其目的是满足公众或患者的医疗保健需求。在服务产出过程中,公众或患者作为服务需求者,决定着健康服务产出的种类和数量,医院作为服务提供者,决定着健康服务产出的方式。按照服务提供的类型,医院可分为综合医院和专科医院;按照经济性质可以分为营利性医院和非营利性医院;按照组织的所有权形式,还可以分为公立医院和私立医院。

一、医院经济学定义

医院经济学是一门应用经济学原理和方法,研究医院服务提供过程中的各种经济活动和经济关系及其运行、发展规律的学科。医院经济学的研究任务是在一定的医院服务领域中,通过成本、效率与公平分析,研究不同医院资源配置、生产、利用和分配问题,设计合理的医院资源布局、管理、补偿及评价方案,在提高全社会医疗资源利用效率的同时,保障基本医疗服务提供的公平性。

医院经济学可以分为"微观"和"宏观"两个层面。微观层面以医院行为模型为核心,研究医院服务过程中需求方、服务提供方、医院管理者和服务支付方之间的决策问题,包括医院服务提供过程中资源的投入、配置和分配等机制选择。宏观层面则以一国或一个地区的医院服务体系作为研究对象,研究医院服务的政府与市场责任、服务定价、筹资与补偿模式、医院治理等问题。

对医院经济学研究最早起源于美国,随着美国公众在卫生与健康方面的花费占国内生产总值(GDP)比重越来越高,医院总费用也加速增长,学者们开始关注医院经济运行相关问题。20世纪60年代,美国就已经开展了医院规模和运营成本之间关系、医院生产函数测算等研究。1972年美国出版了《医院经济学》(Hospital Economics)一书,结合美国医院实际问题,系统阐述了医院的目标、功能及其运营所需的经济基础等内容。1992年世界卫生组织出版了《发展中国家医院经济学和筹资》(Hospital Economics and Financing in Developing Countries)一书,详尽阐述了医院资源的产生、配置、利用、评价等方面内容。此时,一些发达国家关于医院运行方面的经济学研究逐渐增多,而发展中国家则刚刚关注此方面的研究。20世纪80年代末,世界卫生组织和世界银行在发展中国家还开展了医院经济学的相关培训工作。随着医院经济学逐渐受到广泛关注,其研究范围也扩展到了医院成本、费用支出、医疗保险支付等方面,但这些成果往往分散在不同的卫生经济学教材之中。

二、医院经济学的研究目的和内容

目前,医院已逐渐发展为"可以提供任何治疗"的场所,所提供的医疗服务成为卫生服务的重要组成部分。同时,医院也消耗了大部分的卫生资源,一般情况下,医院占用了60%~80%国家卫生总费用,使用了绝大部分训练有素的卫生人员。但是,在资源配置、资源利用、服务产出、运行效率等方面,医院仍然不同程度地存在着相关经济问题,需要应用经济学的理论和方法来加以解决,这也正是医院经济学的主要研究目的和内容。

笔记

（一）医院经济学的研究目的

科学合理地配置有限的医疗资源，提高医院资源的利用效率，完善医院的治理和激励机制，从行业和机构等不同角度对医院绩效进行有效评价，为行业决策和机构管理提供科学依据，从而提高医院运行效率和效益。在宏观上，要综合考虑卫生服务体系内医院所处的地位和作用、区域特点、资源总量、医疗服务需求等因素，在不同医疗卫生机构之间合理配置医疗资源；同时对医院行业整体的资源配置、服务提供、社会效益等方面进行综合评价。在微观上，研究医院内部资源利用、服务产出、经济激励和运行效率等问题，为提高医院运行效率和效益提供理论依据。

（二）医院经济学的研究内容

1. 医院行为　医院经济学通过描述和分析非营利性医院的特点、作用和行为模型，合理设定不同性质医院的规模、结构和布局。运用经济学方法研究医生、患者、医院管理者和支付方的行为特点，对各类医院进行合理补偿，使医院的发展、医务人员报酬的增加与经济和社会发展相协调。

纵观各国医院发展情况，非营利性医院表现出与企业不同的运行特点，需要对医疗服务市场中非营利性医院行为进行研究。同时，也需要针对不同经济属性的医院，制定不同的财政、税收、价格、会计等规则，规范医院行为，从而为医疗资源配置、医保支付、财政投入等经济政策制定提供理论依据。

2. 公立医院治理　根据经济学理论，要调整医疗服务市场结构，完善公立医院的筹资和补偿机制，健全监管规则，形成完善的公立医院治理框架。在政府的宏观治理框架下，逐步完善政府和医院之间的治理关系，从而改善内部运行机制，提高医院运行效率。因此，公立医院治理问题的研究可以为公立医院的宏观体系变革、改善医院绩效、提升医院的运营效率提供理论支持。

公立医院治理的研究，往往需要深入研究非公立医疗机构的发展、价格体系和价格形成机制、财政投入、社会医疗保险支付等方面的问题，以形成有利的外部制度环境，促使公立医院微观机制的转变。而完善的治理结构是公立医院有效运行的基础和保障，通过清晰界定政府和医院管理者之间的权责利，建立起有效的激励和约束机制，在提高医院运行效率的同时，促使医院追求社会功能目标。

三、医院经济学应用领域

（一）改进医院运行效率

医院经济学关于医院行为模型和医院绩效经济学评价的研究，可用于分析医院及医务人员的行为，评价医院行业的配置效率和技术效率，促进医院资源的有效配置和利用，为调整资源配置和改进服务生产方式提供理论和实证依据。从而能够帮助政府部门通过调整医疗服务提供的数量、质量和结构，达到提高医院总体运行效率，使医疗服务产出在最大程度上满足社会需求的目的。

（二）改革公立医院治理

医院经济学关于公立医院治理的理论和分析框架，可用于界定医院所有者

笔记

与管理者之间的不同职责,明确各自的责权利。从而使政策制定者可以考虑,在对医院承担的社会功能提供财政保障的基础上,下放对医院的经营管理自主权,并对管理者进行有效问责,促使公立医院在提高运行效率的同时,追求政府的社会政策目标。

(三)制定医院经济政策

医院经济学关于医疗服务需求、供给、医院行为和医生行为的研究,有助于制定不同服务类型、不同经济性质医院的补偿政策。使政策制定者能够以医院成本信息为基础,合理评价不同医务人员技术劳务价值,调整医疗服务价格,完善医疗服务支付方式,有效补偿医疗服务成本,促进医院资源合理配置。

(四)构建市场中公、私立医院的合理比例

医院经济学关于非营利性医院的理论,有助于明确公立医院、非营利性医院的职能和作用,通过建立不同经营性质医院的经济管理制度,特别是完善非营利性医疗机构的资产管理、财务与会计等制度,促使公立医院和私立医院合作、竞争,共同发展,形成满足居民多层次医疗服务需求的不同服务提供主体,促进服务提供的有效竞争。

(五)整合医疗卫生服务体系

医院经济学关于资源配置、规模、结构、布局等理论和方法,可以应用于构建大医院和初级卫生保健机构之间的互补协作关系。从而,有助于建立初级卫生保健的"首诊"或"守门人"制度和双向转诊制度,引导医疗资源合理配置,保障基本医疗服务公平和可及,提高医疗资源的利用效率。

第二节 非营利性医院行为

一、什么是非营利性医院

从各国医院分类的实践看,医院分为公立医院和私立医院。公立医院是国家税收收入开办的医院,不以营利为目的,先天就具有非营利性,因而,不需要进行营利性和非营利性的区分。而私立医院由于经营目的的不同,需要区分为营利性医院和非营利性医院。

各国对非营利性医院都有具体的定义和规范。综合各国情况,非营利性医院主要是指慈善机构、宗教团体或个人捐助者开办的医院。这类医院不以营利为目的,其收支盈余只能用于医院自身建设、慈善、科研和教育等。非营利性医院一般都依法在所得税、财产税、销售税、捐赠税等方面享受一定的免税待遇。

大多数国家的非营利性医院都来源于教会和社会慈善组织举办的医院,在日本则还包括财团法人举办的医院。由于医疗技术的高速发展,医院对资金的需求越来越大,当社会捐赠不能维持医院运行时,这些医院更大程度地依靠财政投入及医疗保障补偿来运行,其实质与公立医院已十分接近。

在中国,非营利性医院指为社会公众利益服务而设立运营的,不以营利为目的,不能将运营所产生的盈余向所有者进行分配的医院。针对中国公立医院改

革中出现的股份制医院,中国的非营利性医院指政府举办的公立医院和民办非营利性医院,强调了政府不举办营利性医院的原则。中国非营利性医院的主体是公立医院,社会资本举办非营利性医院尚处于起步阶段,大量操作性的制度和规范仍在完善过程中。

中国非营利性医院的主体是公立医院,并在医疗市场中居于主导地位,而营利性医院从数量、规模、医疗水平等各方面较公立医院仍显得发展不足。营利性医院应通过市场的细分在专科和特需医疗服务领域获得发展,从而与非营利性医院的基本医疗服务之间达到优势互补和协调发展。

知识拓展

中国医疗机构的营利性和非营利性界定

非营利性和营利性医疗机构的划分主要依据机构的经营目的、服务任务,以及执行不同的财政、税收、价格政策和财务会计制度。

1. 非营利性医疗机构指为公众利益服务的医疗机构,不以营利为目的,其收入用于弥补机构成本,收支结余只能用于自身发展。营利性医疗机构指医疗服务收益可用于投资者经济回报的医疗机构。政府不举办营利性医疗机构。

2. 政府举办的非营利性医疗机构主要提供基本医疗服务并完成政府交办的其他任务,其他非营利性医疗机构主要提供基本医疗服务,这二者也可以提供少量的非基本医疗服务;营利性医疗机构根据市场需求自主确定医疗服务项目。当发生重大灾害、事故、疫情等特殊情况时,各类医疗机构均有义务执行政府指令性任务。

3. 政府举办的非营利性医疗机构享受同级政府财政补助,其他非营利性医疗机构不享受政府财政补助。非营利性医疗机构执行政府规定的医疗服务指导价格,享受相应的税收优惠政策。营利性医疗机构医疗服务价格放开,依法自主经营,照章纳税。

4. 非营利性医疗机构执行国家颁布的《医院财务制度》和《医院会计制度》等有关法规、政策。营利性医疗机构参照执行企业的财务、会计制度和有关政策。

二、非营利性医院的作用和特点

(一)非营利性医院的作用

为什么要将医院划分为营利性和非营利性?其背后的理论依据是医疗服务的特殊性。非营利性医院的建立主要作用如下:

1. **提供公益性较强的医疗服务** 由于不以营利为目的,非营利性医院往往更容易获得政府投入或社会的捐助,从而提供一般市场条件下难以获利的医疗服务品种给穷人和偏远地区的病人。而一些实证分析也显示,营利性医院与非营利性医院相比更关注赚钱的业务。1983年,帕蒂森(Pattison)使用加利福尼亚的数据进行分析,发现和非营利性医院相比,营利性医院中可以营利的辅助性医疗服务所占的比例更大一些,不能营利的辅助性医疗服务的比例相对小一些,所导致的单位成本相应地比非营利性医院要小一些。

2. 有利于改善医疗服务市场信息不对称 医疗服务市场普遍存在着医疗服务信息不对称和不完全,医疗服务提供方有可能利用信息优势和委托代理关系,诱导患者过度利用医疗资源以获取收益。由于非营利性医院不以营利为目的,往往在制度安排上就需要向社会披露其效率和成本信息,以保证其非营利性质。这些信息披露对缓解医疗服务信息不对称具有重要作用。

3. 平抑医疗服务市场价格 一般认为非营利性医院在控制医疗费用方面优于营利性医院。由于不以营利为目的,非营利性医院的医疗服务费用可能比营利性医院低。此外,非营利性医院不会利用有利的市场环境来侵占患者利益,因而,为患者提供医疗服务的价格也更为公平合理。非营利性医院的广泛存在有利于平抑整个医疗服务市场的价格。

(二)非营利性医院的特点

1. 公益性更为突出 任何个人和组织对非营利性医院的盈余都没有分配权,其运行和发展目标不是为其自身或其他成员谋取最大经济利益,而是保证医疗服务的公平性和可及性、控制医疗成本、提高医疗服务效率和质量等。非营利性医院需按照社会公众的意愿,在保证质量的前提下,向社会提供疾病预防和保健、医学科研和医学教育等公共卫生服务,以及向贫困人口提供免费或低收费的基本医疗服务,同时为社会培养合格的卫生技术人才等。因此,非营利性医院作为各国医疗服务提供的主体,承担着为国民提供公平、基本的医疗卫生服务的社会职能,必须突出其公益性。

举办者的投入责任和相应的法律法规是保障非营利性医院公益性质的基础。在中国,公立医院作为非营利性医院的主体,政府的投入程度与其公益性质的体现息息相关。

2. 具有严格的准入制度 政府部门对非营利性医院的准入一般都严格把关,主要体现在以下两点:一是非营利性医院必须按照区域卫生规划的要求设置,合理分布,提高医疗资源的配置效率。二是所申请设置的非营利性医院必须符合非营利性要求,相关部门通过严格审查医院的经营目标、服务项目、利润率、收益再投资情况、就诊病人的病种构成等因素;客观公正地认定其非营利性,以履行医院非营利性义务,发挥非营利性功能。

3. 享受优惠的税收政策 政府为了鼓励非营利性医院更多地利用其收入进行再投入、再发展,一般都给予非营利性医院特殊的税收优惠政策。但是,税收优惠并不意味没有税收监管,非营利性医院在运行过程中须按照规定上报财务情况;政府有关部门严格管理非营利性医院经营活动,明确其收入和支出的范围、项目和标准等。如果收支结余的分配使用违背了非营利性规定,则依法予以查处。

4. 法定的服务价格 非营利性医院的医疗服务价格须按照国家或地方政府

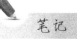
笔记

所规定的统一定价收费,公共部门则对非营利性医院的收费实施严格监督。公共部门在制定非营利性医院收费标准时,一般综合考虑医院成本支出、医疗从业人员收入、社会医疗保险基金筹资、居民支付能力、政府财政能力等多方面因素。收费标准尽可能合理,要使其与经济社会发展水平相协调,与病人的经济承受能力和社会医疗保险基金的支付能力相适应,与医院在财政补助下的经营成本相一致。法定的服务价格是国家卫生福利政策的价格体现,是对患者合法权益的保护,也是对非营利性医院的经营目的的基本要求。

三、非营利性医院行为模型

虽然非营利性医院不以营利为目的,但其目标的实现在很大程度上是由医生的行为所决定。医生作为医疗卫生服务提供过程的主导者,其集中了多种生产要素。他们既是医疗服务提供过程的决策者、执行者,又是医疗技术的研究者,即医院里的医生相当于集企业里的企业家、工人和科研人员等多重角色于一身。因此,研究医生的行为对研究非营利性医院的行为尤为重要。本书第六章介绍了医院行为效用最大化模型和利润最大化模型,下面介绍其他几个行为模型。

(一)哈里斯模型

由于效用最大化也不能完全解释非营利性医院的某些行为,因此杰弗里·哈里斯(Jeffrey Harris)在 1977 年提出了两个机构的医院模型,他认为医院由两部分组织构成,即理事 – 管理人集团和医生集团,理事 – 管理人集团是医疗资源的投资者和管理者,医生集团利用医疗资源提供医疗服务。哈里斯通过描述一位患者的就医过程表达了两个机构的医院模型:

一个病人在发烧、咳嗽后去看医生。做了一次胸部 X 光透视检查发现了阴影,他住院后由医生为其注射青霉素而退烧,但 X 光复查发现阴影并未消失。后经痰液检查发现肺癌。病案研究表明需要进行外科手术才可以切除病灶,然而术后不幸发生了大出血,医生为其输血,但最终还是发生了心力衰竭,医生宣布进行紧急复苏抢救,该病人被转移到特护室,插上胸管,戴着呼吸器。通过血管的专项扫描发现了出血点,于是再次进行手术。

哈里斯模型表达了在医疗服务提供过程中,医生作为技术专家提供服务,并向医院要求相应的物品供给;管理者则面临着在一系列不确定的事件当中向医生提供相应的投入。通过这一模型可知,医院服务不像可预见的流水线作业,病人的病情和身体存在个体差异,在紧急情况下,医院管理者和医生之间不可能像市场上那样进行谈判。当存在医疗保险的条件下,这种与一般市场不同的代理关系有可能要求医生为病人做出各种不经济的决定,导致医院为此采用大量非市场的决策规则,如一些院内的实施标准、支配规则等,来解决定量配给的问题。

哈里斯模型引申出:第一,医生作为病人代理人追求较高的医疗质量,医院会在医生偏好的驱动下,追求新技术。第二,控制医院成本的管制措施不仅要对理事 – 管理人,也要对医生 – 代理人建立激励和约束机制。第三,按照服务流程

笔记

进行重组可能提高医院运行效率,并帮助医生参与医院资源投入和管理决策。

(二)医生控制模型

医生作为病人疾病的管理者,负责决定用于病人治疗的各种投入,由于他们的专业权威性,往往对医院的行为起主导作用,因此实际是医务人员控制医院。在医疗服务提供过程中,医生希望医疗的投入与增加个人收入或产出相关联,往往倾向于提供费用较高的医疗服务,以获取较高的个人收入。

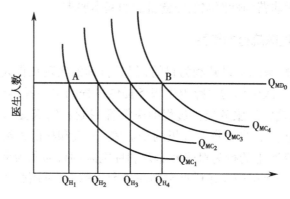

图 16-1 医疗的生产函数

如图 16-1 所示,生产函数中包括两种投入要素,即医生人数和医疗服务量。初始,所生产的医疗服务量以等产量线 Q_{MC_1} 表示,医生和医疗服务的数量组合是 $A(Q_{MD_0}, Q_{H_1})$。当所提供的医疗服务量提高到等产量线 Q_{MC_4} 时,医生人数和医院劳务量可呈现为等比例增加。但是,如果保持医生人数不变,而医院服务量增加至 Q_{MC_4},此时更符合医生的利益,即图中 $B(Q_{MD_0}, Q_{H_4})$。

(三)多任务模型

多任务模型综合上述几个模型,进一步解释了医院运营活动的复杂性。医院的管理者有多种任务,包括门诊服务和住院服务的提供、医疗服务质量控制、行政管理、教学、科研以及新技术引进。医生作为双重代理人同样具有多任务特点,一方面要对病人负责,另一方面要对医院和医保支付方负责。但无论是医院管理者还是医生,其时间都是有限的。例如,一个外科医生需要从事回顾病史,进行门诊服务,开处方,做手术,监控病人的康复等工作。他在一个任务上花费的时间越多,在其他任务上花费的时间就越少。医生的付出涉及到四个方面,包括时间、疾病诊断和智力付出、技术操作和体力付出,以及医疗风险带来的压力。

在现实中,由于存在信息不对称,难以监控医生的努力程度,难以监测医疗服务的质量。医生的努力程度也难以通过合同来加以界定。当对一部分医疗服务质量无法监控或无法通过合同来界定,而对另一部分可监测的服务又给予较强的激励时,就会导致医生去努力做好可监测的服务,造成医疗资源不能有效配置于其他方面。多任务模型试图将双层代理、医院管理者与医生的多任务特性与医生的激励机制结合起来,对医院运行绩效进行更为全面的评价。

医院行为模型的研究有助于制定政策。研究医院行为的目的是要从各种理论探讨中寻找对非营利性医院的治理思路。公立医院由政府举办，不以营利为目的，具有多重运行目标，与私立非营利性医院的性质相似。非营利性医院的行为模型可为公立医院治理提供理论依据。

第三节　公立医院治理

公立医院是国家向国民提供基本医疗服务的载体，是一国医疗卫生安全网的重要组成部分。公立医院在为国民提供基本医疗服务的同时也消耗了大量的公共资源，这必然引起各国政府和公众对公立医院的服务效率、服务质量和经济运行情况的关注。公立医院在这些方面存在的诸多问题促使各国改革公立医院治理(governance)，以厘清公立医院的所有者、监管者、管理者之间的关系。因此，公立医院改革的核心问题是改革公立医院的治理。

公立医院治理是关于公立医院的所有者代表、医疗服务监管者与公立医院管理者之间的职责、权利和义务的制度化安排。广义的公立医院治理涉及三个层次，第一层次是宏观治理，即公立医院运行的宏观外部制度环境；第二层次是中观治理，即公立医院自身的权力架构及制衡机制；第三层次是微观治理，即公立医院内部的组织架构和管理机制。狭义的公立医院治理仅指第二层次的中观治理。

一、公立医院治理理论

(一) 相关经济学理论

1. 新古典经济学理论　新古典经济学是现代经济学的一个重要流派。它分析了市场失灵的潜在根源，认为存在自然垄断或竞争缺乏效率时，股东利益和社会利益将会发生冲突。而外部性、公共产品特性、信息不对称等是导致竞争缺乏效率的根源。

医院在为社会提供医疗服务过程中，存在信息不对称、外部性等，因此政府有必要进行干预，以保证医疗市场的公平和效率。政府干预医疗市场的手段包括举办公立医院、调控医疗服务价格、社会医疗保险支付、监管医院行为等。政府举办公立医院有利于平衡全社会的医疗资源配置、调控医疗服务市场价格、承担社会公益性责任，从而有利于部分地解决医疗服务领域的市场失灵问题，这也提示了在公立医院治理过程中应加强对公立医院所承担的社会功能给予财政保障，推动公立医院信息公开透明，减少信息不对称等。

2. 代理理论　代理理论认为，当存在不确定性和信息不对称时，委托人需要设计最优契约以激励代理人。委托人需要代理人的努力和专业知识，但其监督代理人的行为和评价最终产出的能力又是有限的，往往容易产生委托代理问题。

在卫生部门，患者和医生之间、医生和医院管理者之间均存在委托代理关系，他们虽然彼此相互需要，但各自又有不同的利益、能力和诉求。对于卫生部

笔记

门中普遍存在的利益协调问题,可通过代理理论来寻求不同利益方的激励相容以及寻找实现合作的方式。代理理论用于公立医院治理,主要研究政府作为所有者代表和医院管理者之间的委托代理关系,有利于理解监督与问责机制对激励的影响。通过阐明出资人、普通股东、债权人及公司经理人之间的关系,有助于增进对所有权和治理的理解,进而也有助于增进对政府和公立医院之间治理关系的理解。

3. 产权理论 产权是一组权利,其相互间可以分离。产权是经济所有制关系的法律表现形式,包括财产的所有权、占有权、支配权、使用权、收益权和处置权。产权理论认为,没有产权的社会是一个效率绝对低下、资源配置绝对无效的社会。要确保经济高效运行,必须建立具有明确性、专有性、可转让性及可操作性的产权制度。产权理论关注的是激励问题,收益权是产权的一种权利,而剩余索取权是收益权的一种经济学表达,它是对剩余劳动的要求权,也是对资本剩余的索取权。

产权理论为公立医院自主化改革的所有权与经营权相分离提供了理论依据,对公立医院的法人化改革提供了确立法人财产权的理论解释。公立医院的组织变革通过对公立医院管理者下放管理决策权,实行收支盈余留用,使公立医院获得了剩余索取权,激励公立医院面向市场,提高服务效率。

(二)公立医院治理的理论模式

1. 医院的组织模式 世界银行经济学家将医院的组织模式分为以下四种形式:

(1)预算制组织(budgetary organizations):预算制公立医院作为政府部门运营的医院,其管理者本质上是行政人员,政府的行政层级制和行政管理规则控制着医院的发展问题。政府从员工录用、人员规模、工资、服务的种类、使用的临床技术和财会管理办法等方面对医院的绝大部分日常服务进行决策。政府根据历史标准,以直接预算分配的方式使医院获得收入,对医院实行收支两条线管理。预算制的公立医院承担的公共卫生服务等社会功能没有明确的专门经费支持。政府部门通过财政投入和财务控制手段监测医院行为和管理绩效。

(2)自主化组织(autonomized organizations):自主化公立医院仍然保持国家所有,政府将公立医院的大部分日常决策权下放给医院管理部门,同时激励医院通过提供服务来增加收入,并允许医院保留收入,从而使医院对收入拥有部分剩余索取权。这一模式的实质是所有权和经营权相分离,属于两权分离的改革范围。

自主化的问责安排仍主要来自行政部门的督导,并通过细化的财务绩效指标进行监测。政府与医院管理层之间签订绩效管理合同,明确规定清晰的、可监测的绩效管理目标与需要承担的社会功能责任。这时,医院也可以成立董事会对管理层进行监管。自主化的机制主要体现在细化和明确组织目标,以达到为评估医院的管理工作提供正式标准。

(3)法人化组织(corporatized organizations):法人化公立医院的最终所有权

仍保留在公共部门,医院借鉴私人公司的治理结构和效率管理的做法,成为具有法人组织结构的独立法人实体。法人化公立医院应是依法设立的法人实体,并对投入决策具有实质性的、完全的控制权。法人化公立医院其特征是硬预算约束,直接面对市场压力,并对医院的业绩独立承担财务风险。医院董事会对医院的绩效负有完全责任,并向分管的政府官员充分负责。

硬预算约束、服务收入的自留比例增加和自留收入的处置权,对法人化公立医院构成了重要的市场激励因素,并使法人化比自主化拥有更大的剩余索取权。

法人化的问责机制包括所有者问责(即董事会问责)、筹资/支付问责和管制问责三种机制。对法人化公立医院在强调经济绩效的同时,对其承担的社会功能责任往往通过购买、保险管制、需方筹资以及命令形式来予以保障。

(4)私有化组织(privatized organizations):私有化是将公立医院转变为私人所有的营利性医院或非营利性医院。医院从政府官员的控制和公共部门的行政等级的规则中脱离出来。私有化组织的高激励特征表现在,如果医院成为私有化营利性医院,则完全进入市场承受风险并获得"利润"。所有者获利和监督管理层的强烈动机成为强大的激励因素。

为了规避服务提供者追求利润最大化带来的问题,许多国家探索私有化非营利性医院。医院成为私有化非营利性医院后,政府则通过维持非营利性的管制和为此给予的相应补助对其施加间接控制。非营利性医院私有化和医院法人化相同,两者均没有对剩余收益的私人剩余索取权。

2.评价公立医院改革的五个维度　对公立医院改革可以从决策权(decision rights)、剩余索取权(residual claimant)、市场进入程度(market exposure)、可问责性(accountability)和社会功能(social function)等五个方面进行评价。

(1)决策权:政府下放给医院管理层的核心决策权包括投入、人事管理、业务范围、财务管理、临床管理、非临床的行政管理、组织的战略管理、市场战略、销售和生产过程的决策。

(2)剩余索取权:政府给予医院管理者和员工物质利益以配合医院管理者有效行使决策权。其实现方式是通过将剩余资源留在医院,而不是把它交给国库或当地政府来实现的。

(3)市场进入程度:依靠市场激励或类似市场激励,让医院在市场条件下去取得收入而不单纯依赖预算拨款。通过下放决策权和剩余索取权迫使医院管理者关注财务状况和面对市场压力。

(4)可问责性:上级监督部门通过间接机制如管制、合同和董事会等对医院进行问责。由于将决策权下放到了医院,政府实施直接问责的能力就减弱了,往往通过依靠市场压力去创造可问责性。同时,如果政府筹资能力比较强时,改革的重点可能转向购买服务,通过购买服务的合同管理和过程监测的方式来进行问责。

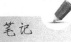

（5）社会功能：对医院在预算制下承担的社会功能进行清晰界定，并制定相应的补偿政策。市场化组织变革通过建立更明确的外部筹资、需方补贴、管制和发展健康保险等机制来确保医院继续提供这些服务。

前三个维度是基于扩大自主权、面向市场，增强激励机制的改革，针对的是效率和质量目标；后两个维度是针对放权而设定的制衡机制，针对的是非市场目标。只有这五个改革维度相互匹配才能保证公立医院实现其承担的社会功能，在提高公立医院服务效率的同时履行其社会责任，并追求政府的社会公益性目标。如果缺乏问责机制，缺乏对公立医院承担公益性责任的财政保障机制，对公立医院放权就会带来医院的逐利行为。

3. 改革的外部环境因素　在公立医院改革的实践中，人们更加关注的是医院外部的三个因素，即：治理安排、筹资或支付安排和市场环境。改革的决策者也往往针对这三个方面采取措施，而这些措施也决定了决策权和剩余索取权将如何变化，决策权和剩余索取权的变化又决定了对医院将产生怎样的激励。同样，尽管治理安排很重要，但是，治理安排只有与筹资或支付安排和市场环境相结合，才能真正决定对医院形成的激励机制。

（1）治理（governance）：治理是所有者与组织之间的关系。当管理者追求的目标很接近所有者的目标时，表明存在良好的治理。不同的治理结构决定了公立医院与其所有者的不同关系。由于赋予管理者不同程度的自主权，导致形成不同程度的激励和问责机制，从而产生了各不相同的治理安排。

（2）筹资或支付安排（funding or payment arrangements）：筹资安排是资金从筹资方或支付方流向服务提供方的结构。包括支付的正式程度、专用性、相关责任和服务提供能力。

公立医院的治理结构和支付制度共同决定了医院的剩余索取的分配、社会功能的提供和市场进入程度。虽然改革一般会赋予公立医院剩余索取权，但是，支付制度安排能够直接决定医院是否能够真正获得剩余索取。因此成本、价格制定和计提资本折旧之间的关系成为影响激励机制的关键因素。

在既定的价格体系下，支付体系需要对医院承担的社会功能做出安排，而不是让医院通过交叉补贴来实现。筹资安排则通过确定政府、医保和个人的不同支付责任来影响市场进入程度。

（3）市场环境（market environment）：市场环境是医疗机构所处的市场竞争压力的程度和特征，包括全部的投入市场和产出市场。

市场环境直接影响着市场进入程度。改革措施可以通过改变治理结构和筹资安排迫使医院面向市场，通过提供服务获取收入。在一个区域内，如果一家医院具有垄断地位，就不能算是进入市场。只有通过开展竞争，医院才是真正意义上进入市场。市场评判是对公立医院的一种间接问责机制。

治理安排、筹资或支付安排和市场环境表现为改革的三个外部环境因素。它们强烈地影响着公立医院的激励机制，进而影响着公立医院的行为，包括对公立医院的管理者和员工的行为都会产生很强的影响。因此，若要区分这三个外

笔记

部环境因素的作用,需要将它们和评价公立医院治理模式的五个维度联系起来加以分析。

欧盟欧洲观察中心的评估框架

框架将医院分为四类:①由财政全额拨款、政府直接管理的公立医院;②由财政拨款、拥有一定自主权的半自治公立医院;③由宗教或公益组织主办的非营利私立医院;④由个人开设的营利性私立医院。评价框架主要聚焦于第二类和第三类医院。

框架主要从机构性质(institutional)财务管理(financial)可问责性(accountability)权责对等(decision-making capacity versus responsibility)等四个维度来评价公立医院的治理匹配度。

机构性质:机构是由谁授权开办的?是否享受国家或相关部门特殊的政策待遇?

财务管理:机构资金的来源渠道有哪些?对资产的处置是否拥有自主权?剩余如何分配?机构的投资及成本控制如何管理?

可问责性:机构的运行是代表谁的利益?日常工作向谁汇报?有哪些人参与机构的管理工作?理事会、监事会等治理结构是如何构成的?

权责对等:日常管理过程中机构自我决策的空间有多大?对机构的人事是否拥有自主管理权?对于突发事件是如何处理的?

在上述四个维度中,由于前三个维度均是由机构所有者基于其利益、管理目标而设立的,因而属于宏观战略治理;而第四个维度反映的是机构管理层日常管理对于宏观战略的落实情况,因而属于微观运行治理。

二、公立医院改革模式及发展趋势

现代国家普遍建立了公立医院服务体系,其目的是为了向国民提供基本的、公平和可及的医疗服务。但是,各国公立医院在医疗服务市场中所占的比重是不同的。一部分发达国家和地区的公立医院所占比重低,整个市场结构具有一定的服务竞争压力和市场活力,如美国、法国、中国台湾地区。这时,政府对公立医院都采用严格、公开和透明的预算管理。而另一部分国家和地区由于公立医院所占比重很高,整个市场结构缺乏服务竞争压力,普遍服务效率低下。为克服体制弊端,这些国家和地区采取了多种形式的公立医院组织变革。如英国、新西兰、澳大利亚、中国香港地区等。

(一)国际上公立医院法人治理改革模式

1. 医院管理局法人治理模式 医院管理局法人治理是依法设立医院管理机构,并赋予其公法人地位,作为办医主体运营和管理公立医院(图16-2)。

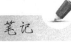
笔记

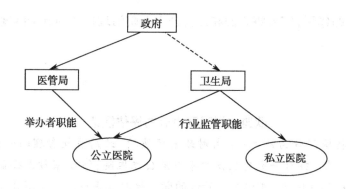

图 16-2　医院管理局法人治理模式

2. 医院网络董事会治理模式　医院网络董事会治理是多家公立医院共同设立一个董事会,政府委托董事会行使出资人权利,对公立医院的发展进行决策。医院仍具有独立法人地位,医院董事会由社会公益人士和专业人士组成,是一种公共治理模式(图 16-3)。

澳大利亚维多利亚州政府将辖区内公立医院依据服务功能整合为若干个公立医院网络,并设立若干个网络董事会。由州卫生行政部门发布董事会成员的条件,通过媒体向社会公开招聘董事会成员。董事会成员为公益目的进入董事会,董事会成员不是股权的代表,而是民意和社会群体的代表。对重大问题实行一人一票表决机制,而不是依据股权大小进行表决。董事会就医院发展的重大问题对州长负责,并由州长对其问责。网络董事会对各医院院长的经营管理进行问责,并有权聘任和解聘院长。因而,它是一种通过社会人士参与董事会以表达民意,实现社会参与和公众参与公共治理的一种形式。它属于公共治理,是公共协商决策机制,而不是公司治理机。

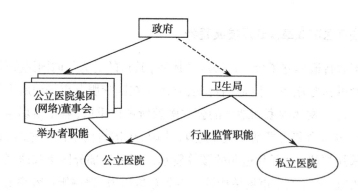

图 16-3　医院网络法人治理模式

3. 医院联合体法人治理模式　医院联合体法人治理是政府通过对医院联合体董事会赋予法人信托责任,董事会对联合体内公立医院的发展进行决策和监督(见图 16-4)。

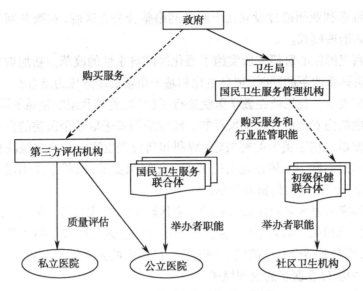

图 16-4　医院联合体法人治理模式

在英国的国民卫生服务体系下,政府的预算通过国民卫生服务(NHS)管理机构购买国民卫生服务联合体的服务。在每个大区可以有若干个国民卫生服务联合体,联合体具有法人财产权,每个联合体内有若干个医院,联合体设立董事会。董事会主席由卫生大臣任命,最多包括 5 个非执行董事,其中 2 个由地区卫生局任命,3 个由卫生大臣任命;还包括 5 个执行董事,其中主要包括首席执行董事、财务主任、医务主任和护理主任等。董事会主席和非执行董事的报酬由国家规定,各联合体负责确定首席执行董事的合同条件,工资将根据医院的规模和复杂程度而变化。董事会受政府委托对公立医院承担所有者职能,举办公立医院,并通过国民卫生服务管理机构对卫生大臣负责。医院院长对医院进行管理,由董事会聘任和解聘院长,并对公立医院院长进行问责。国民卫生服务管理机构对医院和社区卫生服务以及私人开业医生进行行业监管。同时,由第三方评估机构对公立医院和私立医院进行质量评估,其评估结果也作为质量监管依据。通过购买服务和行业监管使卫生部门的监管职能得到有效履行。

（二）国际上公立医院改革发展趋势

20 世纪中期,随着"新公共管理"改革的兴起,发达国家进行了公立医院改革。1980 年代以来,伴随医疗费用增长和政府财力紧张,部分国家相继进行了公立医院的结构重组和组织变革,以达到加强公立医院自主管理,控制成本,提高效率,缓解财政压力的目的。这些改革都是通过将公立医院由预算组织转变为具有一定自主权的组织来实现的。

英国通过国民卫生服务联合体(National Health System trusts)的形式赋予公立医院独立法人地位,在人员雇用和管理上赋予医院更大的控制权以及其他重要决策权。新西兰通过皇冠卫生企业(Crown Health Enterprises)的形式,效仿国有企业组织变革把医院转化为独立法人,同时相应改变了决策权和问责机制。

笔记

澳大利亚维多利亚州通过设立几个服务网络整合公立医院,在服务网络的医院中引进法人治理模式。

马来西亚国家心脏研究所实施了强化医院自主性的改革。新加坡在进行卫生保健筹资体系改革的同时,把自主化和基于市场的绩效压力结合在一起,进行了公立医院改革。突尼斯在教学医院进行了教学、管理和组织领域的同步改革,但是其治理结构安排更接近于预算制。印度尼西亚采取单个医院的自主化进行公立医院改革。拉丁美洲的阿根廷、智利和乌拉圭也实施了公立医院自主化改革。中欧和前苏联卫生体系也引进了市场化组织变革,改革主要体现在所有权的分权和基于产出的支付机制改革。

每个国家和地区采取什么形式的公立医院治理模式与各个国家和地区的历史和文化传承相关,与政治体制相关。自主化和法人化的改革模式没有孰优孰劣的问题,而是要适合自己的国情和适合自己国家的公共治理水平。

(三)中国公立医院的治理模式

1. 单个公立医院法人化 单个公立医院法人化是对一个公立医院实行法人治理结构改革,建立医院董事会(或理事会),明确所有者代表与医院管理层之间的责权利关系和问责的制度安排。

浙江省东阳市人民医院采取非营利性组织的法人治理结构,由医院的捐赠人代表、政府部门代表和社会专业人士代表组成董事会。建立了董事会领导下的院长负责制,在董事会和院务会之间设立医院发展委员会帮助董事会进行发展咨询决策,设立审计委员会帮助董事会对医院的经营管理进行内部审计监督。

2. 公立医院管理机构法人化 公立医院管理机构法人化是在一个区域内设立一个法人实体的公立医院管理机构,并对其构建法人治理结构,由相关政府部门和社会专业人士组成董事会(或理事会),对区域内所属公立医院发展的重大问题行使决策权,并对公立医院管理机构进行问责。公立医院管理机构则对区域内公立医院行使举办者职能,对公立医院管理者进行绩效问责。

上海市申康医院发展中心作为事业法人,代表政府履行出资人职责,并由政府各部门代表和社会专业人士代表组成了申康医院发展中心理事会。通过统一所有者职能,理清出资人与经营管理者之间的关系,加强了对公立医院的管理问责,使政府对公立医院的行政管理逐渐向法人化治理转变。

3. 医院集团法人化 医院集团法人化是医院之间横向整合资源,或医院与基层卫生机构之间纵向整合资源,组建以资产为纽带的医疗集团;在集团层面设立理事会,与所属医院管理层之间明确划分权责的一系列制度化安排。

镇江市成立以资产为纽带的紧密型医疗集团,集团由市政府出资,委托卫生局履行国有资产出资人职责。集团实行法人治理结构,建立理事会,经营管理层和监事会之间的制衡机制。理事会成员由卫生局领导,院领导及相关利益者代表组成,监事会负责人由卫生局党委书记担任。集团实行集团一级法人和医院二级法人的两级法人制度。集团承担政府办医职能,卫生局履行对整个医疗服务市场的宏观调控和监管职责。

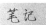
笔记

三、中国公立医院的治理机制

（一）中国公立医院制度的历史选择及其改革

1950 年代，在国家确定了以公有制为基础的计划经济体制的基础上，中国建立了公立医院服务体系。在 1978 年中国经济体制改革前，95% 以上的医院都是公立医院。公立医院服务体系在当时极度匮乏的物质条件下向全民提供了最基本的医疗服务。但是也出现了服务效率低，医疗设施、设备落后，不能满足居民更高需求的问题。从 1978 年经济体制改后，公立医院获得了较大的经济激励，进入了快速发展的时期，医学科学技术水平迅速提高，医院基础设施发生了巨大变化，不断满足居民日益增长的医疗服务需求。

但是，伴随中国经济体制改革的推进和医院的快速发展，中国公立医院治理也出现了新问题。主要存在所有者职能分散、在某些方面放权过度、政府和行业监管约束不足及内部管理较粗放等问题。因此，需要进一步改革和完善公立医院治理，以形成对公立医院的有效激励和约束。

（二）政府、理事会和医院管理者之间的分权

公立医院治理改革的重要内容是政府通过建立医院理事会，实行公益机构的法人治理，委托理事会对公立医院履行出资人责任，举办公立医院。政府授权理事会把握医院发展方向，确定医院发展战略、规划和行使重大决策。由理事会决定院长人选（报政府批准）、评价考核院长工作绩效、确定院长激励方案、负责监督院长如何行使权力。理事会监督检查医院财务活动，检查医院财务运行和管理、行风建设，听取并反馈病人代表的意见。理事会还可下设常务办公室负责处理日常事务。理事会和医院管理层之间设立医院发展的专业委员会和财务审计委员会，就医院发展方面的问题向理事会提出建议，对医院的经营管理进行内部审计并向理事会报告审计结果。

院长作为医院法定代表人，组织实施理事会决议、年度工作计划和投资方案。以院长为首的医院管理层拟订医院内部管理机构设置方案、基本管理制度和具体规章。院长具有提请聘任或解聘副院长、院长助理的权利；并可以聘任或解聘职能科室正副主任和护士长、科主任；拥有招收、聘用、辞退和奖惩职工的权利。

政府卫生部门作为医疗服务的监管者对公立和私立医疗机构履行全行业监管的职能。依据法律法规和行业规则对医疗机构的人员、技术和机构实行准入、医疗服务质量、安全进行监管。

（三）公立医院的绩效管理与问责

由于公立医院的目标是多重的，并含有社会公益目标，因而，不能完全用市场价格体系来评判绩效，需要建立绩效评估体系帮助评判绩效。公立医院的所有者要将这些目标转化为清晰的、可测量的管理绩效标准。使资金能够根据绩效分配，管理职位、薪金能够与绩效挂钩。通过绩效管理可以引导公立医院实现政府办医目的，也可以构建所有者对管理者的激励约束机制。以达到根据绩效考核结果对管理者进行奖惩和问责。其目的是在维护公平性的前提下，提高公

立医院的运行效率。

第一,实行公立医院绩效管理要区别出资人监管和行业监管,公立医院的绩效管理是举办者的出资人监管职能,不是卫生行政部门的行业监管职能。

第二,举办者对公立医院的绩效考核是管理手段,是在公立医院之间模拟竞争机制,但它不能代替市场竞争机制,因为绩效考核指标是有限的,而市场压力能够提供一定的市场激励和约束作为补充,这是单纯靠绩效考核不能达到的。

第三,公立医院绩效考核的核心是考核社会功能的实现情况,因为政府作为全民的代表必须要考核公立医院的社会功能即公益性职责的履行情况,履行公益性责任是公立医院存在的价值。

第四,绩效考核要和医院治理机制改革配套实施,它只是完善公立医院治理的工具之一。

本 章 小 结

1. 医院经济学是一门应用经济学原理和方法,研究医院服务提供过程中的各种经济活动和经济关系及其运行、发展规律的学科。医院经济学的研究任务是在一定的医院服务领域中,通过成本、效率与公平分析。

2. 虽然非营利性医院不以营利为目的,但其目标的实现在很大程度上是由医生的行为所决定。医生作为医疗卫生服务提供过程的主导者,其集中了多种生产要素。他们既是医疗服务提供过程的决策者、执行者,又是医疗技术的研究者。

3. 世界银行经济学家将医院的组织模式分为四种形式:预算制组织;自主化组织;法人化组织和私有化组织。

关键术语

营利性医院 (Profit Hospital)

非营利性医院 (Nonprofit Hospital)

哈里斯模型 (Harris Model)

医生控制模型 (Physician-control Model of Hospital Behavior)

多任务模型 (Multi-tasking Model)

治理 (Governance)

治理结构 (Governance Structure)

组织变革 (Organizational Reform)

筹资或支付安排 (Funding or Payment Arrangements)

市场环境 (Market Environment)

政府监管 (Government Oversight)

预算制 (Budgetary)

笔记

自主化 （Autonomization）

法人化 （Corporatization）

私有化 （Privatization）

决策权 （Decision Rights）

剩余索取权 （Residual Claimant）

市场进入程度 （Market Exposure）

可问责性 （Accountability）

社会功能 （Social Function）

思考题

1. 如何理解非营利性医院的盈余？

2. 在非营利性医院执业的医生行为有哪些目标？

3. 公立医院治理与公司治理有何不同？

4. 医院自主化和法人化有哪些区别和联系？

（卫生部卫生发展研究中心　李卫平）

笔记

第十七章

健康有害行为的卫生经济学

学习目标

通过本章的学习,你应该能够:

掌握 健康有害行为的概念;

熟悉 消费成瘾的概念及其成瘾模型;

了解 公共干预的方式及其意义。

章前案例

该不该提高烟草税收?

烟草危害是当今世界最严重的公共卫生问题之一,全球每年因吸烟导致的死亡人数高达 600 万,超过因艾滋病、结核、疟疾导致的死亡人数之和。中国是世界上最大的烟草生产国和消费国,吸烟对人民群众健康的影响尤为严重。据调查,中国吸烟人群逾 3 亿,另有约 7.4 亿不吸烟人群遭受二手烟的危害;每年因吸烟相关疾病所致的死亡人数超过 100 万,如对吸烟流行状况不加以控制,至 2050 年每年死亡人数将突破 300 万,成为人民群众生命健康与社会经济发展所不堪承受之重。烟草使用每年给中国社会造成巨大的经济负担,其经济成本高达 1860 亿元人民币,占中国 GDP 的 1.9%。其中,吸烟的直接医疗成本为 140 亿元人民币,占中国年度国家卫生总费用的 3.5%。

一般来讲,提高烟草税收可以减少烟草使用。有学者呼吁:"中国政府应该进一步增加对烟草企业的税收。"国际专家也认为:"必须对烟草行业苛以重税,这种政策会向公众释放出一个信号,让他们相信吸烟的确是有害的。"他认为,全球烟税水平正在迅速提高,其目的之一在于增加政府财政收入,第二就是通过烟草增税提升大幅度零售价格,减少烟民消费。对于这种说法,许多网民在网上抒发言辞激烈的观点,其中,一种声音最具代表性,他们认为:烟税提高,就是不让穷人吸烟。"烟草提税,其实就是把企业成本转嫁到消费者身上,加重烟民经济负担。"这种观点认为:对于富人来说,烟草消费只是他们花销中的"九牛一毛",想要他们被迫戒烟,肯定收效甚微;对于穷人而言,若烟瘾强烈者,涨价也不见得能砍断吸烟的欲望,反而使得他们在时断时续中,选择劣质烟草,抽得更猛。"

笔记

第一节 概 述

健康有害行为(health-risky behavior)指偏离个人、他人乃至社会的健康期望，客观上不利于健康的一组行为。其特点主要包括：①危害性：行为对自身、他人、社会健康有直接或间接的、现存或潜在的危害，如吸烟行为。②明显和稳定性：行为有一定的作用强度和持续时间，非偶然发生。③习得性：行为多在后天生活中学到、养成。

不良的行为方式不仅与慢性病有关，也是传染病和伤害的重要危险因素。国内外的研究均显示，行为与生活方式因素在疾病的发生发展中占据了突出地位。据世界卫生组织估计，全球三分之一以上的死亡可归因于吸烟、酗酒、不健康饮食等十种行为危险因素，说明行为与生活方式对健康的影响具有举足轻重的意义。

健康有害行为的类型包括：①日常危害健康行为：指日常生活、职业活动中危害健康的行为习惯，如吸烟、酗酒、缺乏体育锻炼等。②致病性行为模式：指可导致特异性疾病发生的行为模式，如，A 型行为模式与冠心病的发生密切相关；C 型行为模式与肿瘤的发生有关等。③不良疾病行为：指个体从感知到自身患病到疾病康复过程中所表现出来的不利于健康、疾病康复的行为，如瞒病、恐病、讳疾忌医、不遵医嘱等。④违规行为：指违反法律法规、道德规范并危害健康的行为，如药物滥用等。

吸烟、酗酒等作为日常生活、职业活动中危害健康的行为习惯，与各种疾病的发生和发展关系密切，给个人带来健康风险的同时，也给社会带来经济和社会负担。

世界卫生组织 2009 年《全球健康风险》报告中，确定了与全球和区域疾病和死亡负担有关的 24 项健康风险因素。这些风险因素从接触室内固体燃料烟雾等环境风险到高血压等代谢风险不等(图 17-1)。报告显示，儿童体重过低、不安全性行为、酒精使用、不安全饮用水和环境卫生、高血压和烟草使用导致的死亡人数占全球死亡总数的四分之一，占伤残调整生命年总数的五分之一。只要减少这些风险因素的影响，全球人均预期寿命就可延长近五岁。冠心病是全球主要死亡原因，其病例 75% 以上源自八种风险因素，即酒精消费、高血糖、烟草使用、高血压、高体质指数、高胆固醇、水果蔬菜摄入量低以及缺乏身体活动。烟草和有害使用酒精成为危害人类健康的主要行为危险因素。

在经济学讨论中，最突出和最有争议的是对危害健康的商品的消费。经济学从个人的主观偏好出发，假设消费者对所消费商品的价格和非价格因素进行了充分的评估(即便这种活动是危险的)，那么一个人吸烟，表明他从这种消费中获得了净"效用"(或满足)。市场经济条件下通常赋予消费者自由选择的权利，然而，我们发现在任何社会里都存在着社会鼓励或不鼓励消费某些商品的情况。我们宣传和鼓励人们接受健康宣教、接种疫苗、减少肥胖、良好的孕妇保健，我们也在设法阻止人们对香烟、麻醉品等商品的消费以及酒精的有害使用。

333

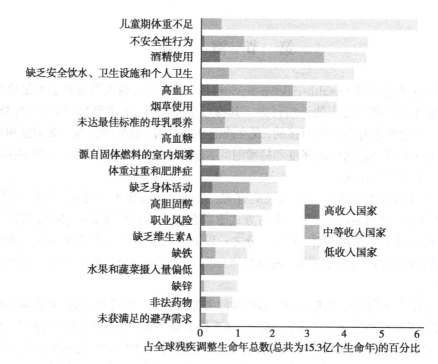

图 17-1 健康风险因素对全球伤残调整生命年的贡献

对于危害健康行为的干预主要包括健康教育和健康促进。健康教育是通过信息传播和行为干预，帮助个人和群体掌握卫生知识、树立健康观念、自觉采纳有利于健康的行为和生活方式的教育活动与过程，健康促进是促进人们维护和提高自身健康的过程，包括健康教育与制定政策、立法、组织、社会开发等多系统的支持，达到促进健康的目的。健康教育与健康促进涉及行为学、教育学、社会医学、家庭医学等多学科领域，是疾病预防和实施公共卫生服务的重要措施，也是提高居民健康水平的重要途径。居民健康水平的提高，不仅减少医疗费用的消耗，同时可以提高社会的生产力水平，具有很大的经济效益。

第二节　主要健康有害行为和成瘾模型

一、烟草消费

烟草使用是导致全球可预防死亡的首要死因。每年，它导致全球近 600 万人死亡并造成数千亿元的经济损失。绝大多数的死亡发生在低收入和中等收入国家，而预计这种状况将在未来数十年中持续扩大。如果当前的趋势继续下去，到 2030 年时，全世界每年因烟草导致的死亡将超过 800 万人，其中 80% 的过早死亡将发生在低收入和中等收入国家。若不采取紧急行动，烟草使用将使更多人失去生命。图 17-2 显示了各个国家烟草的消费情况，其中中国 15 岁以上吸烟人群占到了总人口的 28.3%。

笔记

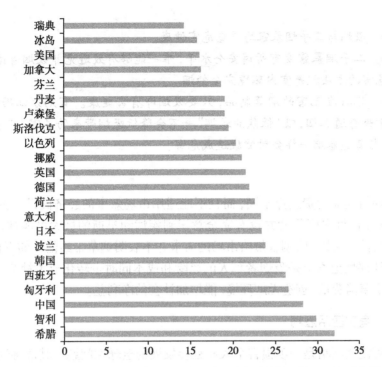

图 17-2　2009 年 15 岁以上吸烟人群占总人口的比重(%)(中国和 OECD 国家的比较)

第三次全国居民死亡原因调查结果显示,过去 30 年间,中国与环境、生活方式有关的肺癌、肝癌、结、直肠癌、乳腺癌、膀胱癌死亡率及其构成呈明显上升趋势,其中,肺癌死亡率在中国上升了 465%,肺癌已取代肝癌成为中国首位恶性肿瘤死亡原因。有证据表明吸烟和肺癌之间存在着因果关系。众所周知,吸烟也会对其他种类的疾病产生影响,如肺气肿、心脏疾病。中国第四次国家卫生服务调查结果显示:调查地区 15 岁及以上人口男性吸烟率为 48.0%,农村男性吸烟率高于城市男性;女性吸烟率为 2.6%,城市与农村差异不大,由此推算中国现时吸烟人口约 2.7 亿。与 2003 年相比,吸烟率略有下降,但吸烟者的吸烟量增加明显,每天吸烟 20 支及以上的烟民比例由 2003 年的 51.3% 增至 2008 年的 61.6%。毋庸置疑,如果连续几代年轻人从不吸烟,那么居民的年龄调整死亡率将会降低很多。

知识拓展

烟草的危害

- 吸烟具有成瘾性,虽在世界各地屡遭禁止,但吸烟者仍众。
- 烟草烟雾中含有 7000 余种化学成分,其中数百种为有害物质,至少 69 种为致癌物。
- 吸烟导致的主要疾病有:肺癌及多种恶性肿瘤。90% 以上肺癌因吸烟引起,吸烟者肺癌发病率为不吸烟者的 18 倍。吸烟还可以引起口腔癌、喉癌、食管癌、胃癌、胰腺癌、膀胱癌、肾癌、肝癌、白血病,以及女性宫颈癌等。还有慢性阻塞性肺病,心血管病,脑血管病,消化系统疾病,内分泌疾病,口腔疾病,眼科疾病等,吸烟还可引起血液病、骨质疏松等疾病。

笔记

- 吸烟与二手烟暴露均严重危害健康。
- 二手烟暴露没有所谓安全水平，唯一能够有效避免非吸烟者遭受二手烟危害的方法就是室内环境完全禁烟。
- 不存在无害的烟草制品，只要吸烟即有害健康。有充分证据说明，相比于吸普通卷烟，吸"低焦油卷烟"并不会降低吸烟带来的危害。"中草药卷烟"与普通卷烟一样会对健康造成危害。

吸烟与其他消费选择不同，而且不能适用市场效率的经济假设。世界银行专家曾指出，许多吸烟者并没有完全意识到疾病和早逝的极大可能性，还有烟草的上瘾性。所以，吸烟者带给市场的需求并不表明烟草带给他们的真正利益。烟草的外部性把本应是吸烟者私人的风险和成本同时也转化成了社会成本，因此降低烟草消费量，创造无烟环境，能增加社会的净利益。

二、有害使用酒精

有害使用酒精是一项损害个人和社会发展的全球性问题。其危害远不止饮酒者的身心健康，还影响到饮酒者身边的人的幸福和健康。醉酒者可能会伤害他人或使他人受到交通事故或暴力行为伤害，或使同事、亲友或陌生人受到不利影响。

有害使用酒精是导致神经精神障碍（如饮酒造成的疾患和癫痫）和其他非传染性疾病（如心血管病、肝硬化以及各种癌症）的一项主要原因，同时还与若干传染病，如艾滋病病毒/艾滋病、结核病和性传播感染等有关。饮酒造成这些疾患的原因是，它削弱免疫系统，并对患者继续接受抗逆转录病毒治疗造成不利影响。

据世界卫生组织统计，全世界每年因酗酒死亡人数达230万人之多，至少有60种疾病与酒精有直接联系。目前，全球嗜酒者仍在急剧增加，尤以第三世界国家为最。酒精和烟草的危害程度相近，对社会造成的后果都难以估量。据医疗专家称，嗜酒成瘾者要得到彻底治疗平均需要5至10年时间。德国每年花在治疗与喝酒有关疾病上的费用已达200亿欧元之巨。有研究发现"血液中含有酒精成分"的驾驶员发生重大事故的可能性要比正常驾驶员高8倍。因饮酒导致的交通事故已经成为影响全球疾病负担的十大因素之一。

> **知识拓展**
>
> **有害使用酒精是一项重大的公共卫生问题**
> - 有害使用酒精被列为全球过早死亡和致残的第五大主要危险因素。它是发展中国家中死亡和致残的主要原因，发达国家中第三大危险因素（仅次于烟草和高血压），是高死亡率发展中国家的第十一个危险因素。

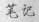

笔记

● 虽然在饮酒水平、模式和饮酒环境上存在区域、国家和地方差异，但2002年期间，有害使用酒精估计造成了全世界230万例过早死亡（占全球死亡总数的3.7%），占全球疾病负担的4.4%。

● 有害饮酒是神经精神疾患以及心血管疾病、肝硬化和多种癌症等其他非传染疾病重要但可避免的危险因素。

● 年轻人和妇女有害饮酒引起许多国家越来越多的关注。

● 有害饮酒会带来许多社会后果，如交通事故、犯罪、暴力、失业和旷工旷课。它增加了卫生保健费用和社会费用。在健康和社会方面的影响对弱势社会群体伤害最大，并且造成国家间和国家内健康水平的差异。

然而，为什么酒精没有像烟草那样受到各国的限制？这是因为酒精的危害性不像烟草那么明显，酒精的危害要比烟草复杂得多。根据目前对酒精的研究，有关限制酒精的意见还不统一，有人说人们每天饮适量的酒可以降低心脏病的发病率。对不少人来说，他们喜欢看这类消息，媒体也愿意写这类消息。但是，到底饮多少酒才算适量呢？2003年12月，华盛顿国际酒政策中心对不同国家确定的标准饮酒量是，英国人每天为8克，美国人14克，因为个体差异的存在，每个人的适量饮酒标准很难确定，因此如果有人相信，从年轻时靠酒精来保护心脏那只会适得其反。

第四次国家卫生服务调查表明，中国15岁及以上居民中，经常饮酒的人占8.6%（城市6.8%，农村9.3%），男性经常饮酒比例16.1%，女性为1.2%。其中，中国居民18岁之前开始饮酒的比例有增加的趋势。在现在的饮酒者中，18岁以前开始饮酒的比率达到8.8%。15岁以上开始饮酒的年龄越小，发生酒精依赖的可能性越大，以后发生重度饮酒的机会、导致其成年后不良生活习惯的形成以及患各种慢性病的可能性也越大。

三、成瘾模型

消费成瘾是一种特殊的经济行为，一直以来都是经济学研究的重要对象。美国卫生与人类服务部（U. S. Department of Health and Human Services，1988）官方确认，吸烟是一种成瘾行为，吸烟者对烟草存在依赖性。成瘾行为模型是从心理学、医学和经济学中分化而来的。对成瘾性行为的经济学研究产生深远影响的是诺贝尔奖得主美国经济学家Gary Becker从经济学角度创立的"理性成瘾模型"理论。

Becker和Murphy在前人研究的基础上，发展了理性成瘾理论，并广泛应用于烟草消费研究领域。研究者发现，由于烟草具有成瘾性，其消费量不仅取决于当期的烟草价格，而且与前期烟草消费、预期未来烟草消费均有密切关联。如果忽略了烟草消费的这一成瘾性，会导致烟草需求价格弹性的有偏估计，影响税收政策的可行性和有效性。

笔记

理性成瘾模型（rational addiction model）

该模型认为，成瘾是消费者个人的理性行为。所谓理性，是指个体在其生命周期内始终追求效用的最大化，并且个人偏好在不同时期具有一定的稳定性。在理性行为的假设条件下，该模型认为，个体在前期、当期及后期的消费行为以及某种物品的需求量是相互依赖的，对未来预期折现程度（discount）越高的个体越容易成瘾。

成瘾行为的研究者通常会谈及"加剧"和"耐性"这两个概念。

"加剧（intensified）"是指对成瘾物品如药物或者香烟过去越来越多的消费会增加现在的消费量。吸烟者对香烟的需求量会随着烟龄的增加而增加。

"耐性（tolerance）"是指当过去的消费量变得越来越多，消费数量的效用就会降低。这也意味着，我们现在消费得越多，吸烟饮酒或者吸食药物对未来的影响就会降低。第一次喝一杯酒可能会使某人感到有些醉意，但随着时间流失，有了更多的饮酒经历，晚上喝的第二杯酒可能就没有任何影响了。饮酒、违法用药甚至日常的诸如咖啡等物品都可以提供类似的例子，我们用吸烟来例证重要的模型关系。

比如，拥有较长吸烟史的烟民，他对吸烟的态度可能会发生变化。因此我们假定成瘾的存量 S "加剧"了香烟的消费 C，这就意味着存量越多，吸烟越多，如图 17-3 中的 A^1 和 A^2 曲线所示。虽然数字中没有显示，但效用的作用表明消费者从对香烟的消费 C、成瘾的存量 S 以及可以使消费者购买香烟以外的其他商品的收入因素中获得效用。

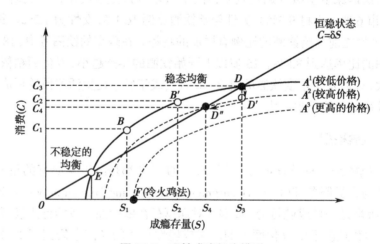

图 17-3 理性成瘾行为模型

模型中的重要问题是解决随着时间变化成瘾的变化。例如，现在的消费增加了成瘾的存量。在 21 岁听贝多芬的音乐很可能会增加 22 岁时欣赏它的兴趣，因而增加了我们音乐的"资本存量"。大多数吸烟者会记住吸第一支烟时的情况有多糟，但是同样的在 21 岁吸烟或者饮酒可能会增加随后几年对于吸烟和饮酒的兴趣。所以，一个越来越大的成瘾存量带来更多的未来消费。

不理性的或缺乏预见性成瘾模型只看到了加剧的效果。然而理性成瘾模型考虑到了现在的成瘾行为给未来所带来的危害。理性成瘾吸烟者权衡现在的消费对于未来的健康结果以及现在消费对未来消费意向的良性影响之间的关系。

理性成瘾理论从分析中得出了一些推论。①那些不考虑未来的人们更容易成瘾,因为他们忽略了潜在的危害。②当过去消费的影响很快降低的时候很可能出现成瘾行为。③像现在价格的上涨一样,未来预期价格的上涨会对现有消费产生消极的影响。

研究人们行为随时间的推移而变化的模型通常会寻找一种"稳态",即所有的"流出"和"流入"维持着系统的平衡,像维持良好生态平衡的鱼池一样。在这里所提到的稳态的平衡中,只要现在的吸烟者对成瘾的库存增加合适的吸烟量 C,以此取代这段期间库存 δS 的降低,那么系统就会在这段期间维持平衡。从数学角度来说,$C = \delta S$,其中,δ 是恒量,表示降低的比率。图 17-3 中的 $C = \delta S$ 线表示所有的 C 和 S 的聚合,形成了稳态平衡;

回顾模型中的各要素,我们看到:

香烟的消费作为成瘾存量的一个作用,在假定的时间偏好(使未来与现在相关联)、假定的财富水平以及面对一系列香烟和非成瘾商品的价格问题的情况下,对于个体来讲,曲线 A^1 使吸烟与成瘾存量产生关联。我们可以将 A^1 看成香烟的消费曲线,因此存量 S 越多,消费量 C 就越多。换句话说,任何假定的存量 S 对于维持消费水平 C 是足够的。

依赖香烟的消费可以维持成瘾存量。成瘾行为的资本存量每年的折旧率为 δ(在 0~1 之间)。这就意味着存量越多,吸烟量越多。从原点引出的射线 $C = \delta S$ 就是稳态线,表明香烟的消费量正好抵消了吸烟资本存量的降低。

这个模型提供了一种观察理性成瘾行为一段期间后发生变化的方法。仔细研究在消费曲线 A^1 与成瘾存量 S_1 交点的消费者,可以解释为什么价格从低到高的增长会使消费曲线从 A^1 转变到 A^2。这里的存量指的是香烟消费量 C_1,或者 B点。然而,我们注意到在这期间消费量 C_1 将多于代替 S_1 的降低(B 点在稳态线之上,$C = \delta S$)。随之而来的,成瘾存量将增长并且在接下来的期间超过 S_1,可能升到 S_2。

按照这个逻辑,只要消费量 C 在稳态线之上,成瘾存量 S 就会增长。最后,存量 S_3 和消费量 C_3 在 A^1 达到了稳固情况的平衡。我们标记这个平衡点为 D。比较稳固情况平衡点 D 和另外两曲线相交点 E,我们发现 D 好像是磁铁;任何靠近 S_3 的存量都被拉向 D。任何在 S_3 偏左一点的存量会增长到 S_3;任何在 S_3 偏右一点的存量会降低到 S_3。D 点代表了一个"稳态平衡点"。在平衡点 E 尝试做同样的试验,我们看到并不稳固。任何在 E 点偏左一点的存量会向左偏得更远;任何在 E 点偏右一点的存量最终会增长到 S_3。

这个模型提供了关于价格变化影响的重要政策推论,通常也包括税收政策。从 D 点开始考虑到价格的上涨,香烟的消费曲线从 A^1 转换到了 A^2。伴随着价格的上涨,吸烟量从最开始的 C_3(D 点)下降到了 D′ 点,然后继续下降直到 D″ 点在稳态线以下。平衡吸烟水平在 D″ 点降到了 C_4。这表明模型和我们之前对于价格和需求量的设想是一致的。价格越高,需求量越低。进一步讲,对于价格变化的长期反应超过了短期反应。吸烟量一开始的降低导致了成瘾行为资本存量的降低,随后刺激吸烟量进一步降低。

在某一点上,增长的价格会导致所有的均衡消失。从 D" 点开始使价格增长得更多一些,一个新的 A³ 曲线始终会在稳态线 $C=\delta S$ 的下方。这种推断只适用于理性成瘾模型。

我们还可以断定,对于未来香烟价格的预测会影响成瘾者现在对于吸烟的决定。如图 17-3 中,说明了可以通过持久的价格增长比暂时的价格增长更能使消费曲线下降。其根本原因在于,成瘾性物品的需求在不同时点具有一定的互补性,其互补的程度取决于成瘾程度的轻重。当成瘾行为达到强化程度(reinforcement)时,个体对成瘾物品在当期、前期、后期的消费是互补的,这种关系可以通过各期价格机制的传导来实现。具体来说,当期烟草消费量不仅与当期价格呈负向关系,而且与前期和后期的价格也负相关,这就表明,永久性价格变动对烟草消费的长期效应要远大于其短期效应。这一理论发现,为各国政策制定者利用税收和价格杠杆来控制烟草消费提供了重要的政策参考依据。

第三节 健康有害行为经济学分析

一、个人偏好和公共干预的理性

如果吸烟者得到了足够的有关吸烟风险的信息是否能够做出理性选择?一些经济学者对吸烟者不了解吸烟危害的观点提出了质疑。他们认为,吸烟者的知识和对风险的反应都与不吸烟者相似。关于吸烟与不吸烟者行为的各领域的研究结果更多地表明,他们的行为是不同的,有人把这称为个人偏好。

关于个人偏好不合理这一市场缺陷,最初由马斯格雷夫(Richard A. Musgrave)于 1959 年提出。他把个人偏好不合理的物品命名为有益品和有害品。有益品(merit goods)是指个人对它的效用评价偏低的物品,有害品(demerit goods)指个人对它的效用评价偏高的物品。

把烟草和酒精称之为经济学意义上的有害品,主要是指烟草和酒精的消费者(吸烟者和酗酒者)的偏好存在问题,即吸烟者和酗酒者对烟草和酒精的效用评价过高。吸烟者对烟草这个产品的消费,明显地存在着行为上的非理性。一方面,从开始吸烟的行为来看,相当一部分人明知吸烟危害健康、烟草有致瘾性,但因为这种对健康的危害和致瘾性不是立竿见影的,因而,消费者往往过高估计了吸烟的效用而过低估计了吸烟的成本(因健康问题产生的成本),选择了吸烟,由此可见,选择开始吸烟这一行为是非理性的。

另一方面,从吸烟致瘾后的行为来看,致瘾后的吸烟者明知道吸烟危害健康,但由于心理上和生理上对烟草的依赖,难以成功地放弃吸烟行为,因而,对于已经致瘾的吸烟者来说,对放弃吸烟这一行为的收益和成本的评价与非吸烟者的评价已经完全不同了。出于对烟草的生理和心理依赖,吸烟者对放弃吸烟成本的估计会高于非吸烟者,而对放弃吸烟收益的评价会低于非吸烟者。因此,烟草致瘾者对烟草的依赖,是一种非理性的行为,他们对烟草的效用评价高于社会的评价。而且,这种成瘾性本身,侵犯了个人权利,它导致烟草成瘾的个人丧失了做出提高自己福利的理性选择的能力。

考虑到这些行为对健康的影响,很多国家选择对烟草和酒类消费进行干预。经济学提供了可能有效的两个主要工具,以便控制危害健康行为的消费:限制广告宣传和征收货物税。对广告宣传的限制可以通过修订税收标准来实现,然而更为普遍的公众问题是,对广告是全部限制还是有选择地限制。理论上,货物税的有效程度取决于需求是否富有弹性。

二、香烟和酒类广告宣传

关于广告是如何起作用以及广告对社区做了些什么,有三个主要理论:广告是一种信息形式;是一种劝说的工具;或者是一种补充性商品。前两个理论在广告理论中代表了两个不同的方面:信息通常是有益的,而劝说至少是值得怀疑的。最近的观点认为,广告是一种补充性商品。

(一)作为信息的广告

当看作是信息时,广告可以被看成是降低均衡价格、为新的生产者创造更好的市场进入,以及用可行的消费品更好地迎合消费者选择的工具。拥有信息的消费者发现,他们对品牌 A 的依赖或信赖,会被不断增加的其他品牌的信息削弱。如果比较容易选择其他品牌,消费者就有较大的灵活性——某个灵活的消费者就更具备抵制一些诸如质量下降或价格上升导致的品牌不好的能力。对价格的反应性较大意味着需求富有弹性,并且可能降低市场的均衡价格。公司昂贵的广告宣传活动怎样才能发挥有益的作用,而不增加消费者的价格?虽然在给定产出下价格一定会上升,但是,竞争可以改变市场的均衡产出量,随着产量的增加,市场价格也将降低。

(二)作为进入障碍的广告宣传

与广告作为信息的观点不同,贝恩认为,广告可以使一种品牌区别于另一种品牌,是创造品牌追随者的手段。通过使消费者更能不受价格改变和需求的影响,广告导致了市场势力的加强和均衡价格的提高。

作为对这一观点的补充,有学者指出,广告的说服功能可以使它对现有生产者和新加入的生产者产生不同的效果,消费者对著名公司有更多的经验,也更有认同感。那些有名望公司新一轮的广告投入会比新加入者同样的投入产生更大的收益。

(三)广告作为一种补充性商品

现代商业社会中,商品和服务信息绝大多数都是通过广告传递的,平面广告通过文字、色彩、图形将信息准确地表达出来,而二维广告则通过声音、动态效果表达信息,通过以上各种方式商品和服务才能被消费者接受和认识。由于文化水平、个人经历、受教育程度、理解能力的不同,消费者对信息的感受和反应

笔记

也会不一样,这使得广告增加了消费者消费时的边际效用。

烟草广告、促销和赞助,将烟草与运动、成功、独立、性感等相联系,美化了烟草形象,对青少年吸烟有极强的诱导作用。烟草广告和促销与烟草消费关系密切。102 个国家烟草广告与烟草消费趋势之间的关系研究表明,在那些全面禁止烟草广告的国家,烟草消费呈现出急剧下降趋势。

> **知识拓展**
>
> ### 影视中大量的吸烟镜头引导青少年模仿吸烟行为
>
> 影视作品特殊的社会作用,极大地影响着青少年的健康成长。影视作品中的吸烟镜头,特别是青少年偶像型人物的吸烟形象,对人群尤其是青少年群体的行为产生了不可忽视的影响。
>
> 影视剧作中烟草镜头频繁出现。中国疾病预防控制中心 2003 年调查了 8 部热播的电视剧和 10 部电影,平均每部电视剧中烟草镜头数为 165 个,烟草镜头的总时间为 47.5 分钟;10 部热播电影中也均有烟草镜头,平均每部电影中有 26 个烟草镜头,持续时间约为 6 分钟。影视中烟草镜头对青少年吸烟行为有较大的影响。调查显示在影视剧作中看见烟草镜头最多的青少年尝试吸烟的可能性提高了 3 倍。即便不吸烟的青少年,如果其崇拜的偶像吸烟,则他们对吸烟行为认同的可能性提高了 16 倍。

(四)广告宣传与有害使用酒精

尽管早期的研究说明广告对酒精消费没有作用,但是,有研究发现广告是促进饮酒的一个显著的影响因素,尤其是对年轻饮酒者的影响更大;它认为完全禁止所有酒类广告会减少 24% 的青少年过度使用酒精,同时发现当其他条件固定不变时,酒精广告数量与机动车辆有关的死亡数之间呈正相关关系,且具有显著性。

三、税收的作用

公众通常认为对产品的税收一直都是完全转移给消费者的,但事实并非如此。反过来想,如果真是这样,那么除了增加国库收入,香烟税和酒精税就没有其他作用了。分析一下货物税的理论,我们就会知道在决定税率以及消费量减少的程度方面,需求和供给的价格弹性的重要作用了。理解了这一点之后,我们就可以对有关这些弹性系数的经验认识进行分析。

(一)税收和烟草消费

在国际上关于烟草税和烟草消费的经济学经验研究划分成两个阶段:在理性成瘾模型提出之前,研究者普遍认为吸烟者行为不受理性控制,在烟草需求的模型中并没有考虑烟草的成瘾性特征;在此理论之后,研究者纷纷将烟草成瘾引入需求行为模型,依据理性成瘾理论来进行烟草税的经验分析。

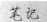
笔记

国外的研究发现,烟草消费具有成瘾性,长期需求价格弹性为 -0.48～ -0.27;重度成瘾者相对于轻度成瘾者具有更高的长期需求价格弹性,教育程度较低、年龄较小、男性吸烟者的香烟需求价格弹性相对较大。同时,前期与后期的香烟价格会影响当期香烟消费,即香烟的长期价格弹性高于短期价格弹性,当香烟价格永久性增加 10%,会导致当期消费量在短期内减少 4%,而在长期则会减少 7.5%。

目前有关中国烟草消费的经验分析,主要关注烟草需求价格弹性的估计,但是采用的多是静态需求行为模型,并没有应用长期数据考察吸烟者在一段时间内吸烟量的变化,因此也就没有检测吸烟成瘾性以及烟草税政策的长短期影响。研究者使用不同的数据,包括宏观时间序列数据以及地区微观调查数据,发现香烟的价格弹性位于 -0.84～-0.507 之间。研究者还发现,青少年对价格增长的反应较大,这样就更有理由利用税收这一工具。这个结果对任何一个想要阻止青少年养成吸烟习惯的人来说都是具有吸引力的。

根据《中华人民共和国增值税暂行条例》和《中华人民共和国消费税暂行条例》,中国卷烟税收采用比例税率和定额税率综合计税方法,主要包括增值税和消费税。其中,增值税为 17%,消费税实行比例税率和定额税率:每标准箱(50 000 支)150 元,每标准条(200 支)调拨价格在 50 元及以上的卷烟税率为 45%,50 元以下的卷烟税率为 30%。根据《中华人民共和国进出口税则》,中国卷烟、雪茄烟进口关税最惠国税率为 25%。据此推算,总税率应在 38%～45%。与国际控烟先进国家相比,烟草税率和价格都偏低还有很大的增值空间。

(二)税收和酒类消费

研究证明,在其他因素不变的条件下,提高酒类的价格,会使酒精消费下降,而且酒精成瘾者也不例外,因此,决定酒类价格的重要因素是酒税的高低。国外对酒类消费、价格和广告的研究通常集中在年轻人身上;这些年龄较小的群体代表了酗酒的最高等级。

四、吸烟的经济学分析

(一)烟草税收增加的同时吸烟所致的医疗支出大增

世界卫生组织的研究表明,如果一国政府当年的烟草税是若干亿美元,那么 20 年后,这个政府将不得不用当年所征收烟草税 2.8 倍的资金数额来支付因吸烟带来的健康危害,而且不包括由吸烟造成的其他损失的费用。烟草作为中国最大的单一税种,在国民经济中占有举足轻重的地位。国家税务局统计的数据表明,随着烟民队伍的不断壮大,中国卷烟销量猛增;烟草利税逐年创新高,烟草全行业工商利税从 2008 年的 4499.41 亿元到 2012 年的 8649 亿元,同比增长 15.7%。与此同时,世界卫生组织统计,全世界每年死于与吸烟有关疾病的烟民达 500 万人,其中中国有 120 万人;到 2025 年,预计中国每年死于与吸烟有关疾病的人数将增长 1 倍以上。吸烟给烟民个人带来的是疾病和死亡,给国家带来的则是一笔越来越沉重的医疗负担。2008 年,中国归因于烟草的疾病经济负担

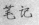
笔记

就达到2237.2亿元。更为严重的是,烟草危害后果一般在20到30年后显现,很容易被短期内经济指标所掩盖。即便从当前开始实施控烟措施,那么直到2030年以后这种损失才有可能下降,现在我们如果不大力采取措施来实施控制,那么这种上升趋势无疑还会继续。事实上,医疗费用的增长速度远高于烟草税的增长速度。据专家经过几十年的数据统计及不同模型的测算,吸烟引起的直接医疗费用支出基本占到一国医疗费用总支出的6%~11%,还有一部分烟民因为吸烟引起的疾病而丧失了劳动力,或是因为吸烟而过早死亡,这也应按7%~8%的比例计算成本。有学者利用第四次国家卫生服务调查和2008年中国卫生统计年鉴数据分析显示:2008年35岁及以上成人归因于吸烟的经济负担共计2270亿元,占国内生产总值的0.90%。其中,直接经济负担占18.6%;间接经济负担占81.4%。用于治疗与吸烟有关疾病的费用共计394亿元,占全国卫生总费用的3.5%。

(二)烟民和被动吸烟者的权利公平与效率缺失

被动吸烟即是吸"二手烟",指生活和工作在吸烟者周围的人们,不自觉地吸进吸烟者吐出的烟雾尘粒和各种有害物质。而在吸烟者吐出的冷烟雾中,烟焦油含量比吸烟者吸入的热烟雾中的要多1倍,苯丙比多2倍,一氧化碳多4倍。吸烟者的吸烟行为给其他人带来了健康损害,而吸烟者本人并不为此付出代价。按照经济学原理,在吸烟者购买香烟的时候,他(她)按照香烟带给自己的效用支付价格,使他(她)的消费达到自身的边际效用与边际成本相等,实现自身消费的效用最大化。然而,吸烟的效用由吸烟者自己享受,而吸烟产生的成本除了吸烟者购买香烟而付出的价格外,还包括了这一行为给其他人造成的健康损害,以及由此产生的他人的医疗费用代价和心理代价,这些代价并没有包含在香烟的价格中,也就是说,吸烟者的吸烟行为造成了外部成本,这种成本不由吸烟者自己承担而由其他人承担。中国每年因受二手烟危害,死亡的人数已高达10万人以上。这些本不吸烟的无辜者,被动地承受着烟草的毒害,默默地承担着被动吸烟导致的各种疾病的医疗费用,给公民之间的医疗公平与效率带来重要的障碍。据调查,仅有35%左右的不吸烟者知道被动吸烟带来的危害。国家也最终成为被动吸烟者的医疗费用买单者之一。

第四节 公共政策干预

一、烟草相关的公共政策

(一)禁止香烟广告

全面禁止烟草广告会促使卷烟消费减少。一项对22个高收入国家的研究表明,全面禁止卷烟广告和推广能减少7.4%的烟草消费。有些国家自从禁止广告后,烟草消费减少16%。但是仅有超过半数的国家禁止在当地杂志和广告牌刊登烟草广告。政策制定者应在开始实施前很早就宣布对烟草广告、促销和赞助的禁令而且禁令必须全面,同时要针对所有类型的营销和促销活动。烟草

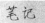
笔记

企业市场营销和促销活动会鼓励当前吸烟者吸更多烟,降低他们戒烟的动力,从而提高烟草销售量,当然这也就意味着更多人会死于烟草;同时,市场营销还可以刺激潜在的使用者——特别是年轻人——尝试烟草,继而成为他们的长期顾客。

禁止烟草的市场营销和促销活动将是打击烟草流行的一件利器。如禁止烟草广告能够减少各类收入和教育水平人群的烟草使用。政策制定者应在开始实施前很早就宣布对烟草广告、促销和赞助的禁令。一方面为了有效降低消费,另一方面出于对整个传媒产业的公正对待,禁令必须全面,同时要针对所有类型的营销和促销活动。禁止烟草广告是《烟草控制框架公约》中的一项主要内容。

(二)提高税收

世界卫生组织认为提高卷烟的价格和税收是控制烟草消费上升的有效手段之一。烟草的总需求价格弹性在具有不同社会经济地位的子群体中存在显著差异,社会经济地位较低群体对价格变动的反应集中在吸烟决策上,然而社会经济地位较高群体对价格变动的反应更多体现在烟草消费量上。在发展中国家增加烟草制品的税收有充分的余地,它可以成为拯救人民健康和振兴经济的最重要的政策工具。增加10%的烟草制品税收,对高收入的国家可减少因烟草制品所致损害的4%,而对低收入或中等收入的国家则可降低烟草带来危害的8%。估计全球范围内使香烟实际价格增长10%,则会导致4200万烟民戒烟并从而最少能挽救1000万人因烟草导致的死亡。

世界卫生组织建议各国政府应从烟草税所得的政府税收中指定资金的专门用途,一部分可用来推动控烟活动,如实施戒烟规划,进行吸烟有害健康的广告宣传和开展与吸烟有关的癌症研究,加强区域性合作以调整烟草价格和联手打击香烟走私,政府通过增加消费价格指数来调整香烟价格,以维持与通货膨胀一致。

(三)全球控烟策略

《世界卫生组织烟草控制框架公约》(World Health Organization Framework Convention on Tobacco Control, WHO FCTC),昭示出全球加强烟草控制和拯救生命的政治意愿。它是一个具有法律约束性的全球性条约,为各国限制烟草的蔓延、实施和管理烟草控制规划奠定了基础。截至2011年5月,《公约》已有173个缔约方,覆盖全世界87%的人口,这也使其成为联合国历史上最快获得接受的条约之一。

《公约》赋予缔约国一系列法律义务,这些法律义务包括:保护公共卫生政策免受商业和其他烟草业既得利益者的影响;采取价格和税收措施以减少烟草需求;规制烟草产品的内容物;规制烟草产品内容物的披露;规制烟草产品包装和商标,警示人们烟草的危害;全面禁止烟草广告、促销和赞助;帮助吸烟者戒断烟瘾;控制烟草制品的走私;禁止对未成年人或经由未成年人销售烟草;支持经济可行方法替换烟草种植。世界卫生组织呼吁,各国应该把该条约履行作为重中之重,以控制烟草使用的全球流行,减少烟草相关疾病和死亡。

笔记

知识拓展

世界卫生组织《烟草控制框架公约》

为了推动烟草控制全球化,从 1999 年起,世界卫生组织开始推动制定《烟草控制框架公约》(Framework Convention on Tobacco Control, FCTC)。《烟草控制框架公约》是世界卫生组织首次根据其《组织法》第十九条规定的权利制定的一份国际性法律文书,其宗旨是限制烟草在全世界的蔓延,尤其是在发展中国家的蔓延。由 190 多个国家参与,经 2 次工作组会议和历时约 4 年 6 轮政府间谈判,于 2003 年 5 月 21 日在第 56 届世界卫生大会上获得通过。到 2004 年 11 月 30 日已经有 40 个国家正式履约,《烟草控制框架公约》已于 2005 年 2 月 27 日正式生效。这是世界卫生组织主持制定的世界上第一个限制烟草的全球性公约,是人类公共卫生领域和控烟史上的一座里程碑。它标志着烟草控制已经由国内立法控制扩大到国际法上的共识。

公约,也称条约,是国家之间以书面形式缔结的国际法,对于签字的国家具有约束力;《烟草控制框架公约》是一份国际法律文书,在国际水平上对烟草的泛滥予以控制。《烟草控制框架公约》共 11 个部分 38 个条款。《烟草控制框架公约》的基本思路是通过采取综合性措施以减少烟草的需求和供应,从而实现控烟目标。

(四)全球无烟环境立法

随着《公约》的生效,越来越多国家和地区加速立法,完善执法,提高控烟能力,尽最大的可能保护居民免受烟草烟雾的危害。最初立法和执法比较好的大部分是发达国家,2004 年 3 月,爱尔兰成为世界上第一个立法建立无烟工作场所的国家,无烟化的范围包括公共场所、所有的办公室、餐厅、酒吧和旅店。不到三个月,挪威的无烟立法也开始生效。此后,在这两个国家的引领下,新西兰、意大利、西班牙、几内亚、毛里求斯和乌拉圭等 12 个国家相继开展了无烟工作场所和公共场所的工作。在 2008 年之后,哥伦比亚、吉布提、危地马拉、毛里求斯、土耳其和赞比亚越来越多的发展中国家加入到全面立法的行列。目前在全球最大的 100 座城市中,有 22 座实行了完全无烟化,越来越多的人生活在安全清洁的环境中。

在 172 个缔约国中,目前有 19 个国家制定了全国性的全面无烟环境的法律,禁烟场所包括了所有的室内工作场所、公共场所和公共交通工具。由于各个国家的立法权力和程序,有的很难通过全国性的禁烟法规,这些国家采用了各州、省或者城市立法,这种做法与全国性立法相比,操作上更加可行。美国、加拿大和澳大利亚在这方面取得了斐然成绩。如果所有具有此种合法权力的国家级以下区划都实施全面无烟化政策,那么得到保护,免遭二手烟暴露危害的人口数量就会再增加 33 亿。在当前未受保护的人口中,53% 都是可以通过国家级以下立法予以保护的。

笔记

（五）中国公共场所禁烟

2011年3月第十一届全国人大四次会议通过的《中华人民共和国国民经济和社会发展第十二个五年规划纲要》明确提出"全面推行公共场所禁烟"。控烟首次被列入中国的经济和社会发展五年规划。

这十个字的实施，将有效保护中国公众免受"二手烟"的危害，是预防和减少严重威胁中国人民健康的肿瘤、心脑血管病、呼吸系统病等慢性病的一项重要措施，关系到维护人民健康权益，关系到把全国人民平均寿命提高一岁这一公共卫生核心指标的实现。

"全面推行公共场所禁烟"，是指要在全国全面推行，而不是仅在少数地区、个别部门搞试点，并要求在五年内逐步达到公共场所禁烟的目标。各级政府为此将制订控烟规划，调整控烟协调机制，出台相应的法规、政策和措施，开展相关的宣传教育活动。

为带头做好控烟履约工作，卫生部、国家中医药管理局、总后勤部卫生部和武警部队后勤部于2009年5月20日联合印发《关于2011年起全国医疗卫生系统全面禁烟的决定》，要求各地、各单位按照卫生部和全国爱卫办联合印发的《无烟医疗卫生机构标准（试行）》，积极开展卫生行政部门和医疗卫生机构全面禁烟工作。为保护青少年免受烟草危害，教育部办公厅、卫生部办公厅于2010年6月12日下发了《关于进一步加强学校控烟工作的意见》，要求中等职业学校和中小学校及托幼机构室内及校园应全面禁烟；高等学校教学区、办公区、图书馆等场所室内应全面禁烟。积极鼓励和推动各级各类学校按照《无烟学校标准》，开展创建无烟学校活动。2011年2月12日，国家广电总局办公厅发布《关于严格控制电影、电视剧中吸烟镜头的通知》，明确规定电影和电视剧中不得出现烟草的品牌标识和相关内容，及变相的烟草广告；不得出现在国家明令禁止吸烟及标识禁止吸烟的场所吸烟的镜头；不得表现未成年人买烟、吸烟等将烟草与未成年人相联系的情节，不得出现有未成年人在场的吸烟镜头。同时通知强调严格控制与烟草相关的情节和镜头。严格控制以"艺术需要"、"个性化表达"为名出现的吸烟镜头。

香港地区已经在2007年1月1日通过立法禁止在室内公共场所吸烟，包含了绝大多数的室内工作场所和公共场所，以及室外人流多的地方，例如公园、公共海滩、公共交通工具换乘站点等。同时，也为酒吧、歌舞厅等六类场所设置了两年半的缓冲期，从2009年7月1日起，这六类场所也全面禁烟。另外，提高了卷烟的零售价格，禁止烟草广告，在烟盒上印制图形进行健康警示，提供高效便捷的戒烟服务，采取了控制吸烟的综合手段，这些都发挥了巨大的作用。

2011年4月，澳门地区通过了新的法规，在室内公共场所和工作场所全面禁烟。新的法规于2012年1月1日生效。另外，特别为这个法规的有效实施配备了一支40人的执法队伍。

二、酒精相关的公共政策

世界卫生组织重视就有害使用酒精问题制定、测试和评估具有成本效益的

笔记

干预措施,并编制、汇集和传播关于酒精使用和依赖以及相关的健康和社会后果的科学信息。目标是减轻有害使用酒精造成的卫生负担,挽救生命,预防伤害和疾病,从而增进个人、社区以及整个社会的福利。

世界卫生大会于2010年核准了减少有害使用酒精全球战略(Global Strategy to Reduce Harmful Use of Alcohol)。为确保与各会员国就实施全球战略进行有效合作和协商,建立了世卫组织国家对口实施单位全球网络。同时,世界卫生组织建立了酒精与健康全球信息系统(Geographic Information System on Alcohol and Health),以便积极提供关于酒精消费水平和模式、酒精造成的健康和社会后果以及各级对策的信息。

减少有害使用酒精全球战略表明,世界卫生组织各会员国共同承诺采取持续行动,以减少有害使用酒精造成的全球疾病负担。该项战略列出了以证据为基础的政策和干预措施,如果采用、实施和执行这些政策和措施,就可以维护健康和挽救生命。它还确定了关于制定和执行政策的一整套指导原则,确定了全球重点行动领域,提出了国家行动领域,并授予世卫组织加强各级行动的重大任务。

可用于国家行动的政策方案和干预措施分别归入10个相辅相成的建议目标领域。这十个领域是:领导、认识与承诺;卫生机构的应对行动;社区行动;酒后驾驶的政策和对策;酒精供应;酒精饮料的推销;价格政策;减少饮酒和醉酒的负面后果;减少非法酒精和非正规生产的酒精的公共卫生影响;监督和监测。

本章小结

本章分析了危害健康的行为的经济学特征,研究了对广告实行控制和增加税收对减少危害健康的行为消费量的潜在作用。

1. 尽管成瘾的本质尚未完全清晰,但它产生的行为一般来说似乎符合一种理性成瘾模型。非理性或不可预见的成瘾模型提供了可行的选择。

2. 人们假设成瘾行为通常会涉及“加剧”和“耐性”这两个概念。不理性的或缺乏预见性成瘾模型只看到了加剧的效果。然而理性成瘾模型考虑到了现在成瘾行为给未来所带来的危害。

3. 广告禁令以及相关的限制措施对香烟和酒类的消费有很大的影响。

4. 理论上,税收通过增加产品的价格来遏制消费,因此,它对消费的作用取决于消费者对价格的反应,也就是价格弹性。

5. 香烟和酒精货物税的增长对于遏制危害健康产品的消费似乎是比广告禁令更为有力的公共政策工具。尽管估计的价格弹性的绝对值很小,但它们可以与相当大的价格变化联合作用,导致消费量相应地大幅减少。

笔记

关键术语

健康有害行为　（Health-risky Behavior）

成瘾模型　（Addiction Model）

理性成瘾模型　（Rational Addiction Model）

加剧　（Intensified）

耐性　（Tolerance）

折现程度　（Discount）

强化程度　（Reinforcement）

有益品　（Merit Goods）

有害品　（Demerit Goods）

世界卫生组织烟草控制框架公约　（World Health Organization Framework Convention on Tobacco Control）

减少有害使用酒精全球战略　（Global Strategy to Reduce Harmful Use of Alcohol）

酒精与健康全球信息系统　（Geographic Information System on Alcohol and Health）

思考题

1. 许多学生吸烟、喝酒或者吸食其他的成瘾物品，如咖啡因（在咖啡、茶或者软饮料中都会有）等。如何把成瘾模型与这些行为习惯联系起来？

2. 你看到的香烟广告和酒精广告具有主要的信息性内容或说服性内容吗？你会从你的发现中得到什么结论？

3. 青少年和成人对香烟广告和价格反应有何不同？为什么这一点很重要？

（上海交通大学公共卫生学院　李国红）

笔记

第十八章

全民健康覆盖和卫生改革

学习目标

通过本章的学习,你应该能够:

掌握 全民健康覆盖的含义和相关概念,实现全民健康覆盖的现状和主要问题;

熟悉 全民健康覆盖的背景和意义,以及全民健康覆盖与卫生改革的关系;

了解 国际和国内实现全民健康覆盖所做的主要改革。

章前案例

泰国位于东南亚,属于中收入国家,人口约七千万。1975年,泰国公共卫生部建立了第一个主要的健康保险项目－医疗福利制度(Medical Welfare Scheme),免除贫困人口在政府开办卫生机构就诊的费用,这个项目随后扩展覆盖到老年人、儿童和其他群体。1980年,泰国建立了公务员医疗福利制度(Civil Servant Medical Benefit Scheme),覆盖人群包括公务员、公共部门职员和他们的家庭。1990年,泰国又建立了覆盖私立部门雇员的社会保险制度(Social Security Scheme)。1983年和1991年政府期望通过建立社区筹资体系和自愿健康卡制度将医疗保障的覆盖面扩大到非正式部门工作者。然而,由于自愿保险存在的逆选择和道德损害等问题,这两项政策都没有达到期望的效果。政策制定者意识到靠自愿健康卡制度或通过将已有的公务员医疗福利制度和社会保险制度扩大到保险未覆盖的人群都是行不通的。但是,对以往医疗保障制度经验的总结为泰国设计一个新的达到全民健康覆盖的保障制度奠定了基础。2001年,新的医疗保障制度(全民健康计划)在当时强大的政治支持下推行,2002年,泰国实现了全民医疗保障覆盖。目前,泰国各医疗保障制度之间仍存在不公平问题,该国正在致力于解决这一问题。

第一节 概 述

一、全民健康覆盖概念

(一)概念

全民健康覆盖(universal health coverage, UHC),也称为全民覆盖(universal coverage, UC),是指确保所有人都能获得所需的健康促进、疾病预防、治疗和康

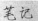
笔记

350

复等卫生服务,这些卫生服务应是质量合格并有效的,同时还应确保人们不会因使用这些服务而陷入经济困难。全民健康覆盖关注对所有人基本卫生服务的覆盖,而不是对所有卫生服务的覆盖。

全民健康覆盖体现了三项目标:第一,确保需要卫生服务的人公平获得卫生服务,不考虑其支付能力,仅从健康的角度保证需要卫生服务的人能够获得卫生服务;第二,提供质量合格的卫生服务,以改善接受卫生服务者的健康,卫生服务的合格和有效是保证接受卫生服务者健康的基础;第三,防范经济风险,确保接受卫生服务的人不会因为患病治疗而陷入贫困。

(二)概念形成过程

全民健康覆盖概念的形成经历了长期的发展和完善。世界卫生组织 1948 年制定的《世界卫生组织组织法》中宣布健康是一项基本人权,在 1978 年《阿拉木图宣言》中确定了人人健康议程,这两份文件为全民健康覆盖奠定了基础。世界卫生组织在 2000 年世界卫生报告《卫生系统:改进业绩》中将人人享有卫生保健(health for all)目标称为可负担的全民覆盖(affordable universal coverage),该报告提出卫生系统不仅有责任提高人们的健康水平,而且有责任减少患者的经费开支,其三个最基本的目标是:提高所有服务人群的健康水平;对人们的某些期望予以满足;能够保障患者支付的费用不致过高。

在 2005 年第五十八届世界卫生大会形成了第 33 号决议《可持续卫生筹资、全民保险和社会健康保险》,该决议敦促各会员国确保其卫生筹资系统能够使人们共担风险,避免个人因寻求医疗服务而支付灾难性卫生支出和陷入贫困;确保质量良好的卫生保健基础设施和卫生人力资源的适当和公平分布,使受保人能够获得质量良好和公平的卫生服务;确保用于特定卫生规划或活动的外部资金以有助于发展卫生系统可持续筹资机制的管理和组织。该决议倡导各国制定适应其宏观经济、社会文化和政治环境的向全民健康过渡的计划,促进满足人们对卫生保健的需求和改进其质量,减少贫困、实现国际商定的发展目标,包括联合国宣言中包含的目标和人人享有卫生保健。这一目标被定义为全民覆盖,也称为全民健康覆盖。各国能否成功地推进全民健康覆盖是能否实现卫生领域的千年发展目标和人人享有卫生保健目标实现的重要保障。2008 年,在 1978 年的阿拉木图会议召开后 30 年之际,世界卫生组织出版了 2008 年世界卫生报告《初级卫生保健:过去重要、现在更重要》针对健康不公平问题,提出了改善健康公平的全民覆盖改革、以人群为中心的卫生服务提供体系改革、促进和保障社区健康的公共政策改革和使卫生管理者更加可信赖的领导力改革四个初级卫生保健的联动改革方案。

2010 年世界卫生报告《卫生系统筹资:实现全民覆盖的道路》在总结了以往研究和实践的基础上,明确了全民健康覆盖的内涵、途径及行动纲领,并介绍了各国的经验。2010 年世界卫生报告发布后,为达到全民健康覆盖这一目标的全球性努力逐渐增加。在 2012 年世界卫生大会上,世界卫生组织总干事陈冯富珍宣布"全民健康覆盖是公共卫生领域唯一最强有力的概念"。很多国家都在试验通过优化卫生筹资机制和提高基本卫生服务可及性实现全民健康覆盖的模式。

笔记

全民健康覆盖已经成为全球健康的优先领域,成为引领各国卫生改革的主要目标和方向。要使全民健康覆盖成为现实,需要有国家层面和国际层面的政治支持,在国家层面需要改革的实践,在国际层面需要促进达到"人人享有健康"的一致意见。

二、全民健康覆盖的测量

(一) 全民健康覆盖的三个维度

实现全民健康覆盖面临着福利和合理性等方面的重要政策选择。卫生资金的筹集、统筹和使用的方式直接影响着全民健康覆盖改革的进程。筹集的基金能被用于扩大到未覆盖的人口、增加覆盖卫生服务的范围、减少接受服务时的自付费用,即全民健康覆盖的三个维度:人口覆盖(population coverage)、服务覆盖(service coverage)和筹资覆盖(financial coverage)。人口覆盖指覆盖多少人口,即覆盖的对象;服务覆盖指覆盖服务的范围;筹资覆盖指通过保险或其他风险分担机制覆盖的卫生服务成本的比例,见图18-1。

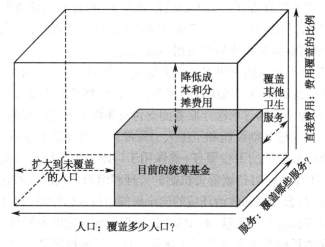

图18-1 实现全民健康覆盖的三个维度
引自:世界卫生报告2010卫生系统筹资:实现全民覆盖的道路

实现全民健康覆盖始终面临着在这三个维度的选择,有时需要同时考虑两个以上维度的混合,各国通过选择使其改革的方向能最好地适应他们的目标以及其所处的财政、组织和政治环境。通过增加筹集资金可以提高三个维度的覆盖面,这就要求通过卫生筹资改革和行动达到增加用于健康的可获得的基金,通过预付和合理的安排使人们能够公平地使用基金,并且能有效地利用服务并促进服务质量的提高。

(二) 全民健康覆盖测量的指标

虽然衡量全民健康覆盖程度的指标还有待完善和进一步发展,研究人员根据文献研究梳理出了最常用和可获得的测量全民健康覆盖不同维度的指标。这些指标可以作为全民健康覆盖测量的基础,各国可在此基础上发展适合本国卫生决策的指标。测量全民健康覆盖的指标主要包括服务覆盖指标和筹资覆盖指标,对服务覆盖指标和筹资覆盖指标在不同人群中的取值分析可以反映人口覆盖的情况。

1. 服务覆盖相关指标　在不同国家比较中最为常用的服务覆盖重点考察最基本的卫生服务利用情况,包括住院分娩、有专业卫生服务提供者辅助的接生、产前检查、育龄已婚妇女使用现代计划生育方法、满足的计划生育需要、接种所有基本的疫苗、接受口服补液盐和持续的腹泻治疗饮食、急性呼吸系统感染治疗。一些国家还需使用其他服务覆盖监测指标包括,至少有一个蚊帐的家庭、5岁以下儿童睡觉使用杀虫剂处理的蚊帐、孕妇睡觉使用杀虫剂处理蚊帐、DOTS疗法治疗结核病成功率、妇女接受卫生服务中存在障碍等指标。具体指标定义见表18-1。对于服务覆盖较好的国家,基本卫生服务已实现较好的覆盖,需要考虑国家的实际情况选择适合该国卫生系统评价的服务覆盖指标。

2. 筹资覆盖相关指标　筹资覆盖指标重点考察一个国家筹资风险保护的状况,包括保险覆盖、灾难性卫生支出、患者现金支出卫生费用情况。保险覆盖以自我报告的保险覆盖作为测量指标,测量居民实际感知的保险覆盖,与名义覆盖或法定覆盖不同,因为会有很多原因导致居民不参加保险或参加保险后由于人口流动等因素不能实际受益。灾难性卫生支出指标从灾难性卫生支出的范围和程度两个角度测量,其中由于患者现金支出导致灾难性卫生支出发生率和由于患者现金支出导致的贫困发生率反映灾难性卫生支出的范围;而灾难性卫生支出的平均值和贫困程度的平均值则反映灾难性卫生支出的严重程度。另外,患者现金支出占卫生总费用的比例反映宏观筹资覆盖情况。具体指标见表18-2。

3. 人口覆盖的测量　上述服务覆盖指标和筹资覆盖指标在不同人群的实际值反映了人口覆盖的情况,不同人群服务覆盖和筹资覆盖的差异反映人口覆盖的公平性。

表18-1　服务覆盖相关指标

指标	定义	资料来源
服务利用指标		
住院分娩	前五年在卫生机构中分娩的活产儿的比例	人口和健康调查
专业卫生服务提供者辅助接生	前五年有专业卫生服务提供者接生的活产儿的比例	人口和健康调查;UNICEF/UNFPA[a];WHO 全球健康监测数据库
妇女产前检查	前五年 15～49 岁产妇接受至少一次专业卫生服务提供者产前检查的比例	人口和健康调查;联合国千年发展目标;UNICEF;WHO 全球健康监测数据库
育龄已婚妇女使用现代计划生育方法	已婚或同居的 15～49 岁妇女或其性伴侣使用一种现代避孕方法的比例	人口和健康调查
满足的计划生育需要	不想再生育或希望 2 年或 2 年以上再生育的已婚妇女正在使用避孕方法的比例	人口和健康调查

笔记

续表

指标	定义	资料来源
接种所有基本的疫苗	12～23月龄儿童接种卡介苗、麻疹疫苗、百白破三联疫苗和脊髓灰质炎疫苗(不含出生时的脊髓灰质炎疫苗)的比例	人口和健康调查;WHO全球健康监测数据库
接种麻疹疫苗	12～23月龄儿童对麻疹免疫的比例	人口和健康调查;WHO全球健康监测数据库;UNICEF
接种百白破三联疫苗	12～23月龄儿童接种百日咳、白喉和破伤风三联疫苗的比例	人口和健康调查;WHO全球健康监测数据库;UNICEF
接种卡介苗	12～23月龄儿童对卡介苗免疫的比例	人口和健康调查;WHO全球健康监测数据库;UNICEF
接受口服补液盐和持续的腹泻治疗饮食	五岁以下腹泻儿童过去2周接受口服补液盐和持续的治疗饮食的比例	部分国家的人口和健康调查;多指标类集调查(MICS);UNICEF
急性呼吸系统感染治疗	0～59月龄儿童调查前两周有急性呼吸系统感染症状,寻求卫生服务提供者治疗的比例	人口和健康调查;多指标类集调查(MICS)
其他服务覆盖监测指标		
至少有一个蚊帐的家庭	至少有一个蚊帐的家庭的比例	部分国家人口和健康调查
5岁以下儿童睡觉使用杀虫剂处理的蚊帐	调查前5岁以下儿童晚上睡觉使用杀虫剂处理的蚊帐的比例	部分国家人口和健康调查;WHO全球健康监测数据库
孕妇睡觉使用杀虫剂处理的蚊帐	调查前15～49岁孕妇晚上睡觉使用杀虫剂处理的蚊帐的比例	部分国家人口和健康调查
DOTS疗法结核病治疗成功率	结核病患者DOTS疗法比例	联合国千年发展目标指标
妇女接受卫生服务存在障碍	15～49岁妇女报告患病时难以获得卫生服务的比例	部分国家人口和健康调查

来源:Haas, Sherri, Laurel Hatt, Anthony Leegwater, Marianne EI-Khoury, and Wendy Wong.September 2012. Indicators for Measuring universal Health Coverage:A Five-Country Analysis(DRAFT). Bethesda, MD:Health Systems 20/20 project, Abt Associates Inc.

a:UNICEF/UNFPA(United Nations International Children's Emergency Fund/United Nations Fund for Population Activities)联合国儿童基金会/联合国人口基金。

表18-2 筹资覆盖相关指标

指标	定义	来源
保险覆盖		
自我报告保险覆盖	自我报告参加任何一种健康保险项目人口的比例	卫生费用调查;人口和健康调查
灾难性卫生支出		
由于患者现金支出(out-of-pocket, OOP)导致的灾难性卫生支出发生率	用于卫生的支出超过其总支出10%的人口比例	根据家庭支出调查数据估计
	用于卫生的支出超过其非食品支出40%的人口比例	根据家庭支出调查数据估计

笔记

指标	定义	来源
由于患者现金支出导致的贫困发生率	由于卫生费用使其低于贫困线的人口的比例	根据家庭支出调查数据估计
灾难性支出的平均值	灾难性支出家庭现金支出超出灾难性支出门槛部分的平均值	根据家庭支出调查数据估计
由于患者现金支付导致的贫困程度	由于现金支出导致贫困的家庭低于贫困线以下部分的平均值	根据家庭支出调查数据估计
患者现金支出卫生费用		
OOP 卫生费用占卫生总费用的比例		世界卫生组织数据库，国家卫生总费用报告

来源：Haas, Sherri, Laurel Hatt, Anthomy Leegwater, Marianne EI-Khoury, and Wendy Wong.September 2012. Indicators for Measuring universal Health Coverage: A Five-Country Analysis（DRAFT）. Bethesda, MD: Health Systems 20/20 project, Abt Associates Inc.

三、全民健康覆盖对卫生改革的需求

全民健康覆盖已经成为很多国家卫生改革的主要目标和世界卫生组织的一个优先目标。每个国家都要有其自身的卫生系统和筹资体系，每个国家的卫生筹资系统也都存在进一步完善的空间。全民健康覆盖的目标需要各国按照各自的价值观、约束条件和机遇来构建和完善自己的卫生系统和筹资体系。同时，每个国家所处的环境也都在发生着变化，例如疾病模式和卫生资源等各方面都存在变化。需要不断适应变化的环境，调整其卫生系统和筹资体系。因此，全民健康覆盖是目标，卫生改革是实现这一目标的重要手段和具体行动。

通往全民健康覆盖目标不是一个线性的过程，需要多方努力共同推动。不仅需要制定完善卫生筹资改革的政策，而且也需要一系列促进完善和改革的行动。这些不同的行动之间存在一个统一的构建卫生筹资政策和战略的路径（见图 18-2）。首先，各国要根据全民健康覆盖的目标确定长期卫生系统发展和卫生筹资的目标，目标的确定需要在覆盖人口、覆盖的服务和覆盖的卫生费用方面进行权衡。第二是进行现状分析，现状分析要重点关注基本卫生服务的可及性和经济风险保护能力，要考虑卫生系统内外可能会影响全民健康覆盖进程的因素，以判断与要实现的目标之间的差距。第三是进行财政或筹资评估，即未来可用的卫生资金评估，需要对整个卫生筹资体系进行梳理，并促使卫生部门与财务或规划部门的对话。第四是约束条件评估，要分析政治上、经济上和技术上的可行性。第五是确定改革的战略，在前述各项分析和评估的基础上制定改革战略并制订实现战略的计划。第六是通过实施促进目标的达成。第七是在整个过程中进行监测和评估，结合现状分析完善政策目标。这是一个持续完善的过程，要根据系统实际运作情况的反馈，不断地进行再评估和再调整，设计针对出现的问题和挑战的新计划。

在全民健康覆盖目标的引导下，这个过程有助于各国深刻理解目前的状况，并形成对未来的清晰设想，从而选择适合的改革路径。

笔记

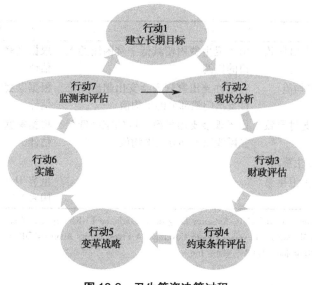

图 18-2 卫生筹资决策过程

引自：2010 年世界卫生报告，卫生系统筹资：实现全民覆盖的道路.

第二节 全民健康覆盖现状和主要障碍

一、全民健康覆盖现状

虽然全民健康覆盖的概念和内涵已经明确，各国也多承诺人人都应该获得卫生服务，同时不会因为支付卫生服务费用而遭受经济困难。然而，很多国家距离全民健康覆盖的目标还有很大的差距。

目前，多数最富裕的国家已经实现不同形式的全民健康覆盖，这些国家具有较强的筹资能力，能够提供负担得起的卫生服务。根据世界卫生组织发布的《世界卫生统计 2012》显示，2009 年低收入国家人均卫生总费用为 25 美元，而高收入国家人均卫生总费用为 4692 美元；东南亚地区人均卫生总费用为 48 美元，而美洲地区人均卫生总费用为 3187 美元。一些中低收入国家也通过改善卫生服务的保险覆盖范围等形式在一定程度上实现全民健康覆盖，例如巴西、墨西哥和泰国，尽管这些国家卫生费用比高收入国家低很多，但通过改善卫生服务的保险覆盖范围，防止人民因患病治疗遭受经济困难。一些较低收入国家，如菲律宾、越南、卢旺达、加纳正在为此做出努力。另外，印度、南非和中国也在实现全民健康覆盖方面取得了一定的进展。

在实现全民健康覆盖的道路上，各国之间差异很大，不同国家基本卫生服务的覆盖面存在很大差异，即使在同一个国家内不同地区或不同人群覆盖率也有较大的差异。同时，在人们利用卫生服务时，仍有很多人由于支付较高的费用而导致因病致贫或因病返贫。世界卫生组织对 89 个国家因病而遭受经济困难的人数（在满足基本需求后，患者直接支付的卫生服务费用占家庭收入 40% 以

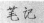

上的人数)进行了估计,这 89 个国家因病致贫人数占全球因病致贫人数的 90%。一些国家每年高达 11% 的人口遭受严重的经济困难,5% 的人口因患病必须支付治疗费用而陷入贫困。

案例

美国的全民健康覆盖之路

美国是在高收入国家中少有的没有实现全民健康覆盖的国家。近年来,支付能力和保险覆盖面已经成为美国卫生系统改革的一个重要问题。2010 年 3 月 23 日,美国总统奥巴马签署了"病人保护及可负担保健法案(Patient Protection and Affordable Care Act)",标志着美国医疗改革终于走完了立法程序。奥巴马医疗改革围绕着扩大覆盖面、控制卫生费用和改善医疗保健提供体系开展。具体的策略包括扩大医疗补助计划资格,补贴医疗保险费用,为提供医疗保健福利的企业提供奖励,禁止由于参保人以往病史而拒绝提供保险服务,建立医疗保险服务场所以及支持医疗研究。对适合参保但没有医疗保险的个人及雇主进行惩戒性征税;政府通过税额抵免的方式来帮助个人和企业支付保费;建立以州为基础的医疗福利服务机构,加强医疗保险的竞争性;建立费用调整机制;加强对保险公司的约束;对大额保单征收消费税等。

随着全民健康覆盖成为全球健康优先议题,世界卫生组织已经形成了一个行动计划支持各国发展良好的卫生筹资战略,很多国家政府也给予了越来越高的关注,处于不同发展阶段的国家可以采取措施加快实现全民健康覆盖的目标。

知识拓展

全民健康覆盖的 10 个事实

全民健康覆盖保证所有人能够使用卫生服务而不遭受经济困难。WHO 成员国的承诺确定了他们发展卫生筹资体系以保证全民覆盖的目标。全民覆盖意味着所有人能够使用卫生服务,同时受到保护免受支付费用相关的经济困难。

所有人都能够获得他们需要的卫生服务。不同国家之间基本卫生服务的覆盖存在广泛的差异。例如,一些国家由专业卫生人员接生比例不到 20%,而一些国家接近 100%。

医疗费用的自费每年使 1 亿人陷入贫困。每年有 1 亿人因为必须直接支付卫生服务费用而陷入贫困。为了减少这些风险,一些国家如泰国通过采用税收和保险混合的方式将主要以自费支付卫生费用为主改革为预付基金的形式。

达到全民覆盖最有效的方式是卫生服务成本共担。通过税收和 / 或保险体现筹资义务汇集成基金。在生病时他们能够得到基金的补偿,不考虑他们的筹资贡献是多少。例如,在吉尔吉斯斯坦,保险工资税的筹资方式提高了卫生保健的可及性。

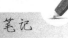

笔记

　　所有国家都在持续寻求更多的卫生保健基金。较富裕的国家面临技术进步和人群卫生需求增加带来的成本增长的挑战。低收入国家缺乏足够的资源保障基本卫生服务的可及。

　　2010年，79个国家用于卫生的支出低于政府支出的10%。政府需要在国内财政支出中将健康确定为更高的优先领域，这一点对于长期维持全民健康覆盖至关重要。如果非洲联盟国家能够达到2001年阿布贾宣言（Abuja Declaration）中承诺的增加政府支出中用于卫生的比重达到15%，他们将每年增加用于健康的费用290亿美元。

　　各国在寻求能够增加用于健康资金的创新方式。所有国家都能够改善他们的税收筹集机制。他们考虑引入征税或健康专项税的方式，例如，针对烟酒销售的"过错（sin）"税。加纳通过增加2.5%的增值税来增加国家健康保险基金。

　　全世界49个最贫困国家中仅有8个有机会到2015年通过国内筹资保障一系列的基本卫生服务。外部支持的增加是至关重要的。需要通过全球联合支持最贫困的国家。如果高收入国家能够立即履行他们提供发展援助的国际承诺，所估计的为达到健康相关千年发展目标所缺的基金将不存在。

　　全球20%～40%用于卫生的资源被浪费。无效率的原因通常包括卫生工作者缺乏动力，重复服务，药品和技术使用的不合理或过度使用。以2008年为例，法国通过通用药品使用节省了将近20亿美元。

　　为了达到全民健康覆盖目标，所有国家都能够做得更好。世界卫生组织已经形成了一个行动计划支持各国发展良好的卫生筹资战略。动员所有利益相关者，整体改善卫生系统也是通向全民覆盖的基础。

　　引自：http://www.who.int/health_financing/universal_coverage_definition/en/index.html

二、全民健康覆盖的主要障碍

　　在实现全民健康覆盖的进程中各国都面临着三个最基本的障碍：卫生服务的可获得性、患者自付和卫生资源使用的效率低下和不公平。

（一）卫生服务的可获得性

　　卫生服务的可获得性指是否具有足够的卫生机构和医务人员，并提供必要的卫生服务。没有哪个国家有能力保证每个人都能够立即获得可以改善健康状况或延长寿命的每一项技术和干预措施。对于富裕国家，居民对卫生服务的需求较高，这些国家面临着如何满足多层次的卫生服务需求的挑战，但满足高水平的卫生服务需求不是全民健康覆盖需要重点关注的问题。对于贫困国家或贫困地区，由于卫生资源的缺乏使这些国家连最基本的卫生服务都没有能力提供，这将成为实现全民健康覆盖的主要障碍。

笔记

（二）对患者自付的依赖

人们在接受卫生服务时，可能以不同的方式支付卫生费用，例如，政府支付、社会保险支付、企业支付或个人支付。但是，不管在哪种类型医疗保险的覆盖之下，几乎都会存在个人和家庭以起付线、共付等形式的患者自付费用。以患者直接支付的形式支付费用，阻碍了人们在需要卫生服务时对卫生服务的利用。对于那些必须进行治疗的人群，对患者自付的依赖可能导致他们遭受经济困难，甚至因病致贫。

（三）卫生资源使用效率低下和不公平

卫生资源使用效率低下和配置的不公平也是影响快速实现全民健康覆盖的重要障碍。据世界卫生组织估计，被浪费的卫生资源占卫生资源总量的 20%～40%。如果能够减少浪费，提高卫生资源利用效率，将极大地提高卫生系统提供卫生服务的能力。同时，提高卫生系统的效率也有助于使卫生系统获得更多的财政支持。

卫生资源配置的不公平使低收入人群和偏远农村地区的居民卫生服务可及性差，偏远农村地区的医疗条件和技术水平难以满足当地居民的卫生服务需求，严重制约了低收入人群和偏远农村地区居民对卫生服务的利用。

另外，接受卫生服务过程中还可能存在其他障碍，如交通成本、失业、文化因素等都可能影响患者接受卫生服务。

第三节　卫生改革实践

卫生改革是实现全民健康覆盖的主要手段，不管是富裕国家还是贫困国家无一不在经历和实践着卫生改革。富裕国家更多地是要考虑如何利用现有资源或增加资源用于解决人口老龄化、技术进步等因素导致的卫生费用上涨问题。贫困国家更多地考虑如何增加用于健康的资源，提高资源利用效率促进人人享有卫生保健。无论是富裕国家还是贫困国家，全民健康覆盖都已经成为卫生改革的主要目标和优先考虑的领域。但是，达到全民健康覆盖的捷径并不存在，各国可以以多种形式的卫生改革和行动接近全民健康覆盖。因此，学习不同国家的经验是非常重要的，不同国家可以提供在不同的背景下哪些改革措施有效，哪些改革无效的经验。

一、国际卫生改革经验

（一）英国国家卫生服务制度改革

英国的国家卫生服务制度（NHS）建立于 1948 年，是典型的全民医疗制度。其宗旨是按公众医疗需要而不是支付能力，为所有人提供平等的免费医疗服务。NHS 历史上经历了几次大的改革。

1982 年，针对英国公众对 NHS 期望增加、医疗技术迅速发展、人口老龄化等导致的卫生费用迅速上涨问题，以及 NHS 组织办事效率低下，管理能力不足等问题，撒彻尔政府从几个方面做了改革：推出总额预算制，将 NHS 的支出冻结

笔记

在国民生产总值 6% 左右；机构重组，撤销地方卫生局编制，代之以区域卫生局；国家建立"国家加速发展计划"，专门培养卫生管理人才；提倡疾病预防，缩短住院等待时间，降低服务成本，鼓励病人更多的使用私立医院等。

1989 年，NHS 发表了两个白皮书"为病人而工作"（Working for Patients）和"关心人民"（Caring for People），让全科医生持有基金，成为病人的代理人，病人可以选择全科医生，而全科医生可以选择医院，全科医生之间以及医院之间必须相互竞争，获得病人才能取得经费。1990 年通过了"国家卫生服务和社区医疗法案"（National Health Service and Community Care Act），为引入内部市场奠定了法律基础。1990 年底，梅杰政府延续了撒彻尔政府的医疗保障改革理念及改革措施，并于 1991 年 4 月，正式引入了内部市场。这次改革坚持"以一般税收为基础，政府分配预算，向全社会国民提供免费医疗服务"，同时引入竞争原则和内部市场机制，实现医疗服务中"钱跟着病人走"的思想。医疗服务的购买者和提供者分离。NHS 对全科医生实行按人头付费，将注册居民人头费在全科医生总经济收入中的比重从原来的 40% 提高到 60%，给予在贫困地区开业的全科医生特殊补贴；引进全科医生资金保留计划，一些注册人数较多的全科医生可以直接从卫生管理部门获得预算。

2000 年 7 月英国政府出台了 NHS 改革白皮书："The NHS Plan: a plan for investment, a plan for reform"（国家卫生服务制度计划：投资和改革），旨在增加全民医疗卫生保健体系投资，决定在五年内，把 NHS 预算从 500 亿英镑增加到 690 亿英镑；通过合同管理方式，将身份为自我雇佣者的全科医生融入国民医疗服务体系当中，强化全科医生医疗服务提供者职能。按照每 10 万人口约 50 名全科医生的比例进行卫生人力配置，在全国范围内设立拥有经营管理自主权的初级医疗保健基金（Primary Care Trust, PCTs），全科医生作为独立签约人被纳入所在地区的初级医疗保健基金。NHS 拨出专款，计划在五年内建立国民电子就诊预约系统。加强对医护质量的检测、评估，加强对医疗机构的监控。加大对基础设施的投资和对工作人员的投入。

随着人口结构变化、信息系统快速发展、疾病谱变化，以及对 NHS 更高的预期，NHS 发展面临着新的挑战。2008 年 6 月，英国卫生部提出一个新的方案："High Quality Care for All: NHS Next Stage Review"（人人享优质服务：HNS 下阶段工作）。新方案的主体是提高医疗服务质量。主要改革措施有：真正做到以病人为中心，给病人以更多的权利和其对自身健康和治疗的诉求；给予民众更广泛的信息和对全科医生自由选择的空间。

2010 年英国卫生部发布白皮书"公平与卓越，解放 NHS（Equity and Excellence, Liberating NHS）"，阐述了新的政府对 NHS 改革的方向：首先，将患者作为 NHS 的核心，患者通过容易地获得最好的全科医生和医院的信息，对他们要接受的卫生保健具有更多的选择；第二是改善卫生服务的效果，卫生服务的效果通过对患者健康的影响进行测量和评价；第三是授权给卫生专业人员，使他们有更多的自主权，同时，使他们对自己的产出负责，对患者负责，对地区的公众负责。NHS 要改善服务提供的效率，投资于基层卫生服务，以应对目前费

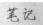
笔记

用的调整和未来随着人口老龄化和技术革新带来的成本增加。政府计划到2014年从NHS节省200万英镑，用于支持服务质量和效果的改善。政府在四年内减少45%以上的NHS的管理成本，把这些资金投入到服务的一线。政府还将减少NHS机构的数量，废除不需要存在的半官方机构，理顺他们应该承担的功能。

英国的NHS以政府税收的筹资形式实现了全民覆盖，但是由于其效率低下问题突出，难以满足人们日益增长的卫生服务需求，英国NHS的改革始终围绕着保证全民覆盖的前提下，朝着提高卫生服务效率并保证人人享有优质服务的方向进行。

（二）韩国的国家健康保险制度改革

韩国是通过国家健康保险（National Health Insurance，NHI）较快实现全民覆盖的国家。韩国1963年通过医疗保险法案（Medical Insurance Act），到1989年社会医疗保险覆盖所有人口。

1963年，韩国通过医疗保险法案，鼓励自愿参与保险计划。但是，由于参保者人数有限，以自愿为基础的医疗保险计划并没有得到发展。1976年韩国对医疗保险法进行了修订，规定500个员工以上的大公司被强制要求为所有的员工提供医疗保险。1979年，强制性医疗保险范围扩大到拥有300个员工及以上的公司、学校教师和政府公务人员，1983年扩大到拥有15个以上员工的公司。1988年，扩展到城市自主经营者，1989年，扩展到农村自主经营者。韩国还建立了医疗救助项目（Medical Aid Program，MAP），覆盖贫困人口。

韩国的医疗保险由独立的医疗保险组织提供，这些组织依托规模不等的公司或者工会组织，收入来自员工和雇主的保费。政府规定所有组织必须提供的最基本的保障水平。所有的组织都是自收自支，所以当一个保险组织出现赤字的时候，在来年通过增加保费水平实现平衡。到2000年，社会医疗保险有400个以上的保险机构，医疗筹资的不公平，以及覆盖个体经营者的许多医疗保险组织财务上的困境等问题凸显。2000年韩国开始了机构整合的改革，将所有保险系统合并为一个单一的保险制度，提供统一的保障水平。国家健康保险公司（The National Health Insurance Corporation，NHIC）承担筹资、统筹和提供支付。一个平行的机构健康保险评价和评估服务（Health Insurance Review and Assessment Service，HIRA）机构负责评价和评估工作。NHIC和HIRA都受卫生、福利和家庭事务部监管。

NHI基金主要来源于雇主和雇员，占筹资总额的80%，2008年正式部门职工工资的5.08%用于支付保险费，由雇主和雇员对半分摊。自主经营者的筹资基于他们的收入和资产。政府通过一般税收和烟草附加费支持NHI，约占基金的16.5%。

保障范围包括服务保险和一些现金福利。现金福利包括丧葬费用和补偿自付部分费用，约占1%的NHI基金。服务保险包括住院、门诊、药品和一些预防服务。住院服务个人自付10%～20%，门诊服务个人自付30%～60%，药品服务个人自付30%。但并不是所有的服务都在补偿范围之内。根据NHI的统计，2006年NHI覆盖了74.0%的基本卫生服务项目。考虑到总的治疗成本，NHI仅

笔记

补偿了 53.6% 的医疗费用。

尽管韩国保险的人口覆盖面很广,但是,很多服务采取共付制,对患者自付也有较高的依赖性。2006 年,患者自付占卫生总费用的 36%。因此,韩国下一步还要从减少患者自付和提高卫生系统的效率两个方面扫除实现全民健康覆盖道路上的障碍。

(三)泰国的全民覆盖计划

泰国在较短的时间内实现了全民健康保险覆盖,其卫生筹资和全面覆盖的经验对中低收入国家具有重要的借鉴价值。泰国通过三个主要的公共医疗保障体系覆盖了绝大多数国民,包括社会福利型的公务员社会福利制度、强制性的社会医疗保险和全民覆盖计划(Universal Coverage Scheme, UCS)。泰国的卫生筹资系统主要来源于一般政府支出。根据泰国国家卫生帐户研究,2008 年,中央政府支出占卫生总费用的 65%,地方政府占 4%,家庭和公司支出占 31%。82% 的卫生总费用采取基金统筹的机制,全民覆盖计划是最主要的统筹形式,占卫生费用的 25%,其他 17% 通过公共卫生部支出,公务员福利计划占 16%,社会医疗保险占 7%,私人医疗保险占 7%。服务提供也以公立机构为主,62% 的卫生费用流入公立服务提供者,38% 流入私立卫生服务提供者。

泰国 2001 年引入全民覆盖计划,当时称为"30 泰铢计划",该计划将其他两类医疗保障制度未覆盖的人群纳入医疗保障范围。"30 泰铢治疗所有疾病"是 2001 年大选泰国爱泰党竞选宣言。"30 泰铢计划"是指参与该计划的国民到定点医疗机构就诊,无论是门诊还是住院,每诊次只需支付 30 泰铢(相当于人民币 6 元),低收入人群还可以免缴,即可得到基本的卫生服务包。全民覆盖计划的服务包内容广泛,包括:门诊和住院服务、疾病预防、健康促进和康复。

泰国 2002 年实现全民健康覆盖,当时"30 泰铢计划"覆盖了 4.5 千万的泰国人。2002 年 11 月 11 日泰国公布了国家健康保障法案(the National Health Security Act)。根据此法案,"泰国人有权得到符合方案要求标准和效率的卫生服务"。泰国建立了国家健康保障办公室(National Health Security Office, NHSO)作为国家健康保障委员会(National Health Security Board, NHSB)领导之下的一个独立机构。根据该方案,委员会负责确定"全民覆盖计划保障的卫生服务的类型和相关要求"。办公室负责受益者和服务提供者的注册、基金管理以及根据 NHSB 的规定进行支付。NHSB 由来自不同部门和学科的 30 个成员组成,公共卫生部是 NHSB 的主席单位,还包括预算局的主管,以及来自公务员、卫生技术人员、地方管理组织、健康保险专家、医学领域、公共卫生和其他领域的代表。另外,还有一个标准和质量控制委员会,负责控制质量。

在服务购买方面,全民覆盖计划引入了购买者和提供者分离的战略性的卫生服务购买。原来公共卫生部是购买者,根据服务提供机构的规模、人员数量和历史绩效进行预算分配,与服务提供者签订提供服务的合同。全民覆盖计划中国家健康保障办公室是购买者,与服务提供者签订合同,公共卫生部和医院网络是主要签约对象。承包方可有次承包方,例如公共卫生部可以与提供初级

笔记

保健和预防及健康促进服务的私人诊所和卫生服务中心签约。公共卫生部下有 10 000 个卫生服务中心加入公共卫生部的医院签约服务网络。

在支付方式方面，全民覆盖计划针对不同服务内容采取不同的支付机制。门诊服务按人头付费，住院按总额预付下的病例诊断相关组付费（DRGs），这两种是最主要的支付方式。另外，对于疾病预防和健康促进、急诊服务、康复服务、特殊的高费用疾病等采取不同的支付机制。例如，一些费用高的疾病，如心肌梗死、中风、血友病等，按照预先确定的费用表进行支付。不同的支付方式对服务提供者形成不同的激励机制。

最初，全民覆盖计划对非贫困人口每次就诊收取 30 泰铢，而原来参加医疗福利计划的贫困人口和特殊群体不用支付这 30 泰铢。2006 年，国家健康保障委员会对两类群体均免除了 30 泰铢的自付费用。2011 年全民覆盖计划覆盖人数增加到 4.8 千万人。2012 年 9 月政府又重新引入 30 泰铢的自付，其目的是为了减少不必要的服务，接受处方并愿意支付的人支付 30 泰铢的费用，21 类人群仍然免除 30 泰铢的自付费用，包括贫困人口、老年人、12 岁以下儿童等。"30 泰铢计划"这一名称又重新得以使用。

虽然，泰国实现全民健康覆盖已有 10 年，但是，其卫生筹资系统也面临一些挑战，例如，公共部门卫生服务成本快速增加，三个公共医疗保障体系之间服务覆盖和支付机制的差异问题，边远地区卫生人力短缺等问题，全民覆盖计划也在进一步的完善中。

（四）加纳通往全民健康覆盖之路

加纳共和国为非洲西部的一个国家，1957 年独立，国土面积 23.8 万平方公里，现有人口 2423 万人。独立前，加纳为英属殖民地，在英国的统治下，西方的卫生系统引入该国，那时，该国的卫生系统专注于以医院为基础的临床服务，最初服务于外籍公务员和商人，集中于港口城市和商业活动密集的地区，卫生设施也集中在城镇。国家独立以后，卫生部门开始致力于解决卫生服务的不公平问题，通过扩大医院和卫生服务中心的可得性使卫生服务覆盖更多的农村居民。但卫生服务设施仍然不能达到公平的分布。

1979 年加纳发布初级卫生保健政策和战略（Primary Health Care Policy and Strategy）文件，通过发展地方卫生队伍和区域为基础的卫生服务系统，重新关注基本医疗和预防为主的服务的优先性。

20 世纪 80 年代中期，由于政局的不稳定和经济的下滑使可利用的卫生资源急剧减少，导致卫生服务条件差，卫生人员士气低落。

1985 年，加纳政府引入使用者付费分担政府卫生机构的成本，开放医疗行业，下放卫生服务的管理权。这一改革导致卫生服务利用率下降，特别是穷人的卫生服务利用率急剧下降。

20 世纪 90 年代，加纳开始采取一系列行动重建其卫生部门，包括提供基本的最小服务包，强调包含生殖健康在内的初级卫生保健，将更大的管理和筹资责任分散到地区；将卫生服务提供同行政事务分离；改革卫生部的组织结构由垂直系统转变为更加功能化的水平系统。

笔记

1995年，加纳总统发布名为"加纳：2020使命"的文件，提出要使加纳成为"中等收入国家"。卫生部门也发布了5年卫生政策和战略，包括有效利用所有可用于健康的资源；政策的关键是可及和公平；提高提供服务人员的标准和质量；增加居民和他们所在社区的权利；成立新的行政体系以外的权威卫生服务提供机构，以下放权利，改善组织效率。1996年，国会通过"加纳卫生系统和教学医院(1996)法案"——法案525，通过法律的形式为上述目标的实现、改革提供支持。在此基础上，成立了加纳卫生系统(Ghana Health Service, GHS)，属于卫生部管理下的自治执行机构，仍为公共部门，但是其雇员不再是公务员系统，管理者也不按行政管理的规定和程序，以促进管理上的灵活性。

2003年，加纳全民健康保险计划(National Health Insurance Scheme, NHIS)通过法律，成立了加纳全民健康保险管理局，负责加纳健康保险计划的执行、监测和管理。全民健康保险计划实施后，就诊人数快速增加，死亡率显著降低。2009年加纳的NHIS人口覆盖率达到67.5%。

加纳经历了不同阶段的卫生改革，正在致力于纠正过去脱离实现全民健康覆盖目标所产生的问题。

二、中国卫生改革

中国是世界上最重要的经济体之一，中国政府也在实现全民覆盖的过程中做出了积极的努力和尝试。2009年3月启动的深化医药卫生体制改革使中国在通往全民健康覆盖的道路上取得了重要的进展。

（一）改革目标

2009年3月17日，中共中央、国务院《关于深化医药卫生体制改革的意见》的发布和实施标志着中国医药卫生体制改革走向新的阶段，其总体目标是建立健全覆盖城乡居民的基本医疗卫生制度，为群众提供安全、有效、方便、价廉的医疗卫生服务。改革的基本理念，是把基本医疗卫生制度作为公共产品向全民提供，实现人人享有基本医疗卫生服务，从制度上保证每个居民不分地域、民族、年龄、性别、职业和收入水平，都能公平获得基本医疗卫生服务。改革的基本原则是保基本、强基层、建机制。2012年10月8日国务院《关于印发卫生事业发展"十二五"规划的通知》提出"十二五"期间卫生事业发展的目标是：到2015年，初步建立覆盖城乡居民的基本医疗卫生制度，使全体居民人人享有基本医疗保障，人人享有基本公共卫生服务，医疗卫生服务可及性、服务质量、服务效率和群众满意度显著提高，个人就医费用负担明显减轻，地区间卫生资源配置和人群间健康状况差异不断缩小，基本实现全体人民病有所医，人均预期寿命在2010年基础上提高1岁。中国卫生改革和发展的总体目标体现了全民健康覆盖的三个维度：覆盖人口增加、覆盖服务增加，以及个人就医负担减轻。

（二）主要政策

中国的医药卫生体制改革主要分为两大部分，一部分是体系的完善，另一部分是体制机制的健全。

体系的完善方面包括完善医药卫生四大体系，建设覆盖城乡居民的公共卫

笔记

生服务体系、医疗服务体系、医疗保障体系、药品供应保障体系,形成四位一体的基本医疗卫生制度。四大体系相辅相成,配套建设,协调发展。通过公共卫生服务体系的加强提高公共卫生服务和突发公共卫生事件应急处置能力,促进城乡居民逐步享有均等化的基本公共卫生服务。医疗服务体系的进一步完善要建设结构合理、覆盖城乡的医疗服务体系。医疗保障体系的建设要建立以基本医疗保障为主体,其他多种形式补充医疗保险和商业健康保险为补充,覆盖城乡居民的多层次医疗保障体系。药品供应保障体系的建立健全促进加快建立以国家基本药物制度为基础的药品供应保障体系,保障人民群众安全用药。2012年中国共产党第十八次全国代表大会上的报告中指出要"重点推进医疗保障、医疗服务、公共卫生、药品供应、监管体制综合改革"。监管体制改革也成为完善国民健康政策的重要内容。

体制机制的健全包括:建立协调统一的医药卫生管理体制,建立高效规范的医药卫生机构运行机制,建立政府主导的多元卫生投入机制,建立科学合理的医药价格形成机制,建立严格有效的医药卫生监管体制,建立可持续发展的医药卫生科技创新机制和人才保障机制,建立实用共享的医药卫生信息系统,建立健全医药卫生法律制度。

目前,基本医疗保障制度不断完善,已经基本覆盖城乡居民。2012年全年新农合覆盖率保持在95%以上,人均筹资290元。政策范围内住院费用报销比例提高到70%左右,实际报销比达到50%左右,保障范围由住院延伸到门诊。城乡医疗救助制度救助对象覆盖城乡低保对象、五保对象,并逐步扩大到低收入重病患者、重度残疾人、低收入家庭老年人等特殊困难群体,2011年全国城乡医疗救助8090万人次。医疗卫生服务体系建设步伐明显加快,2009~2011年,中央财政投资471.5亿元人民币支持基层医疗机构建设发展,基层医疗卫生机构服务能力得到提升。国家基本公共卫生服务项目和重大公共卫生服务专项全面实施,2013年国家基本公共卫生服务项目人均经费标准提高到30元,地广人稀偏远地区人均经费标准提高到40元。国家基本药物制度和公立医院改革取得一定进展。居民卫生服务利用状况显著改善,个人现金支出占卫生总费用的比重由2002年的57.7%下降到2011年的34.8%。

在中国医药卫生体制改革中,政府增加了对卫生投入,重点完善了医疗保障制度和基本医疗服务体系。一方面为健康筹集了更多的资金,另一方面减少了患者个人就医的经济负担。同时,基层医疗卫生机构服务能力的提升也促进了质量好的基本卫生服务的公平和可及。虽然中国距离全民健康覆盖还有一定的距离,也面临着很多挑战,但是已经取得了重要进展。

本 章 小 结

1. 全民健康覆盖已经成为全球范围内主要的健康优先领域,成为引领各国卫生改革的主要目标和方向。

笔记

2. 全民健康覆盖的概念分为三个维度：人口覆盖、服务覆盖和筹资覆盖。人口覆盖指覆盖的人口的比例；服务覆盖指覆盖的服务的范围；筹资覆盖指通过保险或其他风险分担机制覆盖的卫生服务成本的比例。

3. 在通往全民健康覆盖的道路上，各国之间差异很大，距离全民覆盖还有很长的距离，其中有三个最主要的障碍：卫生服务的可获得性；患者自付；卫生资源使用效率的低下和不公平。

4. 不管是富裕国家还是低收入国家，无一不在经历和实践着卫生改革，在通往全民健康覆盖的道路上不同国家改革的重点不同，中国在卫生改革方面做出了积极努力。

关键术语

全民健康覆盖　（Universal Health Coverage，UHC）

全民覆盖　（Universal Coverage，UC）

人口覆盖　（Population Coverage）

服务覆盖　（Service Coverage）

筹资覆盖　（Financial Coverage）

思考题

1. 全民健康覆盖的概念是什么？

2. 实现全民健康覆盖的障碍有哪些？

3. 全民健康覆盖和卫生改革的关系是什么？

（首都医科大学卫生管理与教育学院　韩优莉）

笔记

教学建议

一、教学目的

通过教学，学生能够掌握卫生经济学的基本理论和方法，能够利用卫生经济学基本知识分析现实问题。

二、前期需要掌握的课程名称

微观经济学、宏观经济学。

三、学时建议（共54学时）

教学内容	学习要点	学时安排
第一章：绪论	1. 卫生经济学基本概念 2. 卫生经济学研究内容	2
第二章：卫生总费用	1. 卫生总费用分析 2. 卫生费用核算	4
第三章：卫生服务市场	1. 市场机制 2. 卫生服务市场特点	4
第四章：健康需求	1. 健康需求分析 2. 格罗斯曼模型	2
第五章：卫生服务需求	1. 需求定理和弹性 2. 卫生服务需求影响因素	4
第六章：卫生服务供给	1. 供给定理和弹性 2. 卫生服务供给影响因素	4
第七章：卫生服务生产	1. 生产函数和成本函数 2. 效率测量方法	2
第八章：卫生筹资	1. 卫生筹资渠道 2. 卫生筹资策略	2
第九章：健康保险	1. 健康保险原理 2. 主要健康保险的特点	4
第十章：卫生人力资源市场	1. 卫生人力资源现状 2. 卫生人力需求和供给	2
第十一章：卫生服务市场政府干预	1. 政府干预的理论和作用 2. 政府干预主要方式	4
第十二章：卫生服务供方支付制度	1. 支付制度基本理论 2. 各种支付方式优缺点	4
第十三章：疾病经济负担	1. 疾病经济负担测算和分析 2. 疾病经济负担控制策略	2
第十四章：卫生经济学评价	1. 基本概念和理论 2. 主要评价方法	4

笔记

教学内容	学习要点	学时安排
第十五章：药物经济学	1. 药品定价和药物政策 2. 药物经济学评价	4
第十六章：医院经济学	1. 非营利性医院作用和特点 2. 非营利性医院行为模型和治理	2
第十七章：健康有害行为的卫生经济学	1. 健康有害行为 2. 成瘾模型	2
第十八章：全民健康覆盖和卫生改革	1. 全民健康覆盖测量 2. 部分国家完善改革特点	2

笔记

参考文献

1. 保罗·费尔德斯坦. 卫生保健经济学(第4版中译本). 北京：经济科学出版社, 1998.

2. 常文虎. 医疗服务支付方式的选择与管理. 北京：人民卫生出版社, 2011.

3. 程晓明. 成本效益分析方法及其在医疗卫生领域的应用. 上海：上海医科大学出版社, 1989.

4. 程晓明. 卫生经济学(第三版)北京：人民卫生出版社, 2012.

5. 高广颖. 卫生经济学典型案例分析. 北京：人民卫生出版社, 2011.

6. 胡善联. 药物经济学评价研究. 香港：香港文汇出版社, 2011.

7. 黄占辉, 王汉亮. 健康保险学. 北京：北京大学出版社, 2010年.

8. 雷克斯福特·桑特勒, 史蒂芬·纽恩. 卫生经济学——理论、案例和产业研究(第三版中译本). 北京：北京大学医学出版社, 2006.

9. 孟庆跃. 改善卫生服务绩效：政策和行动. 北京：人民卫生出版社, 2012.

10. 舍曼·富兰德, 艾伦·古德曼, 迈伦·斯坦诺. 卫生经济学(第六版). 王健, 李顺平, 孟庆跃, 译. 北京：中国人民大学出版社, 2011.

11. 王龙兴. 卫生经济学的理论与实践. 上海：上海交通出版社, 1998.

12. 亚历山大·S·普力克, 阿普里尔·哈丁. 卫生服务提供体系创新(中译本). 北京：中国人民大学出版社, 2011.

13. 杨团. 中国社会保障发展报告(2007)NO.3, 转型中的卫生服务与医疗保障. 北京：社会科学文献出版社, 2007.

14. 曾湘泉. 劳动经济学. 上海：复旦大学出版社, 2004.

15. 赵郁馨, 谢小平, 翟铁民, 万泉. 2008年中国卫生总费用与卫生筹资战略. 中国卫生经济, 2010, 29(3): 18-22.

16. Arrow K. Uncertainty and the Welfare Economics of Medical Care. American Economic Review. 1963; 53(5): 941-973.

17. Culyer A and Newhouse J. Handbook of Health Economics. Amsterdam: Elsevier B.V, 2000.

18. Culyer A. The Dictionary of health economics.Northampton: Edward Elgar, 2005.

19. Grossman M. One the concept of health capital and the demand for health. Journal of Political Economy, 1972, 80(2): 223-255.

20. O' Donnell O, Doorslaer E, Wagstaff A. Analyzing health equity using household survey data. Danvers, Clearance Center Inc, 2007.

21. Prabhat J and Frank C. Editors. Tobacco Control in Developing Countries. Oxford: Oxford University Press, 2000.

22. Richard B. Saltman et al..Governing Public Hospitals. the United Kingdom: European Observatory on Health Systems and Policies, Observatory Studies Series No. 25, 2011.

23. World Health Organization. Guide to producing national health accounts. Geneva, Switzerland:

笔记

World Health Organization, 2003.

24. World Health Organization. Health Systems Financing: the Path to Universal Coverage. The World Health Report 2010. Geneva, 2010.

25. World Health Organization. Health Systems Financing: the Path to Universal Coverage. The World Health Report 2010. Geneva, 2010.

26. Zweifel P, Breyer F, Health Economics. Second Edition. New York: Springer, 2009.

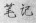

笔记

中英文对照索引

A

B

C

D

F

笔记

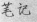

笔记

笔记

S

T

W

X

Y

Z

笔记

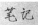
笔记